最新決定版

コレステロール・中性脂肪を下げる
おいしい食事自由自在

食材をムダなく使える大満足メニューで動脈硬化をストップ

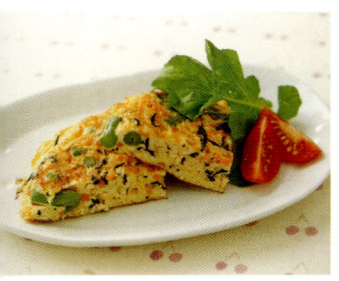 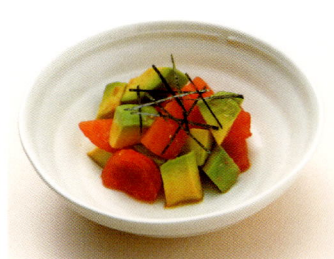 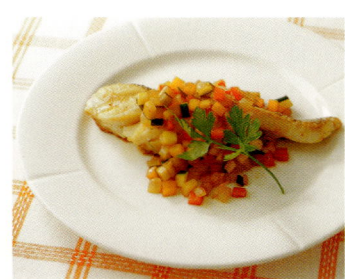

指導・監修／管理栄養士
吉田美香

はじめに

"悪玉"と呼ばれるLDLコレステロール値や中性脂肪値が高いのに、そのままほうっておくと、病的な動脈硬化が進行します。そして、将来、心筋梗塞や脳梗塞など命にかかわる病気をまねきかねません。

しかし、この高い血中脂質値は、日々の暮らしを改善すれば下げることができます。動脈硬化も予防できます。なかでも最も効果的なのが毎日の食生活や食事法の見直し、つまり食事療法を続けることです。

本書は、そのための作りやすくおいしい主菜、副菜などの料理をたくさん紹介したレシピ集です。主菜と副菜を好みで選んで組み合わせるだけで、めんどうな計算をしなくても、コレステロール値や中性脂肪値を改善する栄養バランスのとれた献立があっという間にできあがります。

レシピ数が豊富なため、献立のパターンはほぼ無限。毎日飽きずに続けることができるでしょう。

しかも、主菜については、LDLコレステロール値を下げるのに役立つ身近な食材ごとに、和洋中、調理法や味つけの違いによるレシピをバラエティ豊かに盛り込みました。どのレシピも、食材が秘めた力を十分に生かせるように配慮してあります。全レシピに、エネルギー量、コレステロール量、食物繊維量、塩分量も表示しました。

加えて、コレステロールや中性脂肪の正しい知識と、これらを下げる食品の選び方や食事療法のコツを、数多くのイラストを使ってひと目でわかるように解説してあります。

巻末の材料別料理索引をじょうずに利用すれば、材料のムダのない使いまわしや使いきりにも大いに役立つでしょう。

本書をフルに活用して、気になる血中脂質値を改善し、より健康的な生活を送っていただくことを心から願っています。

主婦の友社

最新決定版 コレステロール・中性脂肪を下げるおいしい食事自由自在——目次

- コレステロールと中性脂肪には要注意。しかしどちらもたいせつ！……… 8
- コレステロールで問題なのは、血液中にLDLという粒子で存在するタイプ……… 10
- コレステロールや中性脂肪がふえすぎた状態を脂質異常症といいます ……… 12
- 脂質異常症が動脈硬化を起こし、動脈硬化が合併症を発症させる仕組み……… 13
- なぜ脂質異常症が起こるのか、その原因を知っておきましょう ……… 15
- 脂質異常症の治療は、生活習慣を改善することが第一です ……… 16
- **食生活の改善①** 適正な摂取エネルギー量にしましょう ……… 18
- **食生活の改善②** 栄養のバランスがとれた食事をとりましょう ……… 19
- **食生活の改善③** コレステロールの多い食品を控えめにしましょう ……… 20
- **食生活の改善④** 脂肪の摂取を控えめにしましょう ……… 21
- **食生活の改善⑤** 動物性脂肪をとりすぎないようにしましょう ……… 22
- **食生活の改善⑥** 青背の魚を努めて食べましょう ……… 23
- **食生活の改善⑦** 食物繊維をしっかりとりましょう ……… 24
- **食生活の改善⑧** 抗酸化成分の多い食品を十分にとりましょう ……… 25
- **食生活の改善⑨** 野菜はしっかり、たっぷりとりましょう ……… 26
- **食生活の改善⑩** 糖質はとりすぎないようにしましょう ……… 27
- **食生活の改善⑪** アルコールは控えめにしましょう ……… 28
- ここまでの説明を整理！脂質異常症を改善するための食事のポイント ……… 29
- 控えたい食品、とりたい食品。……… 29
- 外食を利用するときは注意と工夫が必要です ……… 30
- 《本書の仕組みと使い方》……… 31
- 主食＋二菜（主菜＋副菜）を、好みで選んでいきます。……… 31
- 食事量の調整は主食と主菜とで行います ……… 32
- 乳製品＆果物をとるときは ……… 34

主菜
魚介や大豆製品、肉、卵などを使った献立の要となるおかず……… 35

魚料理
- 焼きあじと野菜の和風マリネ ……… 36
- あじのエスニックサラダ 焼きトマト添え ……… 37
- あじのムニエル ……… 37
- いわしの焼きたたき ……… 38
- いわしのソテー 野菜ソースがけ ……… 39
- いわしの酢じめ からし酢みそ添え ……… 40
- いわしのマリネ ……… 41
- いわしの酢煮 ……… 41
- かつおとセロリ、スナップえんどうの中華風 ……… 42
- かつおのたたきカルパッチョ風 ……… 43
- かつおの一口しょうが焼き ……… 43
- かれいの煮つけ ……… 44
- かれいの五目あんかけ ……… 45
- きんめだいとごぼうの煮物 ……… 46
- きんめだいのねぎ蒸し ……… 47
- ゆで鮭のゼリーソースがけ ……… 48
- 鮭缶とキャベツのさっと煮 ……… 49
- 鮭の焼きづけ ……… 49
- 鮭のさらさ蒸し ……… 50
- 鮭のパプリカレモン焼き ……… 51
- 鮭と野菜のホイル焼き ……… 51
- しめさばと長いものわさびあえ ……… 52
- さばのみそ煮 ……… 53
- さばのトマト煮 ……… 53
- さばのから揚げ 黒酢あんかけ ……… 54
- さばの五色蒸し ……… 55
- さばの柚香（ゆこう）焼き ……… 55
- さわらの焼き漬け おろしポン酢がけ ……… 56
- さわらとアスパラのこしょう炒め ……… 57
- さわらのカレー焼き ……… 58
- さわらの幽庵（ゆうあん）焼き ……… 59
- さわらのみそマヨネーズ焼き ……… 59
- さわらのにんにくレンジ酒蒸し ……… 60
- さんまとさきのこのレンジ酒蒸し ……… 61
- さんまのにんにく煮込み ……… 62
- さんまのピリ辛みそ煮込み ……… 62
- さんまのさっぱり梅煮 ……… 63

シーフード料理

- さんま缶とトマトのおかずサラダ … 63
- たいのカルパッチョ 梅肉ソース … 64
- たいのソテー 青菜の薄焼き … 65
- たらのわさび漬け焼き … 66
- たらの豆腐と青菜のにんにく炒め … 67
- たらのムニエル カラフル野菜ソース … 67
- たらと長いものから揚げ … 68
- たらと野菜のスープ煮 … 69
- ぶりのさっと煮 … 70
- ぶり大根 … 71
- ぶりの鍋照り焼き … 71
- ぶりとわけぎの中華風炒め … 72
- まぐろの湯引き サラダ仕立て … 73
- まぐろのづけ 香味野菜添え … 74
- まぐろの梅みそ串焼き … 75
- 刺し身盛り合わせ … 75
- まぐろのロール揚げ … 76
- いかとえびの香り酢炒め … 77
- いかと夏野菜、セロリのエスニック炒め … 78
- いかと里いもの煮物 … 79
- えびときゅうりのチリソース … 79
- ぷっくりえびの煮物 … 80
- カキとかにの昆布蒸し … 81
- カキのオイスターソース炒め … 81
- たこと大根の含め煮 … 82
- たことゴーヤーのキムチ炒め … 83
- ほたてのソテー パン粉ソース … 84
- ほたて缶とスナップえんどうの香味酢じょうゆがけ … 85
- ほたてととうがんの薄味煮 … 86
- ブイヤベース … 87
- 和風シーフードサラダ … 87
- 魚介と野菜のハーブグリル … 88

大豆・大豆製品料理

- 大豆と豚ヒレのトマトシチュー … 89
- 中華風チキンビーンズ … 89
- 大豆とあじのみそ袋詰めグリル … 90
- 大豆とこんにゃくのおかか煮 … 91
- チリコンカン … 92
- 納豆と野菜の袋詰めグリル … 93
- 五色納豆 … 93
- 納豆のピリ辛炒め … 94
- 豆腐たっぷりのすき焼き風煮 … 94
- 豆腐とかにの中華風煮 … 95
- 豆腐のトロピカルサラダ … 95
- 中華風冷ややっこ … 96
- きのこごぼうのいり豆腐 … 97
- レタスとチンゲン菜の豆腐あんかけ … 98
- みそ味マーボー … 99
- 豆腐ステーキ … 99
- 豆腐の香り焼き … 100
- 野菜チャンプルー … 101
- 豆腐と豆乳の茶碗蒸し … 102
- 豆乳野菜鍋 … 103
- 油揚げのにら焼き … 103
- 油揚げとかぶの煮物 … 104
- がんもどきと鶏肉のオイスターソース煮込み … 105
- 厚揚げとふきの煮物 … 106

肉料理

- 厚揚げと小松菜の煮びたし … 107
- 家常(ジャーチャン)豆腐 … 107
- 厚揚げとひき肉のピリ辛炒め … 108
- パリパリ厚揚げの野菜あん … 109
- 高野豆腐のみぞれ煮 … 110
- 高野豆腐の炊き合わせ … 111
- 高野豆腐の豚肉巻き … 111
- 高野豆腐の卵とじ … 112
- 高野豆腐の卵の炒め物 … 113

豚肉

- 豚ヒレ肉と野菜の南蛮漬け … 114
- 豚ヒレ肉と白いんげん豆のトマトシチュー … 115
- 豚ヒレ肉のハーブソテー … 115
- 豆乳キムチ鍋 … 116
- 豚もも肉の黒酢ソテー … 117
- あっさりロール白菜 … 118
- レンジポークチャップ … 119
- 韓国風肉じゃが … 119
- 豚しゃぶとねぎのキムチあえ … 120
- 豚しゃぶとたたききゅうりの梅あえ … 121

鶏肉

- 鶏ささ身のおかずサラダ … 122
- 鶏ささ身の三色野菜巻き … 123
- 鶏ささ身のソテー きのこソース … 123
- 鶏ささ身ともやしの塩炒め … 124
- 鶏ささ身のしそみそ焼き … 125
- ゆで鶏ときゅうりの辛みごまだれ … 126
- 鶏肉としめじのじぶ煮 … 127
- 鶏肉と彩り野菜の炒め物 … 127
- 鶏ささ身の … 128
- 鶏ささ身の … 129
- 鶏ささ身の … 129

4

牛肉

- 鶏肉とたけのこのごま煮 … 130
- 鶏肉のみそ＆マーマレード焼き … 131
- 牛肉のたたき … 132
- 牛肉のフレッシュトマトソース … 133
- 焼き肉と水菜のサラダ … 133
- 牛肉と夏野菜のカレー炒め … 134
- 牛肉とごぼうの煮物 … 135
- 牛ヒレ肉と大根の韓国風煮込み … 136
- 牛ヒレ肉と野菜のドライカレー … 137

ひき肉

- 簡単ミートローフ 粉ふきいも添え … 138
- 一口つくねと里いもの煮物 … 139
- 野菜のひき肉炒め煮 … 139

卵料理

- トマト入りえび玉 … 140
- あさりとにらの韓国風卵焼き … 141
- アスパラガスのソテー 卵ソース … 142
- 麩と玉ねぎの卵とじ … 143
- ミニトマトとレタスのスクランブルエッグ … 143
- 豆腐とひじきの卵焼き … 144
- 豆腐とほたての茶碗蒸し … 145

昼食で肉料理を多めに食べた日や、夕食を遅い時間にとる日に利用したい「野菜の主菜」

- 野菜のロースト … 146
- ラタトゥイユ … 147
- カリフラワーのガーリックパン粉炒め … 148
- 蒸し野菜 たらこマヨネーズソース … 148

副菜 A
80kcal前後のタンパク質＋野菜が中心のヘルシーおかず … 149

あえ物

- アスパラのごま酢あえ … 150
- ブロッコリーのアーモンドあえ … 150
- きゅうりと甘塩鮭のおろしあえ … 150
- トマトとアボカドのわさびじょうゆあえ … 151
- 長いもの梅あえ … 151
- 三つ葉とほたてののりあえ … 152
- ピーマンともやしの簡単白あえ … 152
- ほうれんそうともやしのナムル … 153
- もやしとツナのカレーあえ … 153
- オクラと納豆のあえ物 … 153

炒め物

- にんにくの芽とエリンギの炒め物 … 154
- きんぴらごぼう … 154
- レタスのオイスターソース炒め … 155
- セロリとにんじんのきんぴら … 155
- 大根とにんじんの炒め煮 … 155
- チンゲン菜のさっと炒め … 156
- えのきともやしのピリ辛炒め … 156
- なすとトマトの甘みそ炒め … 156
- エリンギのマヨじょうゆ炒め … 156
- たけのことエリンギのにんにくソテー … 157

サラダ

- さやいんげんのサラダ … 158
- ひじきとツナのサラダ … 158

煮物

- ごぼうとにんじんのサラダ … 159
- トマトと青じその和風サラダ … 159
- レタスのごまサラダ … 160
- 紫キャベツのツナマヨサラダ … 160
- 玉ねぎとハムのサラダ … 160
- 白菜とりんごのサラダ … 161
- もやしとごぼうのサラダ … 161
- ミックスビーンズとゴーヤーのじゃこサラダ … 161
- うのはなのいり煮 … 162
- 里いもの田舎煮 … 162
- 白菜と油揚げの煮物 … 162
- こんにゃくのごまみそ煮 … 163
- 切り干し大根と油揚げの煮物 … 163
- ひじきの五目煮 … 164
- 根菜の炒め煮 … 164
- 五目煮豆 … 165

焼き物

- さつまいものオレンジ煮 … 165
- しらたきとじゃこのつくだ煮 … 165
- 大根ステーキのねぎみそ … 166
- たけのこの焼きびたし … 166
- スタッフド・パプリカ … 167
- 玉ねぎのみそ焼き … 167

その他

- 里いものゆずみそがけ … 168
- とろろ汁 … 168
- モロヘイヤ納豆 … 169

副菜 B
たっぷりの野菜中心のおかず―40kcal前後のビタミンや食物繊維 … 171

汁物
- なすの涼拌（リャンバン）… 169
- 野菜たっぷりスープ … 170
- のっぺい汁 … 170
- けんちん汁 … 170

あえ物
- かぶの黒こしょうあえ … 172
- 蒸しかぼちゃのマスタードあえ … 172
- たたきごぼうのごま酢あえ … 172
- ゴーヤーとじゃこのあえ物 … 173
- カリフラワーのレモンあえ … 173
- 大根葉のおろしあえ … 174
- 焼きしいたけとアスパラのピーナッツあえ … 174
- 三つ葉と高野豆腐のさんしょうあえ … 174
- 野菜と鶏ささ身のからしじょうゆあえ … 175
- 水菜と油揚げのコンソメあえ … 175

炒め物
- ごぼうのレンジペペロンチーノ … 176
- そら豆ときゅうりの豆板醤炒め … 176
- ほうれんそうのザーサイ炒め … 177
- レタスとほたて缶の炒め物 … 177
- わかめのしょうが炒め … 177
- エリンギとレタスのソテー … 178
- にらのみそ炒め … 178
- キャベツのソース炒め … 178

サラダ
- ひじきと野菜のごま油炒め … 179
- れんこんのレンジきんぴら … 179
- せん切りにんじんとパセリのサラダ … 180
- コールスロー … 180
- ミニトマトのゆずこしょうサラダ … 180
- 紫玉ねぎとサーモンのサラダ … 181
- 春雨ときゅうりのサラダ … 181
- ミックスビーンズのヨーグルトサラダ … 182
- レタスとのりのサラダ … 182
- 小松菜と寒天のサラダ … 183
- トマトのハーブサラダ … 183
- 大根ときゅうりの納豆ドレッシング … 183

煮物
- かぼちゃのスープ煮 カレー風味 … 184
- ねぎのスープ煮 … 184
- 小松菜とちくわの煮びたし … 185
- チンゲン菜の煮びたし … 185
- 若竹煮 … 186
- 大豆と打ち豆の五目煮 … 186
- 高野豆腐と白菜のさっと煮 … 187
- きのこのしぐれ煮 … 187
- 白菜とほたての煮物 … 187
- チンゲン菜としいたけの干しえびあん … 188

マリネ
- ミニトマトのハーブマリネ … 188
- パプリカのトマトマリネ … 188

もう一品
淡色野菜を使って―野菜類の量が足りないときに追加する30kcal以内の小さなおかず … 191

- かぶの刺し身 … 194
- かぶのかんたん浅漬け … 194
- カリフラワーのピクルス … 194
- キャベツの浅漬け … 195
- きゅうりとわかめの酢の物 … 195
- たたききゅうりのしょうが酢あえ … 195
- ゴーヤーの黒酢あえ … 196
- スプラウトとザーサイのあえ物 … 196
- セロリとキャベツのレモン酢 … 196
- セロリのおかかあえ … 197
- 紅白なます … 197
- 大根のゆず風味即席漬け … 197

その他
- 長いものカナッペ … 192
- モロヘイヤのねぎだれかけ … 192

焼き物
- 焼きなす … 190
- ミニトマトとアスパラの串焼き … 190
- 焼きキャベツ … 191
- ズッキーニの黒こしょう焼き … 191

蒸し物
- きのこのワイン蒸し … 189
- 蒸しなすの中華風ソースがけ … 189

緑黄色野菜を使って

- 野菜のレンジピクルス・レタスのごまびたし ... 201
- もやしのごま酢あえ ... 201
- ふきのおひたし ... 201
- 白菜のゆず香漬け ... 200
- 白菜のさんしょう煮 ... 200
- 長ねぎのあっさり煮 ... 200
- なすとエリンギのわさびあえ ... 199
- 蒸しなすの薬味あえ ... 199
- なすのかんたん浅漬け ... 199
- とうがんの梅肉あん ... 198
- 玉ねぎのサラダ ... 198
- あしたばのおかかあえ ... 202
- アスパラのからしじょうゆあえ ... 202
- アスパラの焼きびたし ... 202
- おかひじきのごまあえ ... 202
- オクラの塩昆布あえ ... 203
- クレソンとりんごのカテージチーズあえ ... 203
- 小松菜のラー油あえ ... 203
- 小松菜のおひたし ... 204
- さやいんげんのしょうが風味 ... 204
- 春菊としめじのさっと煮 ... 204
- 春菊とちくわのサラダ ... 205
- チンゲン菜のピリ辛あえ ... 205
- 冷やしトマト ... 205
- 菜の花のからしあえ ... 206
- にんじんのピーラーサラダ ... 206
- にらのからしあえ ... 206
- にらの香味あえ ... 207
- 二色パプリカとマッシュルームのマリネ ... 207
- ブロッコリーの梅あえ ... 208
- ほうれんそうののりあえ ... 208
- 水菜と海藻のサラダ ... 208
- 三つ葉のおひたし ... 209
- モロヘイヤのからしじょうゆあえ ... 209
- 焼きしいたけのレンジ煮 ... 209

きのこを使って

- 焼きエリンギ ... 210
- きくらげの当座煮 ... 210
- 焼きしいたけのおろしあえ ... 210
- 焼きしいたけの梅肉風 ... 211
- レンジ蒸しきのこの梅肉あえ ... 211
- いろいろきのこのさっと煮 ... 211

海藻を使って

- 糸寒天とゴーヤーの昆布茶あえ ... 212
- 細切り昆布ときのこの含め煮 ... 212
- ひじきともやしの煮物 ... 212
- めかぶのおろしあえ ... 213
- もずくとオクラの酢の物 ... 213
- わかめとしめじのおろし酢あえ ... 213

こんにゃくを使って

- こんにゃく刺し ... 214
- ピリ辛こんにゃく ... 214
- こんにゃくステーキ ... 214
- ちぎりこんにゃく ... 215
- ちぎりこんにゃくときのこのみそ煮 ... 215
- こんにゃくとしいたけの煮物 ... 215

汁物

- わかめと豆腐のみそ汁 ... 216
- かぶとわかめのみそ汁 ... 216
- はまぐりのうしお汁 ... 216
- しいたけとねぎのスープ ... 217
- トマトのコンソメスープ ... 217
- ねぎとわかめのスープ ... 217

材料別料理索引 ... 223

《この本のレシピの約束ごと》

- 材料の計量には、一般的な計量スプーンや計量カップを使っています。すりきりで小さじ1＝5㎖、大さじ1＝15㎖、1カップ＝200㎖です。
- 小さじ$\frac{1}{6}$未満の分量と、目分量で少量のものは「少々」「ごく少々」で表示してあります。
- 材料表にある「だし汁」とは、昆布と削りがつおでとった和風だしです。市販のだしの素でも代用できます。その際は、パッケージに記された割合を目安に水または湯でといて使ってください。なお、だしの素そのものに塩分が含まれていることが多いので、味つけに使う塩やしょうゆ、みそなどの分量をこころもち減らして調節しましょう。
- エネルギー量を抑えるために油の使用量を控えてあります。フライパンは、少ない油でも焦げつきにくいフッ素樹脂加工やセラミック加工のものを利用することをおすすめします。
- 電子レンジの加熱時間は、500Wの場合の目安です。400Wなら時間を1.2倍、600Wなら時間を0.8倍にしてください。メーカーや機種によって多少異なることがあるので、参考値としてとらえ、実際に加熱してみて様子を見ながら加減することをおすすめします。

コレステロールと中性脂肪には要注意。しかしどちらもたいせつ！

のあるコレステロールと中性脂肪ですが、半面、どちらも私たちの体を健康に保つために、体内でとても重要な役割を果たしています。

※コレステロールや中性脂肪のほかに、血液中にはリン脂質、遊離脂肪酸などの脂質があります。

血液中の"あぶら"は動脈硬化の原因に関係しています

私たちの体内を流れている血液の中には、脂質(あぶら)も存在しています。コレステロールや中性脂肪など※がそうした脂質です。このうち、特にコレステロールが異常に多い状態が続くと、血管の内側が狭くなり、血液が流れにくくなったり、血管を詰まらせたりします。この状態が**動脈硬化**(くわしくは13ページ参照)です。

コレステロールだけでなく、中性脂肪も動脈硬化を進める**危険因子**です(くわしくは11ページ参照)。危険因子とは、病気を起こしやすくしたり、促進したり、悪化させたりする条件や要因のことです。

このように健康にとって問題

● 体内のコレステロールの役割

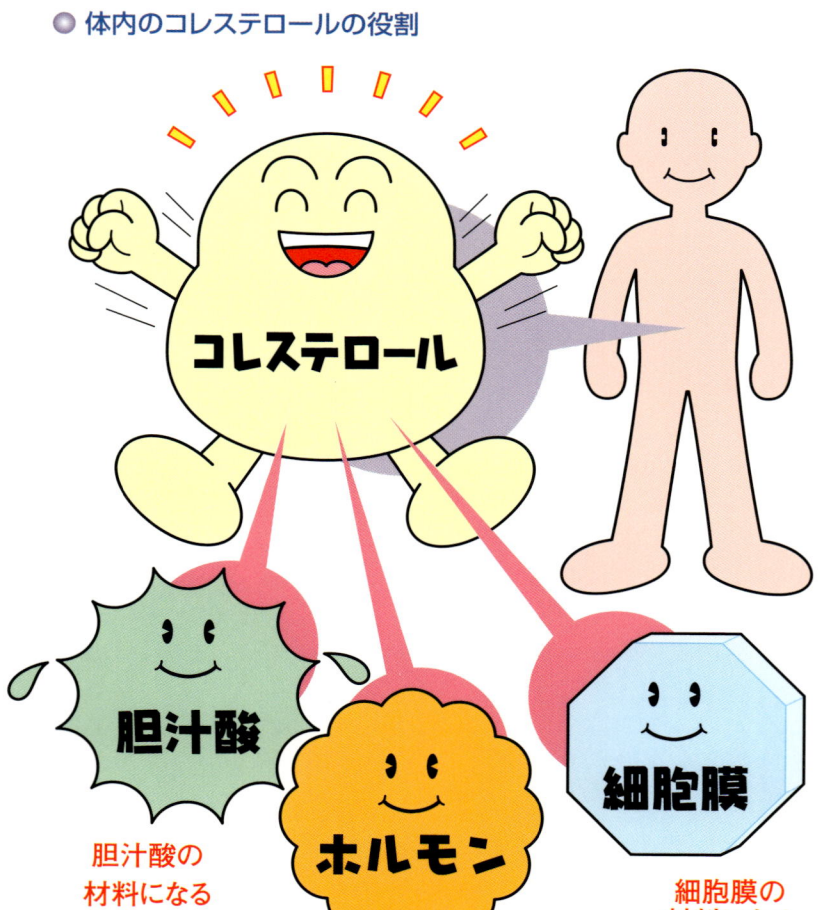

胆汁酸の材料になる
コレステロールを材料にしてつくられる胆汁酸は消化液である胆汁の主成分になり、小腸で食物の脂肪分の消化を助けます

ホルモンの原料になる
コレステロールを原料に、腎臓や副腎、睾丸(男性の場合)、卵巣(女性の場合)などの臓器では、さまざまなホルモンがつくられています

細胞膜の材料になる
細胞を建築物にたとえると、コレステロールは鉄骨(支柱)にあたります

コレステロールとはこんな脂質です

コレステロールの重要な役割とは、まず"体をつくり上げる脂質"であることです。私たちの体は無数の細胞で構成されていますが、コレステロールはその**細胞膜**（細胞を保護する膜）の主な材料なのです。細胞を家にたとえれば、いわば家の柱といってよいでしょう。

次に、コレステロールは体内でつくられる**副腎皮質ホルモ**ンや**性ホルモン**の原材料になります。

さらに、胆汁の主成分（**胆汁酸**）になります。胆汁とは消化液の一種で、脂肪の消化を助けます。

コレステロールの70〜80％は体内（主に肝臓）でつくられ、30〜20％は食事からとり入れられています。

● 体内でつくられるコレステロールと食物からとり入れるコレステロール

- 食物からとり入れるコレステロール 30〜20％
- 肝臓など体内で合成されるコレステロール 70〜80％
- 体が1日に必要とするコレステロール（1〜2g）

中性脂肪とはこんな脂質です

中性脂肪の主な役割は、私たちが体を動かすときのエネルギー源になることです。

私たちは、食物からの糖質や脂肪をエネルギー源にしていますが、それらがエネルギーとして消費されきれずに余ると、中性脂肪の形で皮下脂肪など体内の脂肪細胞に蓄えられるのです。中性脂肪とは、いわばエネルギー不足に備えてタンクに貯蔵された灯油のようなものといってよいでしょう。

そのほか、中性脂肪は、皮下脂肪として体温を保ったり、外部の衝撃から内臓を守る働きがあります。

● 体内の中性脂肪の役割

予備のエネルギー源になる
中性脂肪は効率のよい予備エネルギーの貯蔵庫です

体脂肪（中性脂肪）

体温を一定に保つ

外部の衝撃から内臓を守る

皮下に蓄えられた中性脂肪（皮下脂肪）は、体から体温が失われないようにする断熱材としての働きや、体をケガなどから守るクッションとしての役割も果たしています

コレステロールで問題なのは、血液中にLDLという粒子で存在するタイプ

血液中の"あぶら"は小さな粒子で存在しています

コレステロールや中性脂肪は"あぶら"（脂質）であるため、血液にはとけ込めません。そこで、水になじみやすいタンパク質などが材料の、いわば乳化剤で包み込まれたリポタンパクという小さな粒子で血液中を流れています。

● リポタンパクの構造

- コレステロールや中性脂肪
- タンパク質など

※タンパク質以外にリン脂質が材料になっています。リン脂質は"あぶら"の仲間ですが、水になじむ部分となじまない部分を持っており、リポタンパクでは、水になじむ部分を血液のほうに、なじまない部分をコレステロールや中性脂肪のほうに向けています。

問題なのは悪玉のLDLコレステロールです

主にコレステロールを運搬するリポタンパクには大きく分けて2種類あります。肝臓で合成されたコレステロールを血管や組織の細胞に運ぶ**LDL**と、組織で余ったコレステロールを回収して肝臓に持ち帰る**HDL**です。LDLがふえすぎたり、HDLが減りすぎたりすると、血管の内側の壁にコレステロールがたまってしまいます。つまり、動脈硬化の原因とされるコレステロールとは、実はLDLのコレステロールであり、このためLDLは「悪玉」と呼ばれます。これに対し、血管壁からコレステロールを運び出して動脈硬化を防ぐ働きをする**HDLは「善玉」**と呼ばれます。

● LDL（悪玉）とHDL（善玉）の働き

LDLはコレステロールを動脈に運び、HDLは余分なコレステロールを肝臓に戻します

- 肝臓
- LDL（悪玉）
- HDL（善玉）
- コレステロール
- 動　脈

- 動脈壁
- 肝臓へ
- 肝臓から
- HDLは組織（動脈壁）にたまった余分なコレステロールを回収し運び出す
- LDLはコレステロールを肝臓から組織（動脈壁）に運び込む

10

中性脂肪の増加も動脈硬化を進める一因です

最近では、中性脂肪も動脈硬化に関係があることがわかってきました。

血液中の中性脂肪は、食事でとった食物の脂肪分が体に吸収されたものと、糖質などから肝臓で合成されてできるものとがあります。前者はカイロミクロンといううリポタンパクの形で、後者はVLDLというリポタンパクの形で血流に乗り運ばれます。

カイロミクロンは食後に一時的にふえるだけなので、血液中の中性脂肪がふえるのはVLDLが増加した場合がほとんどです。

こうして血液中に中性脂肪がふえすぎると、HDL（善玉）がふえやすくなったり、また、そのLDLが小さくなって血管壁に入り込みやすくなったりして、動脈硬化を進める一因になるのです。

また、**血栓**（血液のかたまり）ができやすくなり、いっそう動脈硬化を進めます。

なお、すでにふれたように、エネルギーとして使われずに余った中性脂肪は皮下脂肪や肝臓の脂肪として蓄えられ、蓄えられすぎると肥満、脂肪肝、糖尿病などを促進します。

● LDLコレステロールが血液中にふえすぎたときの弊害

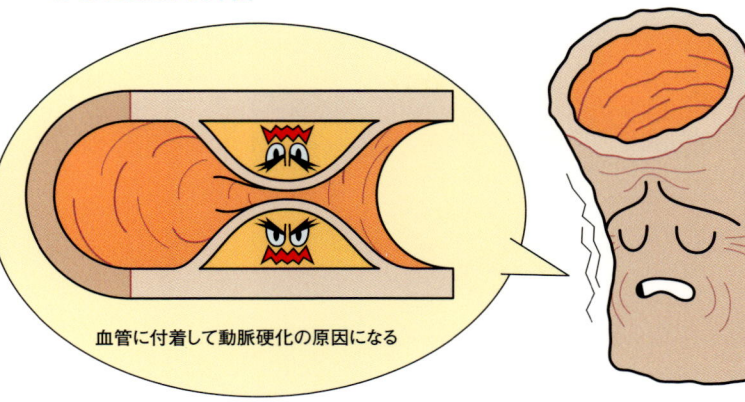

血管に付着して動脈硬化の原因になる

● 中性脂肪が血液中にふえすぎたときの弊害

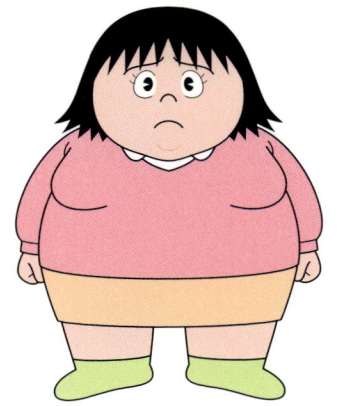

● 肥満の原因になる

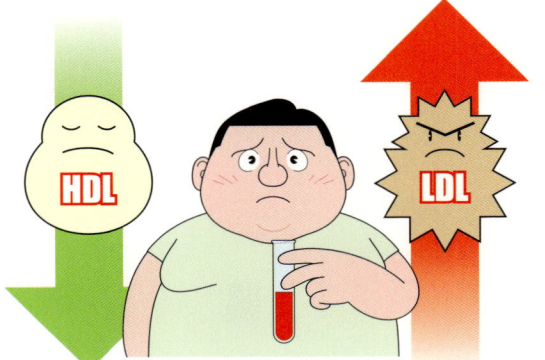

● LDL（悪玉）コレステロールがふえる
● HDL（善玉）コレステロールが減る

● 血液が流れにくくなる
● 血栓ができやすくなる
● 極端にふえすぎると、急性膵炎を起こす

コレステロールや中性脂肪がふえすぎた状態を脂質異常症といいます

血液検査で脂質異常症かどうかを診断します

血液中のLDL（悪玉）コレステロールと中性脂肪のどちらか、あるいは両方がふえすぎた状態、またはHDL（善玉）コレステロールが少なくなりすぎた状態は、れっきとした病気で、脂質異常症といいます。

脂質異常症は、静脈から血液を採って行う血液検査の結果から診断されます。血液検査の項目のうち、中性脂肪（トリグリセライドともいいます）値、LDLコレステロール値、HDLコレステロール値について、下の表の基準にあてはまれば脂質異常症といえます。

脂質異常症は自覚症状がないため、健診は定期的に受けましょう

脂質異常症自体は、自覚症状があまりない病気です。だからといって、長期間そのままほうっておくと動脈硬化が進み、それがもとで、生死にかかわる心筋梗塞や脳梗塞などの病気を引き起こすことが多くなります。定期的に健康診断を受けるなど、早期発見に努めるようにしましょう。

● 脂質異常症の診断基準（血清脂質値：空腹時に採血）

※空腹時に採血した血清中1dlあたりに含まれる脂質の量	空腹時血清脂質値※
高LDLコレステロール血症 （LDLコレステロール値が高い）	LDLコレステロール値が 140mg/dl以上
低HDLコレステロール血症 （HDLコレステロール値が低い）	HDLコレステロール値が 40mg/dl未満
高中性脂肪（トリグリセライド）血症 （中性脂肪（トリグリセライド）値が高い）	中性脂肪（トリグリセライド）値が 150mg/dl以上

●この診断基準は、薬を使う治療の開始基準を示すものではありません。
●治療に薬を使うかどうかは、他の危険因子も勘案して決める必要があります。

日本動脈硬化学会「動脈硬化性疾患予防ガイドライン2007年版」

注）脂質異常症は、以前は高脂血症と呼ばれていました。日本動脈硬化学会が発表した「動脈硬化性疾患予防ガイドライン2007年版」から病名が脂質異常症に変更になっています。ただし、高LDLコレステロール血症や高中性脂肪（トリグリセライド）血症をさすときは、従来から使われている高脂血症と呼ばれることもあります。

● LDLコレステロール値の求め方

LDLコレステロール値は、血液から直接測定するか、下に示した計算式で算出します。

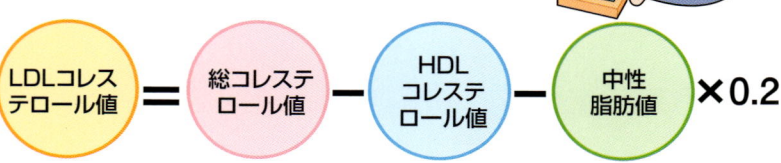

LDLコレステロール値 ＝ 総コレステロール値 － HDLコレステロール値 － 中性脂肪値×0.2

※ただし、この計算式による算出は中性脂肪値が400mg/dl未満の場合に限ります。400mg/dl以上の場合は血液から直接測定します。

日本動脈硬化学会「動脈硬化性疾患予防ガイドライン2007年版」

脂質異常症が動脈硬化を起こし、動脈硬化が合併症を発症させる仕組み

脂質異常症が粥状動脈硬化を起こす仕組み

動脈は血管の一種で、心臓から全身に栄養素や酸素を運ぶ"輸送路"です。この動脈の血管壁は、だれでも年をとるとともに、特に40才を過ぎると、古くなったゴムホースがかたくなるように少しずつ弾力を失い、かたくなっていきます。脂質異常症は、こうした血管の老化を早め、動脈硬化を引き起こし、進行させるのです。

脂質異常症によって血液中にLDL（悪玉）コレステロールがふえすぎた状態が長く続くと、動脈の内側の壁に余分なコレステロールが入り込み、たまっていきます。このたまったコレステロールはプラークと呼ばれます。プラークが大きくなるにつれて血管の内壁は盛り上がって、血管の中はどんどん狭くなっていき、血液の流れが悪くなります。この状態が動脈硬化です。

脂質異常症によって進むこうした動脈硬化は、コレステロールがお粥のような状態のプラークになって血管の内壁にへばりつくことから、粥状動脈硬化（アテローム硬化）と呼ばれます。

さらにこの粥状動脈硬化が

粥状動脈硬化が進むと、さまざまな合併症が出現！

● 動脈硬化の進み方

血液中にLDL（悪玉）がふえる

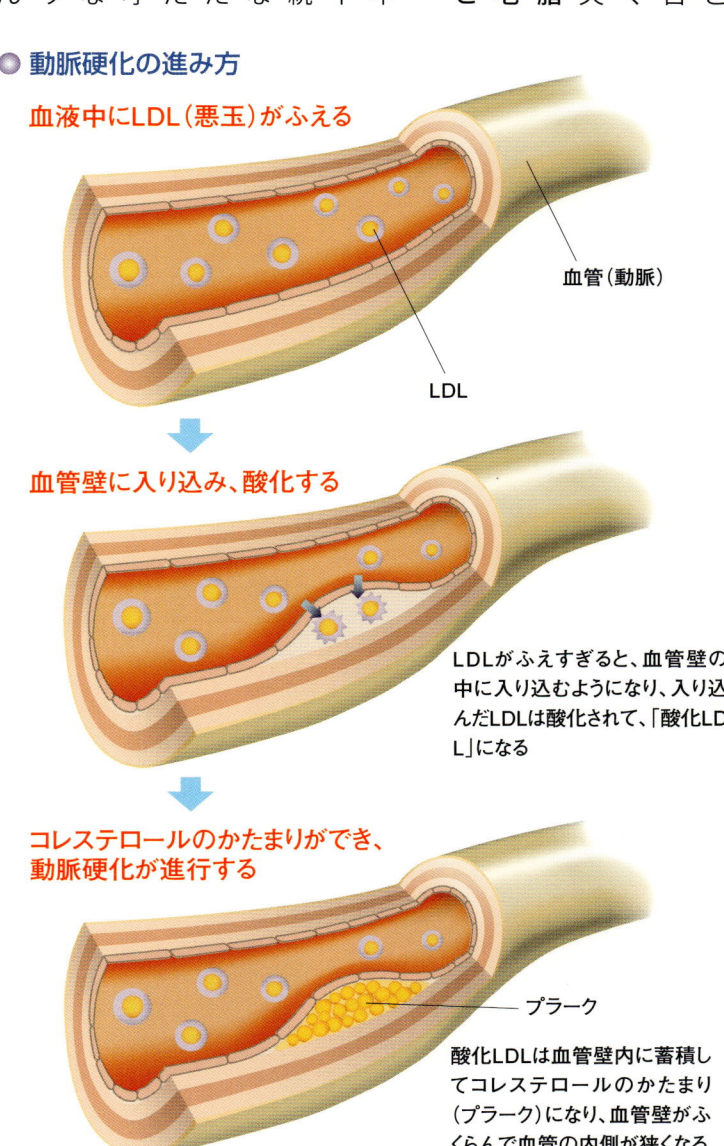

血管（動脈）

LDL

血管壁に入り込み、酸化する

LDLがふえすぎると、血管壁の中に入り込むようになり、入り込んだLDLは酸化されて、「酸化LDL」になる

コレステロールのかたまりができ、動脈硬化が進行する

プラーク

酸化LDLは血管壁内に蓄積してコレステロールのかたまり（プラーク）になり、血管壁がふくらんで血管の内側が狭くなる

しっかり管理することが重要です。

実際、これら血液中の脂質をコントロールすることは、心筋梗塞や脳梗塞などの発症を抑えるだけでなく、発症後の心臓や脳の状態を改善するうえでも非常に重要であるといわれています。

なお、動脈硬化は、脂質異常症に加えて、高血圧、肥満、糖尿病、喫煙、運動不足、ストレスなどの相乗作用によって進んでいきます。

進行して、プラークが破裂すると、**血栓**（血のかたまり）をつくり、血管をふさいでしまうこともあります。心筋梗塞や狭心症、脳梗塞を引き起こすおそれが出てくるのです。つまり、これら命にかかわる病気がある日突然に起こるのは、長い時間をかけてひそかに進行していた動脈硬化が原因なのです。

こうした病気を引き起こさないためにもLDLコレステロールやHDL（善玉）コレステロール、それに中性脂肪を

● 動脈硬化が進むと血流が止まる

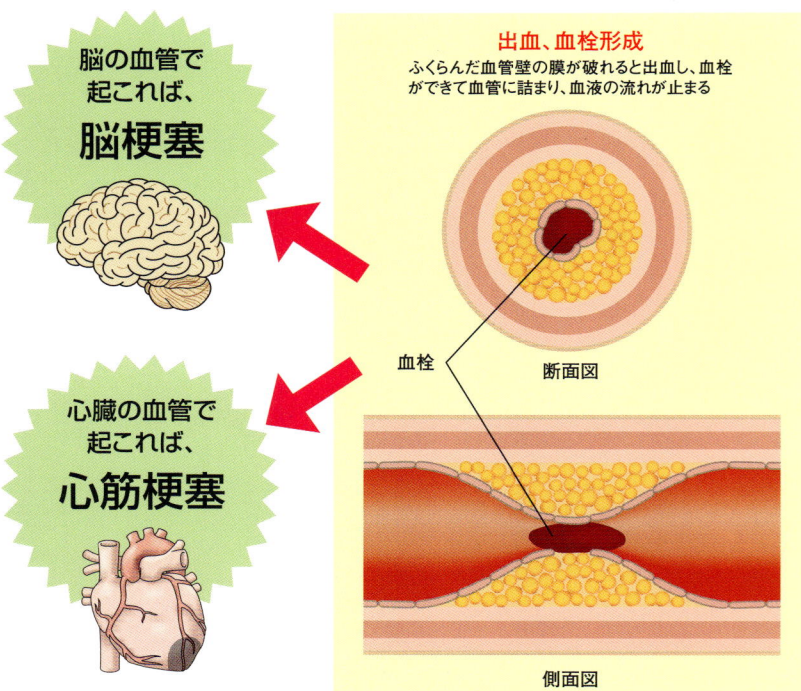

出血、血栓形成
ふくらんだ血管壁の膜が破れると出血し、血栓ができて血管に詰まり、血液の流れが止まる

血栓
断面図
側面図

脳の血管で起こればば、**脳梗塞**

心臓の血管で起こればば、**心筋梗塞**

● 動脈硬化がまねく病気

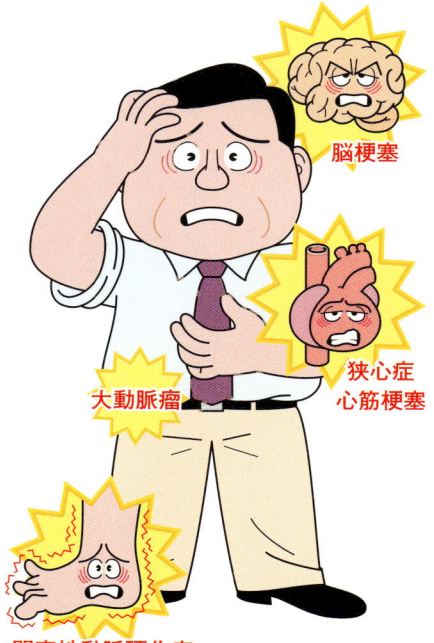

脳梗塞
狭心症 心筋梗塞
大動脈瘤
閉塞性動脈硬化症

● 死亡の原因の約27％は動脈硬化に関係している

2位の心血管疾患（心筋梗塞、狭心症）、3位の脳血管疾患（いわゆる脳卒中）は、動脈硬化が原因で起こることの多い病気です。これらの病気の割合の合計は、1位のガンに迫る勢いを示しています

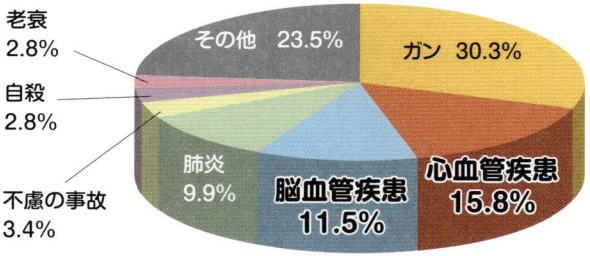

老衰 2.8%
自殺 2.8%
不慮の事故 3.4%
肺炎 9.9%
脳血管疾患 11.5%
心血管疾患 15.8%
ガン 30.3%
その他 23.5%

厚生労働省「平成19年人口動態統計」主な死因別死亡数の割合

なぜ脂質異常症が起こるのか、その原因を知っておきましょう

脂質異常症の多くは、左に示したような**生活習慣の乱れ**が原因です。最近は、子どもでも食生活の乱れや運動不足によって脂質異常症がふえています。

意外に見落としがちなのが、**更年期の脂質異常症**。女性は、閉経後からホルモンバランスの変化によってLDL（悪玉）コレステロール値が上がりやすくなります。

このほか、遺伝的な体質や他の病気が脂質異常症につながることがあります。

● 血液中のLDLコレステロールや中性脂肪がふえる原因

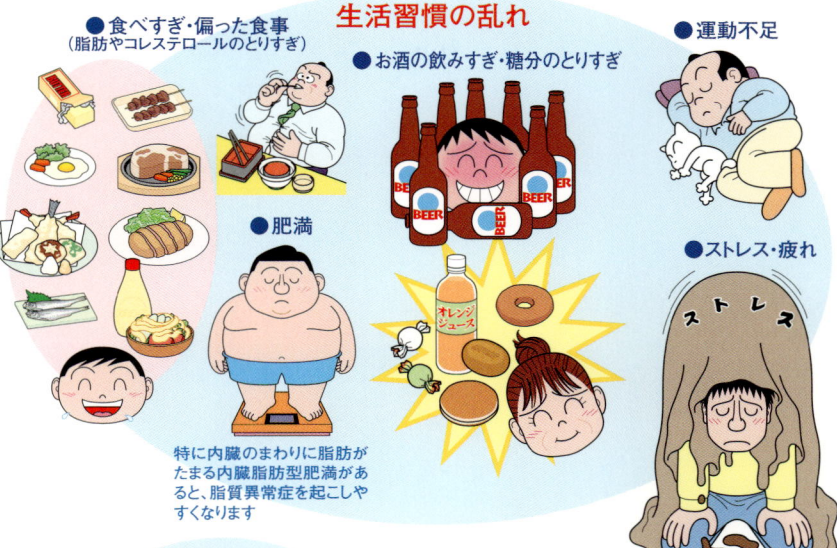

生活習慣の乱れ
- ● 食べすぎ・偏った食事（脂肪やコレステロールのとりすぎ）
- ● 肥満 — 特に内臓のまわりに脂肪がたまる内臓脂肪型肥満があると、脂質異常症を起こしやすくなります
- ● お酒の飲みすぎ・糖分のとりすぎ
- ● 運動不足
- ● ストレス・疲れ

加齢

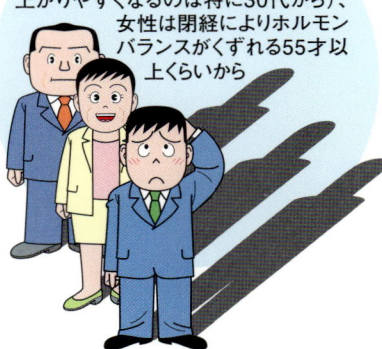

脂質異常症になりやすくなるのは、男性は45才以上くらいから（中性脂肪値が上がりやすくなるのは特に30代から）、女性は閉経によりホルモンバランスがくずれる55才以上くらいから

喫煙

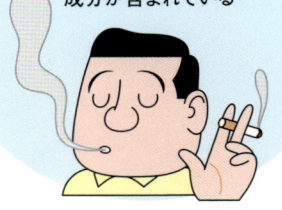

タバコの煙には、LDLコレステロールや中性脂肪をふやし、HDLコレステロールを下げる有害成分が含まれている

体質（遺伝性）

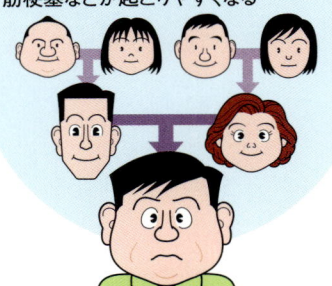

遺伝的な要因が原因になることがある（家族性高コレステロール血症など）。若いうちから発症すると、若年性の心筋梗塞などが起こりやすくなる

他の病気の影響

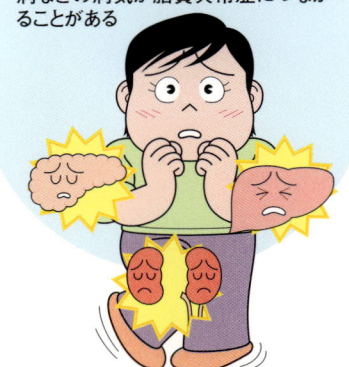

糖尿病のコントロールが悪かったり、腎不全や甲状腺機能低下症、肝臓病などの病気が脂質異常症につながることがある

脂質異常症の治療は、生活習慣を改善することが第一です

治療の目的は動脈硬化や合併症を予防すること

血液検査の結果、脂質異常症と診断されたら、一度医療機関を受診しましょう。医師や管理栄養士から指導を受け、早めに適切な治療にとり組むことがたいせつです。

治療の目的は、血液中の脂質量をコントロールして、動脈硬化や動脈硬化がまねく病気を予防することにあります。

治療法は、なにより生活習慣の改善です

脂質異常症の治療は、なにより、これまでの生活習慣を改善すること、つまり食生活を変える、適度な運動を行う、禁煙するなどセルフケア（自己療養）に努めることです。

こうした生活習慣の改善に3～6カ月とり組んで、LDL（悪玉）コレステロール値や中性脂肪値を正常な状態に戻すようにします。

数値が下がってきたら、管理目標値（左ページの上の図参照）を維持できるように、その生活習慣を続けます。

長年続けてきた生活習慣を変えるのは、簡単なことではありません。しかし、できるところから、少しずつ、着実に変えていくことがたいせつです。

こんな場合に薬による治療を行います

生活習慣の改善を行っても脂質値が改善しない場合は、薬の服用による治療が検討されます。ただし、病状によっては早い時期から薬による治療を始めることがあります。

薬は医師の指示どおり、継続して服用することがたいせつです。薬の治療を始めても、その効果を上げるために、食事と運動による生活習慣の改善をあわせて行うことが欠かせません。

● セルフケアを3～6カ月続けると、一定の効果が得られます

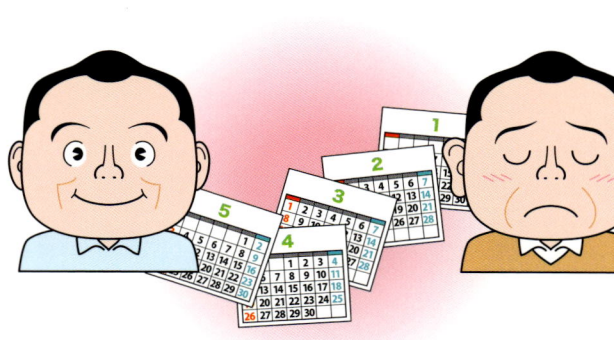

16

● LDLコレステロール値が高い人は管理目標値を確認してみましょう

まずは、LDLコレステロール値を管理目標値まで下げることがたいせつです。このフローチャートに従って、自分のLDLコレステロール値の管理目標値を確認してみましょう。

LDLコレステロール	⇒ 140mg/dl以上
HDLコレステロール	⇒ 40mg/dl未満
中性脂肪（トリグリセライド）	⇒ 150mg/dl以上

どれか1つでもあてはまると脂質異常症と診断されます

↓

心筋梗塞または狭心症になったことがある →はい→ LDLコレステロール値の管理目標値は **100 mg/dl未満**

↓いいえ

□糖尿病がある
□脳梗塞がある
□閉塞性動脈硬化症がある
→はい（1つでも該当する）→ LDLコレステロール値の管理目標値は **120 mg/dl未満**

↓いいえ

□高血圧がある
□耐糖能異常※がある
□タバコを吸っている
□男性で45才以上、または女性で55才以上である
□HDLコレステロール値が40mg/dl未満である（低HDL血症）
□家族に心筋梗塞や狭心症などにかかった人がいる

→3つ以上→ LDLコレステロール値の管理目標値は **120 mg/dl未満**
→1～2つ→ LDLコレステロール値の管理目標値は **140 mg/dl未満**
→なし→ LDLコレステロール値の管理目標値は **160 mg/dl未満**

HDLコレステロール値と中性脂肪値の管理目標値は、このチャートのいずれの場合も、それぞれ40mg/dl以上、150mg/dl未満です
※耐糖能とは上昇した血糖値を正常に戻す働きのことで、耐糖能異常とは、この働きが不調になり、血糖値が下がりにくくなった状態

「動脈硬化性疾患予防ガイドライン2007年版」をもとに作成

● LDLコレステロール値を管理したうえでLH比にも注目

最近の研究では、LDLコレステロール値を管理したうえで、「LH（悪玉／善玉）比」の比率を低くすることが重要であると報告されています。LDLコレステロール値を管理目標値まで下げることができたら、「LH比」にも注目してみましょう。

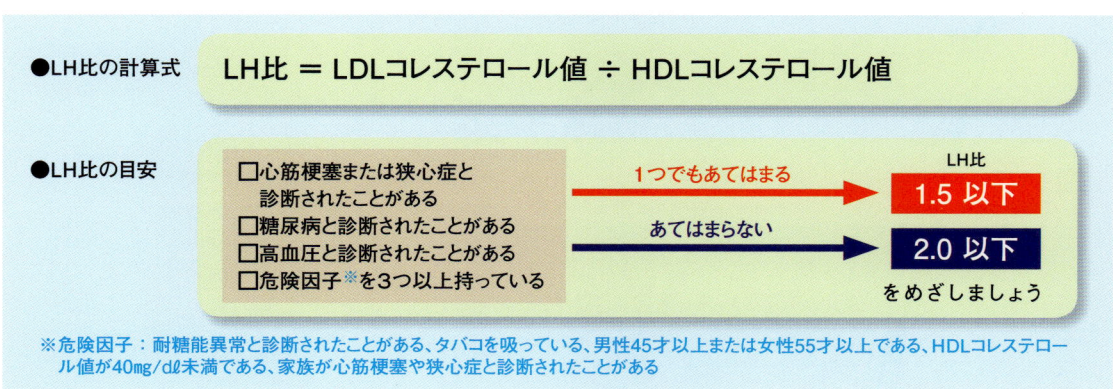

●LH比の計算式　**LH比 ＝ LDLコレステロール値 ÷ HDLコレステロール値**

●LH比の目安
- □心筋梗塞または狭心症と診断されたことがある
- □糖尿病と診断されたことがある
- □高血圧と診断されたことがある
- □危険因子※を3つ以上持っている

→1つでもあてはまる→ LH比 **1.5 以下**
→あてはまらない→ **2.0 以下**
をめざしましょう

※危険因子：耐糖能異常と診断されたことがある、タバコを吸っている、男性45才以上または女性55才以上である、HDLコレステロール値が40mg/dl未満である、家族が心筋梗塞や狭心症と診断されたことがある

食生活の改善 ① 適正な摂取エネルギー量にしましょう

生活習慣の改善の基本は、まず**食生活の改善**です。このページから28ページまで、11の改善ポイントを説明していきます。これらのポイントに注意して、食生活を見直していきましょう。

まず最初のポイントは、食べすぎないこと、つまりエネルギーをとりすぎないことです。下に示した計算式で自分に合った適正な摂取エネルギー量（＝1日に必要なエネルギー量）を知り、その数値の上限を守ることを意識して食事をとるようにしましょう。

この、いわば腹八分目の食事は、肥満している人には特に効果的です。ゆっくりよくかんで食べることで、満腹感も得られます。

食事量を適正にするのとあわせて、BMIを目安に体重をきちんとコントロールしましょう。

BMI（Body Mass Index）とは、国際的に使われている肥満度の指標で、体格指数と訳されます。BMIが22のときが最も病気にかかりにくいとされるため、この指標の基準になっており、標準体重の算出にも使われます。

● あなたの1日に必要なエネルギー量は？

❶ 標準体重を計算する

標準体重(kg)＝身長[　　]m × 身長[　　]m × 22※

※この「22」という数値はBMIの基準値です。

〈計算例〉身長165cmの人なら　**1.65×1.65×22＝約60kg**

❷ 1日に必要なエネルギー量を計算する

1日に必要なエネルギー量(kcal) ＝ 標準体重[　　]kg × 身体活動量別必要エネルギー量[　　]kcal

〈計算例〉身長165cmで、販売業の人なら

60×30kcal＝1800kcal

↑
❶で求めた値(60kg)

下の3つから選びます

身体活動量別必要エネルギー量	仕事の内容
25〜30 kcal	仕事がデスクワーク中心の事務職の人や主婦など
30〜35 kcal	販売・接客など立ち仕事の多い人や、営業・配送など移動や立ち作業もある人
35〜40 kcal	移動や立ち作業が中心で活動量の多い仕事や、力仕事の多い人

注)数字に幅がありますが、やせぎみの人や若い人は高いほうの数字を、肥満ぎみの人や高齢者、女性は低いほうの数字を使います。

● 自分の肥満度をBMIでチェック

BMI ＝ 体重(kg) ÷ 身長(m) ÷ 身長(m)

〈計算・判定例〉体重69kg、身長165cm（1.65m）の人の場合

69÷1.65÷1.65≒25

→ 判定は「肥満1度」

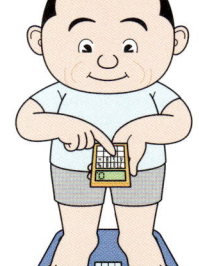

<BMI値による肥満の判定基準>

BMI	判定
18.5未満	低体重(やせ)
18.5以上25未満	普通体重(標準)
25以上30未満	肥満(1度)
30以上35未満	肥満(2度)
35以上40未満	肥満(3度)
40以上	肥満(4度)

［資料］日本肥満学会「肥満の判定基準」2000年

食生活の改善 ②

栄養のバランスがとれた食事をとりましょう

食べる量に気をつけながら、栄養のバランスを考えて、いろいろな食品をまんべんなく食べるように心がけましょう。

ご飯を中心に、いろいろなおかずを食べる日本型の食事（和食）がおすすめです。ご飯は、できれば玄米や胚芽米にしてみましょう。

「主菜」はメインになるおかずで、肉や魚、大豆製品などタンパク質の多い材料を使います。肉を少なくし、1日1回以上は魚を食べるようにします。

良質のタンパク質源として、豆腐や納豆などの大豆製品もおすすめです。大豆タンパクには、コレステロールを減らす効果もあるといわれています。

サブのおかずである「副菜」は、主に野菜が材料です。野菜は1日に生の重量で350gはとるようにしましょう。

もの足りないときや、主菜や副菜に野菜類が不足ぎみのときに添えるおかずが、「もう一品」です。低エネルギーな酢の物、おひたし、あえ物などが適しています。

● 栄養バランスよく食べるための献立の基本パターン

バランスのよい食事は、❶主食（エネルギーになるもの）、❷主菜（体をつくるもの）、❸副菜（体の調子をととのえるもの）をそろえることが基本です。毎食を、これら3つがそろったパターンでとるようにすると、栄養のバランスが自然にととのいます。本書も、この基本パターンに即して献立を構成する仕組みになっており、31～34ページの利用法に従って主食とおかずなどを選んでいけば、自動的に栄養バランスのよい食事が実行できます。

副菜
野菜を主材料に、タンパク質の多い食材を加えて作ることも多いおかず

豆やいも、きのこ、海藻などが主材料になることもある。主にビタミンやミネラル、食物繊維の供給源。野菜類を使った副菜料理は、毎食必ず添えるようにします。

主菜
肉や魚介類、卵、大豆・大豆製品を主材料に使ったおかず。主にタンパク質の供給源

毎食、主材料の種類をかえましょう。野菜類をしっかりとるために、野菜類をいっしょに煮る、焼く、炒めるといった料理にしたり、野菜類のつけ合わせをたくさん添えたりしましょう。

その他
牛乳・乳製品や果物など、主にビタミンや、カルシウム、カリウムなどのミネラル、食物繊維の供給源になるもの

主食
ご飯、パン、めんなど。主に炭水化物（でんぷん）の供給源

毎食、自分の食事量に見合った適量をとるようにします。

汁物
みそ汁やすまし汁、スープ類

調理法によっては塩分のとりすぎにつながりやすいため、1日に1杯程度にしましょう。

もう一品
献立全体で野菜類の量が不足したときなどにつけ加えたい小鉢的なおかず（副々菜）

食生活の改善 ③ コレステロールの多い食品を控えめにしましょう

コレステロールを多く含む食品を食べすぎると、LDL（悪玉）コレステロール値がよけいに高くなります。高LDLコレステロール血症の人は、1日のコレステロール摂取目安量である300mgを超えないように注意しましょう。

コレステロールは脂肪分の多い肉や鶏卵、乳製品、魚卵などに多く含まれています。特に、鶏卵は控えめにしましょう。医師からの制限がない場合は、1週間に2〜3個にします。魚、貝、えび、いか、たこのコレステロールは、それほど心配する必要はありません。

300mg以下

● コレステロールを多く含む代表的な食品

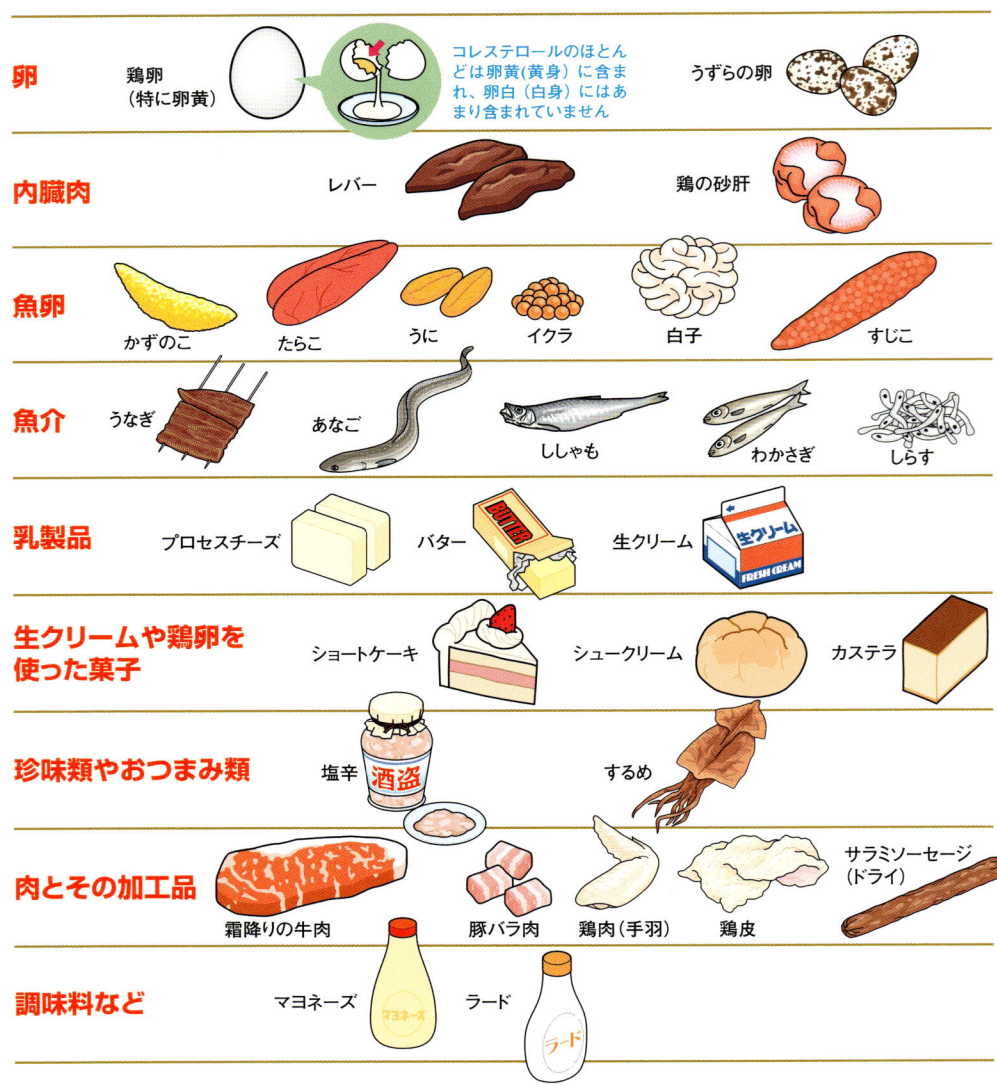

卵	鶏卵（特に卵黄）／うずらの卵（コレステロールのほとんどは卵黄（黄身）に含まれ、卵白（白身）にはあまり含まれていません）
内臓肉	レバー／鶏の砂肝
魚卵	かずのこ／たらこ／うに／イクラ／白子／すじこ
魚介	うなぎ／あなご／ししゃも／わかさぎ／しらす
乳製品	プロセスチーズ／バター／生クリーム
生クリームや鶏卵を使った菓子	ショートケーキ／シュークリーム／カステラ
珍味類やおつまみ類	塩辛／酒盗／するめ
肉とその加工品	霜降りの牛肉／豚バラ肉／鶏肉（手羽）／鶏皮／サラミソーセージ（ドライ）
調味料など	マヨネーズ／ラード

食生活の改善 ④ 脂肪の摂取を控えめにしましょう

脂肪、つまり食用油脂や食材自体に含まれるあぶら分のとりすぎは、血液中の中性脂肪やLDL（悪玉）コレステロールをふやします。脂肪は少量で高エネルギーなため、摂取エネルギー量を適正にするうえでも、たとえ植物性の油であれ、とりすぎはよくありません。脂肪の1日の摂取量は、総エネルギー量の20～25％以内に抑えましょう。

以下に、そのためのコツをあげてみましょう。

①和食の献立にする

和食は油を使わない調理法（煮物、おひたし、焼き物、蒸し物）が多く、おすすめです。

②油を使った料理を減らす

炒め物や揚げ物など、油を使った料理は1日に2～3品までとし、脂肪のとりすぎを防ぎます。

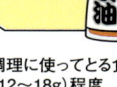

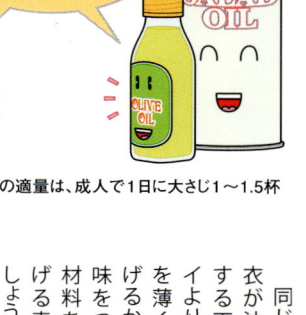

③揚げ物や炒め物より、焼き物や蒸し物にする

焼く、蒸す、ゆでるといった調理法は油を使わないだけでなく、素材が魚や肉の場合、むしろ脂肪分が落ちます。

調理に使ってとる食用油脂の適量は、成人で1日に大さじ1～1.5杯（12～18g）程度

1日に大さじ1～1.5杯が適量

④揚げ物ならから揚げや素揚げにする

同じ揚げ物でも、衣が油を多く吸収する天ぷらやフライより、小麦粉などを薄くまぶして揚げるから揚げや、下味をつけただけの材料をそのまま揚げる素揚げにしましょう。

⑤ドレッシング、マヨネーズは控えめに使う

ドレッシングやマヨネーズは、自家製にして油を少なめにしたり、こしょうやからしなど香辛料をまぜて大量に使わない工夫をしましょう。ドレッシングは、ノンオイルタイプやポン酢を使うのも手です。

⑥フッ素樹脂加工などのフライパンを使う

フッ素樹脂加工やセラミック加工などのフライパンを使うと、炒め物などに使う油が少なくてすみます。

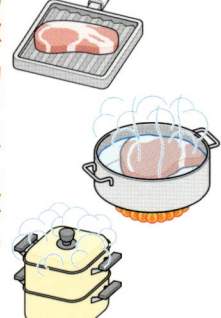

⑦肉は部位を選ぶ

肉は、バラ肉より、脂肪の少ない赤身肉を選びましょう。鶏のささ身も脂肪が非常に少なくおすすめです。また、脂身や、鶏肉なら皮をとり除きましょう。

⑧肉の加工品は食べすぎない

ハムならロースよりボンレス、ベーコンならバラよりショルダーと、脂肪の少ないほうを選びましょう。ただし、塩分も多く含まれているので、食べすぎには十分に注意しましょう。

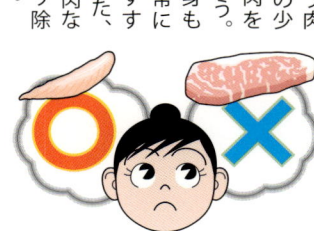

食生活の改善 ⑤ 動物性脂肪をとりすぎないようにしましょう

LDL（悪玉）コレステロール値が高い人は、脂肪の摂取量を控えめにしたうえで、特にバター、ラード、肉の脂身などの**動物性脂肪を減らしましょう**。脂肪は、下の表に示したように、脂肪を構成している脂肪酸によって性質が分かれます。動物性脂肪に多い**飽和脂肪酸**は、血液中のLDLコレステロールをふやすのです。

一方、サラダ油やコーン油、大豆油など植物性の油に含まれる**多価不飽和脂肪酸**の一種であるリノール酸は、LDLコレステロールを減らしますが、とりすぎればHDL（善玉）コレステロールも減らしてしまいます。とりすぎは禁物。

同じ植物油でも、**一価不飽和脂肪酸**が多いオリーブ油やキャノーラ油（菜種油）はLDLコレステロールだけを減らすのでおすすめです。

なお、植物油は酸化されやすいので、新鮮なものを使うようにしましょう。

● 脂肪酸の種類

脂肪酸とは、脂肪の成分のことです。

脂肪酸の種類		多く含まれる食品	働きの特徴
飽和脂肪酸		肉　バター　ラード　生クリーム　チーズ　卵黄	●LDLコレステロール値を上げる
一価不飽和脂肪酸	オレイン酸	オリーブ油　キャノーラ油　アボカド　アーモンド	●LDLコレステロール値だけを下げる ●酸化されにくい
多価不飽和脂肪酸	n-6系 リノール酸	サラダ油　コーン油　米ぬか油　ごま油　大豆油　サフラワー油※　ひまわり油※　くるみ	●LDLコレステロール値を下げるが、とりすぎるとHDLコレステロール値も下げる ●酸化されやすい
	n-3系　α-リノレン酸	しその実油　えごま油	●血液の流れをよくし、血栓を予防する
	n-3系　IPA、DHA	魚など（左ページ参照）	●中性脂肪値、LDLコレステロール値を下げる

※サフラワー油（べに花油）とひまわり油には、リノール酸の多い従来のタイプと、オレイン酸を多く含む高オレイン酸タイプがある。

牛乳を飲むのもほどほどに

カルシウムの供給源としては理想的な牛乳も、飲みすぎれば動物性脂肪（飽和脂肪酸）のとりすぎになります。1日コップ1杯までにしましょう（34ページ参照）。脂肪を抑えたローファットミルクやノンファットミルクもおすすめです。

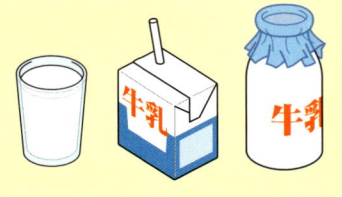

22

食生活の改善 ⑥

青背の魚を努めて食べましょう

右ページの表を見てわかるように、魚の油にはn-3系の多価不飽和脂肪酸が含まれています。IPA（イコサペンタエン酸）やDHA（ドコサヘキサエン酸）というのがそれで、これらは、血液中の中性脂肪を減らし、ひいてはLDL（悪玉）コレステロールも減らします。また、血栓をできにくくする働きもあります。動脈硬化を防いでくれるのです。

IPAやDHAが特に多く含まれているのは、いわし、さば、ぶり、さんまなどの、いわゆる青背の魚です。これらの魚を大いに食べるようにしましょう。

ただし、魚の不飽和脂肪酸は酸化されやすいので、新鮮なうちに調理しましょう。

● IPAとDHAの合計量が多い魚と、可食部100g中のそれぞれの含有量

	目安量	IPA	DHA
本まぐろ（トロ）	刺し身5〜6切れ	1.4 g	3.2 g
さば（輸入）	大1切れ	1.6 g	2.3 g
きんき	1尾	1.5 g	1.5 g
はまち（養殖）	刺し身5〜6切れ	1.0 g	1.7 g
ぶり	刺し身5〜6切れ	0.9 g	1.7 g
さんま	1尾	0.9 g	1.7 g
いわし（まいわし）	大1尾	1.2 g	1.3 g
たちうお	小1切れ	1.0 g	1.4 g
うなぎ（かば焼き）	1串	0.8 g	1.3 g
銀鮭	1切れ	0.7 g	1.2 g
にしん	2/3尾	0.9 g	0.8 g
まだい（養殖）	1切れ	0.6 g	0.9 g
かつお（秋獲り）	刺し身5〜6切れ	0.4 g	1.0 g
さわら	1切れ	0.4 g	0.9 g
さば	大1切れ	0.5 g	0.7 g
はたはた	5尾	0.5 g	0.7 g
ほっけ開き干し	1/2尾	0.6 g	0.4 g
はも	2切れ	0.2 g	0.6 g
すずき	1切れ	0.3 g	0.4 g
にじます	大1尾	0.1 g	0.6 g
あじ（まあじ）	小2尾	0.2 g	0.4 g
かれい	小1尾	0.1 g	0.1 g

「五訂増補日本食品標準成分表 脂肪酸成分表編」より

23

食生活の改善 ⑦ 食物繊維をしっかりとりましょう

食物繊維には水溶性と不溶性の2種類があります。なかでも水溶性の食物繊維は、食べ物に含まれるコレステロールや、コレステロールを原料にしてつくられる胆汁酸を腸で吸着して便とともに排泄する働きがあります。このため、結果的に血液中のLDL（悪玉）コレステロールを減らしてくれます。また、糖質の吸収を抑える働きがあります。

毎日の食事で十分にとるようにしましょう。毎食のおかずのうち2品は、食物繊維の多い野菜やきのこ、海藻、こんにゃくを使った料理を食卓に上らせることです。

また、みそ汁やスープ、鍋物にすると、根菜類や青菜、きのこを一度にたくさん食べられ、食物繊維を多めにとることができます。

● **食物繊維の多い代表的な食品**

穀類	玄米　胚芽米　全粒粉パン ライ麦パン　オートミール 押し麦（大麦）　とうもろこし	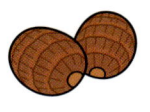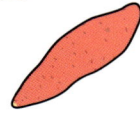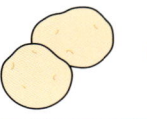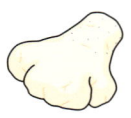
いも	里いも　さつまいも じゃがいも　山いも	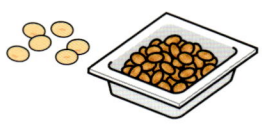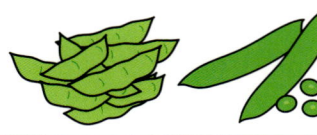
豆類	大豆　納豆　おから 枝豆　あずき　いんげん豆 グリンピース	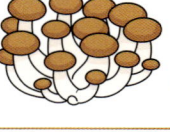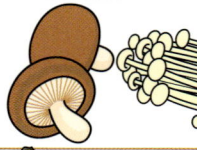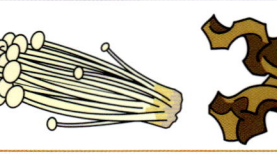
きのこ	しいたけ　えのきだけ しめじ　きくらげ マッシュルーム　エリンギ	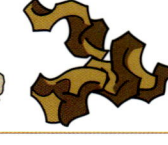
海藻・こんにゃく	わかめ　昆布 ひじき　のり　寒天 こんにゃく　しらたき	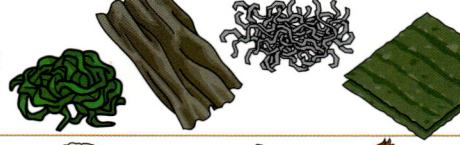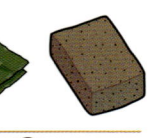
野菜	ごぼう　カリフラワー　たけのこ れんこん　にんじん　かぼちゃ ほうれんそう　春菊　ブロッコリー オクラ　さやいんげん　キャベツ 大豆もやし　切り干し大根	
果物	りんご　いちご キウイ　バナナ　柿 オレンジ　梨	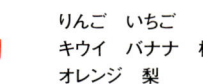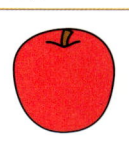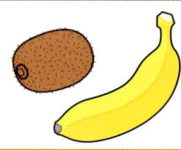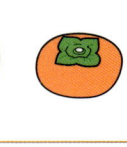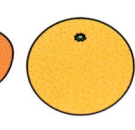

食生活の改善 ⑧

抗酸化成分の多い食品を十分にとりましょう

血液中のLDLは血管壁の中に入り込むと酸化しやすくなり、動脈硬化を促進します。

このLDLの酸化を防ぎ、動脈硬化を進めにくくするのが、食品に含まれる**抗酸化成分**（抗酸化作用のある成分）です。ビタミンC、ビタミンE、カロテン、ポリフェノールなどがあります。これらを多く含む、緑黄色野菜、果物、いも、種実類を積極的にとるようにしましょう。

● 主な抗酸化成分と、それを多く含む食品例

ビタミンC
キウイ　赤ピーマン
芽キャベツ　レモン
ブロッコリー　じゃがいも
さつまいも　など

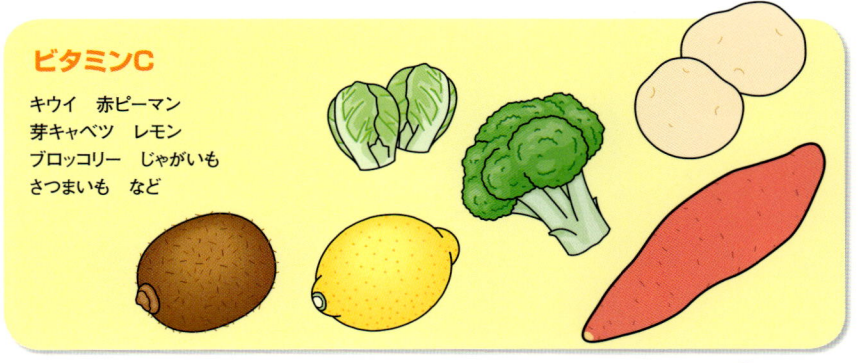

ビタミンE
アーモンド　かぼちゃ　うなぎ
植物油　など

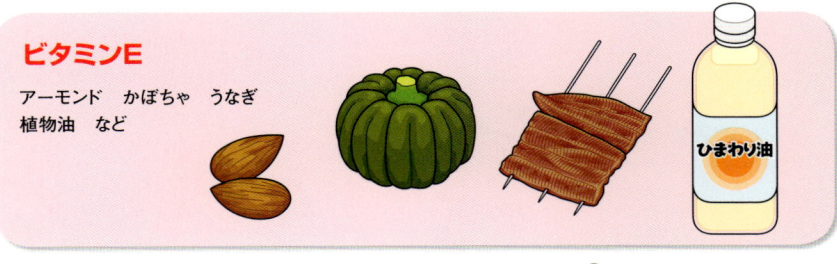

カロチノイド（代表例）

β-カロテン
にんじん　かぼちゃ
ほうれんそう　小松菜
など

リコピン
トマト　すいか　柿　など

ポリフェノール（代表例）

アントシアニン
いちご　なすの皮　ぶどう　しそ　赤ワイン　など

ケルセチン
玉ねぎ　レタス　など

カテキン
緑茶　紅茶　ココア　など

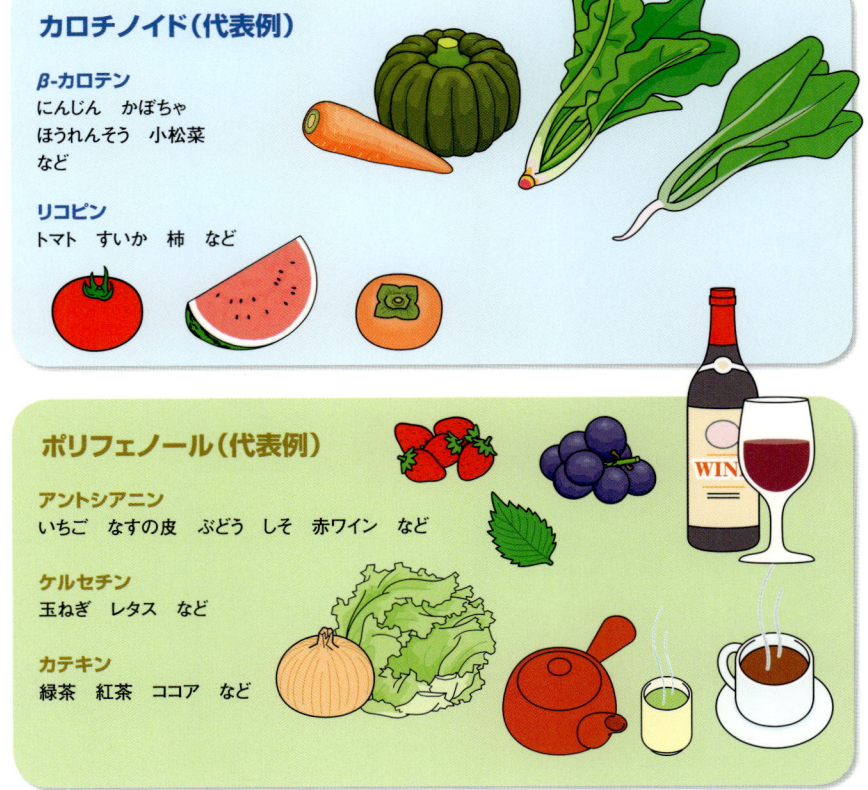

食生活の改善 ⑨

野菜はしっかり、たっぷりとりましょう

野菜にはビタミンC、Eやミネラル、食物繊維などが豊富に含まれています。すでに説明したように、野菜全般に多いビタミンCや、緑黄色野菜に多く含まれるビタミンE、カロテンなどには抗酸化作用があります。特にビタミンCには、血管を強くする働きがあります。これらの成分を多く含む野菜を、次にあげるポイントを参考にして十分にとりましょう。食物繊維はコレステロールを排出したり、余分な糖質や脂質の吸収を抑制するのに役立ちます。

● 1日350g以上とることを目標にする。できれば、そのうち3分の1以上は緑黄色野菜にする

● 主菜や副菜に野菜が少ないときには、「もう一品」の料理をプラスするなど、積極的にとることを心がける

● お酒を飲むなら、つまみに野菜を選ぶようにする

● 1種類の野菜だけでなく、なるべく多くの種類をとるようにする

● 1日に食べたい野菜の量350gは、たとえばこんな分量になります

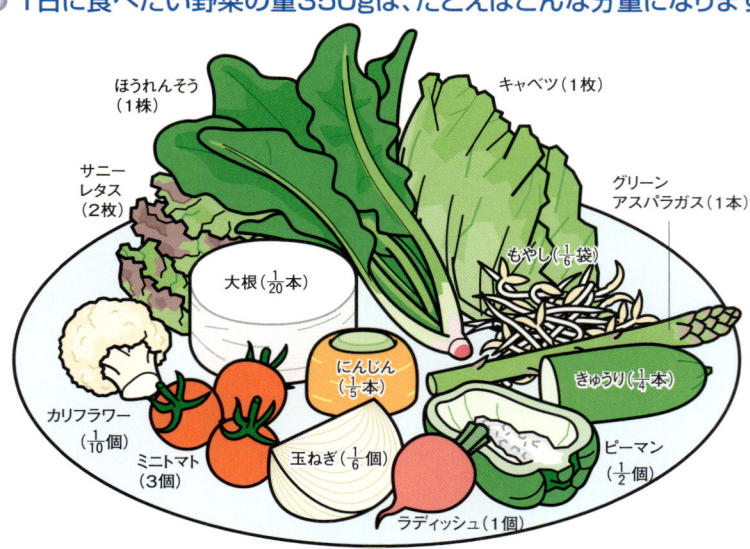

ほうれんそう（1株）
キャベツ（1枚）
サニーレタス（2枚）
グリーンアスパラガス（1本）
大根（1/20本）
もやし（1/6袋）
カリフラワー（1/10個）
にんじん（1/5本）
きゅうり（1/4本）
ミニトマト（3個）
玉ねぎ（1/6個）
ピーマン（1/2個）
ラディッシュ（1個）

1食3種類以上（120g以上）と考えれば……

朝食
● 野菜スープ煮
　カリフラワー　1/10個
　にんじん　　　1/5本
　ほうれんそう　1株
　しめじ
● つけ合わせ
　ミニトマト　3個

昼食
● 野菜炒め
　もやし　　1/6袋
　キャベツ　1枚
　玉ねぎ　　1/6個
　ピーマン　1/2個
　きくらげ

夕食
● グリーンサラダ
　グリーンアスパラガス　1本
　サニーレタス　2枚
　きゅうり　　　1/4本
　ラディッシュ　1個
● 大根のそぼろ煮
　大根　　1/20本

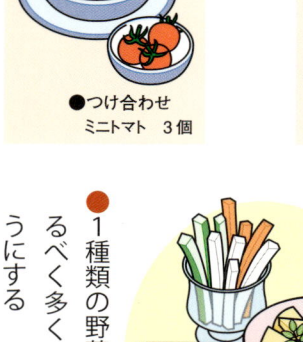

食生活の改善 ⑩

糖質はとりすぎないようにしましょう

砂糖など甘い糖質は中性脂肪になりやすい性質があるため、多く含まれている食品をとりすぎると中性脂肪値を高めます。

そんな食品の代表格が甘いお菓子類。控えめを心がけましょう。

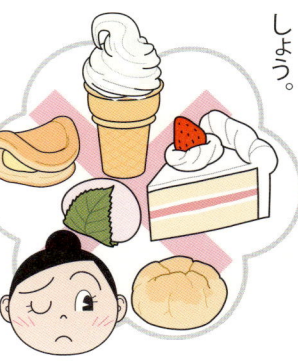

また、清涼飲料水200ml中に、角砂糖5～8個分が入っています。これはおおよそケーキ1個分の砂糖の量に匹敵します。

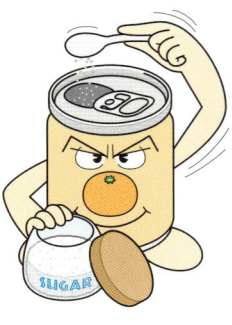

缶飲料やジュース類をひんぱんに飲むのは避けましょう。同じ意味で、コーヒーや紅茶を飲むときはノンシュガーがおすすめ。どうしても甘さがほしいときは、低エネルギーの甘味料を使うようにしましょう。

のどの渇きをいやすじゅんぶんには、お茶や麦茶、ウーロン茶、ミネラルウォーターなどが最適です。

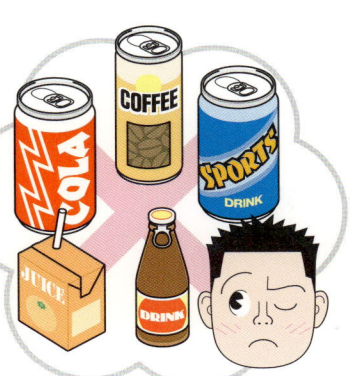

しかし、食べすぎると、やはり糖質のとりすぎになり、血液中の中性脂肪が増加します。適量をとるようにしましょう（34ページ参照）。

甘くはありませんが、ご飯やパン、めんなどの主食は糖質やエネルギーの供給源です。食べすぎると、やはり血液中の中性脂肪の増加につながります。適量をとるようにしましょう（33ページ参照）。

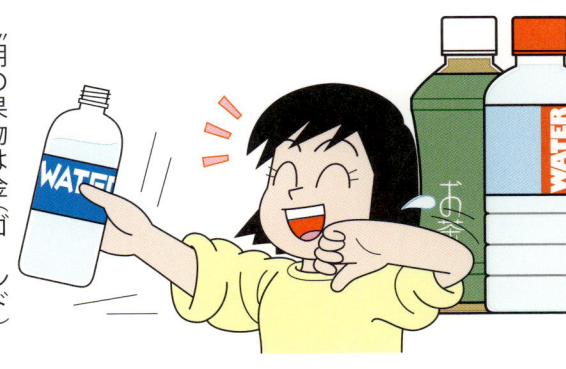

"朝の果物は金（ゴールド）"という言葉があるように、ビタミンCの補給には朝食に果物を添えるとよいといわれます。

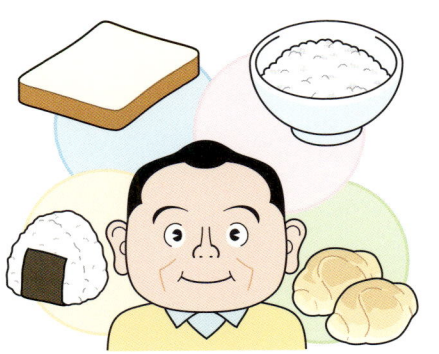

食生活の改善 ⑪

アルコールは控えめにしましょう

中性脂肪値の高い人は、お酒は適量にとどめましょう。

アルコールの飲みすぎは肝臓での中性脂肪の合成を高めて、血液中の中性脂肪をふやします。

しかも、アルコールはエネルギーが高いうえに、エネルギー以外の栄養価はほとんどありません。アルコールをとった分、主食を減らせばいいと考えがちですが、これでは栄養が不足する心配があります。

1合以内のお酒はHDL（善玉）コレステロールをふやすといわれていますが、飲めない人が無理して飲む必要はありません。

なお、お酒のつまみは、刺し身、豆腐、野菜の煮物など脂肪分の少ないものを選びましょう。

● 飲みすぎない方法

食前ではなく、食後に飲む

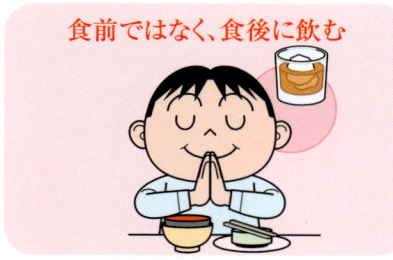

飲む量を決める

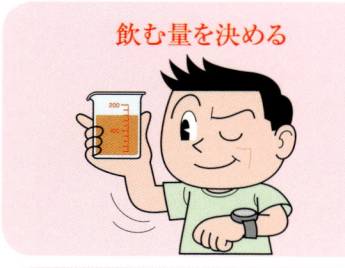

お酒もつまみも時間をかけてゆっくりとる

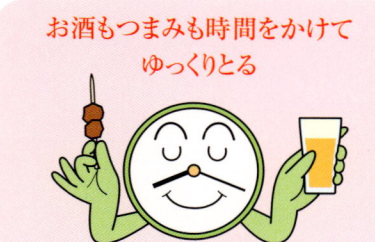

お酒が進むつまみを選ばない

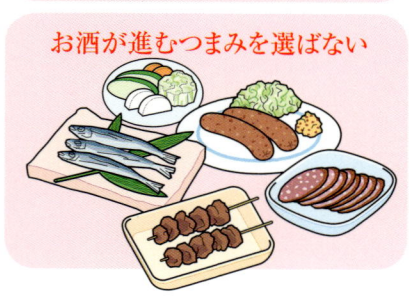

● お酒の量は1日にこのくらいが適量
（アルコール量25g以下）

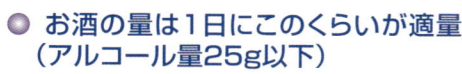

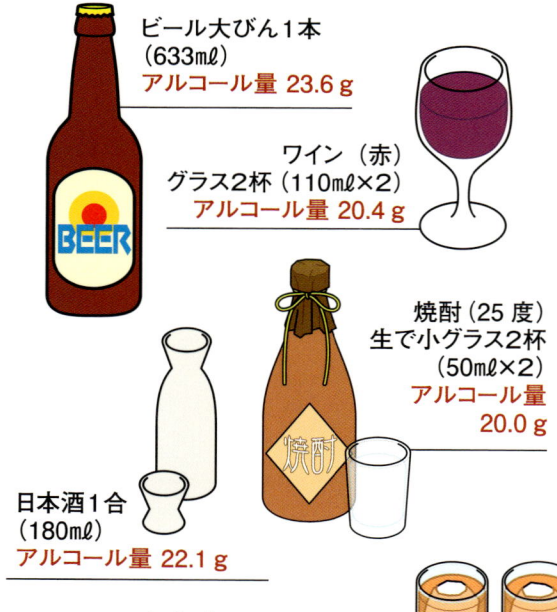

ビール大びん1本
（633mℓ）
アルコール量 23.6g

ワイン（赤）
グラス2杯（110mℓ×2）
アルコール量 20.4g

焼酎（25度）
生で小グラス2杯
（50mℓ×2）
アルコール量 20.0g

日本酒1合
（180mℓ）
アルコール量 22.1g

ウイスキー
シングル2杯（30mℓ×2）
アルコール量 19.4g

ここまでの説明を整理! 脂質異常症を改善するための食事のポイント

食事のポイント	LDLコレステロール値だけが高い人	中性脂肪値だけが高い人	両方とも高い人
食事の量を適正にする	○	○	○
コレステロールの多い食品の摂取量を減らす	○		○
脂肪の摂取量を抑え、脂肪の種類のバランスを適正にする	○	○	○
食物繊維の摂取量をふやす	○		○
甘い糖質(糖分)を控える		○	○
アルコールの摂取量を減らす		○	○

ここまでの説明を整理! 控えたい食品、とりたい食品

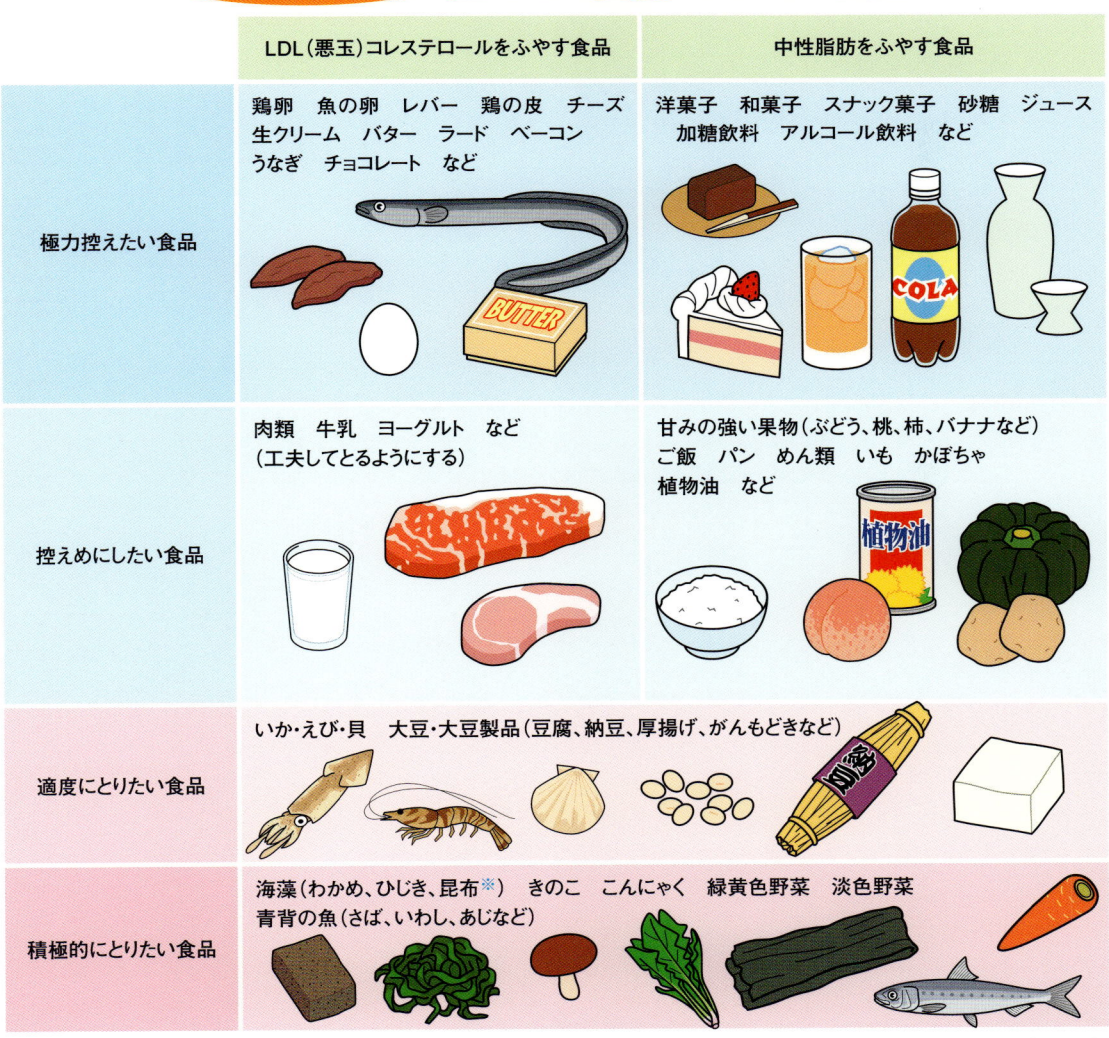

	LDL(悪玉)コレステロールをふやす食品	中性脂肪をふやす食品
極力控えたい食品	鶏卵　魚の卵　レバー　鶏の皮　チーズ　生クリーム　バター　ラード　ベーコン　うなぎ　チョコレート　など	洋菓子　和菓子　スナック菓子　砂糖　ジュース　加糖飲料　アルコール飲料　など
控えめにしたい食品	肉類　牛乳　ヨーグルト　など（工夫してとるようにする）	甘みの強い果物(ぶどう、桃、柿、バナナなど)　ご飯　パン　めん類　いも　かぼちゃ　植物油　など
適度にとりたい食品	いか・えび・貝　大豆・大豆製品(豆腐、納豆、厚揚げ、がんもどきなど)	
積極的にとりたい食品	海藻(わかめ、ひじき、昆布※)　きのこ　こんにゃく　緑黄色野菜　淡色野菜　青背の魚(さば、いわし、あじなど)	

※甲状腺の病気のある人は、海藻(特に昆布)の食べすぎはヨード過剰になるので注意しましょう。

外食を利用するときは注意と工夫が必要です

外食メニューは炭水化物が多めなうえ、揚げ物など脂肪分が多くなりがち。どうしてもバランスがくずれやすく、エネルギーがオーバーぎみです。外食に頼りがちな人は、摂取エネルギー量や栄養バランスに十分に注意しましょう。

外食であっても、主食と主菜、副菜という献立の3つの要素を頭の中にイメージして、バランスをとることを心がけることです。

- 洋食や中華より、油の控えめな和食を選ぶ
- どんぶり物は油や卵を使ったものが多いので、比較的栄養バランスのよい定食を選ぶ
- めん類（うどん、そば、ラーメンなど）の汁は残す
- 持ち帰りの弁当（コンビニ弁当など）は、野菜サラダなどをプラスして栄養のバランスをとる

● **主食、主菜、副菜の要素がそろった外食メニューを選ぶようにします**

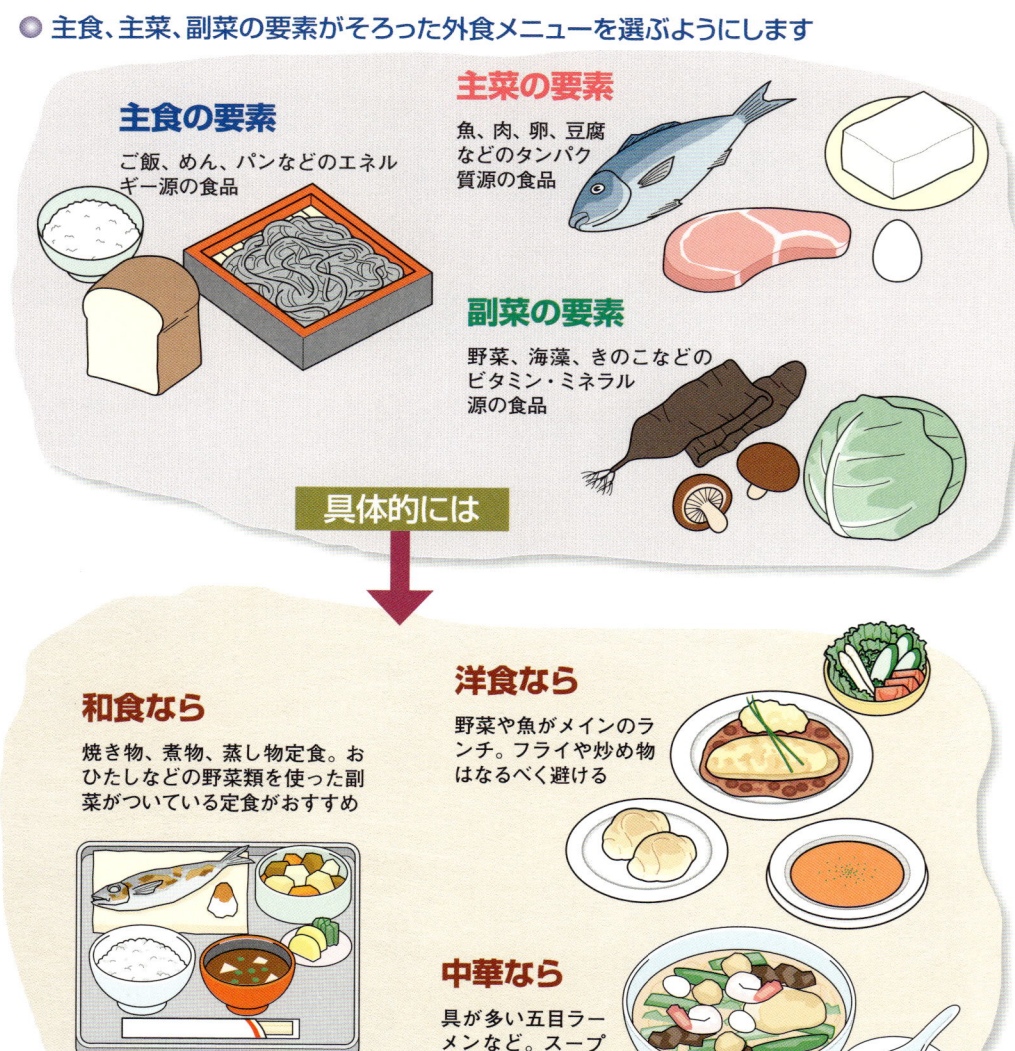

主食の要素
ご飯、めん、パンなどのエネルギー源の食品

主菜の要素
魚、肉、卵、豆腐などのタンパク質源の食品

副菜の要素
野菜、海藻、きのこなどのビタミン・ミネラル源の食品

具体的には

和食なら
焼き物、煮物、蒸し物定食。おひたしなどの野菜類を使った副菜がついている定食がおすすめ

洋食なら
野菜や魚がメインのランチ。フライや炒め物はなるべく避ける

中華なら
具が多い五目ラーメンなど。スープはできるだけ残す

本書の仕組みと使い方

主食＋二菜（主菜＋副菜）を、好みで選んでいきます

本書の献立づくりの仕組みは、19ページで紹介した"献立の基本パターン"に即しています。つまり、1食分の献立は、「主食」に、おかずとして好みの「主菜」と「副菜」を添えるだけ。必要に応じて「もう一品」を追加します。

このあとの手順に従って料理を選び、表示された材料の重量を守って料理を作れば、脂質異常症の改善に役立つ理想的な献立が完成します。

❶ まず「主食」を選びます
主食は、あなたの「1日に必要なエネルギー量」（18ページ参照）に応じて分量が決められています。33ページを見て、自分に合った量をとるようにしましょう。

❷ 次に「主菜」を選びます
1食につき、36～148ページに紹介してある料理の中から、好みのものを1品選びます。

各料理名の下には副菜指示記号として、🍎もしくは🫑が表示されています。これは副菜の選び方を示したもので、次の❸をご覧ください。

主菜は、できるだけ野菜類をいっしょに使った料理や、野菜類のつけ合わせをたくさん添えた料理を選んであります。なかには野菜類の使用量が少ない料理もあり、そうした料理には「野菜追加マーク」をつけました。選んだ料理にこのマークがついていたら、194～217ページに紹介してある「もう一品」の料理を追加してください。

これが野菜追加マークです

❸ その次は「副菜」選びです
副菜料理は🍎（150～170ページ）と🫑（172～192ページ）の2タイプあります。主菜選びで介してある料理の中から、好みのものを1品選びます。

● 1食分はこのように選びます

もう一品 ＋ **副菜** ＋ **主菜** ＋ **主食**

副菜: 🫑 または 🍎

主食: 33ページの主食類の中から好みの種類と自分に合った量を選ぶ

主菜: 36～148ページに紹介してある料理の中から、好みのものを1品選ぶ。「野菜追加マーク」がついているときは、献立に「もう一品」の料理を追加する

🍎 このマークのついた主菜を選んだら、150～170ページに紹介してある料理の中から、好みの1品を選ぶ

🫑 このマークついたら、172～192ページに紹介してある料理の中から、好みの1品を選ぶ

もう一品: 野菜量を補うなどのために194～217ページの中から好みの1品を追加する。ただし、汁物を選ぶ場合は、1日2杯以上にならないようにする

> 糖質の多い料理については、中性脂肪値の高い人は「続けて選ばないように」というアドバイスがつく場合があります。

は、🍎の副菜グループから、🅱️の表示がついた主菜を選んだ人は、🅱️の副菜グループから、好みの料理を1品選びます。こうすることで、食事量の調整と栄養のバランスをはかることができます。

❹ 野菜が足りないときは「もう一品」を追加

選んだ主菜料理に「野菜追加マーク」がついているときや、主菜料理のつけ合わせを省くとき、あるいは主菜と副菜だけではもの足りないときは、194〜217ページに紹介してある料理の中から、好きなものを1品追加します。

❺ 汁物は1日1杯までに

「もう一品」メニューにも汁物が紹介してあり、その程度の汁物なら1日1杯であればエネルギー量を気にせずにとってかまいません（とらなくてもかまいません）。ちなみに、汁物1杯分のエネルギー量は、具を入れない状態で、みそ汁は具を入れた状態で約25kcal、吸い物やコンソメスープはそれよりやや少なめです。ご飯食の場合、そのつど汁物をつけたくなりがちですが、塩分摂取量の面からやはり1日1杯までにとどめましょう。なお、同じ汁物でも、豚汁やけんちん汁などのように具だくさんで、その具が油で炒めてあったり、ポタージュ類のようにバターや牛乳などを使ってあったりする場合は「副菜」として扱います。エネルギー量、脂質量ともに多いからです。どのような汁物が「副菜」扱いになるかは、栄養士さんに相談してみてください（34ページ参照）。

❻ 牛乳・乳製品と果物

栄養のバランスをとるために、決められた量の牛乳・乳製品と果物を毎日とるようにします

食事量の調整は主食と主菜とで行います

本書は、4つの「1日に必要なエネルギー量」に対応しています。1日あたり1400kcal、1600kcal、1800kcal、2000kcalがその4つです。

主食と牛乳・乳製品、果物のエネルギー量は、これらのエネルギー量に算入して設計されています。左ページの表で、あなた自身の「1日に必要なエネルギー量」に応じた分量を確認し、毎食その量をとるようにしましょう。1食ごとに主食の種類をかえてもかまわないように、本書で必要なエネルギー量は、それぞれの「1日に必要なエネルギー量」ごとに調整する必要がありますが、本書では、主食と主菜とで行います。やり方は簡単で、以下のとおり。

主食は決められた分量をとります

主食は、4つの「1日に必要なエネルギー量」ごとに1食でとる分量をあらかじめ決めてあります。

● 主菜レシピの材料欄の見方

材料（1人分）
1800・2000kcalを選択する場合

- ★あじ（三枚おろしにしたもの）……1尾分（70g）
- 長ねぎ（白い部分）……½本（30g）
- セロリ……¼本
- パプリカ（赤）または赤ピーマン……20g
- ピーマン……1個
- ロメインレタスまたはサラダ菜……1枚
- 塩、こしょう……各少々
- 小麦粉……少々
- A［酢……¼カップ / めんつゆ（市販品・2倍濃縮タイプ）……大さじ2］
- ★植物油……小さじ1½

★1400・1600kcalを選択する場合
あじ（三枚おろしにしたもの）の使用量を½尾分（35g）に、植物油を小さじ1にします。

● 記載の材料は1人分で、1800kcalか2000kcalを選択する場合の分量になっています。正確を期するため、目安量がわかりにくいものはg（重量）表示にしてあります。

● 1400kcalか1600kcalを選択する場合は、★印のついている材料について、材料欄の下に表示してある指示に従って使う分量を減らしてください。

主菜は材料の分量で調整します

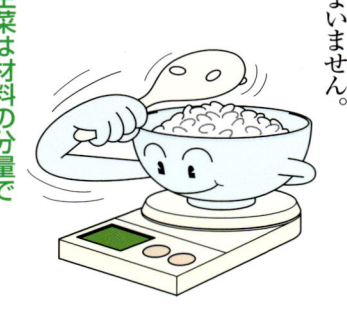

主菜は、「1日に必要なエネルギー量」が「1800kcal・2000kcal」の場合と、「1400kcal・1600kcal」の場合とで、使用する材料の分量が変わります。あなたの「1日に必要なエネルギー量」が1800～2000kcalであれば、料理の材料欄に記載されているとおりの分量で料理を作ってください。

材料欄の下には、「1日に必要なエネルギー量」が「1400kcal・1600kcal」の場合の分量の指示が記されています。あなたの「1日に必要なエネルギー量」が1400～1600kcalのときは、この指示に従ってください。

まいません。

●「1日に必要なエネルギー量」別1食あたりの主食量

主食は、玄米ご飯や胚芽米、麦ご飯、ライ麦パンや胚芽パンがおすすめです。血液中の脂質値を下げるのに有効な食物繊維が多いうえに、ビタミン・ミネラルが豊富で栄養のバランスをとりやすくしてくれるからです。

指示エネルギー量	玄米ご飯	ご飯	ライ麦パン	普通の食パン
1400kcal	130g	130g	80g（6枚切り1$\frac{1}{3}$枚）	80g（6枚切り1$\frac{1}{3}$枚）
1600kcal	150g	150g	90g（6枚切り1$\frac{1}{2}$枚 または8枚切り2枚）	90g（6枚切り1$\frac{1}{2}$枚 または8枚切り2枚）
1800kcal	180g	180g	110g（6枚切り1$\frac{3}{4}$枚 または8枚切り2$\frac{1}{2}$枚）	110g（6枚切り1$\frac{3}{4}$枚 または8枚切り2$\frac{1}{2}$枚）
2000kcal	200g	200g	120g（6枚切り2枚）	120g（6枚切り2枚）

乳製品&果物をとるときは

乳製品は決められた量を毎日とりましょう

乳製品は不足しがちなカルシウムや良質なタンパク質を豊富に含む食品です。栄養のバランスをとるうえで、三度の食事とは別に、毎日必ずとるようにしましょう。食事に添えたり、間食としてとるなど、好みのスタイルでどうぞ。

果物は毎日80kcal分をとるようにしましょう

果物にはビタミン、ミネラル、食物繊維などが含まれ、特にビタミンCの重要な供給源です。ただし、糖質成分も多く含まれ、好きなだけ食べるとエネルギーのとりすぎにつながります。1日に80kcal程度をとるようにします。左の表に示した果物の分量で約80kcalです。

● 1日にとりたい牛乳・乳製品の量

以下のいずれか1品をとるようにします。プレーンヨーグルトは砂糖を入れないで食べましょう。

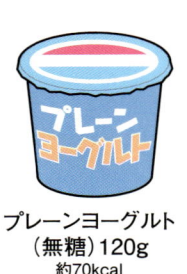

プレーンヨーグルト
（無糖）120g
約70kcal
コレステロール 14mg

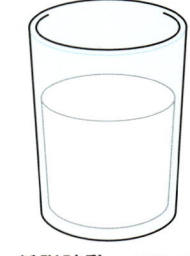

低脂肪乳　150mℓ
約70kcal
コレステロール9mg

● 1日にとりたい果物の量

果物		目安量	総重量	正味量
いちご		中15粒	240 g	235 g
りんご		大 1/2 個	175 g	150 g
みかん		中2個	220 g	175 g
グレープフルーツ		中 3/4 個	300 g	210 g
バナナ		中1本	155 g	90 g
梨		大 1/2 個	220 g	185 g
桃		大1個	235 g	200 g
すいか		中 1/8 切れ	360 g	215 g
ぶどう（巨峰）		12粒	170 g	135 g
ぶどう（デラウェア）		大1房	160 g	135 g
柿		中1個	145 g	130 g
キウイ		小2個	180 g	150 g
メロン		中 1/3 個	380 g	190 g
アメリカンチェリー		10粒	130 g	120 g

※正味量とは、皮や種を除いた純粋に食べられる量のことです。
「五訂日本食品標準成分表」のデータから概算

魚介や大豆製品、肉、卵などを使った
献立の要となるおかず

主菜

まず「主菜」を選びましょう

好みのものを1品選びます
（36～148ページ）

本書では、主食＋二菜（主菜＋副菜）を1食分の献立の基本にしています。この仕組みに従って好みの料理を選び、組み合わせていくと、自動的にコレステロール値や中性脂肪値を改善するための理想的な献立になります。

1食分はこのように選びます

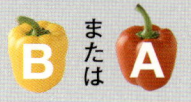

副菜 または
B A

選んだ主菜についているマークに従って Ⓐ（150～170ページ）か Ⓑ（172～192ページ）の中から好みのものを1品選びます

主菜

主食
（33ページ参照）

もう一品

選んだ主菜に「野菜追加マーク」がついている場合や、主菜と副菜だけではもの足りないときは、「もう一品」（194～217ページ）の中から1品追加します

汁 物
つけないのが原則。つけたい場合は低エネルギーなもの（216～217ページ参照）を1日1杯まで

※このように組み合わせた献立を1日3食とるようにするほか、決められた量の牛乳・乳製品と果物をとるようにします（34ページ参照）。

- ■材料の分量は1人分で表示してあります。
- ■材料欄は、1日に必要なエネルギー量が「1800・2000kcal」の人の使用量です。「1400・1600kcal」の人は、材料欄の下にある指示に従ってください。
- ■記載のエネルギー量、コレステロール量、食物繊維量、塩分量は、いずれも1人分あたりの目安で計算してあります。エネルギー量は、一の位を四捨五入して10kcal刻みで示してあります。

- ●材料の分量は、特に指定がない限り、原則として正味量（野菜ならヘタや皮などを除いた、純粋に食べられる量）で表示してあります。
- ●材料は、特に指定がない限り、原則として水洗いをすませ、野菜などは皮をむくなどの下ごしらえをしたものを使います。
- ●家族の分もまとめて作る場合は、材料の分量を人数分だけ掛け算してふやしてください。ただ、そうすると味が濃くなりがちなので、調味料は少なめにすることをおすすめします。

＊作り方記事の末尾かっこ内は、そのレシピを指導してくださった料理研究家の名前です（奥付参照）。

焼きあじと野菜の和風マリネ

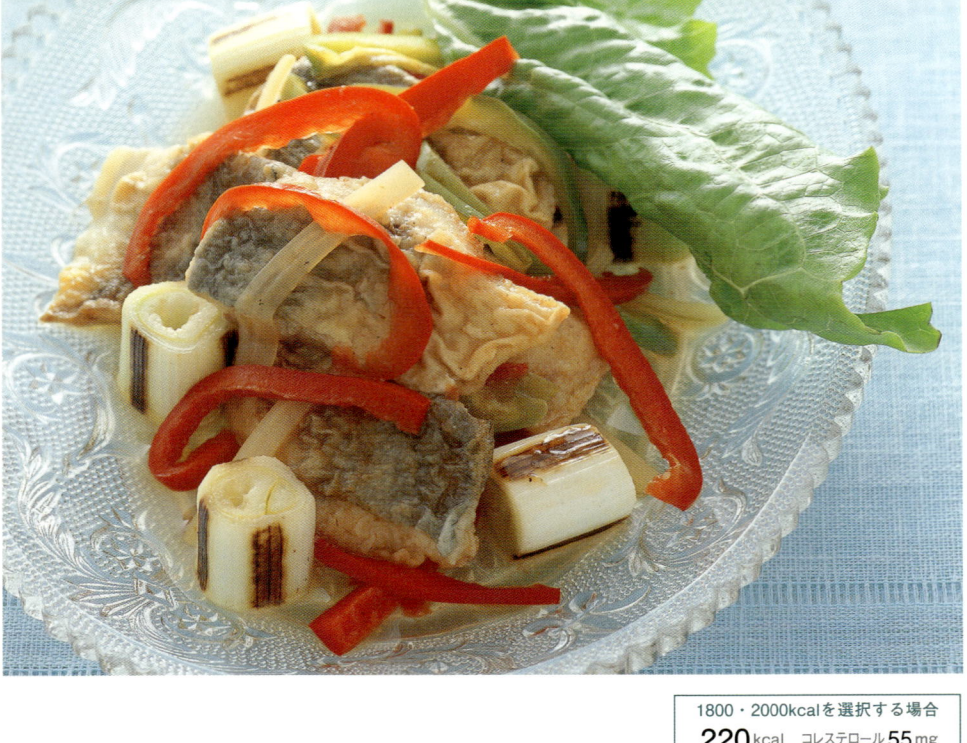

焼きたてのあじをマリネ液にじゅっとつけて味をよくしみ込ませた

副菜 B

1800・2000kcalを選択する場合
220kcal　コレステロール **55**mg
食物繊維 **2.4**g　塩分 **2.7**g

1400・1600kcalを選択する場合
150kcal　コレステロール **28**mg
食物繊維 **2.4**g　塩分 **2.6**g

材料（1人分）
1800・2000kcalを選択する場合

- ★あじ（三枚おろしにしたもの） ……………… 1尾分（70g）
- 長ねぎ（白い部分）………… 1/2本（30g）
- セロリ ………………………………… 1/4本
- パプリカ（赤）または赤ピーマン … 20g
- ピーマン ……………………………… 1個（40g）
- ロメインレタスまたはサラダ菜 … 1枚
- 塩、こしょう ………………………… 各少々
- 小麦粉 ………………………………… 少々
- A ┌ 酢 …………………………………… 1/4カップ
  └ めんつゆ（市販品・2倍濃縮タイプ） ………… 大さじ2
- ★植物油 ……………………………… 小さじ1 1/2

★ **1400・1600kcalを選択する場合**
あじ（三枚おろしにしたもの）の使用量を1/2尾分（35g）に、植物油を小さじ1にします。

作り方

1　あじは半身を3等分のそぎ切りにし、ざるにのせて身側に塩とこしょうを軽く振る。

2　長ねぎは2cm長さに、セロリは筋をとって細切りにする。ピーマンは縦半分に切ってヘタと種を除き、パプリカとともに細切りにする。

3　フライパンを強火にかけて熱し、油を使わずに**2**の長ねぎを中火でこんがりと焼き、バットにとり出す。次に油小さじ1 1/2を加えて**2**のセロリ、パプリカ、ピーマンをしんなりするまで強火で炒める。火かげんを弱めて**A**を加え、ひと煮して長ねぎが入ったバットに移す。

4　**1**の水けをキッチンペーパーでふきとって小麦粉を薄くまぶしつけ、油小さじ1を熱したフライパンに並べ入れ、両面を強めの中火でこんがりと焼く。

5　**4**の焼きたてを**3**につけ、20分以上おく。器に盛り、ロメインレタスを添える。

（伊藤）

主菜　魚料理

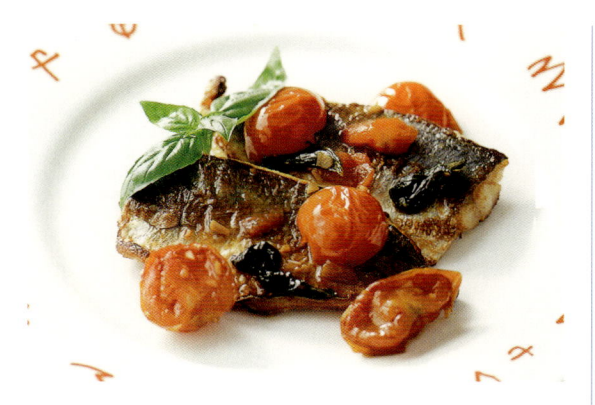

完熟トマトは焼くだけでおいしいソースに変身

あじのムニエル 焼きトマト添え　副菜 B

材料（1人分）
1800・2000kcalを選択する場合

あじ（三枚おろしにしたもの）
　‥‥‥‥‥‥‥‥‥‥‥ 1尾分（70g）
ミニトマト‥‥‥‥‥‥‥ 4個（60g）
にんにく‥‥‥‥‥‥‥‥‥‥ $\frac{1}{2}$片
あればバジルの生葉‥‥‥‥‥‥ 少々
塩、こしょう‥‥‥‥‥‥‥‥ 各少々
小麦粉‥‥‥‥‥‥‥‥‥ 大さじ$\frac{1}{2}$
A ┌ 白ワイン‥‥‥‥‥‥ 大さじ$1\frac{1}{2}$
　└ 塩、砂糖‥‥‥‥‥‥‥ 各ごく少々
バルサミコ酢‥‥‥‥‥‥ 小さじ$\frac{1}{2}$
★オリーブ油‥‥‥‥‥‥ 大さじ$\frac{1}{2}$

1800・2000kcal を選択する場合
200kcal
コレステロール 54mg
食物繊維 1.1g
塩分 1.2g

1400・1600kcal を選択する場合
170kcal
コレステロール 54mg
食物繊維 1.1g
塩分 1.2g

★1400・1600kcalを選択する場合
オリーブ油の使用量を小さじ$\frac{3}{4}$にします。

作り方
1　あじはざるにのせて身側に塩とこしょうを軽く振ってしばらくおく。浮いてきた水けをキッチンペーパーでふきとって、小麦粉を全体に薄くまぶす。
2　ミニトマトは縦半分に切り、にんにくはみじん切りにする。
3　フライパンにオリーブ油と**2**のにんにくを入れて弱火で炒め、香りが出てきたら、**1**を身側を下にして入れ、中火で焼いて焼き色をつける。
4　**3**を裏返して皮側にも中火で焼き色をつける。わきに**2**のミニトマトも入れて焼き、まぜ合わせた**A**を加えて強火で煮立てる。バルサミコ酢を加えて火を止め、器に盛って、バジルを飾る。　（本城）

たれにひと工夫で、塩分も控えめのヘルシーメニューに

あじのエスニックサラダ　副菜 B

材料（1人分）
1800・2000kcalを選択する場合

★あじ（刺し身用の三枚おろしにしたもの）
　‥‥‥‥‥‥‥‥‥‥‥ 1尾分（70g）
★ピーナッツ（殻から出し薄皮をむいた生のもの）‥‥‥‥‥‥‥‥‥ 10粒（10g）
大根‥‥‥‥‥‥‥‥‥‥‥ 1cm（30g）
きゅうり‥‥‥‥‥‥‥‥‥ $\frac{1}{4}$本（25g）
あれば香菜（シャンツァイ）‥‥‥‥‥‥‥‥‥‥ 適量
A ┌ 酢‥‥‥‥‥‥‥‥‥‥ 大さじ$\frac{1}{2}$
　│ 紹興酒（ショウコウシュ）‥‥‥‥‥‥‥‥‥ 大さじ$\frac{1}{2}$
　│ 甜麺醤（テンメンジャン）‥‥‥‥‥‥‥‥‥ 小さじ$\frac{1}{2}$
　│ トマトケチャップ‥‥‥‥ 小さじ$\frac{1}{2}$
　│ おろししょうが‥‥‥‥‥ 小さじ1
　└ ごま油‥‥‥‥‥‥‥‥ 小さじ$\frac{1}{2}$

1800・2000kcal を選択する場合
200kcal
コレステロール 54mg
食物繊維 1.6g
塩分 0.6g

1400・1600kcal を選択する場合
140kcal
コレステロール 39mg
食物繊維 1.3g
塩分 0.6g

★1400・1600kcalを選択する場合
あじ（刺し身用）の使用量を約$\frac{2}{3}$尾分（50g）に、ピーナッツを5粒（5g）にします。

作り方
1　大根ときゅうりは細めのせん切りにし、水につけてシャキッとさせておく。
2　あじは薄いそぎ切りにする。
3　ピーナッツは熱したフライパンに入れ、中火で香りが出るまでからいりし、包丁の柄などであらく砕く。
4　**2**と水けをきった**1**を器に彩りよく盛り合わせ、上から**3**を散らして香菜をあしらう。
5　小さなボウルに**A**を合わせてよくまぜ、食べる直前に**4**に回しかける。　（貴堂）

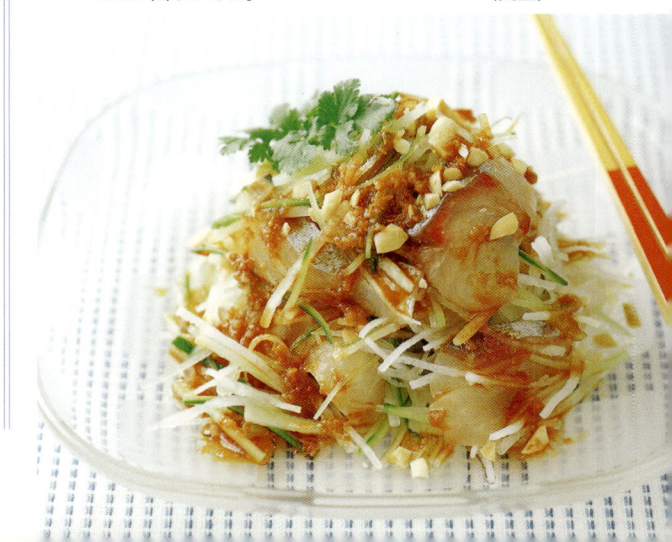

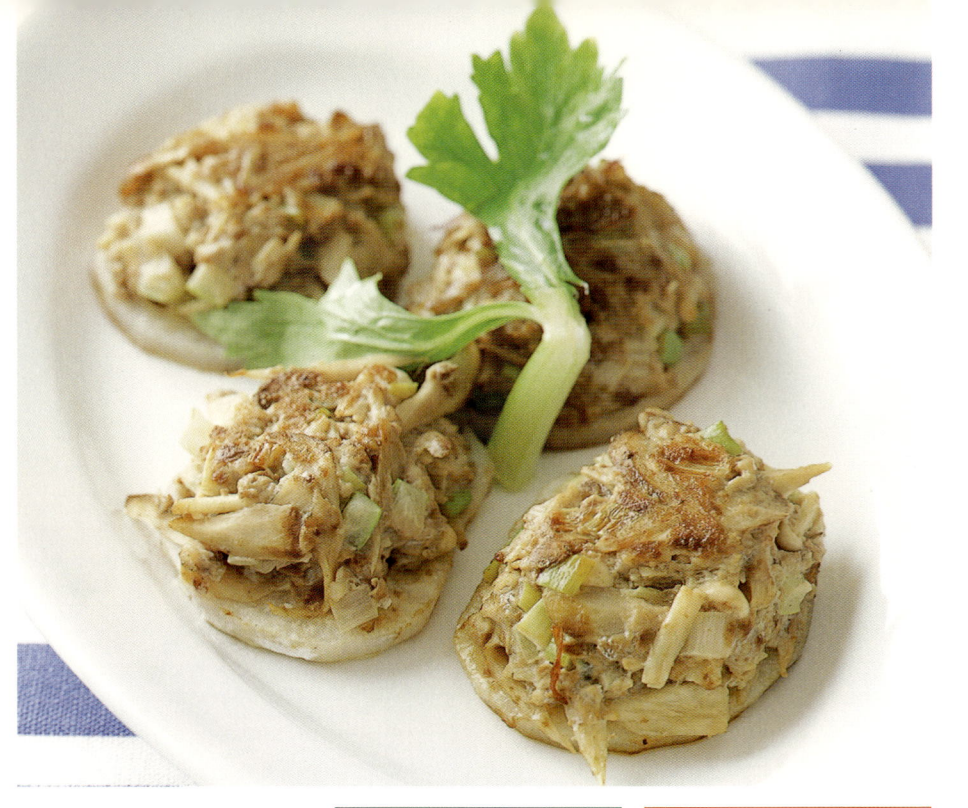

いわしの焼きたたき

れんこんにのせて歯ごたえと味の変化を楽しむ

副菜 B

1800・2000kcalを選択する場合	1400・1600kcalを選択する場合
230kcal　コレステロール39mg 食物繊維3.4g　塩分1.2g	180kcal　コレステロール26mg 食物繊維2.8g　塩分1.1g

材料(1人分)
1800・2000kcalを選択する場合

- ★いわし(三枚おろしにしたもの) …………… 1尾分(60g)
- れんこん …………………………… 50g
- ごぼう ……………………………… 10g
- ★えのきだけ ……………………… $\frac{1}{4}$袋(25g)
- あればセロリの葉 ………………… 少々
- A ┌ 長ねぎ ……………………… $\frac{1}{3}$本(20g)
  ├ セロリ ……………………… 10g
  └ しょうが(薄切り) ………… 2〜3枚
- しょうゆ …………………………… 小さじ1
- 小麦粉 ……………………………… 少々
- 練りがらし ………………………… 少々
- 植物油 ……………………………… 小さじ$\frac{1}{2}$

★**1400・1600kcalを選択する場合**
いわし(三枚おろしにしたもの)の使用量を$\frac{2}{3}$尾分(40g)に、えのきだけを$\frac{1}{10}$袋(10g)にします。

作り方

1. **A**の野菜はすべてみじん切りにする。ごぼうは小さめのささがきにし、えのきだけは根元を切り落として1cm長さに切る。
2. いわしはまな板にのせ、包丁の刃で軽くたたきながら、あらいみじん切りにする。
3. ボウルに**1**と**2**を合わせ、しょうゆ小さじ$\frac{1}{2}$を加えてまぜる。
4. れんこんは4枚の薄い輪切りにし、水に5分ほどつけてアクを抜く。キッチンペーパーで水けをふいて小麦粉をまぶし、**3**を4等分にしてのせる。
5. フライパンに植物油を入れて強火で熱し、**4**をいわしの面を下にして入れ、中火で焼く。焼き色がついたら裏返してふたをし、弱火にかえてれんこんに竹串が通るまで蒸し焼きにする。
6. **5**を器に盛ってセロリの葉を飾り、小皿に練りがらしとしょうゆ小さじ$\frac{1}{2}$を入れて添える。　(伊藤)

主菜　魚料理

油を使わずレモン風味の野菜ソースでさっぱり味わう

いわしのソテー 野菜ソースがけ

副菜 A

作り方

1. **A**の野菜はすべて5mm角に切る。
2. いわしはざるにのせ、身側に塩と黒こしょうを軽く振って4～5分おく。
3. 小さなボウルに**1**と残りの**A**を合わせてまぜ、野菜ソースを作る。
4. **2**の浮いてきた水けをキッチンペーパーでふきとり、皮側を上にしてオーブントースターに並べ、こんがりと焼き色がつくまで2～3分焼く。
5. **4**を器に盛って**3**をかけ、香菜を飾る。

（伊藤）

材料（1人分）

1800・2000kcalを選択する場合

- ★いわし（三枚おろしにしたもの） ………… 1尾分（60g）
- 香菜（シャンツァイ） ……………………………… 少々
- 塩、あらびき黒こしょう ……… 各少々
- **A**
  - パプリカ（赤・黄）……… 各10g
  - きゅうり…………………… 10g
  - 玉ねぎ……………………… 10g
  - ナンプラー（なければしょうゆ） ………………………… 小さじ $\frac{1}{2}$
  - レモン汁………………… 小さじ1
  - あらびき黒こしょう ……… 少々

★1400・1600kcalを選択する場合

いわし（三枚おろしにしたもの）の使用量を $\frac{2}{3}$ 尾分（40g）にします。

参考メモ

いわしは1尾120g程度のものを使います。頭や骨などを除くと、実際に食べる正味量は60gになります。なお、ナンプラーとは、魚を塩で漬け込み発酵させて作る、しょうゆのような調味料のこと（魚醤）。大きなスーパーやデパートのエスニック材料の売り場で手に入ります。

1800・2000kcalを選択する場合	1400・1600kcalを選択する場合
140kcal　コレステロール **39**mg 食物繊維 **0.6**g　塩分 **1.2**g	**100**kcal　コレステロール **26**mg 食物繊維 **0.6**g　塩分 **0.9**g

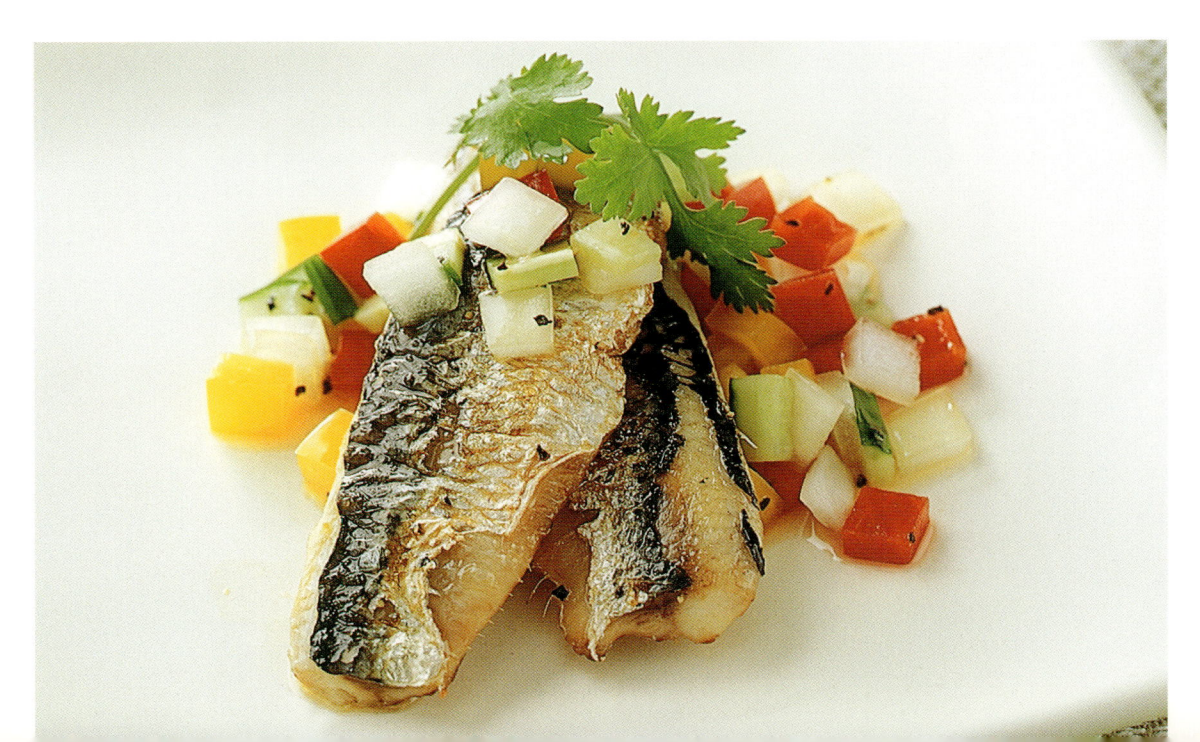

青背魚の健康成分とおいしさをまるごといただく

いわしの酢じめ からし酢みそ添え

1800・2000kcalを選択する場合	1400・1600kcalを選択する場合
200kcal　コレステロール40mg	160kcal　コレステロール27mg
食物繊維2.2g　塩分1.8g	食物繊維2.2g　塩分1.7g

材料（1人分）

1800・2000kcalを選択する場合

- ★いわし（手開きにして中骨を除いたもの） ……… 1尾分（60g）
- 玉ねぎ ……… 50g
- きゅうり ……… $\frac{1}{5}$本（20g）
- 貝割れ菜 ……… 少々
- 塩 ……… 適量
- A ┌ 西京みそ ……… 大さじ1
  ├ 練りがらし ……… 小さじ$\frac{1}{4}$
  └ 酢 ……… 大さじ$\frac{1}{2}$

★**1400・1600kcalを選択する場合**
いわし（手開きにして中骨を除いたもの）の使用量を$\frac{2}{3}$尾分（40g）にします。

副菜 B

作り方

1. いわしはざるにのせて塩少々を両面に振り、塩がとけるまでおく。
2. バットに酢（分量外）を入れ、これで1を洗って塩を落としキッチンペーパーでふいて、頭のほうから薄皮をむき食べやすい大きさに切る。
3. 玉ねぎは薄切りにして塩少々を振ってもみ、流水でもみ洗いして水けをしぼる。きゅうりは薄い小口切りにする。貝割れ菜は根元を切り落とす。
4. 小さなボウルにAのみそと練りがらしを入れてまぜ、酢を加えてのばし、からし酢みそを作る。
5. 器に2と3を盛り合わせ、4を回しかける。

（本城）

参考メモ あじ同様、いわしにもIPAやDHAといった不飽和脂肪酸が多く含まれています。どちらも中性脂肪値とコレステロール値を下げる効果があります。

主菜　魚料理

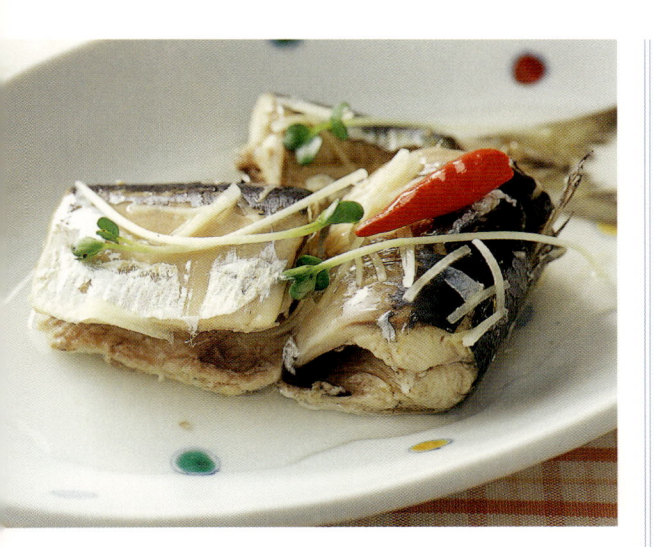

不飽和脂肪酸のIPAやDHAがむだなくとれる　副菜 A
いわしの酢煮

材料（1人分）
1800・2000kcalを選択する場合

- ★いわし ………………… 1尾（120g）
- しょうが ………………… 10g
- 赤とうがらし ……………… $\frac{1}{2}$本
- 貝割れ菜 ………………… 少々
- A ┌ 酢 ………………… 大さじ$\frac{1}{2}$
　　├ 日本酒 ……………… 大さじ$\frac{1}{2}$
　　└ 塩 ………………… 小さじ$\frac{1}{6}$

1800・2000kcalを選択する場合
150kcal
コレステロール 39mg
食物繊維 0.4g
塩分 1.2g

1400・1600kcalを選択する場合
100kcal
コレステロール 26mg
食物繊維 0.4g
塩分 1.1g

★1400・1600kcalを選択する場合
いわしの使用量を$\frac{2}{3}$尾（80g）にします。

作り方
1. いわしは頭を落としてはらわたを除き、水で洗って水けをキッチンペーパーでふき、筒切りにする。
2. 鍋に水1カップと酢大さじ2、塩小さじ$\frac{1}{6}$（いずれも分量外）を入れて強火にかけ、煮立ったら1を入れてさっとゆで、ざるに上げる。
3. しょうがはせん切りにする。赤とうがらしはヘタを切り落として中の種を抜く。
4. 鍋に3を入れて2をのせ、Aとひたひたの水を加える。落としぶたをして強火にかけ、煮立ったら弱火にかえて煮汁がなくなるまで煮る。
5. 器に4を盛り、貝割れ菜を散らす。　　　（本城）

新鮮ないわしは抗酸化作用満点のイタリアンで　副菜 B
いわしのマリネ

材料（1人分）
1800・2000kcalを選択する場合

- ★いわし（手開きにして中骨を除いたもの）
　………………… 1尾分（60g）
- トマト ………………… $\frac{1}{6}$個（25g）
- パプリカ（赤・黄） ……… 各10g
- 玉ねぎ ………………… 20g
- セロリ ………………… 10g
- 塩 ……………………… 少々
- A ┌ 酢 ………………… 小さじ1
　　├ ★オリーブ油 ……… 小さじ1
　　└ こしょう …………… 少々

1800・2000kcalを選択する場合
190kcal
コレステロール 39mg
食物繊維 1.1g
塩分 0.5g

1400・1600kcalを選択する場合
140kcal
コレステロール 26mg
食物繊維 1.1g
塩分 0.3g

★1400・1600kcalを選択する場合
いわし（手開きにして中骨を除いたもの）の使用量を$\frac{2}{3}$尾分（40g）に、オリーブ油を小さじ$\frac{3}{4}$にします。

作り方
1. いわしはざるにのせて塩を両面に振り、塩がとけるまでおく。
2. バットに酢（分量外）を入れ、これで1を洗って塩を落としキッチンペーパーでふいて、頭のほうから薄皮をむき一口大のそぎ切りにする。
3. 野菜はすべてあらいみじん切りにする。
4. ボウルにAを入れてまぜ、ドレッシングを作る。ここに3を加えてまぜる。
5. 器に2を並べて4をかけ、ドレッシングに漬けた状態で冷蔵庫へ。小1時間ほど冷やしながら味をなじませて、食卓に出す。　　　（本城）

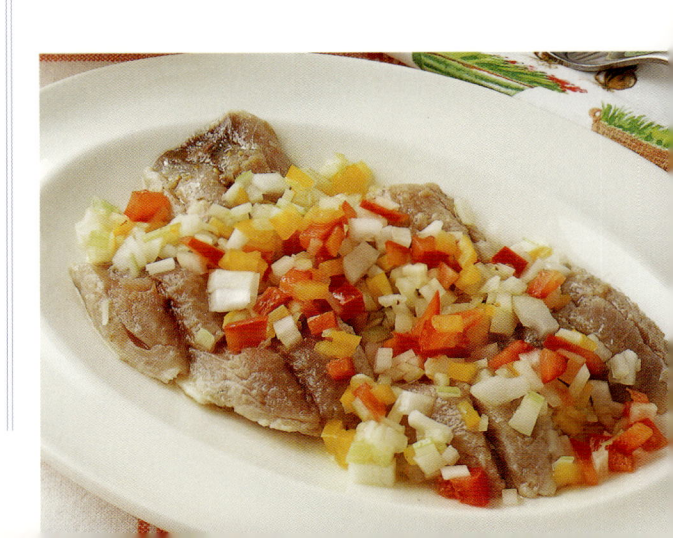

かつおとセロリ、スナップえんどうの中華風

表面をこんがりと焼いたかつおと濃厚なごま酢だれが絶妙にマッチ

1800・2000kcalを選択する場合	1400・1600kcalを選択する場合
220kcal コレステロール48mg 食物繊維1.2g 塩分2.2g	170kcal コレステロール30mg 食物繊維1.2g 塩分2.2g

材料（1人分）
1800・2000kcalを選択する場合

- ★かつお 80g（秋もののかつおなら50g）
- セロリ ……………………………… 1/3本
- スナップえんどう ………………… 3個
- りんご ……………………………… 20g
- 香菜（シャンツァイ）（ざく切り）…………… 少々
- A ┌ しょうゆ、日本酒 …… 各小さじ1
  │ 長ねぎ（青い部分）………………… 5g
  └ しょうが汁 ………………… 小さじ1/2
- B ┌ 芝麻醤（チーマージャン）、黒酢、しょうゆ、水
  │   ……………… 各小さじ1
  │ 練りがらし、おろしにんにく
  │   ……………………… 各少々
  │ 香菜（あらいみじん切り）…… 少々
  └ 塩、砂糖 ……………………… 各少々
- かたくり粉 ………………………… 少々
- ★植物油 …………………………… 小さじ1

★1400・1600kcalを選択する場合
かつおの使用量を50g（秋もののかつおなら30g）に、植物油を小さじ1/2にします。

作り方

1 かつおは1cm厚さに切り、Aを合わせた中につけて10分ほどおく。

2 セロリは筋をとり、皮むき器で薄くそぎ、水に5分ほどつける。

3 スナップえんどうは筋をとり、鍋に沸かした熱湯でさっと強火でゆでる。しんなりしたら水にとり、筋をとった部分から半分に割る。

4 りんごは皮ごと薄切りにする。

5 1の汁けをキッチンペーパーでふいてかたくり粉を全体に薄くまぶす。つけ汁はとっておく。

6 フライパンに植物油を入れて強火で熱し、5を中火で焼く。焼き色がついたら裏返して5のつけ汁を振り入れ、同様にこんがりと焼く。

7 6のあら熱がとれたら2、3、4と器に盛り合わせ、まぜ合わせたBのたれをかけ、香菜を散らす。

（伊藤）

副菜 B

主菜　魚料理

レモンの酸味を生かしたドレッシングであっさりと

かつおのたたき カルパッチョ風　副菜 A

材料（1人分）
1800・2000kcalを選択する場合

★かつお（刺し身用のさく）
　……80g（秋もののかつおなら60g）
玉ねぎ……………………………… 20g
紫玉ねぎ…………………………… 30g
あればルッコラ（ハーブの一種）‥適量

A ┌ 塩 ……………………………… 少々
　│ レモン汁 …………………… 小さじ1
　│ オリーブ油 ………………… 小さじ1
　└ あらびき黒こしょう ………… 少々

★1400・1600kcalを選択する場合
かつお（刺し身用のさく）の使用量を50g
（秋もののかつおなら30g）にします。

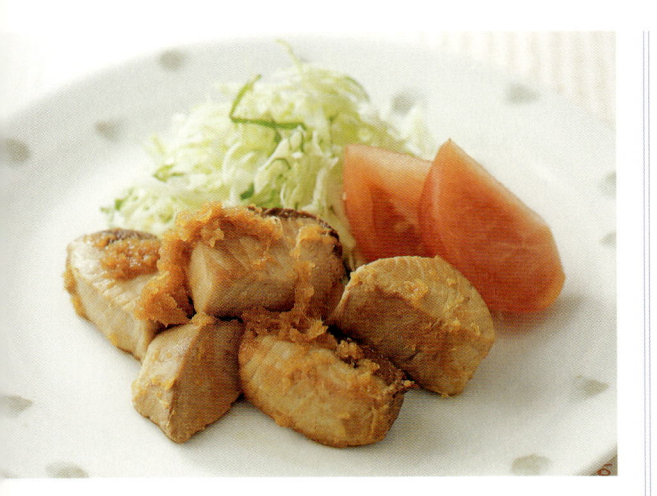

1800・2000kcalを選択する場合
150kcal
コレステロール 48mg
食物繊維 0.9g
塩分 1.0g

1400・1600kcalを選択する場合
110kcal
コレステロール 30mg
食物繊維 0.9g
塩分 1.0g

作り方
1　かつおはさくのままざるにのせ、塩少々（分量外）を加えた熱湯をかけ、表面が白っぽくなったら冷水にとる。これをキッチンペーパーに包み、冷蔵庫で冷やす。
2　玉ねぎと紫玉ねぎは薄切りにする。
3　**1**を3〜4mm厚さに切る。
4　**2**を器の中心にこんもりと盛り、**3**を周囲に並べる。**A**を塩、レモン汁、オリーブ油、あらびき黒こしょうの順に振りかけ、ルッコラをあしらう。　　（伊藤）

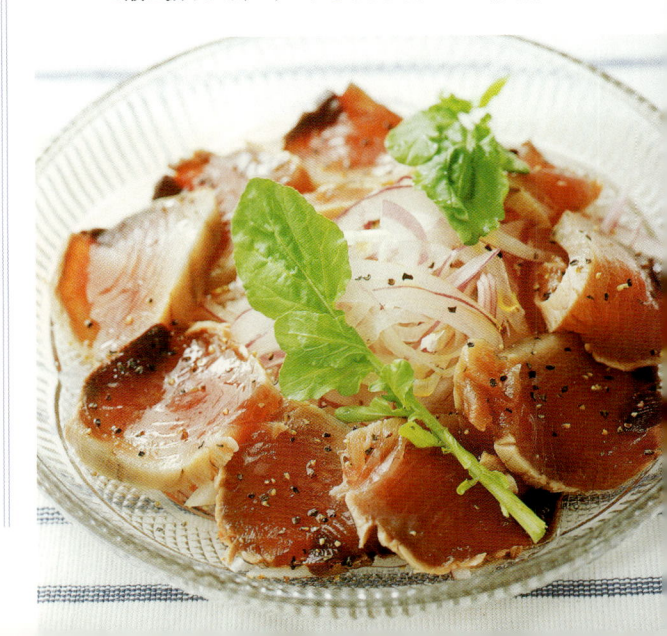

ミディアムの焼きかげんがほどよくおいしい

かつおの一口 しょうが焼き　副菜 B

材料（1人分）
1800・2000kcalを選択する場合

★かつお（刺し身用のさく）
　……80g（秋もののかつおなら60g）
キャベツ ………………… 1/2枚（30g）
青じそ ………………………………… 1枚
トマト ………………………… 1/4個（40g）

A ┌ おろししょうが ………… 20g分
　│ しょうゆ ………………… 大さじ1/2
　│ 日本酒 …………………… 大さじ1/2
　└ みりん …………………… 大さじ1/2
★植物油 …………………………… 小さじ1

★1400・1600kcalを選択する場合
かつお（刺し身用のさく）の使用量を60g（秋もののかつおなら40g）に、植物油を小さじ3/4にします。

1800・2000kcalを選択する場合
190kcal
コレステロール 48mg
食物繊維 1.4g
塩分 1.4g

1400・1600kcalを選択する場合
150kcal
コレステロール 36mg
食物繊維 1.4g
塩分 1.4g

作り方
1　キャベツと青じそはせん切りにし、まぜておく。トマトはくし形切りにする。
2　かつおは一口大の角切りにする。
3　ボウルに**A**を合わせ、まぜておく。
4　フライパンに植物油を入れて強火で熱し、**2**を入れて表面全体に焼き色をつける。
5　火を弱めて**3**を加え、フライパンを揺すりながらかつおにからめ、火を止める。
6　**5**を器に盛り、**1**を添える。　　（本城）

かれいの煮つけ

しょうがを加えた煮汁でつやよく煮つける

副菜 A

1800・2000kcalを選択する場合	1400・1600kcalを選択する場合
150kcal　コレステロール 54mg 食物繊維 1.8g　塩分 2.8g	120kcal　コレステロール 42mg 食物繊維 1.8g　塩分 1.9g

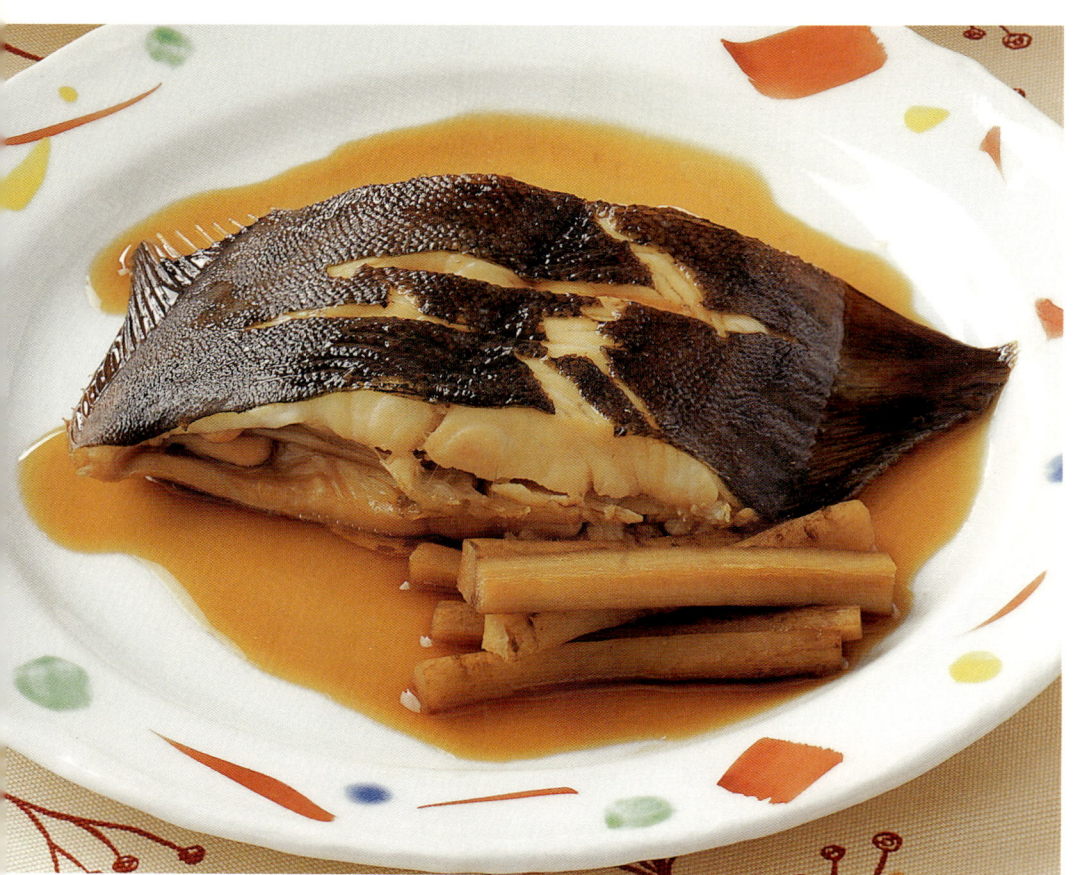

材料（1人分）

1800・2000kcalを選択する場合

- ★かれい（中骨つき）……………… 90g
- ごぼう……………………………… 30g
- しょうが…………………………… 5g
- A
  - 水……………………… 3/4カップ
  - ★しょうゆ……………… 大さじ1
  - ★みりん………………… 大さじ1

★1400・1600kcalを選択する場合
かれい（中骨つき）の使用量を70gに、しょうゆとみりんを各小さじ2にします。

アドバイス　煮汁は塩分が多いので、できるだけ残すようにします。

作り方

1　しょうがは薄切りにする。ごぼうは皮をこそげ、4cm長さに切る。

2　鍋にAを入れて強火で煮立て、1のしょうがとかれいを入れ、わきに1のごぼうをおく。再び煮立ったら落としぶたをして、ときどき煮汁をかけながら、味がしみ込むまで15分ほど弱火で煮る。

3　器に2のかれいを盛ってごぼうを添え、煮汁をかける。

（本城）

主菜　魚料理

かれいの五目あんかけ

油で揚げ、野菜あんをかけて彩りよく

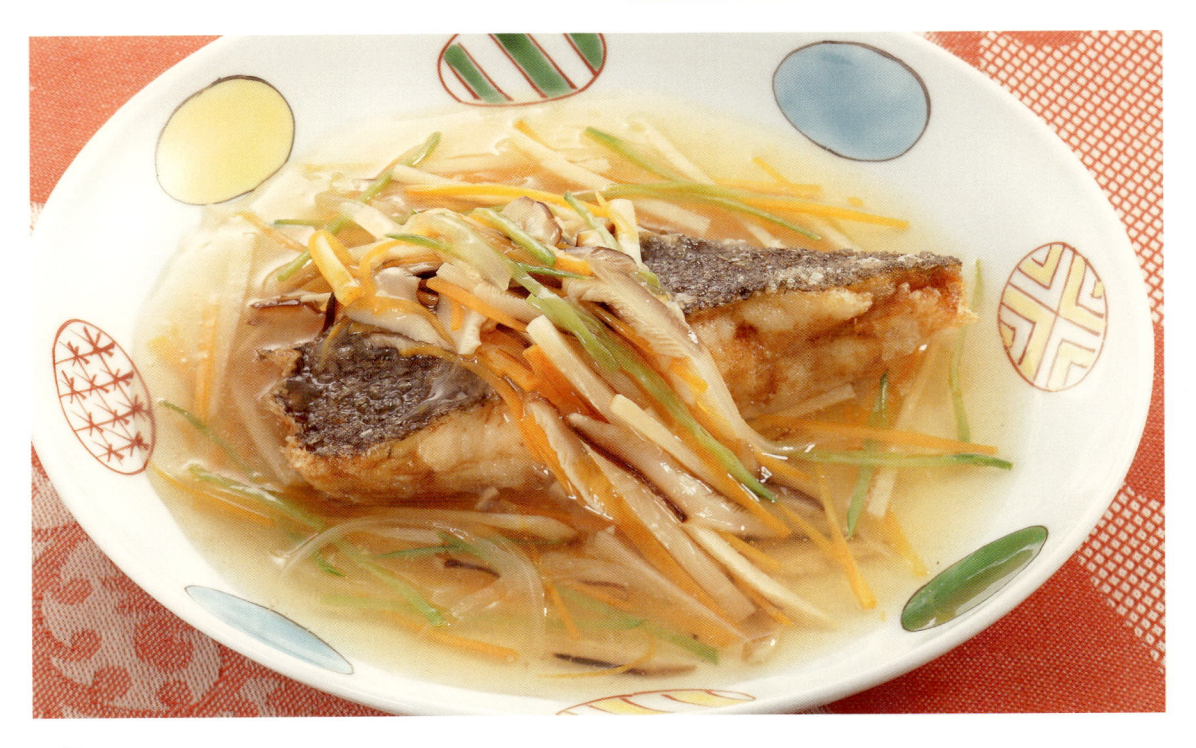

1800・2000kcalを選択する場合
200kcal　コレステロール54mg　食物繊維2.8g　塩分1.5g

1400・1600kcalを選択する場合
160kcal　コレステロール42mg　食物繊維2.8g　塩分1.5g

材料（1人分）
1800・2000kcalを選択する場合

★かれい（中骨つき）……………… 90g
玉ねぎ…………………… $\frac{1}{6}$個（30g）
にんじん……………………… 1cm（10g）
ゆでたけのこ……………………… 10g
干ししいたけ……………………… 1個
絹さや…………………………… 2枚
こしょう、かたくり粉………… 各少々
だし汁…………………………… $\frac{1}{2}$カップ

A ┌ しょうゆ……………………… 小さじ1
　│ 塩………………………………… 少々
　│ 日本酒………………………… 小さじ1
　└ みりん………………………… 小さじ1

B ┌ かたくり粉………………… 小さじ$\frac{1}{2}$
　└ 水……………………………… 大さじ1

揚げ油…………………………… 適量

★1400・1600kcalを選択する場合
かれい（中骨つき）の使用量を70gにします。

副菜 B

作り方

1. 干ししいたけはもどして軸を切り落とし、せん切りにする。絹さやは筋をとり、玉ねぎ、にんじん、ゆでたけのこともにせん切りにする。
2. 鍋にだし汁を入れて強火で煮立て、1を中火で煮る。野菜がしんなりしたらAを加えて味つけし、まぜ合わせたBを回し入れてとろみをつけ、火を止める。
3. かれいはキッチンペーパーなどでよく水けをふき、こしょうとかたくり粉をまぶす。
4. 揚げ油を180度に熱して3を入れ、こんがりとほどよい揚げ色がつくまで揚げ、油をきっておく。
5. 4を皿に盛り、上から2をかける。　（赤堀）

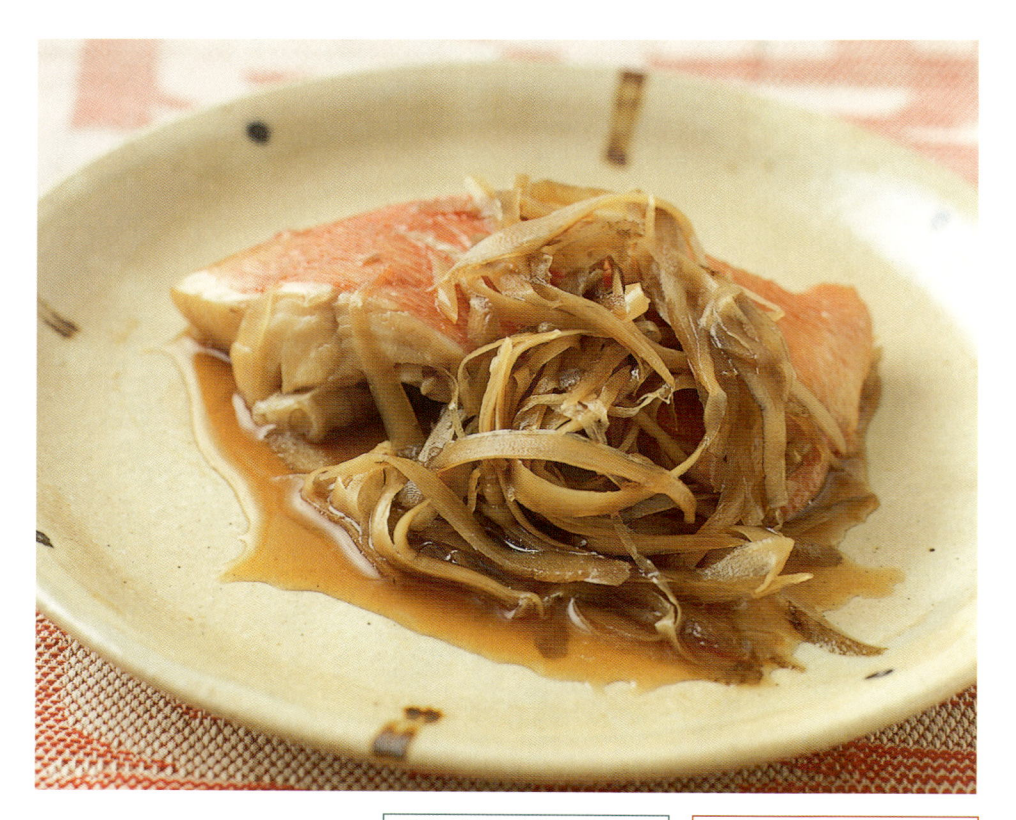

きんめだいとごぼうの煮物

ささがきごぼうの風味と食感が味のアクセントに

副菜 B

1800・2000kcalを選択する場合	1400・1600kcalを選択する場合
210kcal　コレステロール36mg　食物繊維3.1g　塩分2.7g	170kcal　コレステロール24mg　食物繊維2.3g　塩分2.6g

作り方

1. ごぼうは皮をこそげ、ささがきにする。水に5分ほどつけてアク抜きし、ざるに上げて水けをきる。
2. きんめだいは身の厚い部分の皮に浅く切り目を入れる。
3. 小さめのフライパンに水1$\frac{1}{2}$カップと**1**を入れて中火にかけ、煮立ったら弱めの中火にし、しんなりするまで煮る。
4. **3**に**A**を加え、再び煮立ったら、ごぼうをフライパンの端に寄せて、**2**の皮側を上にして入れる。スプーンなどで煮汁をすくって一度回しかけ、落としぶたをして弱火で13〜14分煮る。
5. 器に**4**のきんめだいとごぼうを盛り合わせ、煮汁を少し煮詰めてかける。　　　　　（田口）

材料（1人分）

1800・2000kcalを選択する場合

- ★きんめだい（切り身） …… 60g
- ★ごぼう …… $\frac{1}{3}$本（55g）
- A
  - しょうゆ …… 大さじ1
  - 日本酒 …… 大さじ1
  - 砂糖 …… 大さじ1
  - みりん …… 大さじ$\frac{1}{4}$

★**1400・1600kcalを選択する場合**
きんめだい（切り身）の使用量を40gに、ごぼうを$\frac{1}{4}$本（40g）にします。

アドバイス　煮汁は塩分が多いので、できるだけ残すようにします。
中性脂肪値が高い人は、このメニューを続けて選ばないようにしましょう。

主菜　魚料理

きんめだいのねぎ蒸し

たっぷりのねぎが風味をアップ

副菜A

1800・2000kcalを選択する場合	1400・1600kcalを選択する場合
160 kcal　コレステロール 49 mg 食物繊維 1.5 g　塩分 1.0 g	120 kcal　コレステロール 37 mg 食物繊維 1.1 g　塩分 1.0 g

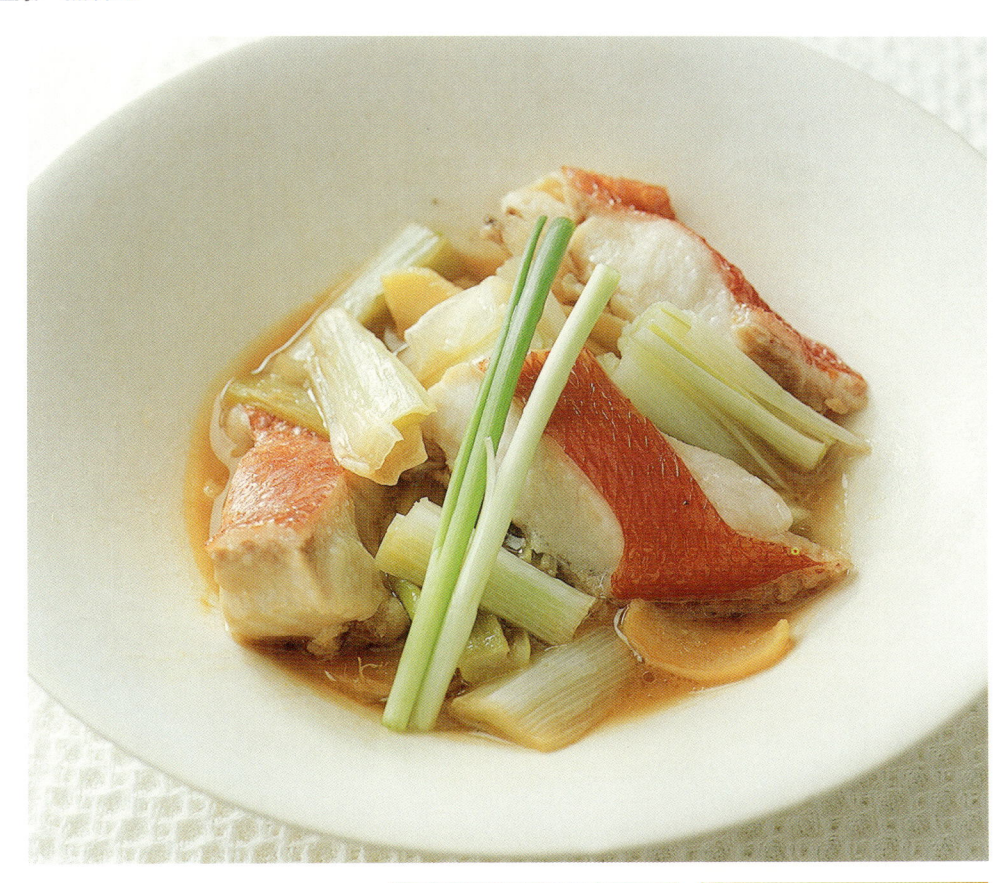

作り方

1. 長ねぎは3cm長さに切ってから縦半分に切る。万能ねぎは長さを半分に切る。
2. 耐熱皿にきんめだいと1の長ねぎ、しょうがを並べ、日本酒とポン酢しょうゆをかける。
3. 2にラップをかけて電子レンジで3分加熱する。
4. 器に盛り、1の万能ねぎを飾る。　　　（伊藤）

材料（1人分）

1800・2000kcalを選択する場合

- ★きんめだい（切り身）……………… 80g
- ★長ねぎ…………………… 1本（60g）
- しょうが（薄切り）……………… 2枚
- 万能ねぎ…………………… 1/2本
- 日本酒…………………… 小さじ1/2
- ポン酢しょうゆ（市販品）…… 小さじ2

★1400・1600kcalを選択する場合
きんめだい（切り身）の使用量を60gに、長ねぎを2/3本（40g）にします。

参考メモ　青背の魚以外では、きんめだいもIPAやDHAといった不飽和脂肪酸を多く含みます。シンプルな蒸し物ですが、ねぎやしょうがなどの香味野菜で香りを添えるとおいしさが増します。

ゆで鮭のゼリーソースがけ

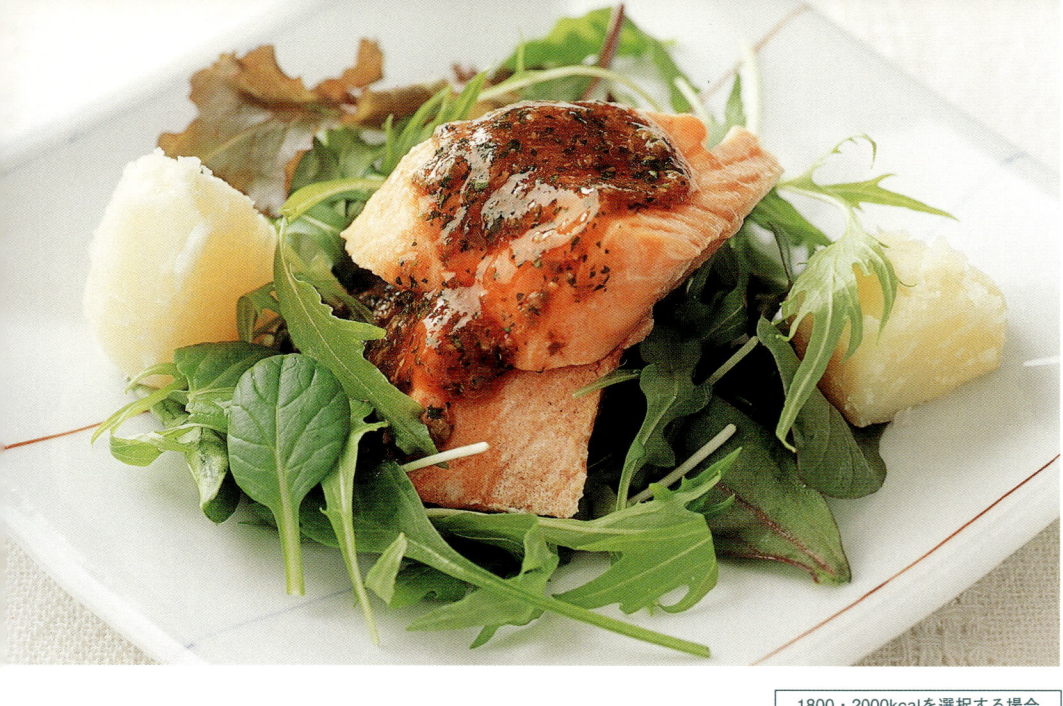

レモンや野菜とゆでてしっとりした仕上がりに

副菜 B

1800・2000kcalを選択する場合
200 kcal コレステロール 47mg
食物繊維 2.4g 塩分 1.6g

1400・1600kcalを選択する場合
160 kcal コレステロール 30mg
食物繊維 2.4g 塩分 1.4g

材料（1人分）
1800・2000kcalを選択する場合

- ★生鮭（皮をむいた切り身） …… 80g
- じゃがいも …………………… 1/2個（50g）
- サラダ用リーフ ……………… 10g
- 塩、こしょう ………………… 各適量
- オリーブ油 …………………… 小さじ1/2
- A
  - にんじん …………… 2cm（20g）
  - 玉ねぎ ……………………… 20g
  - レモン（輪切り） …………… 1枚
- B
  - 野菜ミックスジュース … 1/4カップ
  - 粉ゼラチン ………………… 小さじ1
  - 水 ………………………… 小さじ2
  - パセリ（みじん切り） ……… 少々
  - ケーパー（みじん切り） … 小さじ1
  - 塩、あらびき黒こしょう … 各少々
  - レモン汁 ………………… 小さじ1/4

★**1400・1600kcalを選択する場合**
生鮭（皮をむいた切り身）の使用量を50gにします。

作り方

1 生鮭はざるにのせ、塩とこしょうを両面に軽く振って10分ほどおく。

2 **A**のにんじんは輪切り、玉ねぎは薄切りにする。

3 鍋に1と**A**を入れ、ひたひたの水を加えて強火にかけ、煮立ったら火を弱めて3分ほどゆでる。そのままおいて冷まし、味をなじませる。

4 **B**でソースを作る。粉ゼラチンは分量の水に振り入れてふやかしておく。耐熱容器に野菜ジュースを入れ、ラップをかけて電子レンジで50秒加熱する。ここにふやかしたゼラチンを加えてとかし、残りの**B**の材料も加え、冷蔵庫で冷やし固める。

5 じゃがいもは半分に切り、鍋に沸かした熱湯で強火でやわらかくゆでる。湯を捨て、鍋を揺すりながら粉ふきいもにして、塩、こしょう各少々を振る。

6 サラダ用リーフは水につけてシャキッとさせ、水けをきって器に敷き、塩、こしょう、オリーブ油各少々をかけ、3の鮭を半分に切ってのせる。4のソースをかけて5を添える。（伊藤）

主菜　魚料理

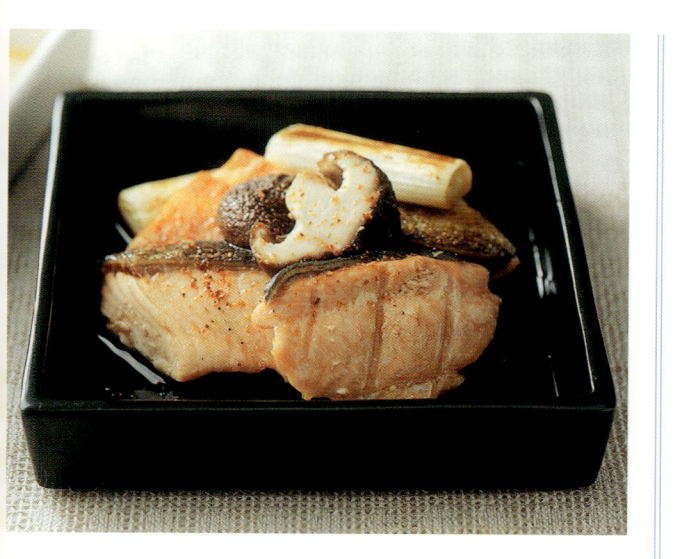

焼いてつけ込み、酢の風味を生かせば減塩効果も
鮭の焼きづけ

材料（1人分）
1800・2000kcalを選択する場合

生鮭（切り身）	80g
長ねぎ	$\frac{1}{4}$本（15g）
生しいたけ	1個
にんじん	2cm（20g）
ポン酢しょうゆ（市販品）	小さじ2
七味とうがらし	少々
ごま油	小さじ$\frac{1}{2}$

★**1400・1600kcalを選択する場合**
1800・2000kcalを選択する場合と同じです。

1800・2000kcalを選択する場合
150kcal
コレステロール 47mg
食物繊維 1.2g
塩分 1.1g
副菜A

1400・1600kcalを選択する場合
150kcal
コレステロール 47mg
食物繊維 1.2g
塩分 1.1g
副菜B

作り方
1. 長ねぎは3cm長さに切る。
2. 生しいたけは石づきを切り落とし、縦半分に切る。
3. にんじんは縦に薄切りにする。
4. 生鮭は2〜3等分に切る。
5. ボウルに**1〜4**を入れてごま油をまぶし、魚用グリルか焼き網に並べて、中火で両面をこんがりと焼く。
6. 焼き上がったら熱いうちにポン酢しょうゆをかけ、10分ほどおく。
7. **6**を器に盛り、七味とうがらしを振りかける。（大越）

IPAやDHA、ミネラルが豊富な缶汁もむだなく利用
鮭缶とキャベツのさっと煮
副菜A

材料（1人分）
1800・2000kcalを選択する場合

鮭の水煮（缶詰）	$\frac{1}{2}$缶（45g）
キャベツ	$\frac{1}{2}$枚（30g）
大根おろし	大さじ1
万能ねぎ（小口切り）	3本分
A [水	$\frac{1}{3}$カップ
[鮭の缶汁	大さじ1
しょうゆ	小さじ$1\frac{1}{2}$
みりん	小さじ$\frac{2}{3}$

1800・2000kcalを選択する場合
110kcal
コレステロール 30mg
食物繊維 1.1g
塩分 1.6g

1400・1600kcalを選択する場合
110kcal
コレステロール 30mg
食物繊維 1.1g
塩分 1.6g

★**1400・1600kcalを選択する場合**
1800・2000kcalを選択する場合と同じです。

作り方
1. キャベツはざく切りにする。
2. 鍋に**1**と鮭、**A**を入れて強火にかける。煮立ったらしょうゆとみりんを加え、キャベツがしんなりするまで弱めの中火で煮る。
3. **2**を器に盛って大根おろしをのせ、万能ねぎを散らす。
（伊藤）

参考メモ
IPAやDHAを効率よくとるには生で食べるのがいちばんですが、手軽にとれる点では缶詰もおすすめです。缶汁には栄養がとけ出ているので、これもじょうずに利用しましょう。みそ煮缶など味つけしたタイプもありますが、エネルギーを抑えたい料理には塩分が控えめで調理がしやすい水煮缶が向いています。

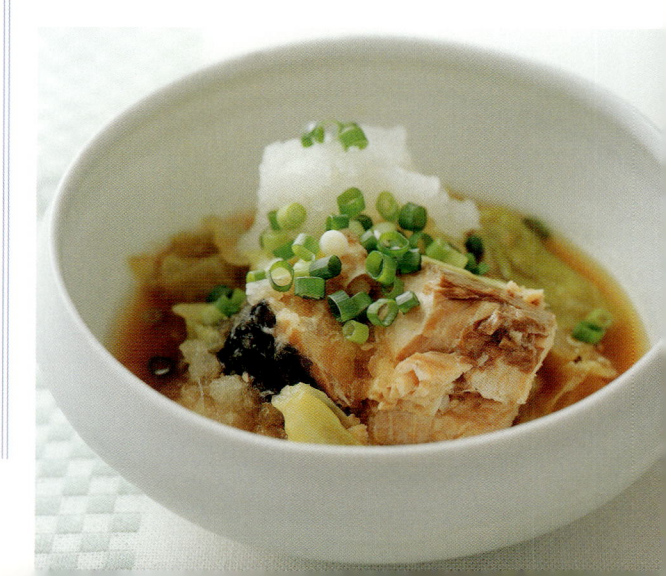

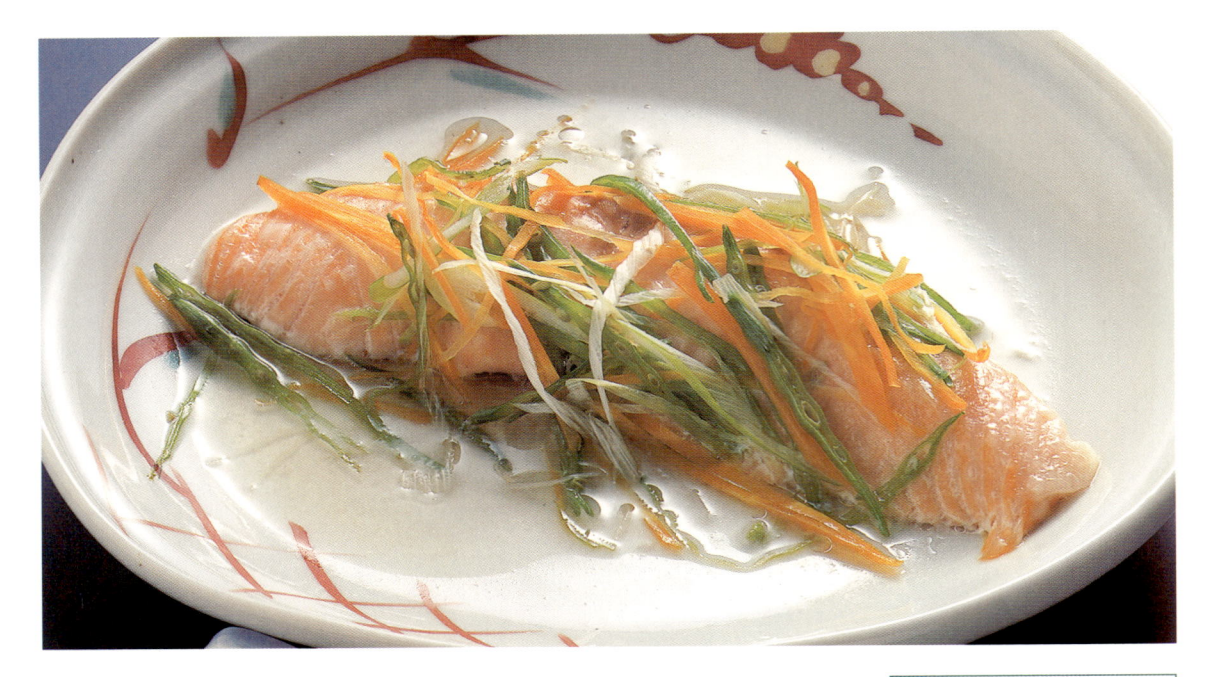

野菜あんをのせて彩りとボリュームをアップ
鮭のさらさ蒸し 副菜A 野菜追加

1800・2000kcalを選択する場合
130kcal　コレステロール 47mg
食物繊維 0.4g　塩分 1.0g

1400・1600kcalを選択する場合
110kcal　コレステロール 35mg
食物繊維 0.4g　塩分 0.9g

作り方

1. 生鮭は皮と骨をとり除き、**A**を両面に振ってしばらくおき、キッチンペーパーで水けをふく。
2. にんじんはせん切り、絹さやは筋をとって斜めせん切り、長ねぎは縦半分に切ってから斜めせん切りにする。
3. 器に**1**をのせて**2**を上に散らし、**B**の半量をかける。これを蒸気の上がった蒸し器に入れて強火で7〜8分蒸す。
4. 器にしみ出た蒸し汁全量とだし汁を鍋に入れ、残りの**B**を加えて強火で煮立てる。よくまぜ合わせた**C**を回し入れてとろみをつけ、火を止める。
5. 鮭を野菜ごと器に盛り、**4**のあんをかける。（宮本）

材料（1人分）
1800・2000kcalを選択する場合

- ★生鮭（切り身）……………… 80g
- にんじん………………………… 5g
- 絹さや………………………… 2〜3枚
- 長ねぎ…………………………… 5g
- だし汁………………………… $\frac{1}{4}$カップ
- A ┌ 塩……………………… ごく少々
　　└ 日本酒………………… 小さじ1
- B ┌ みりん………………… 大さじ $\frac{1}{4}$
　　├ しょうゆ……………… 小さじ $\frac{1}{4}$
　　└ 塩……………………… ごく少々
- C ┌ かたくり粉…………… 小さじ $\frac{1}{4}$
　　└ 水……………………… 小さじ $\frac{1}{2}$

★1400・1600kcalを選択する場合
生鮭（切り身）の使用量を60gにします。

参考メモ：鮭の身の赤色の色素はアスタキサンチンといい、これにはポリフェノールと同様、強力な抗酸化作用があります。

主菜　魚料理

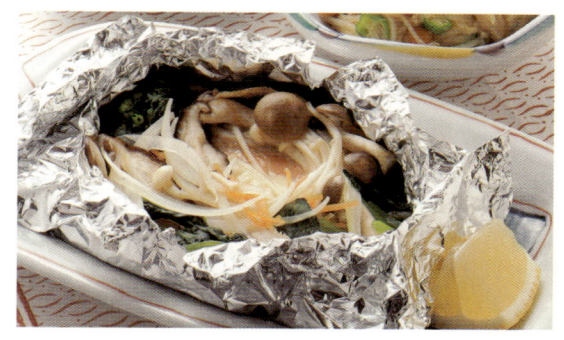

たっぷりのせた野菜、チーズがうまみとコクをプラス　副菜 B
鮭と野菜のホイル焼き

材料（1人分）
1800・2000kcalを選択する場合
- ★生鮭（切り身）……………… 80g
- ほうれんそう……………… 1株（30g）
- にんじん……………… 1cm（10g）
- 玉ねぎ……………… 15g
- 生しいたけ……………… 1個
- えのきだけ……………… 15g
- しめじ……………… 15g
- レモン（くし形切り）……… 1切れ
- ★チーズ（とろけるタイプ）……… 20g
- 塩、こしょう……………… 各少々
- 日本酒……………… 小さじ1
- 植物油……………… 小さじ$\frac{1}{4}$

1800・2000kcalを選択する場合
220kcal
コレステロール 62mg
食物繊維 2.9g
塩分 1.3g

1400・1600kcalを選択する場合
160kcal
コレステロール 43mg
食物繊維 2.9g
塩分 0.9g

★1400・1600kcalを選択する場合
生鮭（切り身）の使用量を60gに、チーズを10gにします。

作り方
1. 生鮭は一口大のそぎ切りにし、ざるにのせて塩とこしょうを両面に振る。浮いてきた水はキッチンペーパーでふきとる。
2. ほうれんそうは鍋に沸かした熱湯で強火でかためにゆで、水にとる。水けをしぼって3cm長さに切る。
3. にんじんはせん切り、玉ねぎは薄切りにする。きのこ類は石づきや根元を切り落とし、生しいたけは薄切り、えのきだけは長さを半分に切り、しめじは小分けにする。
4. 20cm角くらいのアルミホイルの中央に植物油を塗り、**3**の玉ねぎをひと並べして**1**をおき、**2**と**3**の残りとチーズをのせる。
5. **4**に日本酒を振りかけてアルミホイルの端を合わせて閉じ、オーブントースターで7～8分焼く。
6. 焼き上がったら器に盛ってレモンを添え、レモン汁をしぼりかけて食べる。　　　　（森野）

こんがり焼いた焼き色と酸味が食欲をそそる　副菜 A
鮭のパプリカレモン焼き

材料（1人分）
1800・2000kcalを選択する場合
- ★生鮭（切り身）……………… 80g
- ブロッコリー……………… 2房（30g）
- ミニトマト……………… 1個（15g）
- レモン（半月切り）……………… 1枚
- あればタイムの生葉……… 少々
- レモン汁……………… 小さじ1
- パプリカパウダー……… 小さじ$\frac{1}{2}$
- 塩、こしょう……………… 各少々
- ★オリーブ油……………… 小さじ1

1800・2000kcalを選択する場合
170kcal
コレステロール 47mg
食物繊維 1.7g
塩分 1.0g

1400・1600kcalを選択する場合
120kcal
コレステロール 35mg
食物繊維 1.7g
塩分 0.7g

★1400・1600kcalを選択する場合
生鮭（切り身）の使用量を60gに、オリーブ油を小さじ$\frac{1}{2}$にします。

作り方
1. 生鮭は皮と骨をとり除き、塩とこしょうを両面に振ってしばらくおく。浮いてきた水はキッチンペーパーでふきとる。
2. ブロッコリーは鍋に沸かした熱湯で強火で好みのかたさにゆで、ざるに上げる。ミニトマトはくし形に切る。
3. フライパンにオリーブ油を入れて強火で熱し、**1**を焦がさないようにして中火で両面焼く。ほどよい焼き色がついたらフライパンを傾け、焼き汁にパプリカパウダーとレモン汁を加え、火を強めて鮭にからめながら香ばしく焼き上げる。
4. 器に**3**を盛って上にレモンの半月切りとタイムをのせ、**2**を添える。　　　　　　（竹内）

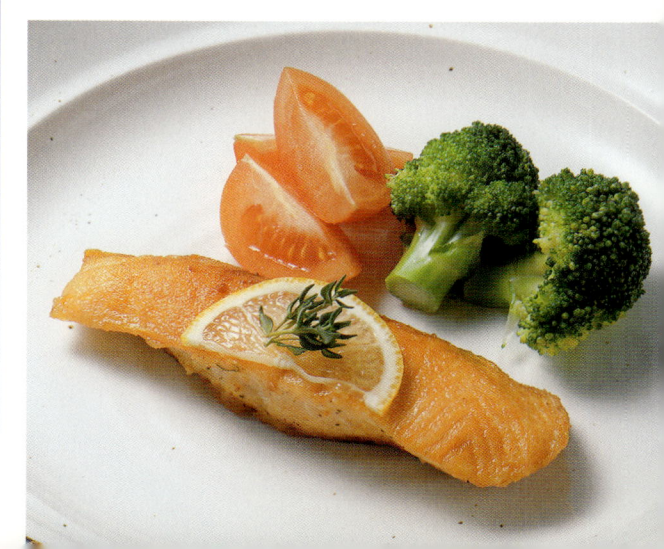

しめさばと長いものわさびあえ

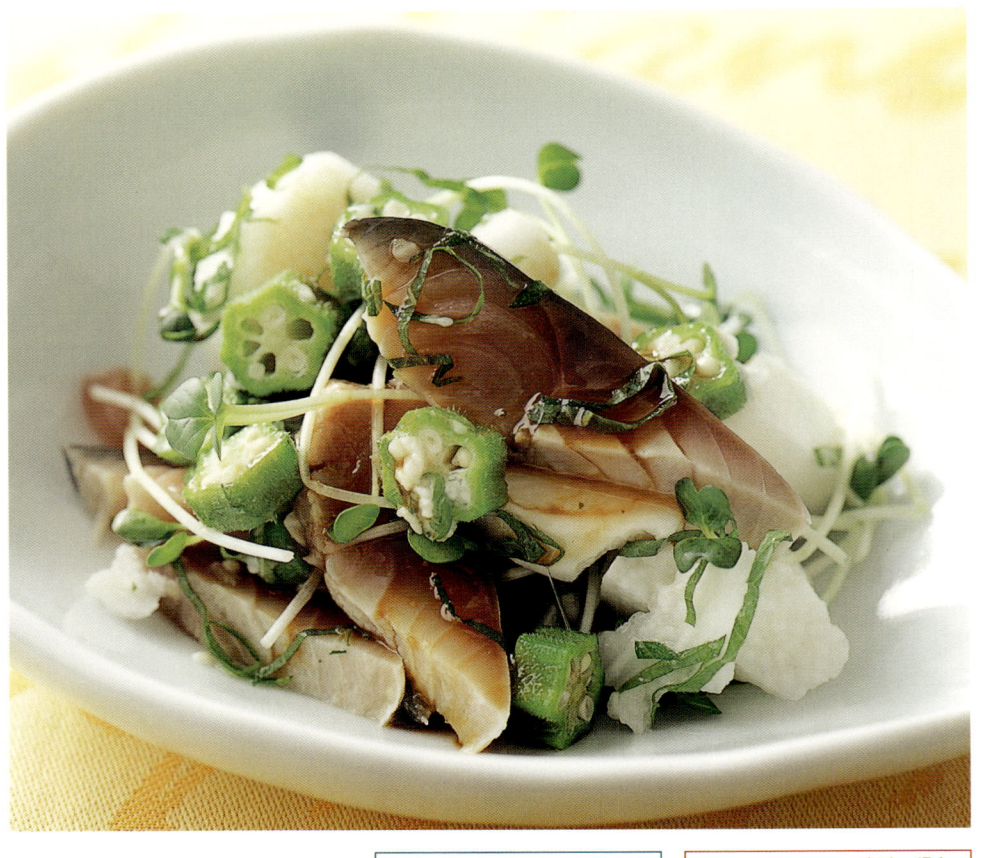

長いもとオクラの粘りが絶妙にマッチ

副菜 B

1800・2000kcalを選択する場合	1400・1600kcalを選択する場合
210 kcal コレステロール 33 mg	150 kcal コレステロール 23 mg
食物繊維 1.6 g 塩分 1.5 g	食物繊維 1.6 g 塩分 1.3 g

材料（1人分）
1800・2000kcalを選択する場合

- ★しめさば（市販品）……… 50g
- 長いも……… 30g
- オクラ……… 2個
- 青じそ……… 2枚
- 貝割れ菜……… 10g
- A
  - しょうゆ……… 小さじ 2/3
  - だし汁……… 大さじ 1/2
  - わさび……… 少々

★1400・1600kcalを選択する場合
しめさばの使用量を35gにします。

作り方

1 しめさばは5mm厚さに切る。

2 長いもは皮をむいてまな板にのせ、包丁の柄でたたいて割り、一口大にする。

3 オクラは鍋に沸かした熱湯で強火でゆで、しんなりしたら冷水にとり、水けをきって小口切りにする。貝割れ菜は根元を切り落とし、ざく切りにする。青じそはせん切りにして5分ほど水につけ、水けをきる。

4 1～3を合わせて器に盛る。

5 Aのしょうゆとだし汁を合わせてわさびをとき、食べる直前に4に回しかける。（本城）

参考メモ さばは良質のタンパク質と脂質を豊富に含む、青背魚の代表選手です。そのあぶらには、IPAとDHAがたっぷり含まれます。

主菜　魚料理

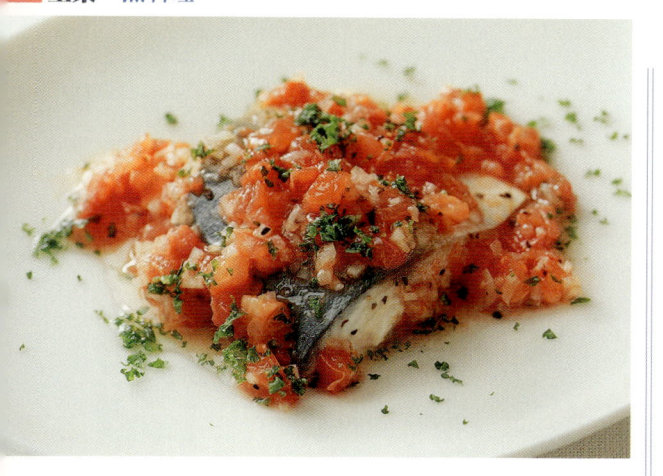

トマトと玉ねぎを合わせた酸味が
さわやかな洋風の煮物
さばのトマト煮

副菜 A

材料（1人分）
1800・2000kcalを選択する場合

- ★さば（切り身）･････････････････ 60g
- トマト ････････････････ 小 $\frac{1}{2}$ 個（60g）
- 玉ねぎ ･･･････････････････････ 20g
- おろしにんにく ･････････････････ 少々
- パセリ（みじん切り）･･････････････ 適量
- こしょう ･･････････････････････ 少々
- 塩 ･･････････････････････ 小さじ $\frac{1}{6}$ 強
- あらびき黒こしょう ･･････････････ 少々

1800・2000kcal を選択する場合
140 kcal
コレステロール 38mg
食物繊維 1.1g
塩分 1.8g

1400・1600kcal を選択する場合
100 kcal
コレステロール 26mg
食物繊維 1.1g
塩分 1.6g

★1400・1600kcalを選択する場合
さば（切り身）の使用量を40gにします。

作り方
1. さばはざるにのせ、塩とこしょうを身側に軽く振り、5分ほどおく。浮いてきた水けはキッチンペーパーでふきとる。
2. トマトはざく切り、玉ねぎはみじん切りにしておろしにんにくと合わせ、塩小さじ $\frac{1}{6}$、黒こしょうで味をととのえる。
3. 耐熱皿に1を入れて2を加え、ラップをかけて電子レンジで1分30秒加熱する。仕上げにパセリのみじん切りを散らす。

（伊藤）

アドバイス　輸入もののさばを使う場合は、国産ものより脂肪分が多いので、1800・2000kcalを選択する人の使用量は40g、1400・1600kcalを選択する人の使用量は25gになります。
中性脂肪値が高い人は、このメニューを続けて選ばないようにしましょう。

みその風味を生かしてこっくり煮込んだ
さばのみそ煮

副菜 B

材料（1人分）
1800・2000kcalを選択する場合

- ★さば（切り身）･････････････････ 60g
- しょうが（薄切り）･･･････････････ 5枚
- わけぎ ･･･････････････････････ 1本
- みそ ･････････････････････ 大さじ1

A
- 水 ････････････････････ $\frac{1}{2}$ カップ
- 日本酒 ･････････････････ 大さじ1
- みりん ･････････････････ 大さじ1
- 砂糖 ･･･････････････ 大さじ $\frac{1}{2}$
- しょうゆ ･･･････････ 小さじ $\frac{1}{2}$

1800・2000kcal を選択する場合
240 kcal
コレステロール 38mg
食物繊維 1.5g
塩分 2.8g

1400・1600kcal を選択する場合
200 kcal
コレステロール 26mg
食物繊維 1.5g
塩分 2.8g

★1400・1600kcalを選択する場合
さば（切り身）の使用量を40gにします。

作り方
1. さばは皮に浅く切り目を入れる。
2. 鍋にAとしょうがを入れて強火にかけ、煮立ったら1を加えて落としぶたをし、火を弱めて5～6分煮る。
3. 2にみそをとき入れ、煮汁がとろりとするまで弱火で煮詰める。
4. わけぎは鍋に沸かした熱湯でしんなりするまで強火でゆで、4cm長さに切る。
5. 器にさばを盛って4を添え、煮汁を半量かける。

（本城）

アドバイス　輸入もののさばを使う場合は、国産ものより脂肪分が多いので、1800・2000kcalを選択する人の使用量は40g、1400・1600kcalを選択する人の使用量は25gになります。中性脂肪値が高い人は、このメニューを続けて選ばないようにしましょう。
煮汁は塩分が多いので、できるだけ残すようにします。

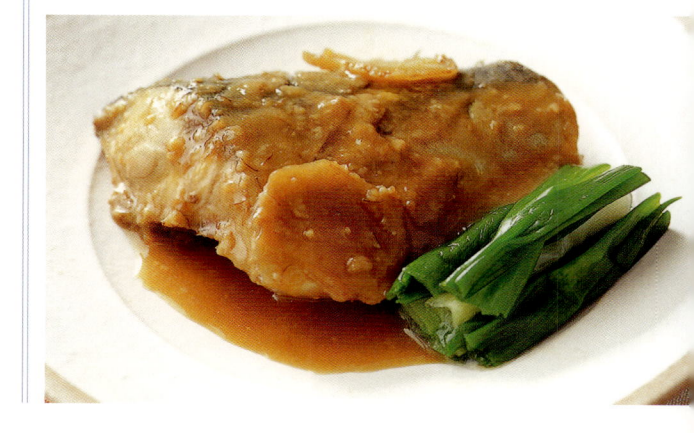

さばのから揚げ 黒酢あんかけ

黒酢の風味でコクがあるのにさっぱりとした味わい

副菜 B

1800・2000kcalを選択する場合
210 kcal　コレステロール 38 mg
食物繊維 1.0 g　塩分 2.2 g

1400・1600kcalを選択する場合
160 kcal　コレステロール 26 mg
食物繊維 1.0 g　塩分 2.2 g

材料（1人分）
1800・2000kcalを選択する場合

- ★さば（切り身）……………………… 60g
- レタス ……………………………… 1枚（30g）
- 玉ねぎ ……………………………… 10g
- ミニトマト ………………………… 2個（30g）
- A
  - しょうゆ ……………… 大さじ $\frac{1}{4}$
  - 日本酒 ………………… 大さじ $\frac{1}{4}$
  - しょうが汁 …………… 小さじ $\frac{1}{4}$
- 小麦粉 ……………………… 小さじ $\frac{2}{3}$
- B
  - 砂糖、黒酢、しょうゆ・各大さじ $\frac{1}{2}$
  - 水 …………………………… $\frac{1}{4}$ カップ
  - かたくり粉 ………………… 小さじ $\frac{2}{3}$
- 揚げ油 ………………………………… 適量

★**1400・1600kcalを選択する場合**
さば（切り身）の使用量を40gにします。

作り方

1. さばは3〜4つに切り、**A**をからめて10〜15分おく。
2. レタスは食べやすくちぎる。玉ねぎは薄切りにする。ミニトマトは4等分に切る。これらを器に盛る。
3. 鍋に**B**を合わせて弱火にかけ、底からまぜながらとろみがつくまで煮る。
4. **1**の汁けをキッチンペーパーでふきとり、全体に薄く小麦粉をまぶして170度に熱した揚げ油でカラリと揚げ、揚げたてを**2**にのせ、**3**の黒酢あんをかける。

（本城）

アドバイス 輸入もののさばを使う場合は、国産ものより脂肪分が多いので、1800・2000kcalを選択する人の使用量を40g、1400・1600kcalを選択する人の使用量は25gになります。

主菜　魚料理

さばの柚香焼き

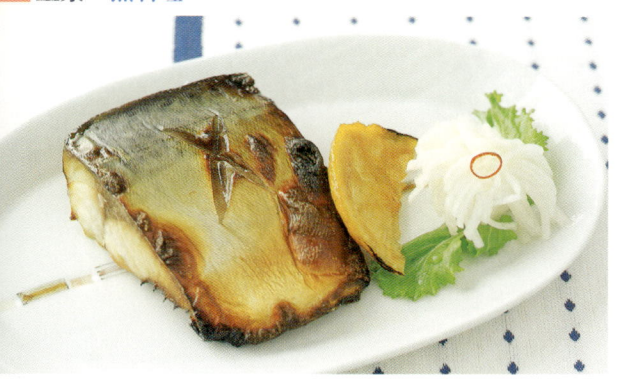

ゆずの香りを移して焼けば、減塩効果も大

副菜 A　野菜追加

材料（1人分）

1800・2000kcalを選択する場合

- ★さば（切り身）……………………60g
- かぶ…………………………小1個（20g）
- あればかぶの葉…………………少々
- A ┬ しょうゆ………………………小さじ1
  ├ みりん、日本酒……………各小さじ1/2
  ├ ゆずのしぼり汁………………小さじ1/2
  └ ゆず（半月切り）………………1枚
- B ┬ 水……………………………1/2カップ
  └ 塩……………………………小さじ1 1/2
- C ┬ 酢、水………………………各大さじ1/2
  ├ 砂糖…………………………小さじ1 1/2
  ├ 塩……………………………小さじ1/6
  └ 赤とうがらし（小口切り）……少々

1800・2000kcalを選択する場合
140 kcal
コレステロール 38mg
食物繊維 0.3g
塩分 1.2g

1400・1600kcalを選択する場合
100 kcal
コレステロール 26mg
食物繊維 0.3g
塩分 1.2g

★1400・1600kcalを選択する場合
さば（切り身）の使用量を40gにします。

作り方

1. さばは皮に浅く×状の切り目を入れ、Aを合わせた中に30分以上つけておく。
2. 菊花かぶを作る。かぶは皮をむき、葉つき側を切り落とす。下に割り箸を2本おき、切り離さないようにして深く縦横に切り目を入れる。
3. 2をBにつけ、20分おく。しんなりしたら水けをしぼり、Cの合わせ酢につけて20分おく。
4. 1の汁けをキッチンペーパーでふきとってゆずごと魚焼きグリルにのせ、途中つけ汁を2〜3回かけながら弱火で両面を焼く。
5. 焼き上がった4を器に盛り、汁けを軽くしぼった3をつけ合わせて赤とうがらしを1切れのせ、かぶの葉をあしらう。
　　　　　　　　　　　　　　　　　　（貴堂）

さばの五色蒸し

栄養のバランスがよく、彩りもきれいな一皿

副菜 B

材料（1人分）

1800・2000kcalを選択する場合

- ★さば（切り身）……………………60g
- にんじん……………………2cm（20g）
- 絹さや………………………5枚（10g）
- ゆでたけのこ…………………………20g
- 生しいたけ……………………………2個
- 塩、日本酒…………………………各少々
- A ┬ しょうゆ……………………小さじ1 1/2
  ├ ★ごま油……………………小さじ1
  ├ しょうが汁…………………小さじ1/2
  └ 赤とうがらし（小口切り）……1/4本分

1800・2000kcalを選択する場合
190 kcal
コレステロール 38mg
食物繊維 2.3g
塩分 1.8g

1400・1600kcalを選択する場合
160 kcal
コレステロール 32mg
食物繊維 2.3g
塩分 1.8g

★1400・1600kcalを選択する場合
さば（切り身）の使用量を50gに、ごま油を小さじ3/4にします。

作り方

1. さばは3cm幅のそぎ切りにし、ざるにのせて塩と日本酒を身側に振って4〜5分おく。浮いてきた水けはキッチンペーパーでふきとる。
2. にんじんとゆでたけのこは細切りにし、絹さやは筋をとって斜め半分に切る。生しいたけは軸を切り落として薄切りにする。
3. 耐熱皿に1と2をのせ、ラップをかけて電子レンジで2分30秒加熱する。
4. 小鍋に3の蒸し汁とAを入れて強火にかけ、一煮立ちしたら火を止める。
5. 3を器に盛り、4を上からかける。
　　　　　　　　　　　　　　　　　　（伊藤）

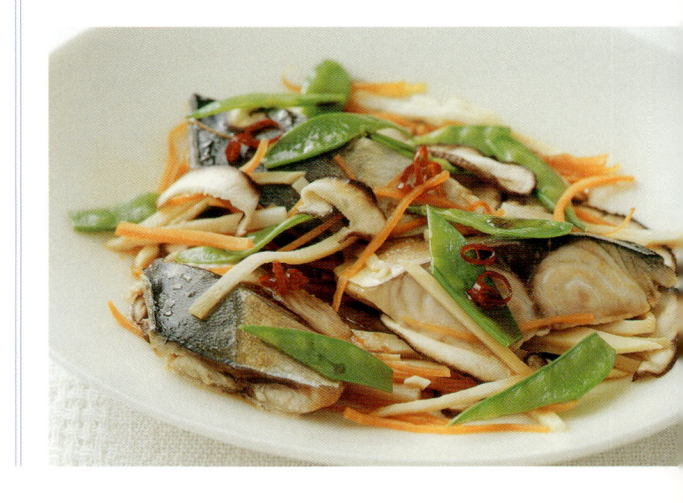

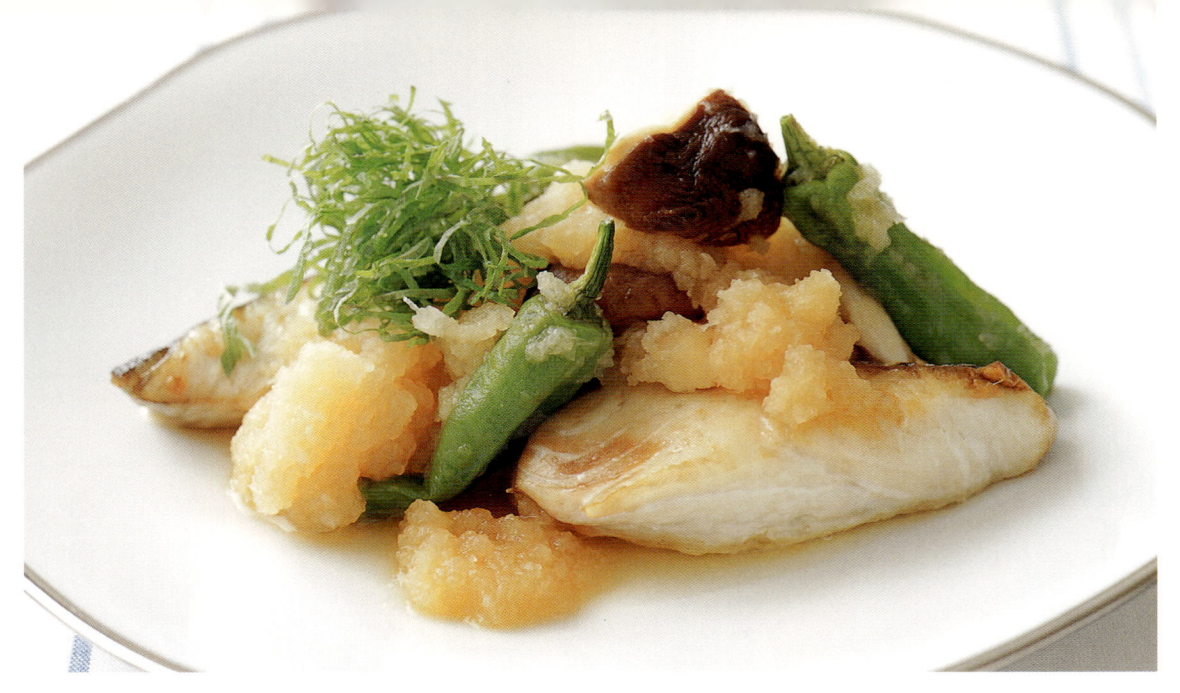

オーブントースターで手軽にできる
さわらの焼き漬け おろしポン酢がけ

副菜 **B**

1800・2000kcalを選択する場合	1400・1600kcalを選択する場合
190 kcal　コレステロール **48** mg	**150** kcal　コレステロール **36** mg
食物繊維 **1.7** g　塩分 **1.5** g	食物繊維 **1.7** g　塩分 **1.4** g

作り方

1. さわらは2つにそぎ切りにし、塩と酒を振りかけて10分ほどおく。
2. 生しいたけは石づきを切り落とし、ししとうがらしは実の一部に切り目を少し入れて植物油をからめる。
3. 青じそはせん切りにする。
4. バットなどに大根おろしとポン酢しょうゆを合わせておく。
5. オーブントースターの天板に**1**を並べ、**2**をわきにおいて高温に熱し、8～9分焼く。
6. 焼き上がったさわらは熱いうちにししとう、手で縦4つに裂いたしいたけとともに**4**に漬ける。
7. 器に**6**を大根おろしごと盛り、**3**を添える。（伊藤）

材料（1人分）

1800・2000kcalを選択する場合

- ★さわら（切り身）……………… 80g
- 生しいたけ ……………………… 1個
- ししとうがらし ………………… 3本
- 大根おろし ………… 大さじ4（60g）
- 青じそ …………………………… 3枚
- 塩 ………………………………… 少々
- 日本酒 ………………………… 小さじ1
- ポン酢しょうゆ（市販品）…… 小さじ2
- 植物油 ………………………… 小さじ$\frac{1}{2}$

★1400・1600kcalを選択する場合
さわら（切り身）の使用量を60gにします。

参考メモ　さわらは、春を告げる魚として鰆の字をあてますが、関東地方の旬は真冬から早春にかけて、関西では初夏になります。この時期になると脂がのり、そのあぶらにはIPAやDHAが豊富に含まれます。

主菜　魚料理

春を味わう旬ものどうしの組み合わせ
さわらとアスパラのこしょう炒め 副菜 B

作り方

1. グリーンアスパラガスは鍋に沸かした熱湯でさっと強火でゆで、水けをきって4cm長さに切る。玉ねぎは薄切りにする。
2. さわらは一口大のそぎ切りにし、塩とこしょうを軽く振る。
3. フライパンに植物油小さじ$\frac{1}{2}$を熱し、さわらを入れて強火で両面に焼き色をつけてから日本酒を加えて火を通し、いったんとり出す。
4. フライパンに植物油小さじ$\frac{1}{2}$を足して**1**の玉ねぎを強火で炒め、しんなりしたら、グリーンアスパラガスを加えてさっと炒め合わせる。**3**を戻し入れて一炒めし、塩とこしょうで味をととのえ、火を止める。　　　　（本城）

参考メモ　さわらは、切り身売りがほとんどで、クセのない上品な味わいの白身魚です。身がやわらかく身割れしやすいので、扱いはていねいに。

材料（1人分）
1800・2000kcalを選択する場合

- ★さわら（切り身）……………… 80g
- グリーンアスパラガス …… 3本（60g）
- 玉ねぎ……………………… $\frac{1}{6}$個（30g）
- 塩、こしょう ……………………各適量
- 日本酒……………………… 大さじ$\frac{1}{2}$
- ★植物油……………………………小さじ1

★1400・1600kcalを選択する場合
さわら（切り身）の使用量を60gに、植物油を小さじ$\frac{1}{2}$にします。

1800・2000kcalを選択する場合
210kcal　コレステロール48mg
食物繊維1.6g　塩分1.8g

1400・1600kcalを選択する場合
160kcal　コレステロール36mg
食物繊維1.6g　塩分1.7g

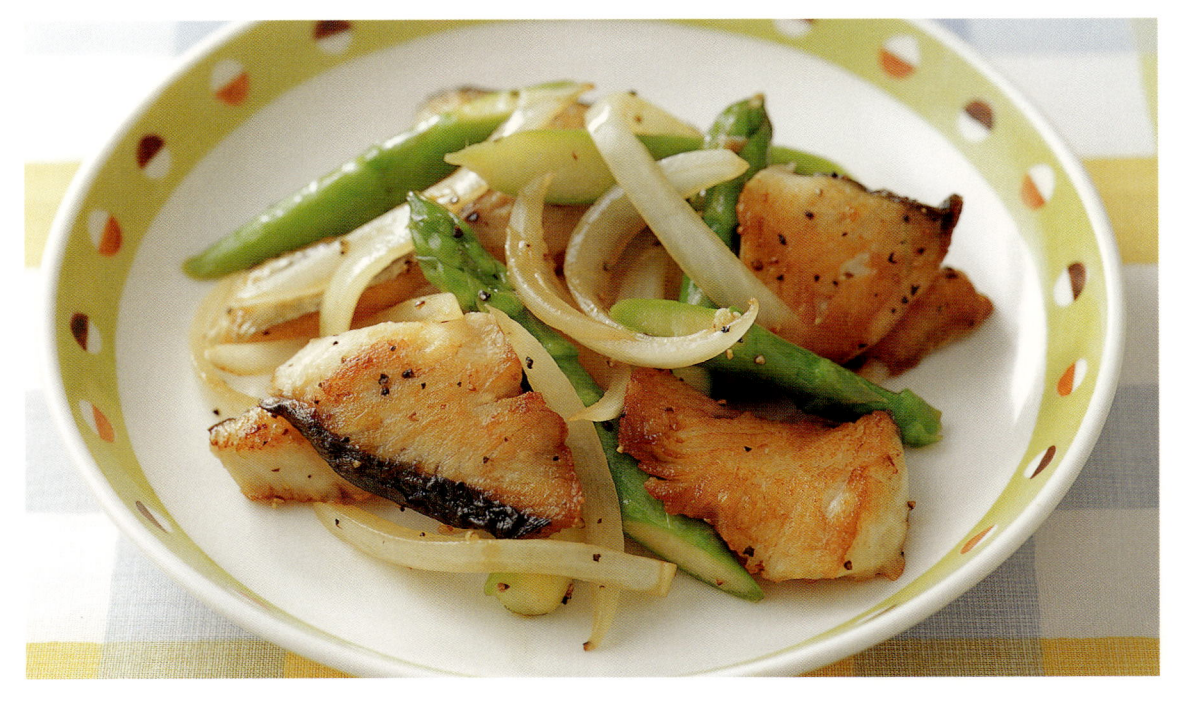

スパイシーな味つけで香りよく焼き上げる

さわらのカレー焼き

副菜 A

1800・2000kcalを選択する場合	1400・1600kcalを選択する場合
170kcal　コレステロール**48**mg 食物繊維**0.9**g　塩分**1.0**g	**130**kcal　コレステロール**36**mg 食物繊維**0.9**g　塩分**0.7**g

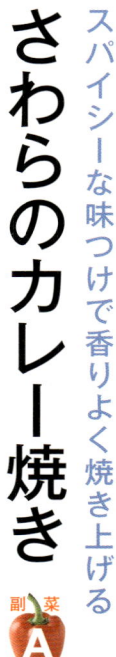

材料（1人分）
1800・2000kcalを選択する場合

- ★さわら（切り身）……………… 80g
- グリーンリーフレタス…… $\frac{1}{2}$ 枚（25g）
- 万能ねぎ………………………… 2本
- レモン（半月切り）……………… 2枚
- A
  - 塩 ………………………………… 少々
  - カレー粉 ……………………… 小さじ $\frac{1}{4}$
  - おろししょうが ……………… 小さじ $\frac{1}{3}$
  - レモン汁 ……………………… 小さじ $\frac{1}{2}$
- ★植物油…………………………… 小さじ $\frac{1}{2}$

★1400・1600kcalを選択する場合
さわら（切り身）の使用量を60gに、植物油を小さじ $\frac{1}{4}$ にします。

作り方

1. ボウルに **A** を合わせてまぜ、ここにさわらを入れてから、20分以上おく。
2. グリーンリーフレタスは食べやすくちぎる。万能ねぎは5cm長さに切る。ともに冷水にさらし、シャキッとしたらキッチンペーパーで水けをよくふく。
3. フライパンに植物油を入れて強火で熱し、**1** を入れて、弱めの中火で4分ほど焼く。焼き色がついたら裏返して同様に焼く。
4. 器に **3** を盛って **2** をつけ合わせ、レモンを添える。

（今泉）

参考メモ　グリーンリーフレタスとは結球しないタイプのレタスで、葉先に適度なフリルがあり、見ばえのよいのが特徴です。苦みが少なく、甘みもあり、パリッとした歯ざわりがします。手に入らなければ、葉先の赤いタイプのリーフレタスや、普通のレタスでかまいません。

主菜　魚料理

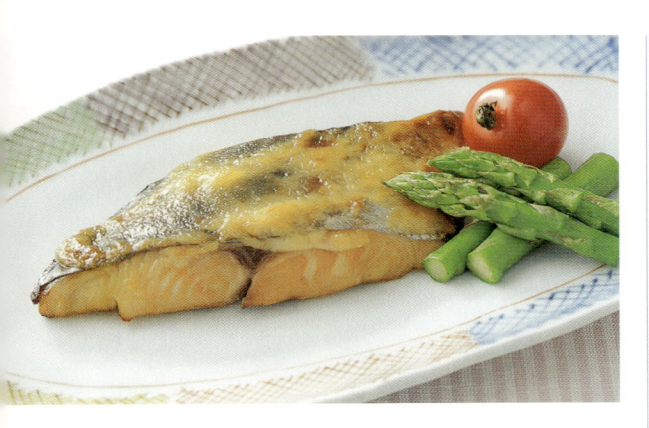

白みそとマヨネーズで味をグレードアップ
さわらのみそマヨネーズ焼き　副菜 B

材料（1人分）
1800・2000kcalを選択する場合

- ★さわら（切り身） …………… 80g
- グリーンアスパラガス …… 2本（40g）
- ミニトマト ………………… 1個（15g）
- A
  - しょうゆ ……………… 大さじ 1/4
  - 日本酒 ………………… 大さじ 1/4
  - しょうが汁 …………… 小さじ 1/4
- B
  - ★白みそ ……………… 大さじ 1/2
  - ★マヨネーズ（ノンコレステロールタイプ）………… 大さじ 1/2

1800・2000kcalを選択する場合
210kcal
コレステロール 48mg
食物繊維 1.4g
塩分 1.6g

1400・1600kcalを選択する場合
160kcal
コレステロール 36mg
食物繊維 1.2g
塩分 1.4g

★1400・1600kcalを選択する場合
さわら（切り身）の使用量を60gに、白みそとマヨネーズ（ノンコレステロールタイプ）を各小さじ1にします。

作り方
1. ボウルにAを合わせてたれを作り、ここにさわらを入れてたれをからめ、20分ほどおく。
2. グリーンアスパラガスは根元のかたい部分は皮をむいておく。
3. 1の汁をキッチンペーパーで軽くふき、魚焼きグリルにのせて弱めの中火で両面とも焼き、九分どおり火を通す。2も長いままそばに並べていっしょに焼く。
4. 小さなボウルにBを入れてまぜ、これをさわらの皮側に塗り、軽く焦げ目がつくまで弱火で焼く。
5. 器に4を盛り、食べやすい長さに切ったグリーンアスパラガスとミニトマトを添える。　（本城）

黄ゆずが出回る秋の、定番照り焼き
さわらの幽庵焼き　副菜 A

材料（1人分）
1800・2000kcalを選択する場合

- ★さわら（切り身） …………… 80g
- 大根 ………………………… 1cm（30g）
- 黄菊 ………………………… 1/2 個
- 黄ゆず ……………………… 小 1/2 個
- A
  - ★しょうゆ …………… 大さじ 1/2
  - ★日本酒 ……………… 大さじ 1/2
- B
  - 酢 ……………………… 大さじ 1
  - 砂糖 …………………… 大さじ 1/4
  - 塩 ……………………… ごく少々

1800・2000kcalを選択する場合
170kcal
コレステロール 48mg
食物繊維 0.5g
塩分 1.7g

1400・1600kcalを選択する場合
110kcal
コレステロール 30mg
食物繊維 0.5g
塩分 1.2g

★1400・1600kcalを選択する場合
さわら（切り身）の使用量を50gに、しょうゆと日本酒を各小さじ1にします。

作り方
1. 黄ゆずは輪切りにしてAと合わせ、ここにさわらをつけて20分ほどおく。
2. 大根と黄菊の甘酢あえを作る。大根は短冊切りにし、塩少々（分量外）を振ってしんなりさせ、水で洗って水けをしぼる。黄菊は花びらをつみとり、鍋に沸かした熱湯でさっと強火でゆで、冷水にとって水けをしぼる。
3. ボウルにBを合わせて甘酢を作り、2をつけて10分ほどおく。
4. さわらの汁けをキッチンペーパーでふいて魚焼きグリルに入れ、ときどきつけ汁をかけながら、弱めの中火で両面を香ばしく焼く。
5. 器に4を盛り、3を汁けを軽くきって添える。（本城）

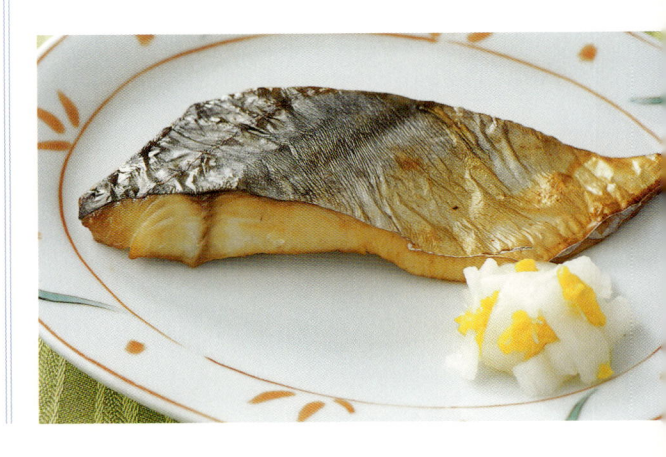

さんまのにんにく焼き

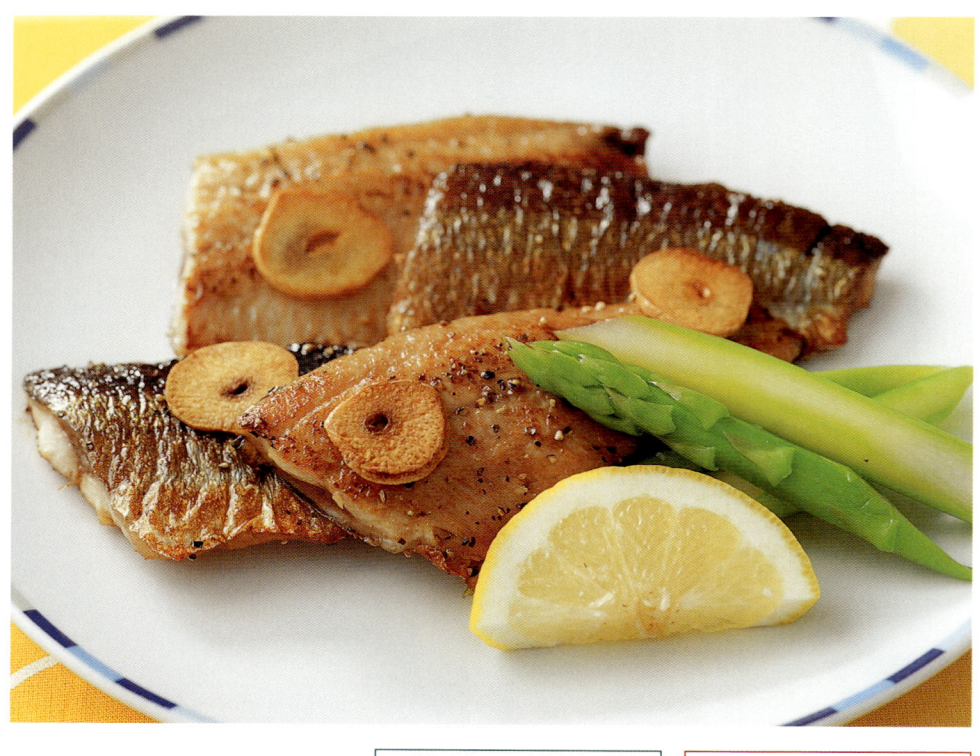

にんにくと黒こしょうの風味をきかせて薄味仕立てに

副菜 B

1800・2000kcalを選択する場合
240kcal　コレステロール**40**mg
食物繊維**0.6**g　塩分**1.1**g

1400・1600kcalを選択する場合
170kcal　コレステロール**26**mg
食物繊維**0.6**g　塩分**1.0**g

作り方

1. さんまは片身をさらに2つに切り、**A**をからめて20分ほどおく。
2. にんにくは薄切りにする。
3. グリーンアスパラガスは根元のかたい部分は皮をむき、鍋に沸かした熱湯でややしんなりするまで強火でゆで、水けをきって食べやすく切る。
4. フライパンにオリーブ油と**2**を入れて弱火にかけ、にんにくの香りが出たら、**1**の汁けをキッチンペーパーで軽くふいて入れる。黒こしょうを振って中火にし、両面をこんがりと焼く。
5. 器ににんにくごと**4**を盛り、**3**とレモンを添える。

(本城)

材料(1人分)

1800・2000kcalを選択する場合

- ★さんま(三枚おろしにしたもの) … 60g
- にんにく …………………………… $\frac{1}{2}$片
- グリーンアスパラガス ……… 1本(20g)
- レモン(半月切り) ………………… 1枚
- A［しょうゆ ………………… 小さじ1
- 　 日本酒 …………………… 小さじ1
- あらびき黒こしょう ……………… 少々
- ★オリーブ油 ……………………… 小さじ1

★**1400・1600kcalを選択する場合**
さんま(三枚おろしにしたもの)の使用量を40gに、オリーブ油を小さじ$\frac{3}{4}$にします。

参考メモ　青背魚の代表選手であるさんまの脂には、悪玉コレステロールを減少させるIPAやDHAが豊富に含まれています。旬は秋ですが、通年出回る冷凍品も、よい時期、よい場所で漁獲されたものは、栄養成分はほとんど変わらないといわれています。

主菜　魚料理

さんまときのこのレンジ酒蒸し

うまみの出るきのこをたっぷり組み合わせてコクをプラス

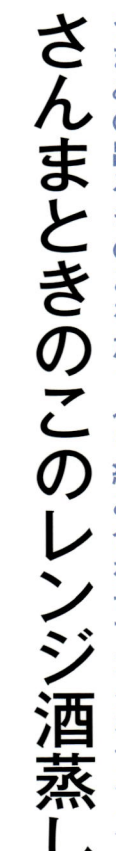

1800・2000kcalを選択する場合
230kcal　コレステロール 39mg
食物繊維 3.1g　塩分 2.0g

1400・1600kcalを選択する場合
170kcal　コレステロール 26mg
食物繊維 3.1g　塩分 1.9g

材料（1人分）
1800・2000kcalを選択する場合

- ★さんま（頭と内臓をとったもの）… 60g
- えのきだけ … 1/4袋（25g）
- 生しいたけ … 2個
- 白まいたけ … 1/2パック（25g）
- 長ねぎ … 1/2本（30g）
- 日本酒 … 大さじ 1 1/2
- 塩、こしょう … 各少々
- A ┌ しょうゆ … 大さじ 1/2
　　└ おろししょうが … 小さじ 1/2

副菜 B

★1400・1600kcalを選択する場合
さんま（頭と内臓をとったもの）の使用量を40gにします。

作り方

1. さんまは3つに切り、日本酒大さじ1を振りかけて、5分ほどおく。
2. えのきだけは根元を切り落とす。生しいたけと白まいたけは石づきを切り落とし、生しいたけは薄切りに、白まいたけは適当な大きさに分ける。
3. 長ねぎは斜め薄切りにし、青い部分は小口切りにする。
4. 耐熱皿にえのきだけを広げて1を上に並べ、長ねぎの白い部分、生しいたけ、白まいたけも順にのせる。塩、こしょうをして日本酒大さじ1/2を振り、ラップをかけて電子レンジで2分加熱する。
5. いったん4をとり出し、さんまを裏返してまぜ合わせたAをかけ、ラップをかけてさらに2分加熱する。
6. 5を器に盛って長ねぎの青い部分を散らす。

（大越）

61

さんまのピリ辛みそ煮込み

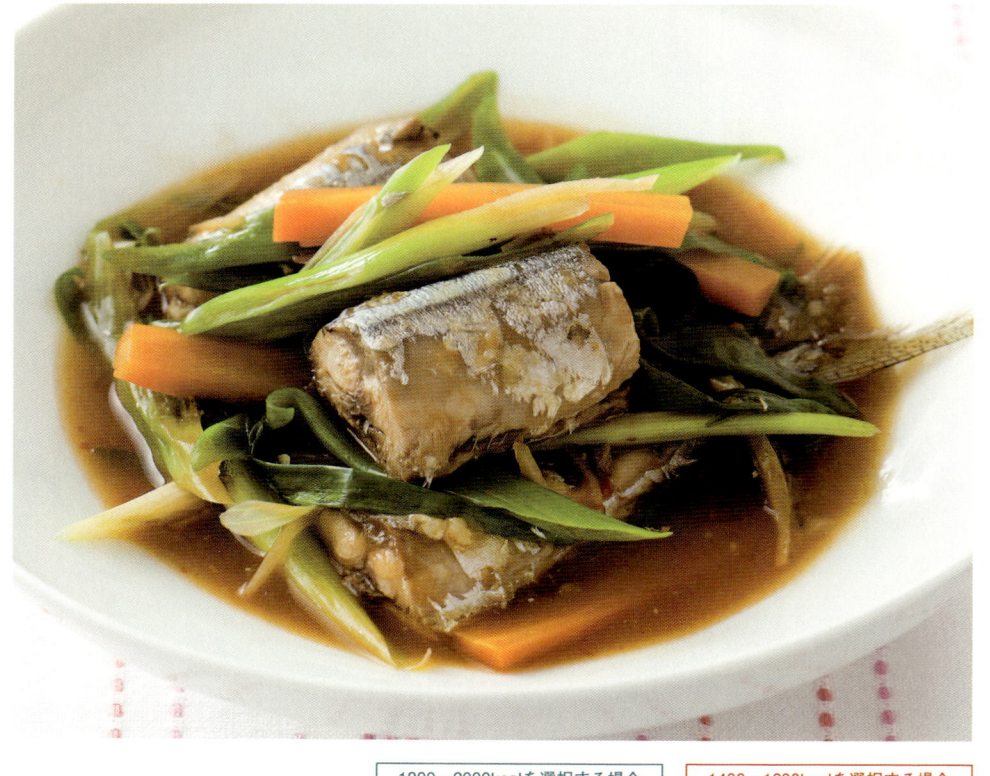

赤みそのコクと豆板醤（トウバンジャン）の辛みが味のアクセント

1800・2000kcalを選択する場合	1400・1600kcalを選択する場合
250kcal コレステロール 38mg 食物繊維 2.3g 塩分 2.2g	190kcal コレステロール 25mg 食物繊維 2.3g 塩分 2.1g

副菜 B

材料（1人分）
1800・2000kcalを選択する場合

- ★さんま（頭と内臓をとったもの）… 60g
- にんじん …………………… 3cm（30g）
- わけぎ …………………………… 2本
- A
  - しょうが ………………………… 10g
  - にんにく ………………………… 1/2片
- B
  - 鶏ガラスープの素（顆粒） …… 小さじ 1/2
  - 水 ……………………………… 1カップ
  - 日本酒 ………………………… 小さじ 2
  - 砂糖 …………………………… 小さじ 1
  - 赤みそ、豆板醤 ……… 各小さじ 1/2
- かたくり粉 ………………………… 少々
- しょうゆ ……………………… 小さじ 1/2

★**1400・1600kcalを選択する場合**
さんま（頭と内臓をとったもの）の使用量を40gにします。

作り方

1. さんまは3つに切ってざるにのせ、熱湯を回しかける。キッチンペーパーで水けをふきとり、かたくり粉を薄くまぶしつける。
2. にんじんは細切りに、わけぎは斜め切りにする。
3. Aのしょうがはせん切りに、にんにくは薄切りにする。
4. 鍋にBを合わせてまぜ、3と2のにんじんを入れて強火にかける。煮立ったら1を並べ入れ、落としぶたをして中火で7〜8分ほど煮る。
5. しょうゆを回し入れて2のわけぎも加え、さらに5分ほど弱火で煮る。

（大越）

主菜　魚料理

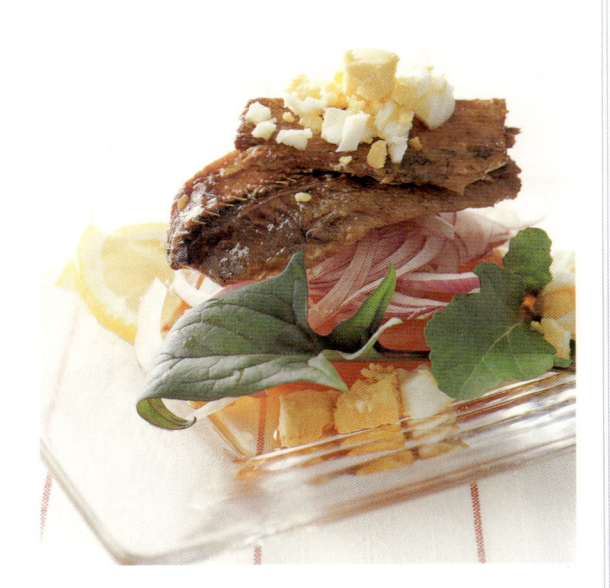

IPAやDHAがむだなくとれる缶詰を使って
さんま缶とトマトのおかずサラダ

副菜 A

材料（1人分）
1800・2000kcalを選択する場合

- ★さんまのかば焼き（缶詰）‥ 1/2缶（40g）
- ★かたゆで卵‥‥‥‥‥‥‥‥‥ 1/2個
- トマト‥‥‥‥‥‥‥‥‥‥‥ 1/2個（80g）
- 紫玉ねぎ‥‥‥‥‥‥‥‥‥‥ 50g
- サラダ用リーフ‥‥‥‥‥‥‥ 少々
- レモン（半月切り）‥‥‥‥‥ 1枚
- ポン酢しょうゆ（市販品）‥‥ 大さじ1/2

1800・2000kcalを選択する場合
170kcal
コレステロール 137mg
食物繊維 1.8g
塩分 1.4g

1400・1600kcalを選択する場合
130kcal
コレステロール 77mg
食物繊維 1.8g
塩分 1.3g

★1400・1600kcalを選択する場合
さんまのかば焼き（缶詰）の使用量を30gに、かたゆで卵を1/4個にします。

作り方
1. かたゆで卵はあらみじんに切る。
2. トマトは2cm厚さの輪切りにする。紫玉ねぎは薄切りにして水に10分ほどつける。サラダ用リーフも冷水に5分ほどつけてシャキッとさせる。
3. レモンはいちょう形に切る。
4. 器に水けをきった2を敷いてさんまのかば焼きを缶汁をきって盛り、1をのせてレモンを飾り、ポン酢しょうゆを回しかける。
（伊藤）

梅干しと煮るとくさみも抜けてさっぱりした味わいに
さんまのさっぱり梅煮

副菜 B

材料（1人分）
1800・2000kcalを選択する場合

- ★さんま（頭と内臓をとったもの）‥‥ 60g
- ごぼう‥‥‥‥‥‥‥‥‥‥‥‥‥‥ 20g
- 貝割れ菜‥‥‥‥‥‥‥‥‥ 1/8パック（10g）
- A
  - 梅干し‥‥‥‥‥‥‥‥‥‥‥‥ 1個
  - しょうが（薄切り）‥‥‥‥‥‥ 1枚
  - 酒、砂糖、しょうゆ‥‥ 各小さじ1
  - みりん‥‥‥‥‥‥‥‥‥ 小さじ2/3
  - 水‥‥‥‥‥‥‥‥‥‥‥‥‥‥ 1カップ

1800・2000kcalを選択する場合
230kcal
コレステロール 38mg
食物繊維 1.7g
塩分 3.3g

1400・1600kcalを選択する場合
170kcal
コレステロール 25mg
食物繊維 1.7g
塩分 3.2g

★1400・1600kcalを選択する場合
さんま（頭と内臓をとったもの）の使用量を40gにします。

作り方
1. ごぼうは5mm厚さの斜め切りにし、水に10分ほどつけてアクを抜く。
2. 貝割れ菜は根元を切り落とし、2cm長さに切る。
3. さんまは3～4cm幅の斜め切りにする。
4. Aのしょうがは細切りにしておく。
5. 鍋にAを入れて強火にかけ、煮立ったら3と1を加え、落としぶたをして中火で10分ほど煮る。
6. さんまに味がしみたら煮汁ごと器に盛り、2をのせる。
（伊藤）

アドバイス 煮汁は塩分が多いので、できるだけ残すようにします。

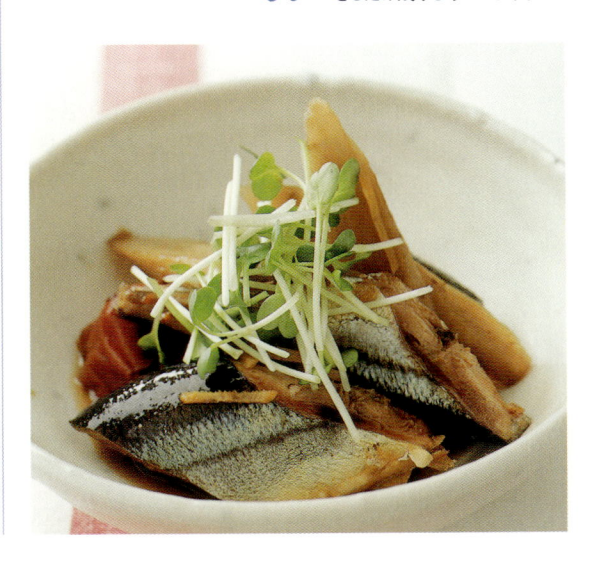

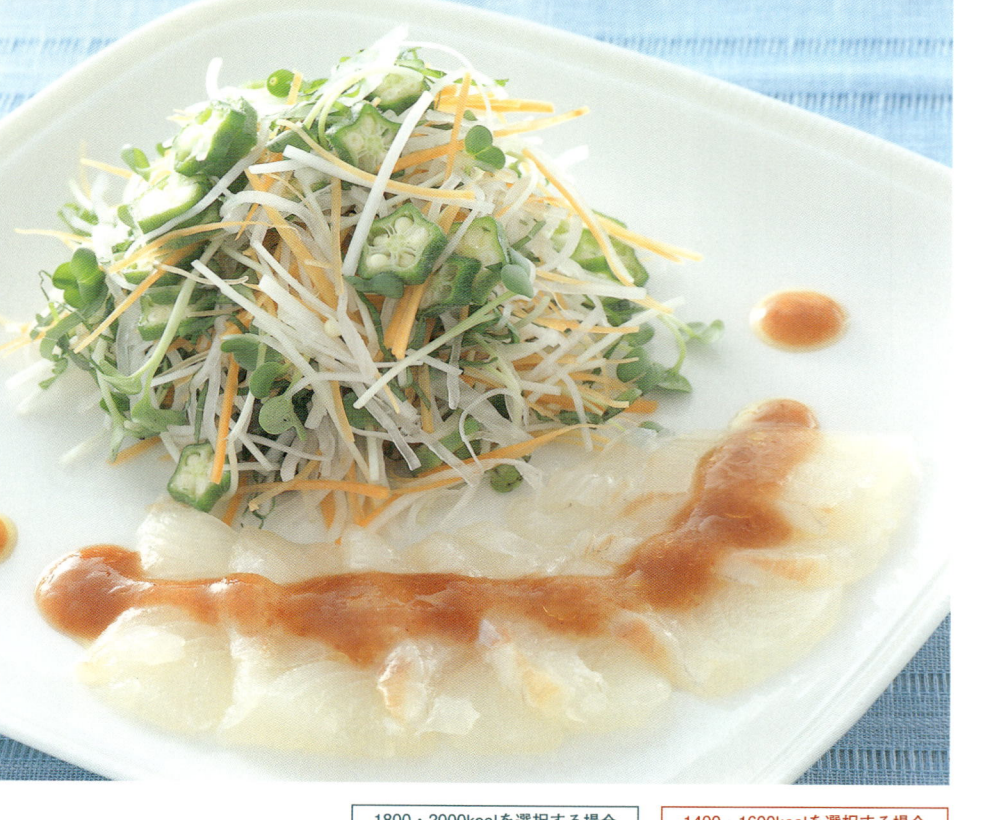

たいのカルパッチョ 梅肉ソース

サラダ仕立てにして食物繊維もたっぷりとる

副菜 **B**

1800・2000kcalを選択する場合	1400・1600kcalを選択する場合
210 kcal　コレステロール **50** mg　食物繊維 **4.0** g　塩分 **1.8** g	**160** kcal　コレステロール **36** mg　食物繊維 **4.0** g　塩分 **1.8** g

材料（1人分）
1800・2000kcalを選択する場合

- ★たい（養殖もの。刺し身用のさく）‥ 70g
- 大根 ……………………………… 50g
- にんじん ………………… 3cm（30g）
- 貝割れ菜 ………………… 1/2 パック（40g）
- オクラ‥3本（ヘタとがくを除いたもの）
- A
  - 梅干しの果肉 ………… 小さじ1
  - めんつゆ（市販品・2倍濃縮タイプ）
    ………………………… 小さじ1
  - 水 ……………………… 小さじ1
  - ★オリーブ油 ………… 小さじ 3/4

★**1400・1600kcalを選択する場合**
たい（養殖もの。刺し身用のさく）の使用量を50gに、オリーブ油を小さじ 1/2 にします。

作り方

1. たいは薄いそぎ切りにする。
2. 大根とにんじんはせん切りに、貝割れ菜は根元を切り落として3～4cm長さに切り、それぞれ冷水につけてシャキッとさせる。
3. オクラは鍋に沸かした熱湯でさっと強火でゆで、水にとって小口切りにする。
4. 小さなボウルにAを合わせてまぜ、梅肉ソースを作る。
5. 2の水けをきって3と合わせ、器の奥にこんもりと盛り、手前に1を盛り合わせ、上に4をかける。

（伊藤）

アドバイス 天然もののたいを使う場合は、1800・2000kcalを選択する人の使用量が90g、1400・1600kcalを選択する人の使用量は70gになります。

主菜 魚料理

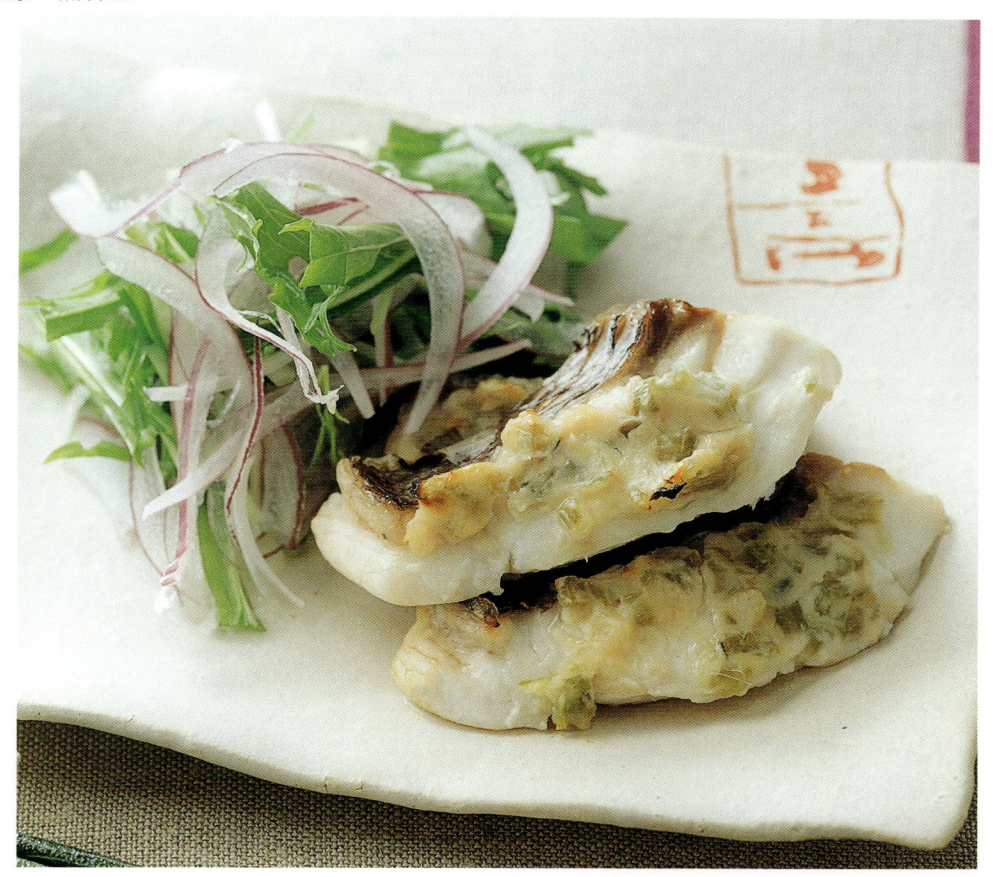

たいのわさび漬け焼き

わさび漬けの辛みと風味で広がりのある味に

副菜 A

野菜追加

1800・2000kcalを選択する場合	1400・1600kcalを選択する場合
160kcal　コレステロール 50mg 食物繊維 0.8g　塩分 0.9g	120kcal　コレステロール 36mg 食物繊維 0.8g　塩分 0.8g

作り方

1. 水菜は2～3cm長さに切り、紫玉ねぎは薄切りにする。それぞれ冷水につけて、シャキッとさせておく。
2. たいは半分にそぎ切りにし、塩と日本酒を振って4～5分おく。
3. 2の水けをキッチンペーパーでよくふき、わさび漬けを表面に塗り、オーブントースターでこんがりと焼く。
4. 3を器に盛り、水けをきった1をつけ合わせる。

（伊藤）

材料（1人分）

1800・2000kcalを選択する場合

- ★たい（養殖もの。切り身）……… 70g
- 水菜 …………………………………… 10g
- 紫玉ねぎ ……………………………… 10g
- わさび漬け …………………………… 10g
- 塩、日本酒 ………………………… 各少々

★**1400・1600kcalを選択する場合**
たい（養殖もの。切り身）の使用量を50gにします。

アドバイス 天然もののたいを使う場合は、1800・2000kcalを選択する人の使用量は90g、1400・1600kcalを選択する人の使用量は70gになります。

65

たらと豆腐と青菜のにんにく炒め

シンプルな塩味で素材の持ち味を生かした

副菜 B

1800・2000kcalを選択する場合
210kcal コレステロール **46**mg
食物繊維 **1.8**g 塩分 **1.3**g

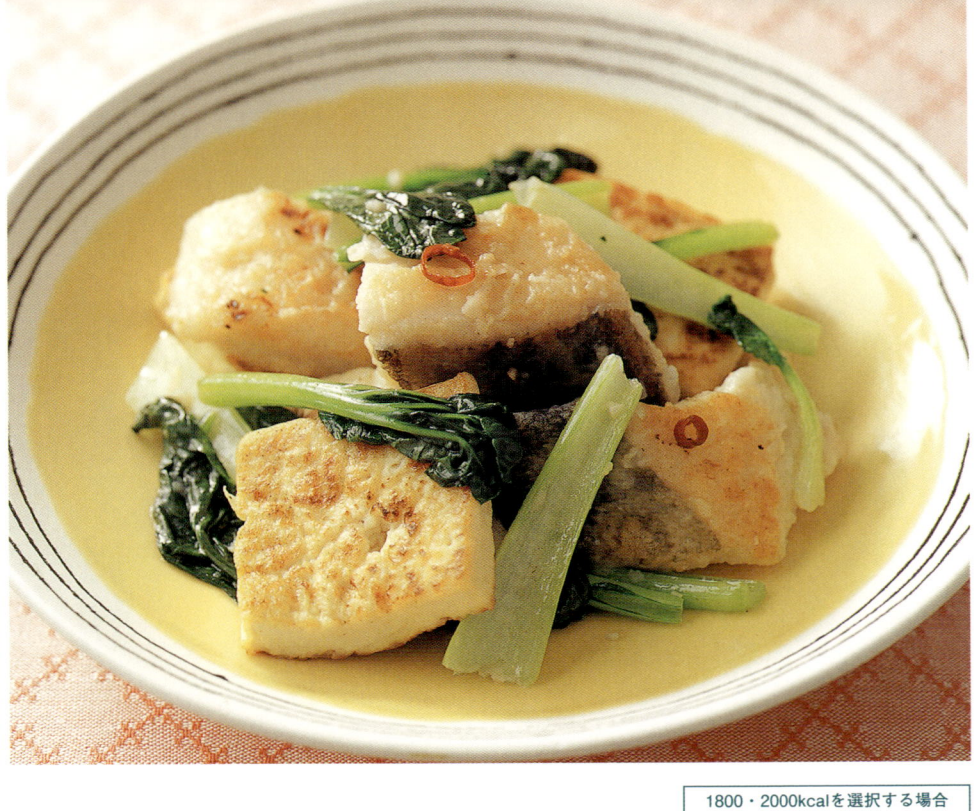

1400・1600kcalを選択する場合
150kcal コレステロール **35**mg
食物繊維 **1.7**g 塩分 **1.3**g

材料(1人分)
1800・2000kcalを選択する場合

- ★生だら(切り身)……………… 80g
- ★木綿豆腐………………… 1/4丁(75g)
- ターサイ………………………… 50g
- にんにく………………………… 1/2片
- 赤とうがらし(小口切り)……… 1/2本分
- A ┌ 塩…………………………… 少々
　　└ 小麦粉……………………… 小さじ1
- 日本酒…………………………… 大さじ1/2
- 塩………………………………… 少々
- ★植物油………………………… 大さじ1/2

★1400・1600kcalを選択する場合
生だら(切り身)の使用量を60gに、木綿豆腐を1/6丁(50g)に、植物油を小さじ1にします。

作り方

1 生だらは一口大のそぎ切りにしてざるにのせ、Aの塩を振ってしばらくおく。浮いてきた水けをキッチンペーパーでふいておく。

2 木綿豆腐は水けをきり、1cm厚さの色紙形に切る。

3 ターサイは5cm長さに切り、にんにくは薄切りにする。

4 フライパンに植物油大さじ1/4を入れて強火で熱し、豆腐を入れて両面を軽く焼き、とり出す。

5 4のフライパンに植物油大さじ1/4を足してにんにくと赤とうがらしを弱火で炒め、香りを出す。1にAの小麦粉をまぶして入れ、中火で両面に焼き色をつける。

6 5にターサイを加えて日本酒を振りかけ、強火にして大きくあおり炒め、最後に4を戻し入れて、塩で味つけする。 (本城)

主菜　魚料理

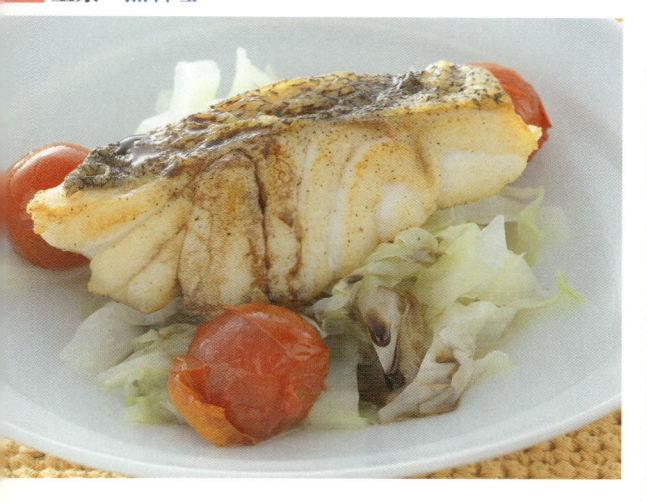

バルサミコ酢の風味とコクをプラス
たらの
ソテー キャベツ添え

材料（1人分）
1800・2000kcalを選択する場合

生だら（切り身）	80g
キャベツ（ざく切り）	1½枚（90g）
ミニトマト（ヘタをとったもの）	3個（45g）
塩、こしょう	各少々
A〔コンソメスープの素（顆粒）	小さじ½
水	1カップ
塩、こしょう	各少々
バルサミコ酢	大さじ1〕
B〔白ワイン	大さじ1
砂糖	少々〕
オリーブ油	小さじ¾

★**1400・1600kcalを選択する場合**
1800・2000kcalを選択する場合と同じです。

1800・2000kcalを選択する場合
160 kcal
コレステロール 46mg
食物繊維 2.2g
塩分 1.3g

副菜 A

1400・1600kcalを選択する場合
160 kcal
コレステロール 46mg
食物繊維 2.2g
塩分 1.3g

副菜 B

作り方
1 生だらは塩とこしょうを振って10分ほどおき、浮いてきた水けをキッチンペーパーでふきとる。
2 キャベツはAとともに鍋に入れ、ふたをしてしんなりするまで強火で蒸し煮にする。
3 フライパンにオリーブ油を入れて強火で熱し、1を皮側を下にして入れ、焼き色がついたら裏返し、中火で同様に焼く。フライパンのあいたところでミニトマトも同時に焼く。
4 小鍋にBを入れて強火で一煮立ちさせ、火を止める。
5 器に2を敷いて3を盛り合わせ、4のソースをかける。

（伊藤）

つけ合わせ野菜をソースに仕立てた
たらのムニエル
カラフル野菜ソース

副菜 A

材料（1人分）
1800・2000kcalを選択する場合

★生だら（切り身）	80g
玉ねぎ	10g
パプリカ（赤・黄）	各10g
ズッキーニ	10g
あればイタリアンパセリ	少々
A〔塩、こしょう	各少々
小麦粉	小さじ1〕
塩、白こしょう	各少々
白ワイン	大さじ1
バルサミコ酢	小さじ½
★植物油	大さじ½

1800・2000kcalを選択する場合
160 kcal
コレステロール 46mg
食物繊維 0.7g
塩分 1.3g

1400・1600kcalを選択する場合
120 kcal
コレステロール 35mg
食物繊維 0.7g
塩分 1.1g

★**1400・1600kcalを選択する場合**
生だら（切り身）の使用量を60gに、植物油を小さじ1にします。

作り方
1 生だらはAの塩とこしょうを振り、小麦粉をまぶす。
2 玉ねぎ、パプリカ、ズッキーニは7mm角に切る。
3 フライパンに植物油を入れて強火で熱し、1を入れて両面に焼き色をつける。あいているところに2を加えて炒め、塩と白こしょう、白ワインを振りかけ、ふたをして弱火で蒸し、魚に火を通す。最後にバルサミコ酢を振り、火を止める。
4 3のたらを器に盛り、炒め合わせた野菜と汁（野菜ソース）を上にかけ、イタリアンパセリなどのハーブを添える。

（本城）

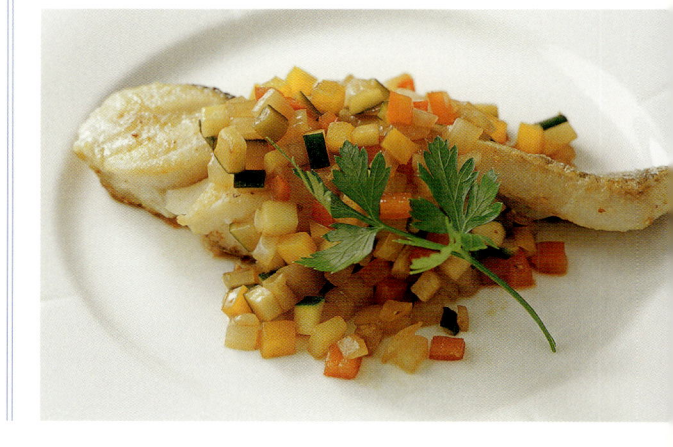

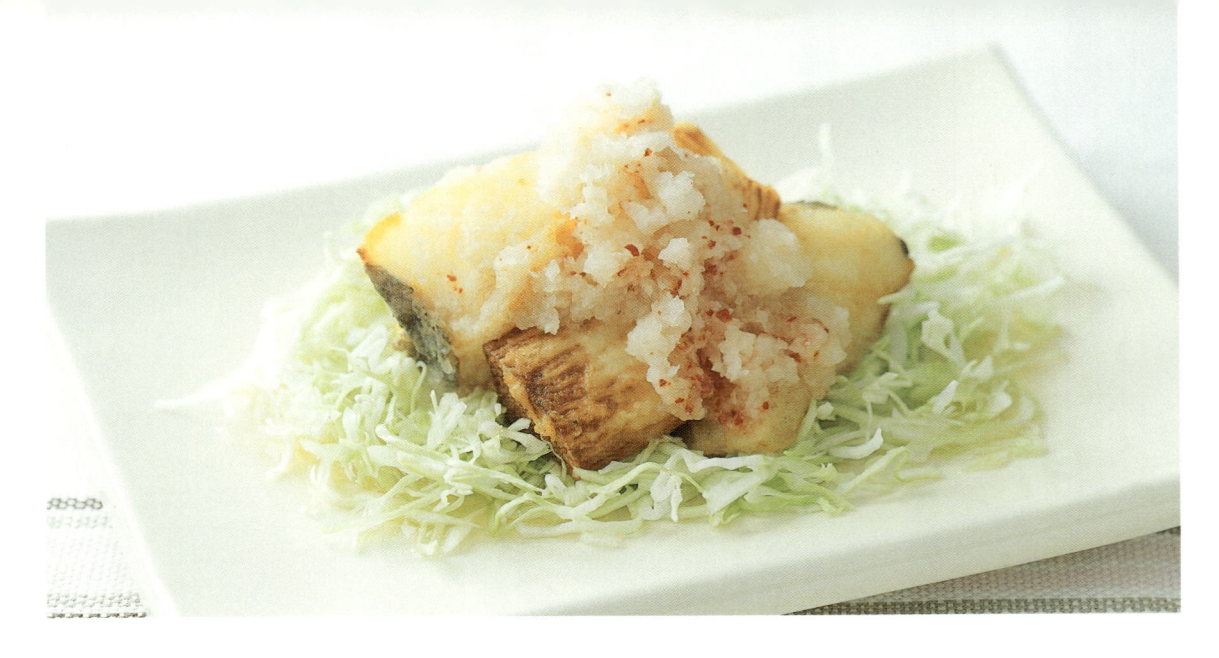

かたくり粉は薄くつけて余分なオイルをカット

たらと長いものから揚げ

副菜 B

1800・2000kcalを選択する場合	1400・1600kcalを選択する場合
220kcal　コレステロール**46**mg 食物繊維**1.4**g　塩分**1.5**g	**180**kcal　コレステロール**35**mg 食物繊維**1.3**g　塩分**1.5**g

作り方

1. 生だらは3等分に切り、塩、こしょうを振り、かたくり粉を薄くまぶす。
2. 長いもは大きめの角切りにし、かたくり粉を薄くまぶす。
3. キャベツはせん切りにする。
4. 揚げ油を170度に熱し、**1**と**2**をそれぞれカラリと揚げる。
5. 鍋に**A**を入れて強火にかけ、煮立ったら火を止め、大根おろしと一味とうがらしをまぜたものを加える。
6. 器に**3**を広げ、揚げたての**4**を盛り、**5**をかける。

（大越）

材料（1人分）
1800・2000kcalを選択する場合

- ★生だら（切り身）……………… 80g
- ★長いも……………………………… 50g
- キャベツ………………… 1/2枚（30g）
- 大根おろし………………… 大さじ2（30g）
- 塩、こしょう………………………… 各少々
- かたくり粉………………………… 適量
- A ┬ だし汁………………………… 大さじ3
　　├ 薄口しょうゆ………………… 小さじ1
　　└ みりん……………………… 小さじ1/2
- 一味とうがらし…………………… 少々
- 揚げ油……………………………… 適量

★**1400・1600kcalを選択する場合**
生だら（切り身）の使用量を60gに、長いもを40gにします。

アドバイス たらといえば、ふつう、まだらのことをさします。塩を軽く振った甘塩タイプも多く出回っていますが、塩分をできるだけ控えるため、生だらを使うようにします。
中性脂肪値が高い人は、このメニューを続けて選ばないようにしましょう。

主菜　魚料理

鶏ガラと昆布のうまみで深い味わいに
たらと野菜のスープ煮　副菜A

作り方
1. 生だらは一口大のそぎ切りにし、さっと熱湯をかけ、水洗いする。
2. 白菜は5cm長さの細長い短冊状に切り、まいたけは根元を切り落として食べやすく分ける。
3. 鍋に**A**を入れて強火にかけ、煮立ったら白菜、**1**、まいたけの順に加え、再び煮立ったらアクをとり除き、日本酒を振り入れて中火で煮る。
4. 白菜がやわらかくなったら昆布をとり出し、塩で味をととのえる。仕上げにしょうが汁を加え、ひとまぜして火を止める。
5. **4**を器に盛り、万能ねぎを散らす。　　　（伊藤）

材料（1人分）
1800・2000kcalを選択する場合

生だら（切り身）	120g
白菜	$\frac{1}{2}$枚（50g）
まいたけ	$\frac{1}{3}$パック（30g）
しょうが汁	小さじ$\frac{1}{4}$
万能ねぎ（小口切り）	1本分
A　鶏ガラスープの素（顆粒）	小さじ$\frac{1}{2}$
昆布	3cm
水	1$\frac{1}{2}$カップ
日本酒	小さじ1
塩	少々

★1400・1600kcalを選択する場合
1800・2000kcalを選択する場合と同じです。

1800・2000kcalを選択する場合
110kcal　コレステロール70mg
食物繊維1.6g　塩分1.4g

1400・1600kcalを選択する場合
110kcal　コレステロール70mg
食物繊維1.6g　塩分1.4g

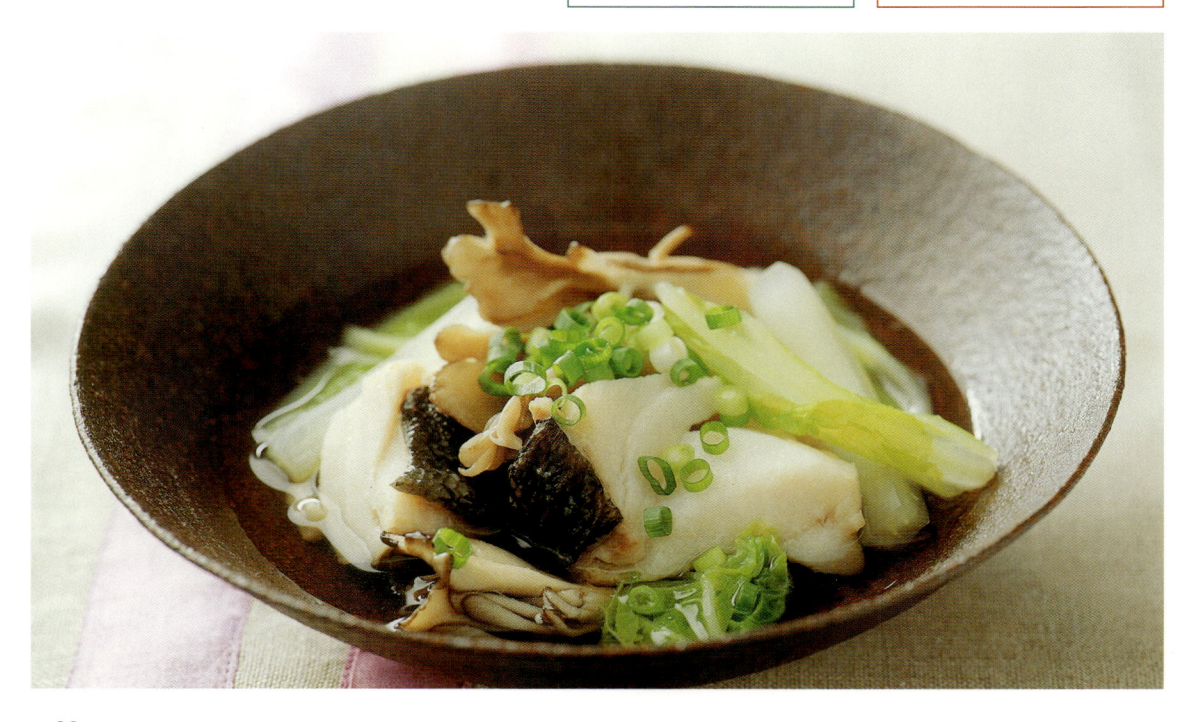

ぶりのさっと煮

しょうがを皮ごと使って風味よく

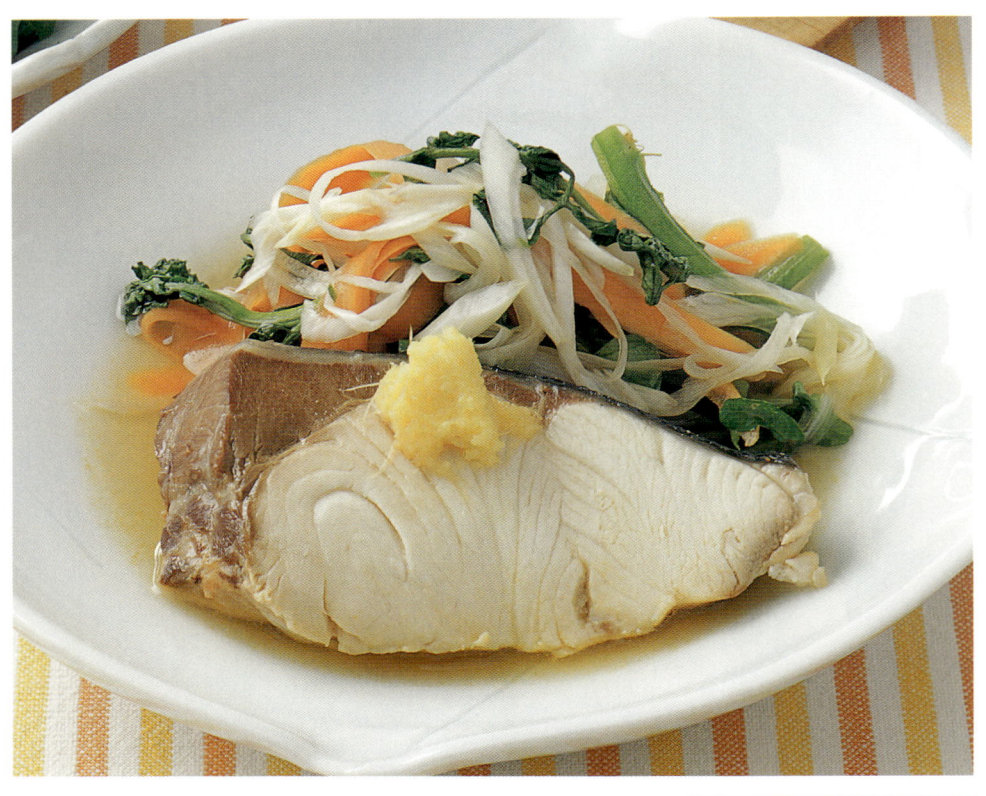

副菜 B

作り方

1. ぶりはざるにのせて熱湯をかけ、氷水にとってからキッチンペーパーで水けをふく。
2. にんじんはピーラーで薄く長くそぐ。クレソンは4cm長さに切る。長ねぎは縦半分に切ってから斜めに薄切りにする。
3. しょうがは皮をむいて(皮はとっておく)、すりおろす。
4. 鍋にしょうがの皮とAを入れて強火で煮立てる。1を入れて落としぶたをし、七分どおり火が通るまで弱めの中火で6〜8分煮る。
5. 4に、にんじん、クレソン、長ねぎの順に加え、にんじんがしんなりするまで煮る。
6. 器にぶりを盛って野菜を添え、煮汁をかけて3のおろししょうがをぶりにのせる。(今泉)

1800・2000kcalを選択する場合
210kcal　コレステロール 43mg
食物繊維 1.6g　塩分 1.6g

1400・1600kcalを選択する場合
160kcal　コレステロール 29mg
食物繊維 1.6g　塩分 1.5g

材料(1人分)
1800・2000kcalを選択する場合

- ★ぶり(切り身)　　　60g
- にんじん　　　3cm(30g)
- クレソン　　　3本(15g)
- 長ねぎ　　　1/4本(15g)
- しょうが　　　5g
- A
  - だし汁　　　1/2カップ
  - 薄口しょうゆ、みりん　各大さじ1/2
  - 日本酒　　　大さじ1 1/2

★**1400・1600kcalを選択する場合**
ぶり(切り身)の使用量を40gにします。

主菜　魚料理

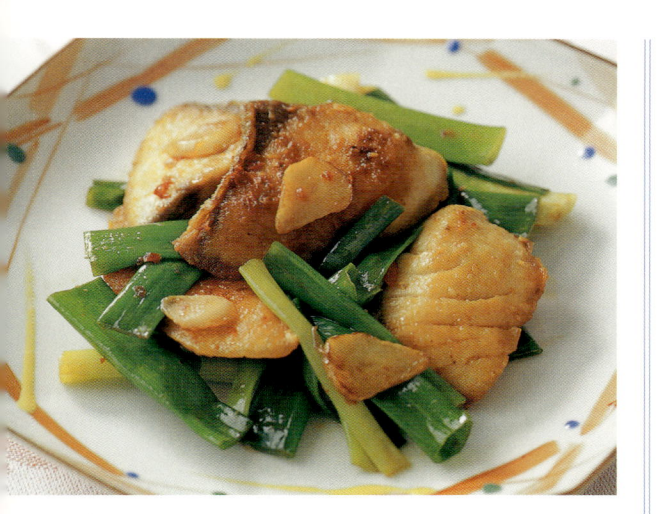

カロテン満点の緑黄色野菜と組み合わせて
ぶりとわけぎの中華風炒め　副菜 B

材料（1人分）
1800・2000kcalを選択する場合

- ★ぶり（切り身）……………… 60g
- わけぎ………………… 3本（50g）
- にんにく………………… $\frac{1}{4}$片
- A ┌ 塩……………………… 少々
　　└ 日本酒……………… 大さじ$\frac{1}{2}$
- ★小麦粉……………… 大さじ$\frac{1}{2}$
- 豆板醤（トウバンジャン）……… 小さじ$\frac{1}{4}$
- 日本酒………………… 大さじ$\frac{1}{2}$
- しょうゆ、みりん……… 各大さじ$\frac{1}{4}$
- ★植物油……………… 大さじ$\frac{1}{4}$

1800・2000kcalを選択する場合
240kcal
コレステロール43mg
食物繊維1.7g
塩分1.7g

1400・1600kcalを選択する場合
180kcal
コレステロール29mg
食物繊維1.7g
塩分1.6g

★1400・1600kcalを選択する場合
ぶり（切り身）の使用量を40gに、小麦粉を小さじ1に、植物油を小さじ$\frac{1}{2}$にします。

作り方
1. ぶりは4つに切り、**A**を振って、しばらくおく。
2. わけぎは4cm長さに切る。にんにくは薄切りにする。
3. **1**の水けをキッチンペーパーでふき、小麦粉をまぶす。
4. フライパンに植物油を入れて弱火で豆板醤を炒め、香りが出たら**2**のにんにくを加えて炒め合わせる。**3**を入れて中火で両面に焼き色をつけ、**2**のわけぎを加える。日本酒を振り入れて大きく炒め合わせ、火を弱めしょうゆとみりんを加えてからめ、火を止める。　　（本城）

大根を多めに使って、薄味に
ぶり大根　副菜 B

材料（1人分）
1800・2000kcalを選択する場合

- ★ぶり（切り身）……………… 60g
- ★大根……………… 約4cm（120g）
- ごぼう………………………… 20g
- A ┌ 日本酒……………… 小さじ2
　　└ 水…………………… $\frac{1}{4}$カップ
- しょうが（薄切り）……………… 1枚
- みりん………………… 大さじ$\frac{1}{2}$
- B ┌ 砂糖………………… 小さじ1
　　└ しょうゆ……………… 小さじ1
- しょうが（ごく細いせん切り）…… 少々

1800・2000kcalを選択する場合
240kcal
コレステロール43mg
食物繊維2.8g
塩分1.0g

1400・1600kcalを選択する場合
190kcal
コレステロール29mg
食物繊維2.5g
塩分0.9g

★1400・1600kcalを選択する場合
ぶり（切り身）の使用量を40gに、大根を3cm（100g）にします。

作り方
1. ぶりは大きめの一口大に切り、ざるにのせて熱湯を回しかけ、くさみを抜く。そのあと冷水にとり、キッチンペーパーで水けをふく。
2. 大根は2cm厚さの半月切りにし、耐熱皿に並べてラップをかけ、電子レンジで5分加熱する。
3. ごぼうは3cm長さに切り、水に10分ほどつけてアクを抜く。
4. **1**～**3**を鍋に入れ、**A**を加えて中火にかけ、煮立てる。しょうがの薄切りとみりんを加え、落としぶたをして弱めの中火で10分ほど煮る。
5. **4**に**B**を加え、落としぶたをしてさらに弱火で5分ほど煮含める。
6. 器に盛り、ごく細いせん切りにしたしょうがをのせる。　　（貴堂）

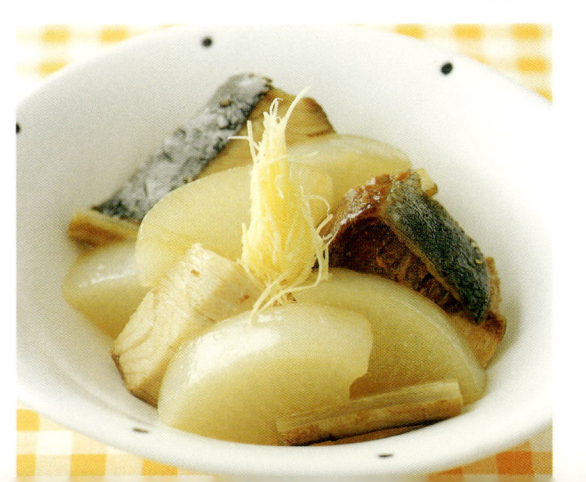

ぶりの鍋照り焼き

少量の調味料でおいしさを引き出す

副菜 B

1800・2000kcalを選択する場合
220 kcal　コレステロール **43** mg
食物繊維 **2.6** g　塩分 **2.0** g

1400・1600kcalを選択する場合
170 kcal　コレステロール **29** mg
食物繊維 **2.6** g　塩分 **1.6** g

材料（1人分）
1800・2000kcalを選択する場合

★ぶり（切り身）	60g
ブロッコリー	$\frac{1}{2}$ 株（60g）
A ★砂糖	小さじ1
A みりん	小さじ1
A ★しょうゆ	小さじ1
A 日本酒	小さじ1
塩	少々
しょうゆ	小さじ $\frac{1}{2}$
練りがらし	少々
植物油	小さじ $\frac{1}{4}$

★ **1400・1600kcalを選択する場合**
ぶり（切り身）の使用量を40gに、砂糖を小さじ $\frac{1}{2}$ に、しょうゆを小さじ $\frac{2}{3}$ にします。

作り方

1 ぶりはざるにのせて塩を振り、10分おく。浮いてきた水けはキッチンペーパーでふきとる。

2 ブロッコリーは小房に分け、鍋に沸かした熱湯で好みのかたさに強火でゆでる。水けをきり、しょうゆと練りがらしであえておく。

3 フライパンを熱して植物油を薄くひき、1を盛りつけたときに表になる面を下にして入れて中火で3～4分焼く。こんがりと焼き色がついたら裏返して同様に焼き、九分どおり火が通ったらいったんとり出す。

4 3のフライパンの油や魚から出た余分な脂をキッチンペーパーでふきとり、Aを加えて強火で煮立てる。

5 4に3のぶりを戻し入れ、たれを手早くからめて火を止める。

6 5を器に盛り、2をつけ合わせる。

（貴堂）

主菜　魚料理

ぶりのソテー黒酢風味

黒酢の個性的な香りが味に深みをプラス

副菜 B

1800・2000kcalを選択する場合	1400・1600kcalを選択する場合
240kcal　コレステロール43mg 食物繊維1.0g　塩分1.1g	170kcal　コレステロール29mg 食物繊維1.0g　塩分1.0g

作り方

1. ぶりはこしょうを振る。
2. 大根は1cm厚さの半月切りにし、鍋に沸かした熱湯で5分ほど中火で下ゆでし、葉もさっとゆでておく。いずれも水けをきっておく。
3. フライパンに植物油を入れて強火で熱し、**2**の大根を入れて両面を中火で色よく焼き、器にとり出す。
4. **3**のフライパンに**1**を入れ、強火で焼く。片面がこんがりと焼けたら裏返して日本酒を振り、ふたをして火を弱め蒸し焼きにする。火が通ったら、器に**3**の大根とともに盛り合わせる。
5. **4**のフライパンに**A**を入れて中火で一煮立ちさせ、ぶりと大根にかけ、大根の葉を散らす。

（大越）

材料（1人分）
1800・2000kcalを選択する場合

- ★ぶり（切り身）……………………60g
- 大根……………………2cm（60g）
- 大根の葉（小口切り）……………少々
- こしょう……………………………少々
- 日本酒……………………………小さじ2
- A
  - 黒酢……………………大さじ1/2
  - みりん……………………小さじ1
  - しょうゆ…………………小さじ1
  - 練りわさび………………小さじ1/3
- ★植物油……………………………小さじ1

→ ★1400・1600kcalを選択する場合
ぶり（切り身）の使用量を40gに、植物油を小さじ1/2にします。

まぐろの湯引き サラダ仕立て

すりごまを加えてドレッシングに一工夫

副菜 A

1800・2000kcalを選択する場合	1400・1600kcalを選択する場合
160kcal　コレステロール40mg	120kcal　コレステロール30mg
食物繊維2.2g　塩分1.1g	食物繊維1.9g　塩分1.1g

材料（1人分）
1800・2000kcalを選択する場合

- ★まぐろ赤身（刺し身用のさく）……80g
- 水菜……………………………………30g
- 紫玉ねぎ………………………………30g
- しょうが………………………………10g
- A
  - しょうゆ、レモン汁……各小さじ1
  - わさび………………………小さじ$\frac{1}{4}$
  - ★すり白ごま…………………小さじ1
  - だし汁または水………………小さじ2

★**1400・1600kcalを選択する場合**
まぐろ赤身（刺し身用のさく）の使用量を60gに、すり白ごまを小さじ$\frac{1}{2}$にします。

作り方

1 まぐろはさくのまま熱湯にさっと通し、表面が白くなったらすぐに氷水にとる。あら熱がとれたら、キッチンペーパーで水けをふいて5～6mm厚さに切る。

2 水菜は2cm長さに切り、紫玉ねぎは薄切りにし、ともに水に10分ほどつけ、シャキッとしたら水けをきる。しょうがはせん切りにする。

3 2の野菜をまぜ、器に少し敷いて1を盛り、残りの野菜はふんわりと盛ってつけ合わせる。

4 小さなボウルにAを合わせてよくまぜ、食卓に出す直前に3にかける。

（伊藤）

主菜　魚料理

大根、にんじん、海藻などのつまをたっぷり添えて
刺し身盛り合わせ

副菜 A

材料（1人分）
1800・2000kcalを選択する場合

- ★まぐろ赤身（刺し身用のさく）……50g
- いか（刺し身用）……………………30g
- ★甘えび……………………………3尾
- 大根………………………………20g
- にんじん…………………………少々
- みょうが………………………$\frac{1}{2}$個
- カットわかめ……………………小さじ1
- しょうが（薄切り）………………1枚
- 青じそ…………………………2〜3枚
- 練りわさび………………………小さじ1
- しょうゆ………………………小さじ$\frac{1}{2}$

1800・2000kcalを選択する場合
130kcal
コレステロール 129mg
食物繊維 1.0g
塩分 1.4g

1400・1600kcalを選択する場合
110kcal
コレステロール 117mg
食物繊維 1.0g
塩分 1.3g

★1400・1600kcalを選択する場合
まぐろ赤身（刺し身用のさく）の使用量を40gに、甘えびを2尾にします。

作り方
1. 大根、にんじん、みょうがはせん切りにし、それぞれ水につけてシャキッとさせる。
2. しょうがもせん切りにする。
3. カットわかめは、水でもどす。
4. まぐろ赤身はそぎ切りにする。いかは細切りにし、甘えびは頭をとり、尾の部分を残して殻をむく。
5. **1**を青じそ、水けをきった**3**、**2**とともに器の奥に盛り、**4**を手前に盛り合わせ、端に練りわさびを添える。しょうゆは小皿に入れて添える。　　（大越）

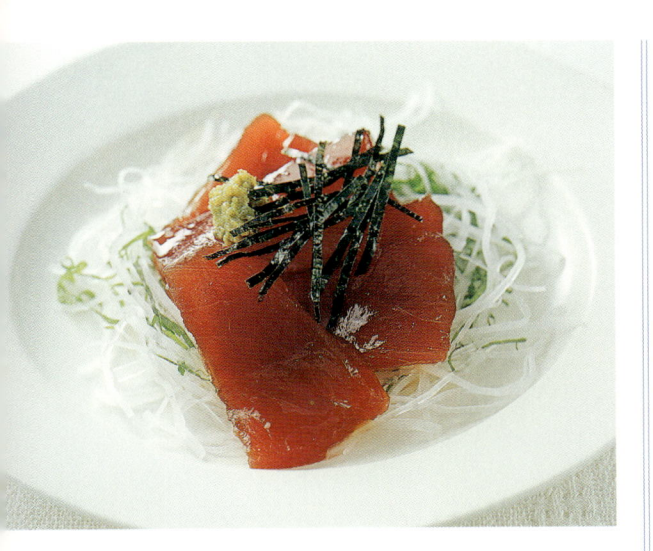

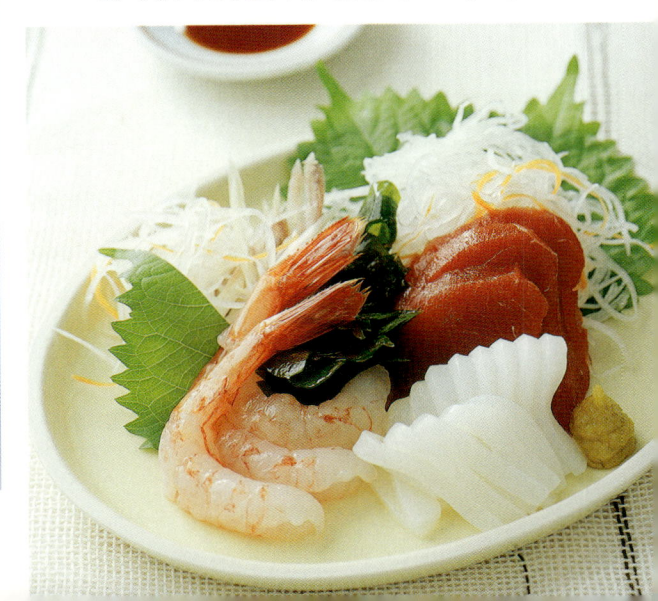

残った刺し身もおいしく変身
まぐろのづけ香味野菜添え

副菜 A　野菜追加

材料（1人分）
1800・2000kcalを選択する場合

- ★まぐろ赤身（刺し身用のさく）……80g
- 大根………………………………20g
- 青じそ……………………………2枚
- 刻みのり、練りわさび…………各少々
- A ┌ しょうゆ……………小さじ1
　　├ 日本酒………………小さじ1
　　└ 練りわさび…………少々

1800・2000kcalを選択する場合
120kcal
コレステロール 40mg
食物繊維 0.6g
塩分 1.1g

1400・1600kcalを選択する場合
100kcal
コレステロール 30mg
食物繊維 0.6g
塩分 1.1g

★1400・1600kcalを選択する場合
まぐろ赤身（刺し身用のさく）の使用量を60gにします。

作り方
1. まぐろ赤身は5〜6mm厚さに切る。
2. ボウルに**A**を合わせてまぜ、ここに**1**をつけて15分ほどおく。
3. 大根と青じそはせん切りにして合わせ、冷水につけてシャキッとさせる。
4. 器に水けをきった**3**を広げ、その上に**2**をおいて、刻みのりと練りわさびをのせる。　　（伊藤）

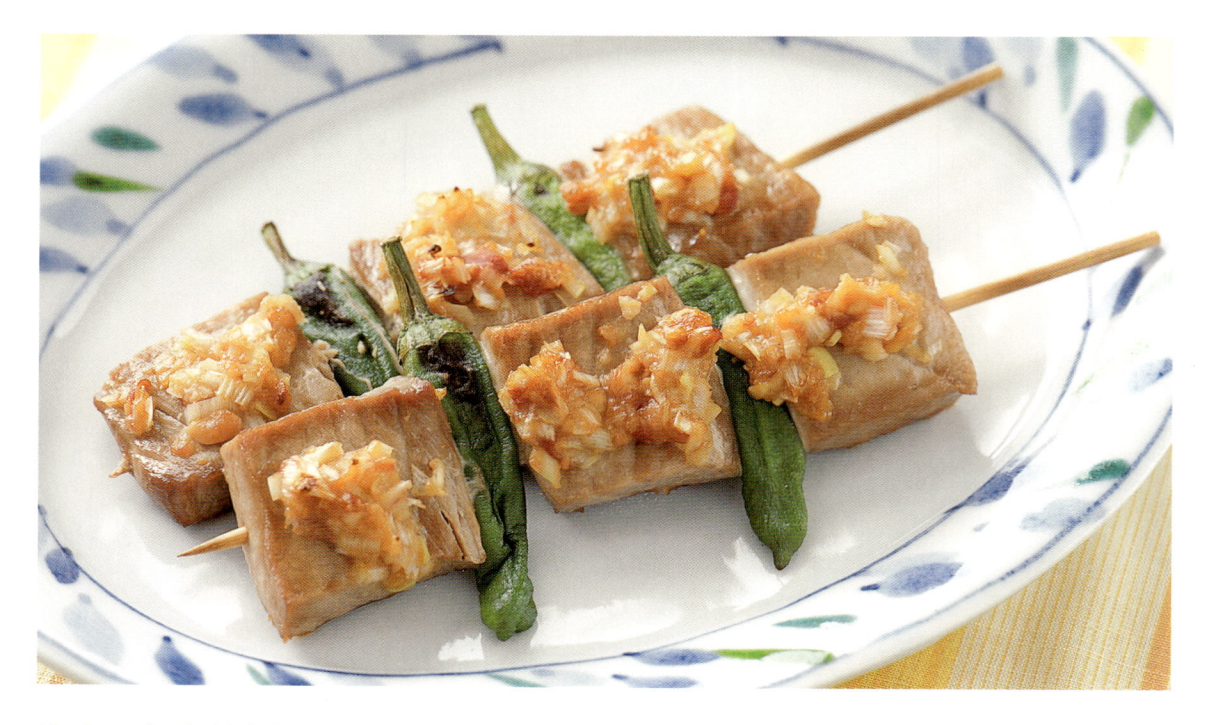

冷めても味が変わらないのでお弁当のおかずにも最適
まぐろの梅みそ串焼き

副菜 A　野菜追加

1800・2000kcalを選択する場合	1400・1600kcalを選択する場合
130kcal　コレステロール40mg	100kcal　コレステロール30mg
食物繊維1.0g　塩分1.4g	食物繊維1.0g　塩分1.4g

作り方

1 まぐろ赤身は1cm厚さに切り、Aをからめて15分おく。
2 小さなボウルにBを合わせてまぜ、梅みそを作る。
3 ししとうがらしと1を竹串に交互に刺し、魚焼きグリルかオーブントースターで焼く。
4 まぐろの色が変わったら2を片面に塗り、こんがりとした焼き色がつくまで焼く。　　（今泉）

材料（1人分）
1800・2000kcalを選択する場合

★まぐろ赤身（刺し身用のさく）……80g
ししとうがらし………………………4本
A ┌ 塩……………………………ごく少々
　└ 日本酒………………………小さじ1
B ┌ 梅干しの果肉、みりん…各小さじ$\frac{1}{4}$
　│ みそ…………………………小さじ1
　└ 長ねぎ（みじん切り）……大さじ1

★1400・1600kcalを選択する場合
まぐろ赤身（刺し身用のさく）の使用量を60gにします。

参考メモ　まぐろのIPAとDHAの含有量は、赤身、中トロ、大トロの順に多くなり、大トロには魚類の中で最も多く含まれています。ただし脂肪が多くエネルギーも高くなることから、赤身の$\frac{1}{3}$程度しか食べることができません。赤身にはIPAとDHAのほかにも、コレステロール低下作用を持つといわれるタウリンなどの有効成分も含まれるので、健康食材としてじょうずに利用しましょう。

主菜　魚料理

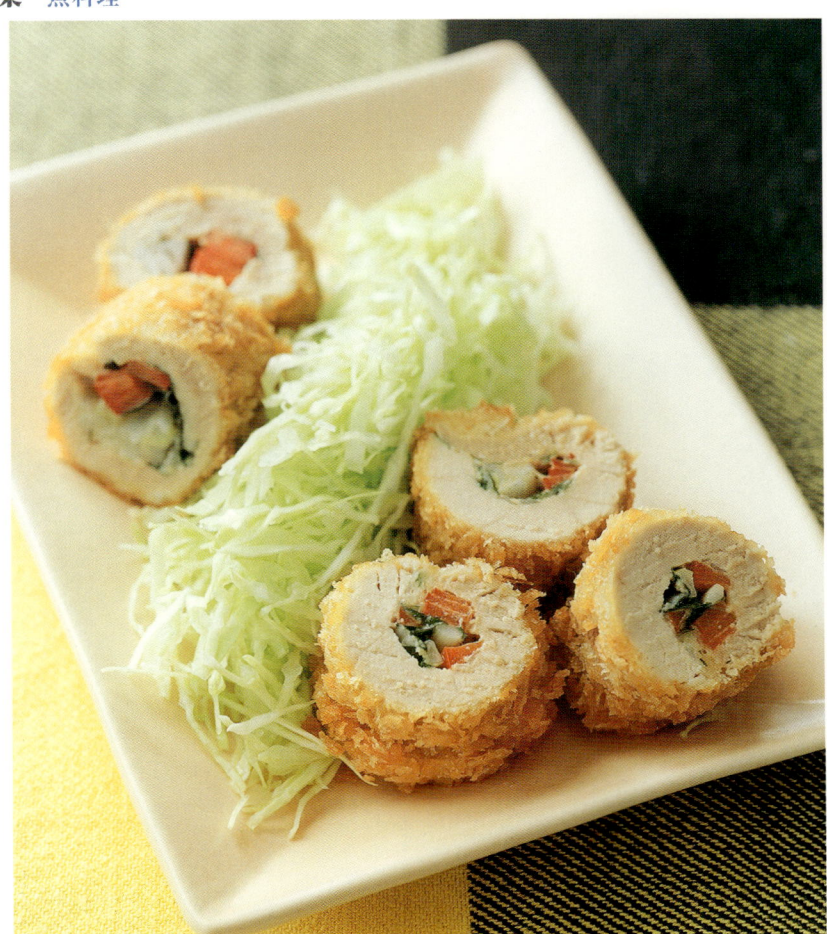

まぐろのロール揚げ

薄くのばしたまぐろで香味野菜を巻いて揚げる

副菜 B

1800・2000kcalを選択する場合
260kcal　コレステロール**82**mg 食物繊維**1.7**g　塩分**1.0**g

1400・1600kcalを選択する場合
200kcal　コレステロール**64**mg 食物繊維**1.7**g　塩分**0.9**g

作り方

1. まぐろ赤身は厚みを半分に切ってAを振り、4〜5分おく。
2. パプリカと長ねぎ、青じそは細切りにし、キャベツはせん切りにする。
3. **1**をラップの上に並べて上からもラップをかけてはさみ、手のひらで軽く押して薄くのばす。上のラップをはずし、**2**のパプリカ、長ねぎ、青じそをのせてくるくると巻く。
4. **3**に小麦粉、とき卵、パン粉の順に衣をつけ、170度くらいに熱した揚げ油でカラリと揚げる。
5. **4**を食べやすく切って器に盛り、**2**のキャベツを添える。キャベツはウスターソースやケチャップなど好みの味つけで食べる。　　（伊藤）

材料（1人分）

1800・2000kcalを選択する場合

- ★まぐろ赤身（刺し身用のさく）……80g
- パプリカ（赤）……15g
- 長ねぎ……5cm
- 青じそ……4枚
- キャベツ……1/2枚（30g）
- 小麦粉、とき卵、パン粉……各適量
- A ┌ しょうゆ……小さじ1/2
  └ 黒こしょう……少々
- ウスターソース、トマトケチャップ（好みで）……各少々
- 揚げ油……適量

★1400・1600kcalを選択する場合
まぐろ赤身（刺し身用のさく）の使用量を60gにします。

中華うま煮

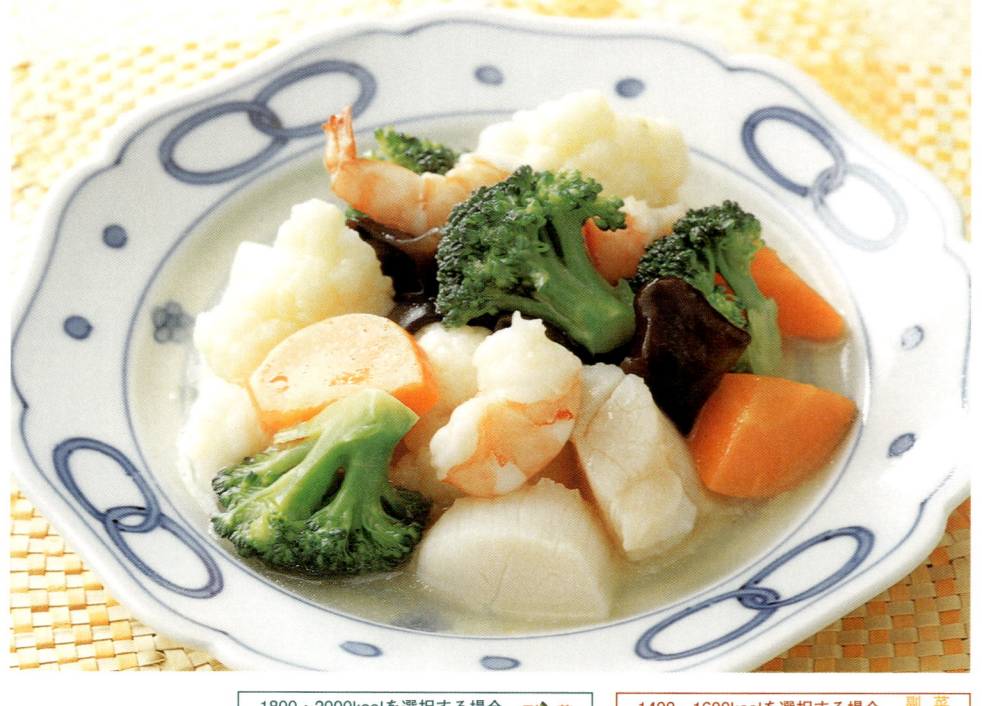

うまみたっぷりの魚介類と野菜がおいしくマッチ

1800・2000kcalを選択する場合 副菜 **A**
160kcal　コレステロール 53mg
食物繊維 4.7g　塩分 1.7g

1400・1600kcalを選択する場合 副菜 **B**
160kcal　コレステロール 53mg
食物繊維 4.7g　塩分 1.7g

材料（1人分）

1800・2000kcalを選択する場合

えび（無頭・殻つき）	2尾（40g）
ほたて貝柱	1個（25g）
ブロッコリー	3房（45g）
カリフラワー	3房（45g）
にんじん	3cm（30g）
きくらげ（乾燥）	1個
かたくり粉	適量
A 日本酒	大さじ1
鶏ガラスープの素（顆粒）、かたくり粉	各小さじ1
塩	少々
水	1/2カップ
植物油	小さじ3/4

★**1400・1600kcalを選択する場合**
1800・2000kcalを選択する場合と同じです。

作り方

1 ブロッコリーとカリフラワーは小房に分け、にんじんは小さめの乱切りにし、きくらげはもどして石づきをとって食べやすい大きさに切る。ほたては半分に切り、えびは殻をむく。えびとほたてはかたくり粉をまぶす。

2 鍋に沸かした熱湯に植物油と塩各少々（ともに分量外）を入れ、にんじん、カリフラワー、ブロッコリーの順に入れてややかためにゆで、えびとほたても入れてすぐにざるに上げる。

3 中華鍋に植物油を入れて強火で熱し、きくらげを炒める。油が回ったら2を加え、Aを加えてよくまぜ、一煮立ちしたら火を止める。（佐伯）

主菜　シーフード料理

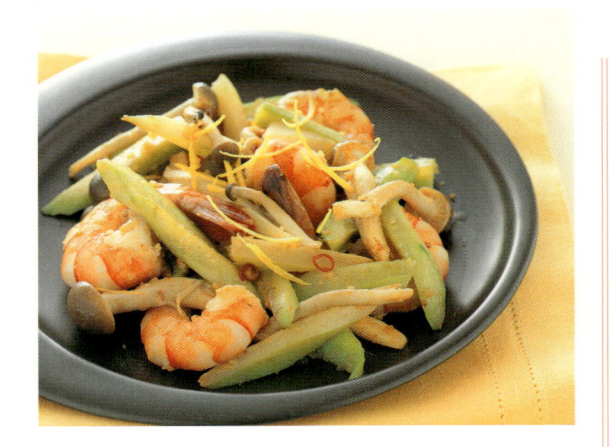

レモンの酸味と香り、ナンプラーでエスニックな味わいに変身

えびときゅうり、セロリのエスニック炒め　副菜A

材料（1人分）
1800・2000kcalを選択する場合

★えび（無頭・殻つき）	5尾（100g）	
★きゅうり	1本	
セロリ	$\frac{1}{5}$本	
しめじ	$\frac{1}{3}$パック	
レモンのしぼり汁	$\frac{1}{4}$個分	
レモンの皮（ごく細いせん切り）	少々	
A　しょうが（みじん切り）	小さじ1	
赤とうがらし（小口切り）	1本分	
B　日本酒	大さじ1	
ナンプラー	小さじ1	
※ナンプラーについては39ページ参照。		
★植物油	小さじ1	

1800・2000kcalを選択する場合
160kcal
コレステロール115mg
食物繊維3.0g
塩分1.7g

1400・1600kcalを選択する場合
120kcal
コレステロール90mg
食物繊維2.6g
塩分1.6g

★**1400・1600kcalを選択する場合**
えび（無頭・殻つき）の使用量を4尾（80g）に、きゅうりを$\frac{2}{3}$本に、植物油を小さじ$\frac{1}{2}$にします。

作り方
1. えびは尾を残して殻をむき、背わたをとる。
2. きゅうりは縦半分に切ったあと、1cm厚さの斜め切りにする。セロリも1cm厚さの斜め切りにし、しめじは根元を切り落とし、小分けにする。
3. フライパンに植物油と**A**を入れて弱火で炒め、香りが出たら**1**と**2**を入れて強火で炒め合わせる。
4. えびの色が変わったら**B**で味つけし、レモンのしぼり汁を加えて火を止める。
5. **4**を器に盛り、レモンの皮を散らす。　　（伊藤）

えびのプリプリした食感が楽しめる人気メニューを電子レンジでお手軽に

ぷっくりえびのチリソース　副菜A

材料（1人分）
1800・2000kcalを選択する場合

★むきえび	80g	
もやし	$\frac{1}{5}$袋（50g）	
長ねぎ	$\frac{1}{3}$本（20g）	
しょうが（薄切り）	2枚	
にんにく	$\frac{1}{4}$片	
香菜（シャンツァイ）	適量	
かたくり粉	少々	
A　トマトケチャップ	大さじ1	
砂糖	小さじ$\frac{1}{2}$	
しょうゆ	小さじ$\frac{1}{4}$	
日本酒、豆板醤（トウバンジャン）	各小さじ$\frac{1}{3}$	
★ごま油	小さじ$\frac{1}{3}$	
鶏ガラスープの素（顆粒）	小さじ$\frac{1}{6}$	
水	大さじ3	
こしょう	少々	
かたくり粉	小さじ1	

1800・2000kcalを選択する場合
150kcal
コレステロール128mg
食物繊維1.7g
塩分1.8g

1400・1600kcalを選択する場合
120kcal
コレステロール96mg
食物繊維1.7g
塩分1.7g

★**1400・1600kcalを選択する場合**
むきえびの使用量を60gに、ごま油を小さじ$\frac{1}{4}$にします。

作り方
1. えびは背わたをとってボウルに入れ、かたくり粉を加えて手でもみ込んでから、水で洗う。
2. 長ねぎ、しょうが、にんにくはみじん切りにして耐熱ボウルに入れ、**A**の調味料を加えてまぜる。
3. **2**にキッチンペーパーで水けをふきとった**1**も加えて軽くまぜ、ラップをかけて電子レンジで2分20秒加熱し、全体をまぜる。
4. もやしはひげ根をつみとって耐熱皿にのせ、ラップをかけて電子レンジで1分加熱する。
5. 盛り皿に**4**を敷き、**3**をのせて香菜を飾る。（伊藤）

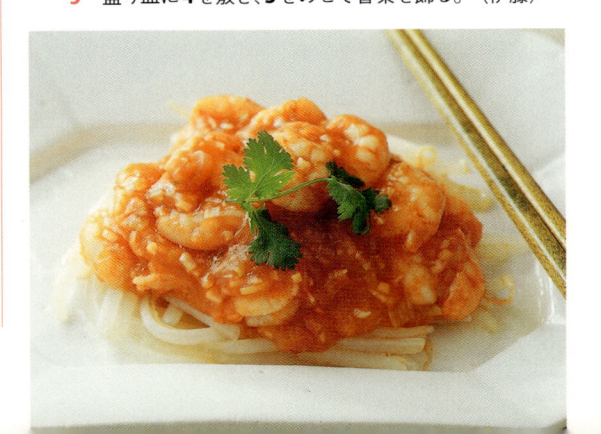

いかと夏野菜の煮物

夏野菜のさわやかさが味のアクセントに

副菜 B

1800・2000kcalを選択する場合	1400・1600kcalを選択する場合
190kcal　コレステロール270mg 食物繊維3.0g　塩分1.8g	150kcal　コレステロール216mg 食物繊維3.0g　塩分1.6g

材料（1人分）

1800・2000kcalを選択する場合

- ★いか（胴・内臓を除いたもの）……1/2ぱい（100g）
- 完熟トマト…………………………1/2個（80g）
- なす…………………………………1/2個（35g）
- ズッキーニ…………………………1/4本（40g）
- 玉ねぎ………………………………1/6個（30g）
- セロリ………………………………10g
- A ┌ にんにく（みじん切り）……1/4片分
- 　 └ 赤とうがらし（小口切り）…1/4本分
- 塩……………………………………小さじ1/6
- こしょう……………………………少々
- ★オリーブ油………………………大さじ1/2

➡ **1400・1600kcalを選択する場合**
いか（胴）の使用量を80gに、オリーブ油を小さじ1にします。

作り方

1. いかは皮つきのまま7mm幅の輪切りにする。
2. トマト、なす、ズッキーニ、玉ねぎ、セロリはいずれも1.5cm角に切る。
3. 鍋にオリーブ油とAを入れて弱火で炒め、香りが出たら1と2を加えて強火でさっと炒め合わせる。
4. いかの色が白く変わったらふたをして、野菜が煮くずれして味がなじむまで弱火で煮込み、塩とこしょうで味をととのえて火を止める。（本城）

参考メモ　いかとたっぷりの野菜を使った低エネルギーな一品です。抗酸化成分リコピンが豊富に含まれるトマトもいっしょにとれ、ボリュームもおいしさも大満足。

主菜　シーフード料理

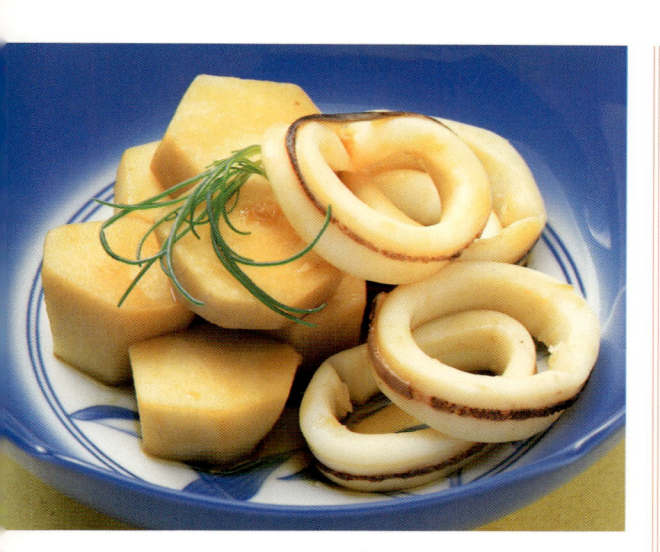

いかのうまみを里いもに移して煮込む
いかと里いもの煮物　副菜 A

材料（1人分）
1800・2000kcalを選択する場合

- いか（胴・内臓を除いたもの）……… $\frac{1}{4}$ばい（50g）
- ★里いも……………… 小3個（90g）
- あればディルなどのハーブ …… 少々
- A
  - だし汁 ………………… $\frac{1}{2}$カップ
  - ★しょうゆ ……………… 小さじ2
  - ★みりん ………………… 小さじ2
  - ★日本酒 ………………… 小さじ2

1800・2000kcalを選択する場合
150kcal
コレステロール 135mg
食物繊維 2.1g
塩分 2.2g

1400・1600kcalを選択する場合
120kcal
コレステロール 135mg
食物繊維 1.4g
塩分 1.8g

★1400・1600kcalを選択する場合
里いもの使用量を小2個（60g）に、しょうゆ、みりん、日本酒を各小さじ$1\frac{1}{2}$にします。

作り方
1. いかは皮ごと8mm幅の輪切りにする。
2. 里いもは1～2cm厚さに切る。
3. 鍋にAを入れて強火にかけ、煮立ったら1を入れてさっと煮、いったんとり出す。
4. 残った煮汁で2をやわらかくなるまで弱火で煮る。煮汁が少なくなったらいかを戻し入れ、一煮立ちさせて火を止める。
5. 4を器に盛り合わせ、ディルなどのハーブを飾る。

（佐伯）

アドバイス 中性脂肪値が高い人は、このメニューを続けて選ばないようにしましょう。

ごま油と実ざんしょうでコクと香りを添えた
いかとえびの香り酢炒め　副菜 B　野菜追加

材料（1人分）
1800・2000kcalを選択する場合

- ★いか（胴・内臓を除いたもの）…… 60g
- えび（無頭・殻つき）……… 3尾（60g）
- 長ねぎ……………… $\frac{1}{3}$本（20g）
- しょうが、赤とうがらし …… 各少々
- 実ざんしょう……………… 少々
- 塩、こしょう……………… 各少々
- A
  - 日本酒、酢 ……… 各大さじ$\frac{1}{2}$
  - スープ ……………… $\frac{1}{2}$カップ
  - かたくり粉 ………… 小さじ$\frac{2}{3}$
- ★植物油……………… 大さじ$\frac{1}{2}$
- ★ごま油……………… 小さじ$\frac{1}{2}$

※スープは、鶏ガラスープの素（顆粒）小さじ$\frac{1}{6}$を湯$\frac{1}{2}$カップにとかしたもの。

1800・2000kcalを選択する場合
200kcal
コレステロール 229mg
食物繊維 0.5g
塩分 1.3g

1400・1600kcalを選択する場合
150kcal
コレステロール 175mg
食物繊維 0.5g
塩分 1.1g

★1400・1600kcalを選択する場合
いか（胴）の使用量を40gに、植物油を小さじ1に、ごま油を小さじ$\frac{1}{4}$にします。

作り方
1. いかは皮をむき、斜め格子にこまかな切り目を入れて一口大の短冊に切る。
2. えびは殻つきのまま背側に切り込みを入れて背わたをとり、塩とこしょうを振る。
3. 長ねぎは斜めぶつ切りにし、しょうがはせん切りに、赤とうがらしは種を除いて小口切りにする。
4. フライパンに植物油と3を入れて弱火で炒め、香りが出たら1と2を加えて強火で炒め合わせる。全体に油が回ったら、Aを加えてとろみがつくまで中火で煮、実ざんしょうとごま油を加えてひとまぜし、火を止める。

（竹内）

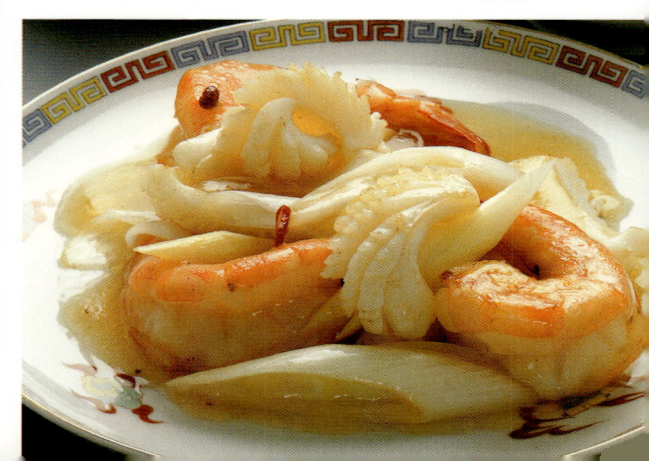

海の幸のおいしい組み合わせ

カキとかにの昆布蒸し

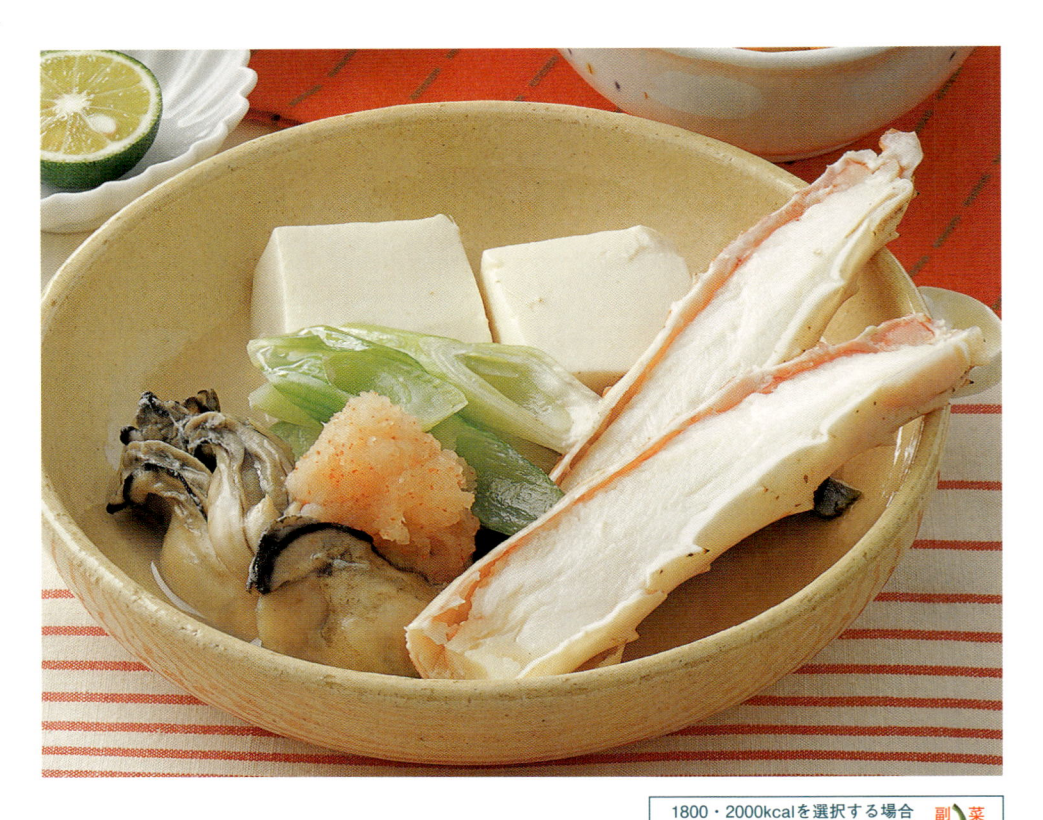

副菜 B

1800・2000kcalを選択する場合 副菜 A
160 kcal　コレステロール 52 mg　食物繊維 1.7 g　塩分 2.0 g

1400・1600kcalを選択する場合 副菜 B
160 kcal　コレステロール 52 mg　食物繊維 1.7 g　塩分 2.0 g

材料（1人分）
1800・2000kcalを選択する場合

カキ	4個（60g）
かに（殻つき）	75g
絹ごし豆腐	1/4丁（75g）
長ねぎ	1/4本（15g）
大根	1cm（30g）
一味とうがらし	少々
すだち	1/2個
A 昆布	5×7cmのもの 1枚
水	1/4カップ
日本酒	大さじ2
ポン酢しょうゆ（市販品）	小さじ1

★1400・1600kcalを選択する場合
1800・2000kcalを選択する場合と同じです。

作り方

1　土鍋など、食卓に出せる保温性の高いひとり分用の鍋にAを入れて、昆布がしんなりするまでおく。

2　カキはボウルに入る大きさのざるに入れ、塩小さじ1（分量外）を振りかけて、ざるを揺ってぬめりを出す。これを水をはったボウルに重ね、ざるを揺すりながら振り洗いする。塩が完全にとれるまで水をかえ、水けをきる。かには殻ごと斜めに切る。

3　絹ごし豆腐は2つに切る。長ねぎは斜め1cm幅に切る。

4　大根をすりおろして水けを軽くしぼり、一味とうがらしをまぜてもみじおろしを作る。

5　1に3を入れて強火で煮立て、カキを加えてふたをし、弱火で2分煮る。カキを裏返して、かにを加えて再びふたをし、さらに1分ほど弱火で煮る。

6　5を鍋ごと食卓に出し、4とすだちを添え、ポン酢しょうゆをかける。

（今泉）

82

主菜　シーフード料理

オイスターソースのコクとうまみで相乗効果

カキのオイスターソース炒め

作り方

1. カキはボウルに入る大きさのざるに入れ、塩小さじ1（分量外）を振りかけて、ざるを揺すってぬめりを出す。これを水をはったボウルに重ね、ざるを揺すりながら振り洗いする。塩が完全にとれるまで水をかえ、水けをきる。これに**A**をもみ込んで下味をつけておく。
2. きくらげはもどして石づきをとり、ざく切りにする。エリンギは長さを半分に切って薄切りにし、にんにくの芽は4cm長さに切る。
3. フライパンにごま油小さじ$\frac{1}{2}$を熱して**1**を強火で炒め、カキの色が変わったらいったんとり出す。
4. **3**のフライパンに残りのごま油を足し、弱火で長ねぎとしょうがを炒める。香りが出たら**2**を加えて強火で炒め合わせる。
5. 全体に油が回ったらカキを戻し入れ、やや火かげんを弱めて**B**を加え、全体にからめる。仕上げに**C**を回し入れてとろみをつけ、火を止める。　　　　　（貴堂）

材料（1人分）

1800・2000kcalを選択する場合

カキ	4個（60g）
エリンギ	$\frac{1}{2}$本（20g）
にんにくの芽	6本（50g）
きくらげ（乾燥）	5個
長ねぎ（斜め薄切り）	$\frac{1}{3}$本分（20g）
しょうが（せん切り）	少々
A ┌ しょうゆ	小さじ$\frac{1}{6}$
├ 日本酒	小さじ$\frac{1}{3}$
└ かたくり粉	小さじ$\frac{2}{3}$
B ┌ 日本酒	小さじ1
├ 砂糖、しょうゆ	各小さじ$\frac{1}{3}$
├ オイスターソース	小さじ$\frac{1}{2}$
├ 水	大さじ1
└ 鶏ガラスープの素（顆粒）	小さじ$\frac{1}{3}$
C ┌ かたくり粉	小さじ$\frac{2}{3}$
└ 水	小さじ$1\frac{1}{3}$
ごま油	小さじ1

★**1400・1600kcalを選択する場合**
1800・2000kcalを選択する場合と同じです。

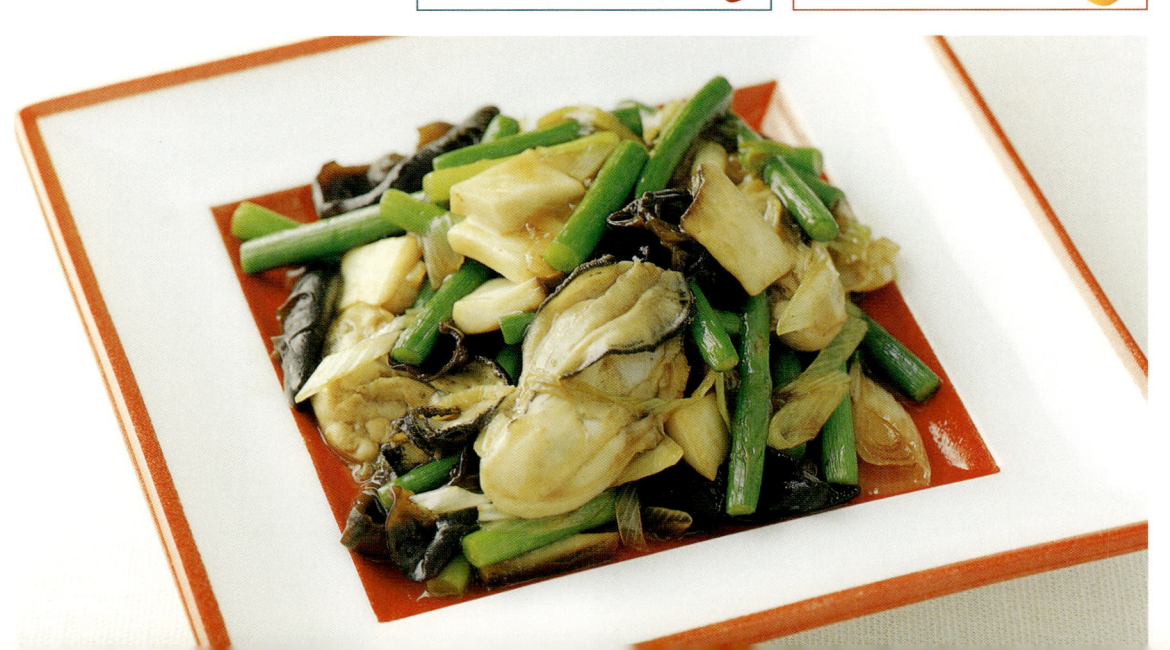

1800・2000kcalを選択する場合 副菜A
150kcal　コレステロール 31mg
食物繊維 6.1g　塩分 1.9g

1400・1600kcalを選択する場合 副菜B
150kcal　コレステロール 31mg
食物繊維 6.1g　塩分 1.9g

たこと大根の含め煮

あっさりした上品な味わいの煮物

副菜 B

1800・2000kcalを選択する場合	1400・1600kcalを選択する場合
200 kcal　コレステロール **105** mg　食物繊維 **7.3** g　塩分 **2.6** g	**170** kcal　コレステロール **75** mg　食物繊維 **6.5** g　塩分 **2.5** g

材料（1人分）

1800・2000kcalを選択する場合

- ★ゆでだこの足 …………… 小1本（70g）
- 大根 …………………………… 5cm（150g）
- ★ごぼう …………………… $\frac{1}{3}$本（55g）
- モロッコいんげん ………… 3本（45g）
- A ┌ 水 ………………………… $2\frac{1}{2}$カップ
- 　├ 昆布 …………………… 10cm角1枚
- 　└ 日本酒 ………………… 大さじ2
- B ┌ みりん ………………… 小さじ1
- 　└ 塩 …………………… 小さじ$\frac{1}{6}$
- しょうゆ …………………… 小さじ1

★**1400・1600kcalを選択する場合**
ゆでだこの足の使用量を50gに、ごぼうを$\frac{1}{4}$本（40g）にします。

作り方

1. ゆでだこと大根は一口大の乱切りにする。ごぼうは皮をこそげて乱切りにし、水に5分ほどつけてアクを抜く。
2. モロッコいんげんは鍋に沸かした熱湯でさっと強火でゆで、水にとって2cm長さに切る。
3. 鍋にAと1を入れて強火にかけ、煮立ったら中火で10分ほど煮る。
4. 野菜がほぼやわらかくなったらBを加え、途中しょうゆも加えて、さらにやわらかくなるまで弱火でコトコト煮含める。
5. 4を器に盛り、2を彩りよく散らす。

（伊藤）

参考メモ　モロッコいんげんはいんげん豆の品種のひとつで、1年に3回も収穫できることから別名を三度豆とも呼ばれます。長さが15cm近くもあり、筋がなく、やわらかな肉質が特徴です。

主菜　シーフード料理

ゴーヤーの苦みとキムチの辛みが味のアクセントに

たことゴーヤーのキムチ炒め 副菜 B

作り方

1. 木綿豆腐はキッチンペーパーに包んで耐熱皿にのせ、電子レンジで1分30秒加熱して水分を抜き、あらくほぐす。
2. ゴーヤーは縦半分に切ってわたと種をスプーンなどでとり除き、薄切りにする。
3. 白菜キムチはざく切りにする。
4. ゆでだこは7〜8mm厚さに切る。
5. フライパンにごま油としょうがを入れて弱火で炒め、香りが出たら3、2、4、1の順に加えて強火で炒め合わせる。
6. 全体に油が回ったら、Aを加えて調味し、火を止める。
7. 6を器に盛り、枝豆を散らす。　　　（伊藤）

材料(1人分)
1800・2000kcalを選択する場合

- ★ゆでだこの足 ………… 小1本(70g)
- 木綿豆腐 ………………… $\frac{1}{6}$丁(50g)
- ゴーヤー ………………… $\frac{1}{2}$本(90g)
- 白菜キムチ ……………… 20g
- しょうが(みじん切り)… 薄切り1枚分
- ★枝豆(ゆでたもの) …………… 20粒
- A ┌ 日本酒 …………………… 小さじ1
- 　├ しょうゆ ……………… 小さじ$\frac{1}{3}$
- 　└ 塩 ………………………… 少々
- ★ごま油 ………………… 小さじ$1\frac{1}{2}$

★1400・1600kcalを選択する場合
ゆでだこの足の使用量を50gに、枝豆(ゆでたもの)を10粒に、ごま油を小さじ1にします。

1800・2000kcalを選択する場合
210kcal　コレステロール105mg
食物繊維3.5g　塩分1.5g

1400・1600kcalを選択する場合
160kcal　コレステロール75mg
食物繊維3.3g　塩分1.4g

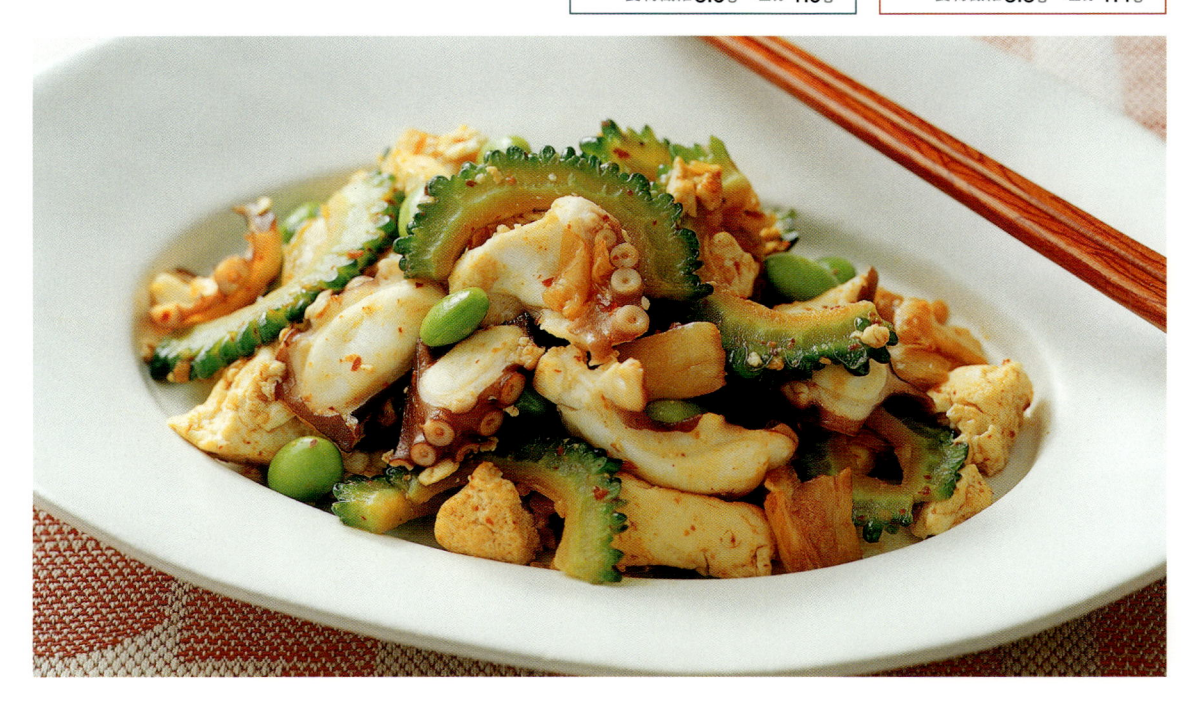

ほたてのソテー パン粉ソース

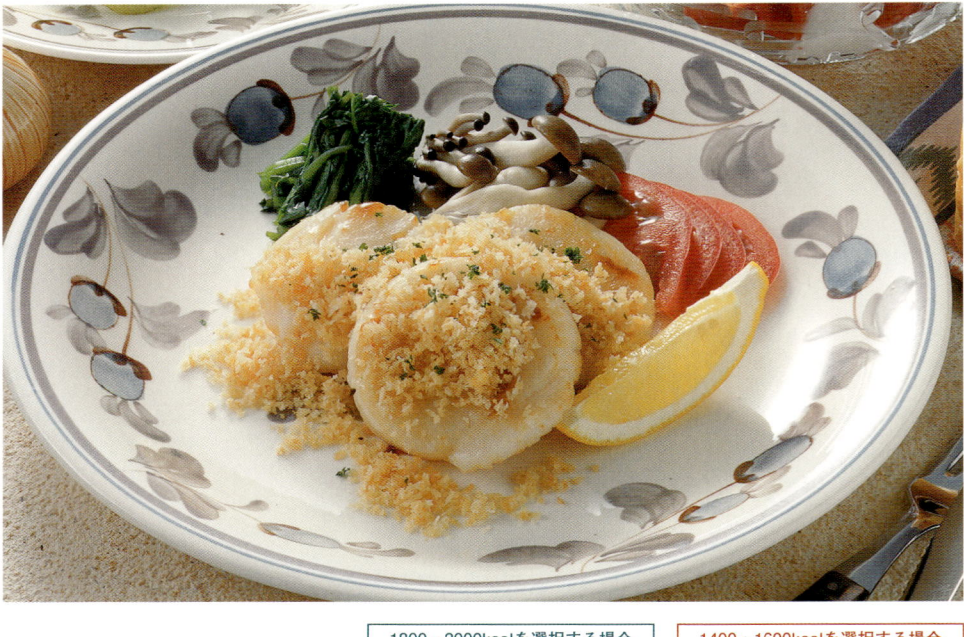

フライ衣の香ばしさをソースに生かす

副菜 B

1800・2000kcalを選択する場合	1400・1600kcalを選択する場合
200kcal コレステロール25mg 食物繊維3.2g 塩分1.0g	150kcal コレステロール17mg 食物繊維3.0g 塩分1.0g

材料（1人分）
1800・2000kcalを選択する場合

- ★ほたて貝柱 ･････････････ 3個（75g）
- ほうれんそう ･･･････････ 2株（60g）
- しめじ ･･･････････････ 1/6パック（15g）
- トマト ･･････････････････ 1/4個（40g）
- パセリ（みじん切り） ･･････････ 少々
- レモン（くし形切り） ･･･････････ 1切れ
- 塩 ･･････････････････････ ごく少々
- こしょう ･･･････････････････ 少々
- A
  - にんにく（薄切り） ･･･････････ 2枚
  - ★パン粉 ･･････････････････ 大さじ3
  - ★オリーブ油 ････････････････ 小さじ1
  - 塩、こしょう ･････････････････ 各少々
- 植物油 ････････････････････ 小さじ3/4

★1400・1600kcalを選択する場合
ほたて貝柱の使用量を2個（50g）に、パン粉を大さじ2に、オリーブ油を小さじ3/4にします。

作り方

1 ほたて貝柱は厚みを半分に切って、塩とこしょうを振る。

2 ほうれんそうは鍋に沸かした熱湯でしんなりするまで強火でゆで、水にとって3㎝長さに切る。しめじは根元を切り落として小分けにし、鍋に沸かした熱湯でさっと強火でゆでる。トマトは薄切りにする。

3 Aでパン粉ソースを作る。にんにくはみじん切りにし、オリーブ油とともにフライパンに入れ、焦がさないように弱火で炒める。香りが出たらパン粉を入れてきつね色になるまで弱火のままで炒め、塩とこしょうを振り、とり出す。

4 あいたフライパンに植物油を入れて強火で熱し、1を入れて両面をこんがりと焼く。

5 4を器に盛って3のソースをかけ、パセリを散らす。2をつけ合わせ、レモンを添える。（竹内）

参考メモ パン粉をまぶして油で揚げるフライは高エネルギーなメニューですが、このパン粉ソースなら油の使用量が少なくてすみます。香ばしさとサクッとした食感が新鮮です。

主菜　シーフード料理

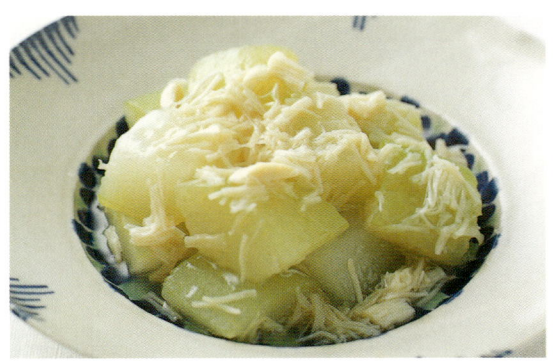

味が淡泊なとうがんに、うまみの強い魚介を組み合わせて　副菜 A

ほたて缶ととうがんの薄味煮

材料（1人分）

1800・2000kcalを選択する場合

ほたて貝柱水煮缶（フレーク）	小1缶（70g）
とうがん	200g
しょうが汁	小さじ$\frac{1}{4}$
スープ	適量
A ┌ 薄口しょうゆ	小さじ$\frac{1}{2}$
├ 塩	少々
├ 砂糖	小さじ$\frac{1}{4}$
├ こしょう	少々
└ ごま油	小さじ$\frac{3}{4}$
塩、こしょう	各少々
B ┌ かたくり粉	小さじ1
└ 水	大さじ1

※スープは、コンソメスープの素を湯にとかしたもの。

1800・2000kcalを選択する場合
120kcal
コレステロール 28mg
食物繊維 2.6g
塩分 2.5g

1400・1600kcalを選択する場合
120kcal
コレステロール 28mg
食物繊維 2.6g
塩分 2.5g

★**1400・1600kcalを選択する場合**
1800・2000kcalを選択する場合と同じです。

作り方

1　とうがんは縦半分に切ってから横に3cm幅に切り分け、わたと種をスプーンでとり除く。端から3cm角に切って皮を厚くむく。

2　鍋にとうがんとかぶるくらいの水を入れて中火で7〜8分下ゆでし、ざるに上げて水けをきる。

3　ほたて貝柱の水煮は缶汁をきる。缶汁のほうは計量カップに入れ、スープを加えて1カップにする。

4　鍋に2とほたて貝柱を加えて3のスープを注ぐ。Aを加えて中火にかけ、煮立ったらとうがんがやわらかくなるまで12〜13分弱火で煮る。

5　4に塩とこしょうを加えて調味し、Bを回し入れてとろみをつけ、しょうが汁を加えて火を止める。（田口）

ピリッと辛みのきいたたれがほたてのうまみをバックアップ

ほたてとスナップえんどうの香味酢じょうゆがけ　副菜 B

材料（1人分）

1800・2000kcalを選択する場合

★ボイルほたて（市販品）	3個（60g）
スナップえんどう	15本（75g）
長ねぎ（みじん切り）	2〜3cm分
しょうが（みじん切り）	小さじ1
★かたくり粉	小さじ1
A ┌ 塩	小さじ$\frac{1}{2}$
└ 砂糖	小さじ$\frac{1}{2}$
B ┌ ごま油、砂糖	各小さじ$\frac{1}{2}$
├ しょうゆ	小さじ1
├ 酢	小さじ$\frac{3}{4}$
└ 豆板醤（トウバンジャン）	少々
★植物油	大さじ$\frac{1}{2}$

1800・2000kcalを選択する場合
190kcal
コレステロール 31mg
食物繊維 2.1g
塩分 1.5g

1400・1600kcalを選択する場合
150kcal
コレステロール 21mg
食物繊維 2.1g
塩分 1.3g

★**1400・1600kcalを選択する場合**
ボイルほたて（市販品）の使用量を2個（40g）に、かたくり粉を小さじ$\frac{2}{3}$に、植物油を小さじ1にします。

作り方

1　スナップえんどうは筋をとり、Aを加えた熱湯で1分ほど強火でゆで、水にとらずざるに上げる。

2　ボイルほたては水けをキッチンペーパーでふいてかたくり粉をまぶす。

3　フライパンに植物油を入れて強火で熱し、2を入れて両面ともこんがりと焼く。

4　小さなボウルにBを合わせ、ここに長ねぎとしょうがを加えてまぜる。

5　器に1を盛って3をのせ、4をかける。　（今泉）

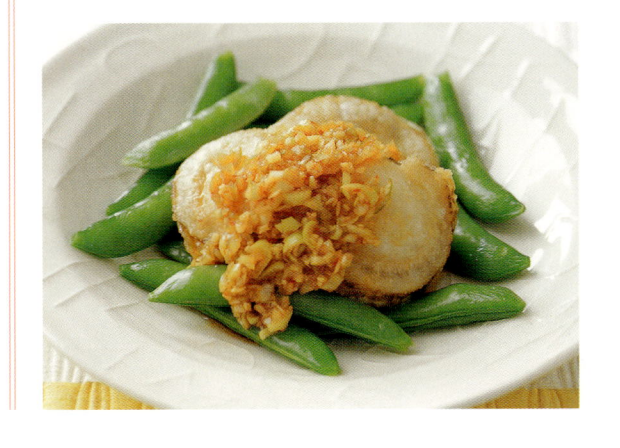

ブイヤベース

魚介と野菜の豊かな味のハーモニーを楽しむ

副菜 B

1800・2000kcalを選択する場合
200 kcal　コレステロール **155** mg 食物繊維 **3.2** g　塩分 **1.9** g

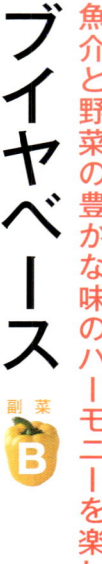

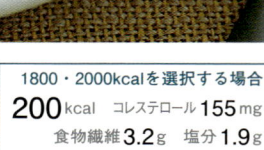

1400・1600kcalを選択する場合
160 kcal　コレステロール **133** mg 食物繊維 **3.2** g　塩分 **1.8** g

材料（1人分）
1800・2000kcalを選択する場合

- ★えび（無頭・殻つき）……… 3尾（60g）
- はまぐり（殻つき）………… 2個（60g）
- いか（胴・内臓を除いたもの）…… 30g
- 玉ねぎ……………………… $\frac{1}{2}$個（90g）
- トマト……………………… 1個（160g）
- にんにく（薄切り）………… $\frac{1}{2}$片分
- ハーブ（フェンネルやタイム）…… 少々
- あればディル（ハーブの一種）…… 少々
- 白ワイン…………………… 大さじ1
- A ┌ コンソメスープの素（顆粒）
　　│　……………………… 小さじ $\frac{1}{2}$
　　└ 水………………………… $\frac{1}{2}$カップ
- 塩、こしょう……………… 各少々
- ★オリーブ油………………… 小さじ1

★**1400・1600kcalを選択する場合**
えび（無頭・殻つき）の使用量を2尾（40g）に、オリーブ油を小さじ $\frac{1}{2}$ にします。

作り方

1. はまぐりは塩水（水 $\frac{1}{2}$ カップに対して塩小さじ2弱の割合）に2～3時間つけて砂をはかせておく。えびは背わたをとる。
2. いかは表面に格子状に切り目を入れ、一口大に切る。
3. 玉ねぎはくし形に切り、トマトは大きめの角切りにする。
4. フライパンにオリーブ油とにんにくを入れて弱火にかけ、香りが出たら玉ねぎを加えて強火で炒める。
5. 玉ねぎがしんなりしてきたら、1を入れて手早く炒め合わせる。全体に油が回ったところで白ワインとハーブを加え、ふたをして弱火で3分ほど蒸し煮にする。
6. 5のふたをとってA、2、トマトを加え、強火で5分ほど煮込み、塩とこしょうで味をととのえる。
7. 6を器に盛り、ディルをあしらう。

（大越）

主菜　シーフード料理

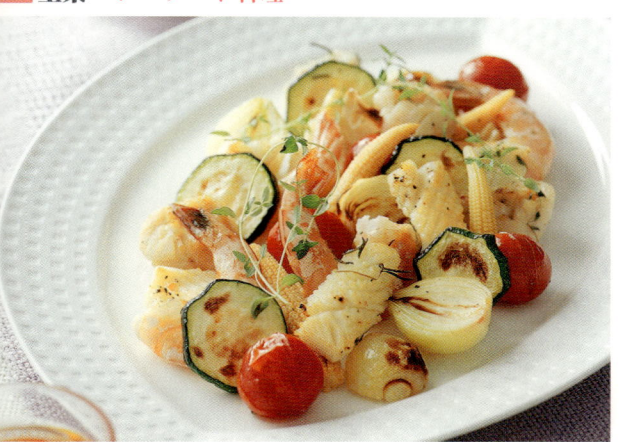

※写真は2人分です

香り豊かなハーブをまぶして薄味仕立てに

魚介と野菜のハーブグリル　副菜 B

材料（1人分）
1800・2000kcalを選択する場合

えび（無頭・殻つき）	3尾（60g）
★いか（胴・内臓を除いたもの）	40g
ほたて貝柱	1個
ズッキーニ	$\frac{1}{4}$本（40g）
小玉ねぎ	2個
ヤングコーン	2本
ミニトマト	3個（45g）
タイムの生葉	適量
塩、こしょう	各少々
A　にんにく（薄切り）	$\frac{1}{2}$片分
ローズマリー、タイム（刻んだもの）	各少々
★オリーブ油	小さじ$1\frac{1}{2}$
白ワイン	大さじ1

1800・2000kcalを選択する場合
210kcal
コレステロール 183mg
食物繊維 2.3g
塩分 1.4g

1400・1600kcalを選択する場合
160kcal
コレステロール 129mg
食物繊維 2.3g
塩分 1.3g

★**1400・1600kcalを選択する場合**
いか（胴）の使用量を20gに、オリーブ油を小さじ$\frac{3}{4}$にします。

作り方
1. えびは背わたをとる。いかは表面に格子状に切り目を入れ、2㎝幅に切る。
2. ズッキーニは5㎜厚さの輪切りにする。小玉ねぎは縦半分に切り、ミニトマトはヘタをとる。
3. ボウルに魚介と野菜のすべてを入れて塩、こしょうを振り、Aを加えて手で軽くもみ、味をなじませる。
4. 魚焼きグリルか焼き網を熱して3を並べ、中火で全体に焼き色がつくまでじっくりと焼く。
5. 焼き上がったら器に盛り、タイムを添える。（大越）

魚介、海藻、野菜たっぷりのおかずサラダ

和風シーフードサラダ　副菜 A

材料（1人分）
1800・2000kcalを選択する場合

ゆでだこの足	30g
★あさり（殻つき）	10個（70g）
えび（殻つき）	30g
海藻ミックス（もどしたもの）	20g
れんこん、きゅうり	各20g
サニーレタス	1枚
日本酒	大さじ1
A　酢	大さじ1
しょうゆ	小さじ1
★ごま油	小さじ1
こしょう	少々

1800・2000kcalを選択する場合
130kcal
コレステロール 92mg
食物繊維 2.3g
塩分 2.3g

1400・1600kcalを選択する場合
110kcal
コレステロール 90mg
食物繊維 2.3g
塩分 2.2g

★**1400・1600kcalを選択する場合**
あさり（殻つき）の使用量を8個に、ごま油を小さじ$\frac{1}{2}$にします。

作り方
1. あさりは塩水（水$1\frac{1}{2}$カップに対して塩小さじ2弱の割合）に2～3時間つけて砂をはかせておく。殻をよく洗って鍋に入れ、日本酒を振りかけてふたをし、中火にかけて蒸し煮にする。貝の口が開いたら、そのまま冷ます。
2. ゆでだこは一口大の乱切りにする。
3. えびは鍋に沸かした熱湯に入れ、強火でさっとゆでる。色が変わったらとり出し、あら熱をとって殻をむき、厚みを半分に切る。
4. 海藻ミックスは食べやすい長さに切る。
5. れんこんは薄切りにして鍋に沸かした熱湯でさっと強火でゆで、冷ます。きゅうりは拍子木切りにする。サニーレタスは一口大にちぎる。
6. ボウルにAを合わせてまぜ、ドレッシングを作る。ここに1～5を入れてあえ、器に盛る。（本城）

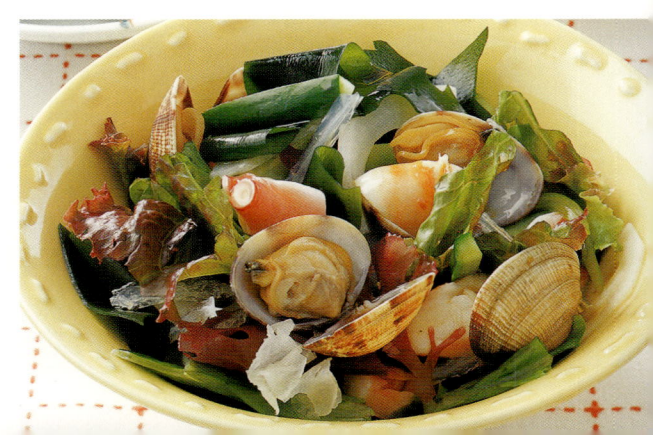

大豆と豚ヒレのトマトシチュー

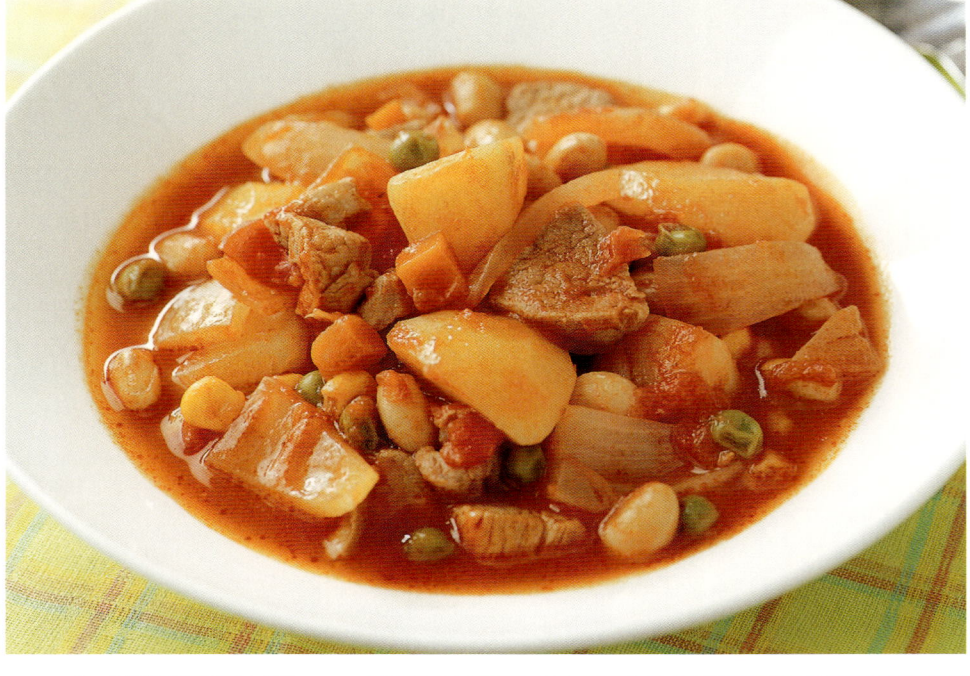

脂肪の少ない豚ヒレを使ってヘルシーに

アドバイス 中性脂肪値が高い人は、このメニューを続けて選ばないようにしましょう。

1800・2000kcalを選択する場合
250 kcal　コレステロール **19** mg 食物繊維 **5.4** g　塩分 **2.1** g

1400・1600kcalを選択する場合
200 kcal　コレステロール **10** mg 食物繊維 **5.0** g　塩分 **2.1** g

材料（1人分）

1800・2000kcalを選択する場合

副菜 B

- 大豆の水煮（缶詰） ………… 30g
- ★豚ヒレ肉 …………………… 30g
- 玉ねぎ ……………………… $\frac{1}{4}$個（45g）
- ★じゃがいも ………………… $\frac{1}{2}$個（50g）
- セロリ ……………………… $\frac{1}{4}$本（20g）
- ミックスベジタブル ………… 大さじ2
- トマトの水煮（缶詰） ………… 100g
- A ┌ 赤ワイン、トマトケチャップ
  　　　　　　　……………… 各大さじ1
  　├ ローリエ ………………… 1枚
  　├ パセリの茎 ……………… 少々
  　└ コンソメスープの素（顆粒）
  　　　　　　　……………… 小さじ$\frac{1}{2}$
- 塩、こしょう ………………… 各少々
- ★植物油 ……………………… 小さじ1

★1400・1600kcalを選択する場合

豚ヒレ肉の使用量を15gに、じゃがいもを$\frac{1}{4}$個（25g）に、植物油を小さじ$\frac{1}{2}$にします。

作り方

1. 豚ヒレ肉は1cm角に切る。
2. 玉ねぎ、じゃがいも、セロリは、それぞれ食べやすい大きさの一口大に切る。
3. 鍋に植物油を熱して1を強火で炒め、肉の色が変わったら玉ねぎとセロリを加えて炒め合わせる。
4. 玉ねぎが透きとおってきたら、じゃがいもと大豆の水煮を加えて軽く炒め、トマトの水煮も加えて、くずしながら全体にまぜる。
5. 4に水2/3カップとAを加えてふたをし、じゃがいもがやわらかくなるまで弱火で煮込む。
6. ミックスベジタブルを加え、塩とこしょうで調味する。

（本城）

主菜　大豆・大豆製品料理

食物繊維がたっぷりとれるおかず煮豆
中華風チキンビーンズ 副菜 B

作り方

1. 干ししいたけはもどして1個を4つに切る。もどし汁はとっておく。
2. 長ねぎは3〜4mm幅の小口切りに、しょうがはせん切りにする。
3. 鶏もも肉は一口大に切る。
4. 鍋にごま油と2を入れて弱火で炒め、香りが出たら3を加えて強火で炒め合わせる。肉の色が変わったら、干ししいたけと大豆の水煮を加えて一炒めし、しいたけのもどし汁をひたひたに加える。
5. 4が煮立ったらAで調味し、ふたをして弱火で煮汁がほぼなくなるまで煮る。　（本城）

材料（1人分）

1800・2000kcalを選択する場合

大豆の水煮（缶詰）	40g
★鶏もも肉（皮なし）	40g
干ししいたけ	2個
長ねぎ	$\frac{1}{6}$本（10g）
しょうが（薄切り）	3〜4枚
★ごま油	小さじ1
A　しょうゆ、砂糖	各小さじ$\frac{1}{2}$
オイスターソース	小さじ1
日本酒	大さじ$\frac{1}{2}$

★**1400・1600kcalを選択する場合**
鶏もも肉（皮なし）の使用量を20gに、ごま油を小さじ$\frac{1}{2}$にします。

参考メモ　チキンビーンズは2〜3日もつので、多めに作って冷蔵庫で保存しておいてもいいでしょう。

1800・2000kcalを選択する場合
200kcal　コレステロール37mg
食物繊維6.4g　塩分1.2g

1400・1600kcalを選択する場合
160kcal　コレステロール18mg
食物繊維6.4g　塩分1.1g

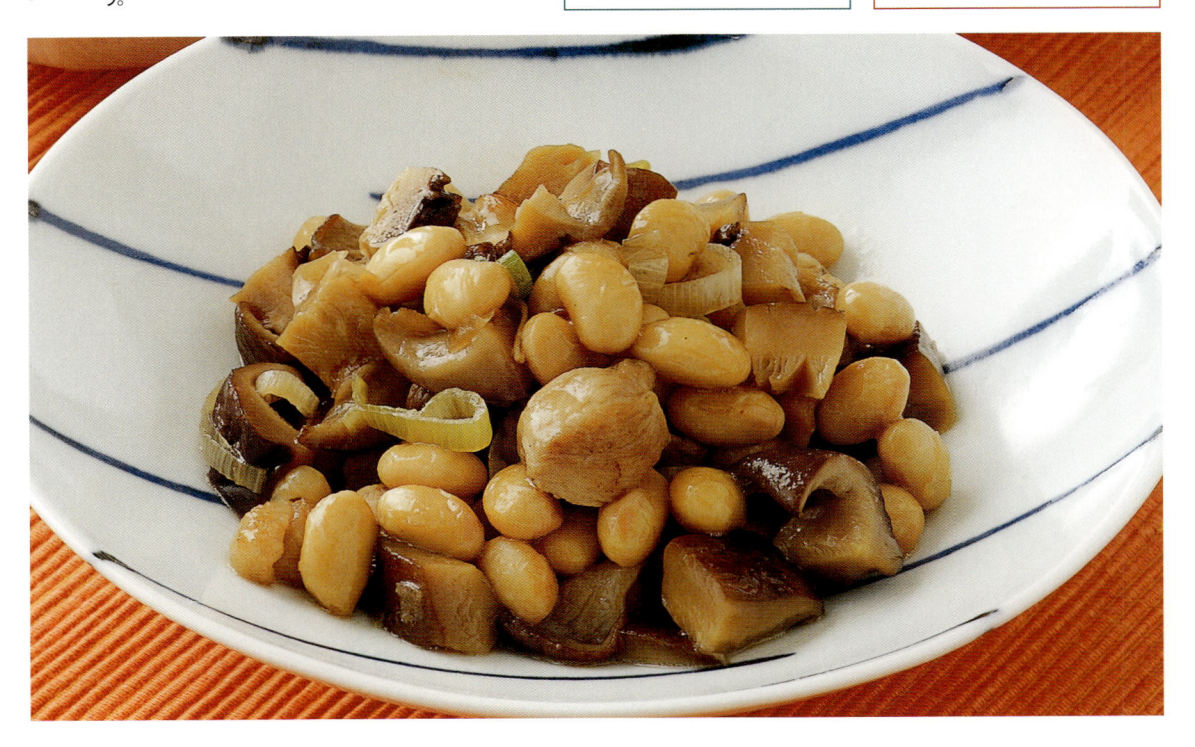

大豆とあじのみそ味ハンバーグ

悪玉コレステロールを追い出す強力コンビの一品

副菜 B

1800・2000kcalを選択する場合
220kcal　コレステロール 39mg
食物繊維 3.7g　塩分 1.0g

1400・1600kcalを選択する場合
160kcal　コレステロール 31mg
食物繊維 2.9g　塩分 0.7g

材料（1人分）
1800・2000kcalを選択する場合

★大豆の水煮（缶詰）	40g
★あじ（三枚おろしにしたもの）	50g
しょうが（みじん切り）	小さじ $\frac{1}{2}$
万能ねぎ（小口切り）	大さじ 1
ラディッシュ	1個
大根おろし	20g分
レモン（半月切り）	1枚
A かたくり粉	大さじ $\frac{1}{2}$
★みそ	小さじ 1
日本酒	大さじ $\frac{1}{2}$
しょうゆ	小さじ $\frac{1}{6}$
★植物油	小さじ 1

★**1400・1600kcalを選択する場合**
大豆の水煮（缶詰）の使用量を30gに、あじ（三枚おろしにしたもの）を40gに、みそを小さじ $\frac{2}{3}$ に、植物油を小さじ $\frac{1}{2}$ にします。

作り方

1 あじは小骨を抜き、こまかく刻む。

2 すり鉢に大豆の水煮を入れ、粒が少し残る程度にすりつぶし、1を加えて軽くすりまぜる。しょうがと万能ねぎ、Aを加えてまぜ合わせ、2等分して小判形にまとめる。

3 フライパンに植物油を熱して2を入れ、両面を強火でこんがりと焼く。日本酒を振ってふたをし、弱火で蒸し焼きにして中心まで火を通す。

4 3を器に盛り、ラディッシュ、大根おろし、レモンを添え、大根おろしにしょうゆをかける。（本城）

主菜　大豆・大豆製品料理

チリコンカン

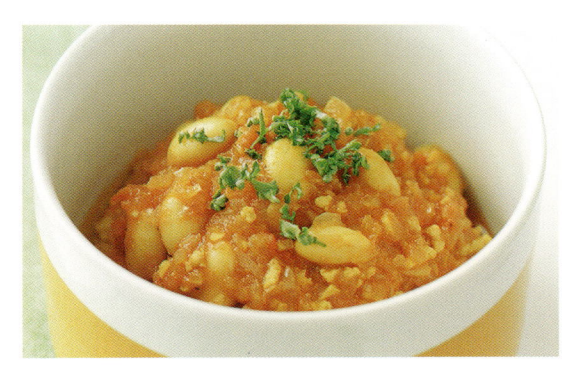

大豆の有効成分がまるごととれる
甘くない煮豆の代表選手

副菜 B

材料（1人分）
1800・2000kcalを選択する場合

- ★大豆の水煮（缶詰）……………… 50g
- ★豚ひき肉 ………………………… 20g
- 玉ねぎ（みじん切り）…… $\frac{1}{3}$個（60g）分
- にんにく（みじん切り）………… $\frac{1}{2}$片分
- パセリ（みじん切り）…………… 少々
- カレー粉 ………………………… 小さじ1
- 一味とうがらし ………………… 適量
- A ┌ トマトの水煮（缶詰）………… 50g
　├ 水 …………………………… $\frac{1}{4}$カップ
　└ コンソメスープの素（顆粒）
　　　　　　　　　　…………… 小さじ$\frac{1}{2}$
- B ┌ トマトケチャップ…… 大さじ$\frac{1}{2}$
　├ 塩 ……………………………… 少々
　└ 黒こしょう ……………………… 少々
- ★植物油 ………………………… 小さじ1

1800・2000kcalを選択する場合
230kcal
コレステロール 16mg
食物繊維 6.4g
塩分 1.8g

1400・1600kcalを選択する場合
170kcal
コレステロール 9.0mg
食物繊維 5.7g
塩分 1.6g

★1400・1600kcalを選択する場合
大豆の水煮（缶詰）の使用量を40gに、豚ひき肉を10gに、植物油を小さじ$\frac{1}{2}$にします。

作り方
1. 鍋に植物油と玉ねぎ、にんにくを入れ、弱火で炒める。
2. 香りが出て、玉ねぎがしんなりとしたら豚ひき肉を加え、肉がポロポロになるまで中火でよく炒める。
3. **2**にカレー粉と一味とうがらしを加えてさっとまぜ、**A**を加えて強火にする。煮立ったらアクをとり除き、大豆の水煮を缶汁をきって加え、ふたをして弱火で汁がなくなるまで15〜20分煮る。
4. **B**で味をととのえて器に盛り、パセリを散らす。（貴堂）

大豆とこんにゃくのおかか煮

大豆がたっぷり食べられる花丸メニュー

副菜 B

材料（1人分）
1800・2000kcalを選択する場合

- ★大豆の水煮（缶詰）……………… 80g
- ★板こんにゃく …………………… 100g
- しょうが（薄切り）………………… 2枚
- 絹さや …………………………… 1枚
- 花がつお ………………………… 10g
- A ┌ だし汁 ……………………… $\frac{1}{2}$カップ
　├ しょうゆ …………………… 大さじ$\frac{1}{2}$
　└ みりん ……………………… 小さじ1

1800・2000kcalを選択する場合
210kcal
コレステロール 19mg
食物繊維 8.0g
塩分 1.5g

1400・1600kcalを選択する場合
150kcal
コレステロール 19mg
食物繊維 5.5g
塩分 1.5g

★1400・1600kcalを選択する場合
大豆の水煮（缶詰）の使用量を50gに、板こんにゃくを80gにします。

作り方
1. 板こんにゃくは縦半分に切ってから5mm幅に切り、鍋に沸かした熱湯でさっと強火でゆでてざるに上げる。
2. 絹さやは筋をとって鍋に沸かした熱湯でさっと強火でゆで、せん切りにする。
3. 鍋に**A**を入れて強火にかけ、煮立ったら大豆の水煮と**1**、しょうがを入れて弱火で煮汁が少し残る程度まで煮含め、火を止める。
4. **3**に花がつおを加えて全体をさっとまぜ合わせる。
5. **4**を器に盛り、上から**2**を散らす。　　（田川）

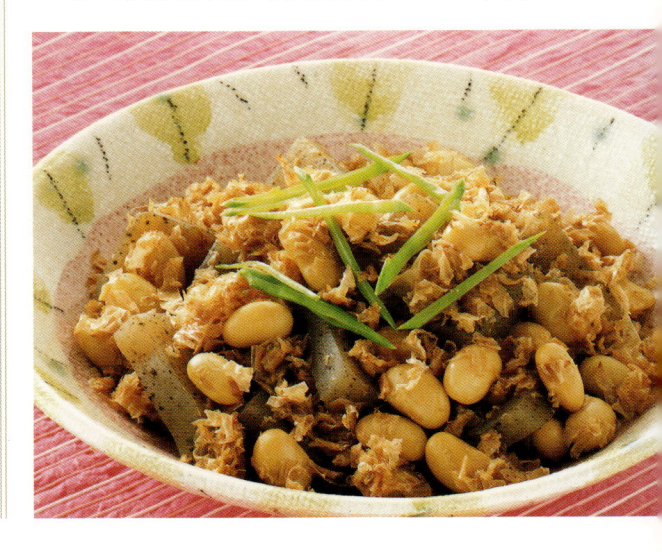

納豆と野菜の袋詰めグリル

カリカリ油揚げと納豆のネバネバが絶妙のおいしさ

副菜 B

1800・2000kcalを選択する場合	1400・1600kcalを選択する場合
260kcal　コレステロール1.0mg　食物繊維5.1g　塩分1.4g	160kcal　コレステロール0mg　食物繊維3.8g　塩分0.7g

作り方

1. 油揚げは横半分に切り、袋状に開く。
2. もやしは耐熱皿に広げ、ラップをかけて電子レンジで1分加熱する。
3. きゅうりは薄い輪切りにし、塩少々(分量外)を振ってしばらくおき、しんなりしたら水けをしっかりしぼる。
4. 長ねぎは小口切りにし、みょうがは薄切りにする。
5. ひき割り納豆は小さなボウルに入れてまぜ、2～4を合わせてよくまぜる。
6. 1の油揚げの中に5を詰めて焼き網にのせ、中火で両面をカリッと焼く。
7. 6を器に盛り、Aのおろしポン酢しょうゆをかける。　　　　　　　　　　（伊藤）

材料(1人分)

1800・2000kcalを選択する場合

- ★油揚げ……………大1枚または普通の大きさのもの2枚(40g)
- ひき割り納豆………小1パック(30g)
- ★もやし……………$\frac{1}{5}$袋(50g)
- ★きゅうり…………$\frac{1}{2}$本(50g)
- ★長ねぎ(白い部分)………$\frac{1}{2}$本(30g)
- みょうが……………1個
- A ┌ 大根おろし……………50g分
　　└ ★ポン酢しょうゆ(市販品)‥大さじ1

★**1400・1600kcalを選択する場合**

油揚げの使用量を大$\frac{1}{2}$枚または普通の大きさのもの1枚(20g)に、もやし、きゅうり、長ねぎを各20gに、ポン酢しょうゆ(市販品)を大さじ$\frac{1}{2}$にします。

主菜　大豆・大豆製品料理

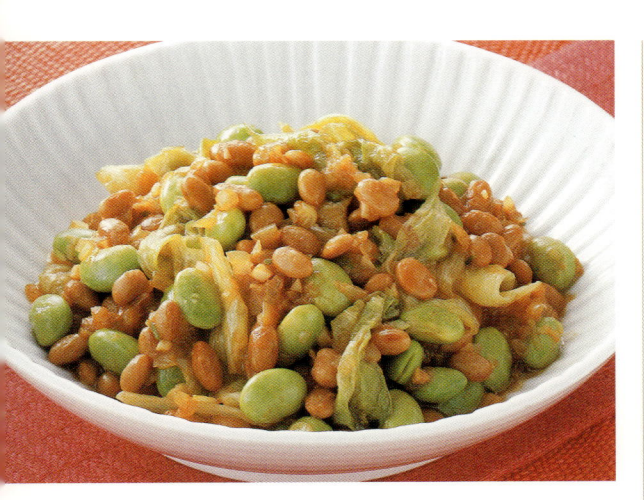

枝豆もプラスして効果をさらにアップ
納豆のピリ辛炒め

副菜 B

材料（1人分）

1800・2000kcalを選択する場合

納豆	$\frac{1}{2}$パック（23g）
玉ねぎ	$\frac{1}{6}$個（30g）
長ねぎ	$\frac{1}{2}$本（30g）
レタス	2枚
にんにく	$\frac{1}{2}$片
★枝豆（ゆでてさやから出したもの）	40g
A　トマトピューレ	大さじ$\frac{1}{2}$
チリソース	小さじ1
しょうゆ	小さじ$\frac{1}{2}$
塩、こしょう	各少々
★植物油	小さじ1

1800・2000kcalを選択する場合
180kcal
コレステロール 1.0mg
食物繊維 5.7g
塩分 1.1g

1400・1600kcalを選択する場合
140kcal
コレステロール 1.0mg
食物繊維 4.8g
塩分 0.9g

★1400・1600kcalを選択する場合
枝豆（ゆでてさやから出したもの）の使用量を20gに、植物油を小さじ$\frac{3}{4}$にします。

作り方
1. 玉ねぎと長ねぎ、にんにくはそれぞれみじん切りにする。
2. レタスはざく切りにする。
3. 小さなボウルに**A**を合わせ、よくまぜておく。
4. フライパンに植物油と**1**を入れて弱火で炒め、香りが出たら納豆と枝豆、**2**を加えて強火で手早く炒め合わせる。レタスがしんなりしたら**3**を加えて全体にからめ、火を止める。

（田川）

5色の野菜の彩りとボリュームで納豆をメインのおかずに
五色納豆

材料（1人分）

1800・2000kcalを選択する場合

納豆（たれ・からしつき）	1パック（45g）
きゅうり	$\frac{1}{2}$本（50g）
紫玉ねぎ	30g
長いも	1～2cm（30g）
モロヘイヤ	$\frac{1}{4}$袋（25g）
にんじん	1～2cm（15g）

★1400・1600kcalを選択する場合
1800・2000kcalを選択する場合と同じです。

1800・2000kcalを選択する場合
150kcal
コレステロール 0mg
食物繊維 6.3g
塩分 1.2g

副菜 A

1400・1600kcalを選択する場合
150kcal
コレステロール 0mg
食物繊維 6.3g
塩分 1.2g

副菜 B

作り方
1. 納豆は添付のたれとからしを入れ、練りまぜる。
2. きゅうりは薄い小口切りにしてから、塩少々（分量外）を振ってもみ、しんなりしたら水けをしぼる。
3. 紫玉ねぎはみじん切りにする。長いもはラップに包み、めん棒などで小さく砕く。
4. モロヘイヤは鍋に沸かした熱湯でしんなりするまで強火でゆで、水にとって水けをしぼり、包丁でこまかくたたく。
5. にんじんはあられ切りにし、鍋に沸かした熱湯でしんなりするまで強火でゆでる。
6. 器に**1**を盛って**2**～**5**を彩りよく盛り合わせ、全体をまぜて食べる。

（伊藤）

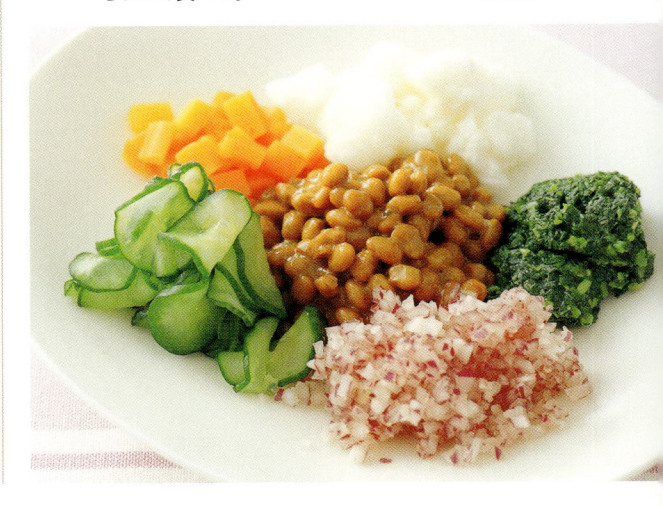

豆腐たっぷりのすき焼き風煮

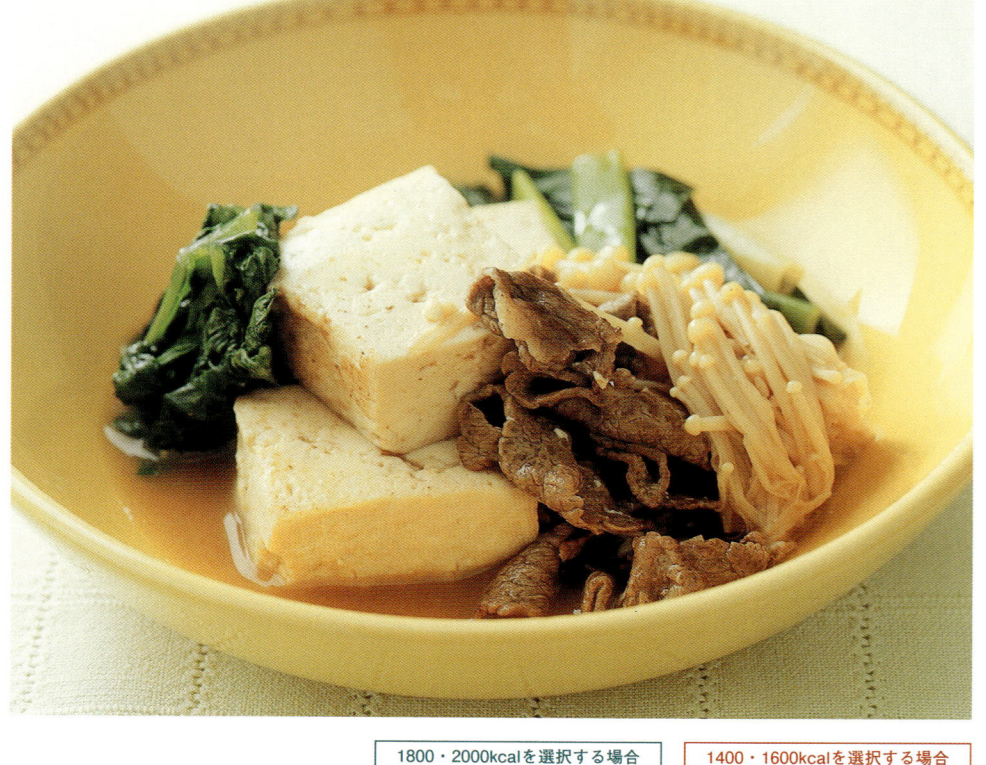

豆腐をメインにしてあっさり味に仕立てた

副菜 B

1800・2000kcalを選択する場合	1400・1600kcalを選択する場合
220kcal　コレステロール17mg 食物繊維3.8g　塩分1.8g	170kcal　コレステロール13mg 食物繊維3.6g　塩分1.8g

材料（1人分）
1800・2000kcalを選択する場合

- ★木綿豆腐 …………………… 1/2丁（150g）
- ★牛もも薄切り肉 …………………… 25g
- 春菊 …………………… 50g
- えのきだけ …………………… 1/3袋（30g）
- わけぎ …………………… 1本
- A ┌ だし汁 …………………… 大さじ3
  │ 日本酒 …………………… 大さじ1/2
  │ 砂糖 …………………… 小さじ2
  └ しょうゆ …………………… 小さじ2

★**1400・1600kcalを選択する場合**
木綿豆腐の使用量を1/3丁（100g）に、牛もも薄切り肉を20gにします。

作り方

1. 木綿豆腐は4等分に切る。
2. 牛もも薄切り肉は3～4cm長さに切る。
3. 春菊は4～5cm長さに切り、わけぎは4cm長さに切る。えのきだけは根元を切り落とす。
4. フライパンを強火で熱して2を広げ、さっと焼いていったんとり出す。
5. 4のフライパンにAを入れて中火で煮立て、1と3を入れて野菜がしんなりするまで煮る。牛肉を戻し入れてさっと煮、火を止める。

（伊藤）

アドバイス　大豆を消化のよい形にしたのが豆腐。食物繊維を除いて、大豆に含まれるほとんどの有効成分をとることができます。食物繊維は、野菜やきのこを添えてカバーしましょう。

主菜　大豆・大豆製品料理

豆腐とかにの中華風煮
かにのうまみをあんに閉じ込めた

副菜 B

1800・2000kcalを選択する場合
220kcal　コレステロール**30**mg 食物繊維**1.5**g　塩分**2.2**g

1400・1600kcalを選択する場合
170kcal　コレステロール**30**mg 食物繊維**1.4**g　塩分**2.2**g

作り方

1. 絹ごし豆腐は大きめの角切りにする。
2. かには軟骨を抜いて身をあらくほぐしておく。
3. ゆでたけのこはせん切りにし、長ねぎはみじん切りにする。
4. 絹さやは筋をとり、鍋に沸かした熱湯でさっと強火でゆでて、斜め半分に切る。
5. 鍋にごま油と長ねぎを入れて弱火で炒め、香りが出たら**2**とたけのこを加えて強火で炒め合わせ、スープを加えて**A**で調味する。
6. **5**に**1**を加えて一煮立ちさせ、よくまぜた**B**を回し入れてとろみをつけ、火を止める。
7. **6**を器に盛り、**4**を散らす。　　（井上）

材料（1人分）
1800・2000kcalを選択する場合

- ★絹ごし豆腐 …………… $\frac{2}{3}$丁（200g）
- かに（缶詰） …………… 50g
- ゆでたけのこ …………… 10g
- 長ねぎ …………… $\frac{1}{3}$本（20g）
- 絹さや …………… 3枚
- スープ …………… $\frac{1}{2}$カップ
- A ┌ 日本酒 …………… 小さじ1
  └ 塩 …………… 小さじ$\frac{1}{5}$
- B ┌ かたくり粉 …………… 小さじ$\frac{3}{4}$
  └ 水 …………… 小さじ$1\frac{1}{2}$
- ★ごま油 …………… 小さじ1

※スープは、鶏ガラスープの素（顆粒）小さじ$\frac{1}{6}$を湯$\frac{1}{2}$カップにとかしたもの。

★**1400・1600kcalを選択する場合**
絹ごし豆腐の使用量を$\frac{1}{2}$丁（150g）に、ごま油を小さじ$\frac{1}{2}$にします。

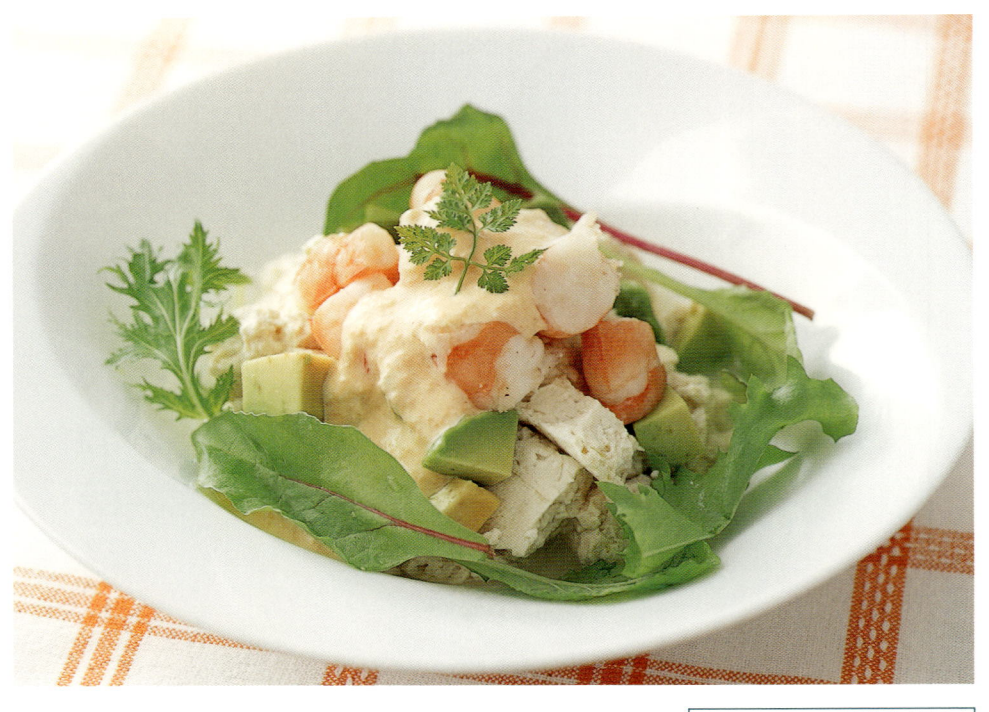

豆腐のトロピカルサラダ
ヨーグルトドレッシングでさわやかな味わい

副菜 B

1800・2000kcalを選択する場合
220 kcal　コレステロール 47 mg
食物繊維 2.6 g　塩分 1.2 g

1400・1600kcalを選択する場合
170 kcal　コレステロール 47 mg
食物繊維 1.9 g　塩分 1.2 g

材料（1人分）
1800・2000kcalを選択する場合

- ★木綿豆腐……………………$\frac{1}{2}$丁（150g）
- えび（無頭・殻つき）………2尾（40g）
- ★アボカド……………………30g
- レモン汁………………………少々
- サラダ用リーフ………………3本
- あればセルフィーユ…………少々
- A
  - プレーンヨーグルト……大さじ1
  - マヨネーズ（ノンコレステロールタイプ）……………小さじ$\frac{3}{4}$
  - 玉ねぎのすりおろし……大さじ1
  - 塩………………………小さじ$\frac{1}{6}$
  - 白こしょう………………少々

★**1400・1600kcalを選択する場合**
木綿豆腐の使用量を$\frac{1}{3}$丁（100g）に、アボカドを20gにします。

作り方

1 木綿豆腐はキッチンペーパーで包み、まな板において上に平皿などをのせて軽く重しをし、15〜20分おいて水分を抜く。

2 えびは背わたをとり、鍋に沸かした熱湯で強火でゆで、色が変わったらざるに上げ、あら熱をとって殻をむく。

3 アボカドは4〜5mm厚さのいちょう切りにする。

4 2と3をボウルに合わせ、レモン汁を振って軽くあえる。

5 ボウルにAを合わせてまぜ、ヨーグルトドレッシングを作る。

6 1を手で一口大にちぎって器に盛り、4をのせる。サラダ用リーフを散らして5をかけ、セルフィーユを飾る。
（本城）

主菜　大豆・大豆製品料理

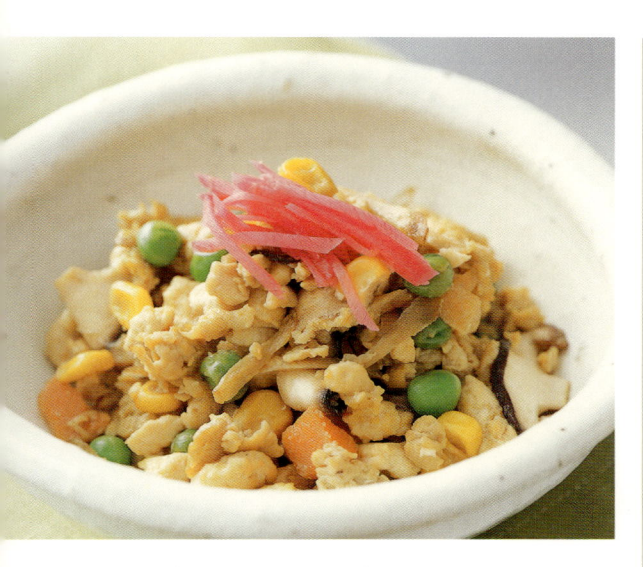

油を使わずにいって低エネルギーに
きのことごぼうのいり豆腐

副菜 B

材料（1人分）
1800・2000kcalを選択する場合

木綿豆腐	1/3丁（100g）
★卵（Mサイズ）	1個（50g）
ごぼう	10g
生しいたけ	1個
ミックスベジタブル	大さじ2
紅しょうが（せん切り）	少々
A　しょうゆ	小さじ2
みりん、砂糖	各小さじ1
塩	少々

1800・2000kcalを選択する場合
210kcal
コレステロール 210mg
食物繊維 1.4g
塩分 2.3g

1400・1600kcalを選択する場合
170kcal
コレステロール 105mg
食物繊維 1.4g
塩分 2.1g

★1400・1600kcalを選択する場合
卵の使用量を 1/2 個（25g）分にします。

作り方
1. 木綿豆腐は耐熱皿にのせ、ラップをかけずに電子レンジで2分加熱して水分を抜く。
2. ごぼうはささがきにして水に10分ほどつける。生しいたけは石づきを切り落とし、薄切りにする。
3. 鍋に1を大きくくずして入れ、弱火にかける。木べらでつぶしながらいり、水けをきったごぼう、生しいたけ、ミックスベジタブルの順に加えて中火でいりつける。全体に火が通ったらAで調味し、卵をといて流し入れ、全体を大きくまぜて火を止める。
4. 3を器に盛り、紅しょうがをのせる。　（伊藤）

ＸＯ醤のコクとうまみを添えた
中華風冷ややっこ

副菜 A　野菜追加

材料（1人分）
1800・2000kcalを選択する場合

★絹ごし豆腐	1/2丁（150g）
★鶏ささ身	30g
ザーサイ	5g
長ねぎ（みじん切り）	少々
しょうが（みじん切り）	小さじ1/2
あれば 香菜	適量
A　ＸＯ醤（エックスオージャン）	小さじ1
ごま油	2～3滴
★しょうゆ	小さじ1/2

1800・2000kcalを選択する場合
150kcal
コレステロール 20mg
食物繊維 0.9g
塩分 1.5g

1400・1600kcalを選択する場合
110kcal
コレステロール 13mg
食物繊維 0.7g
塩分 1.4g

★1400・1600kcalを選択する場合
絹ごし豆腐の使用量を 1/3 丁（100g）に、鶏ささ身を20gに、しょうゆを小さじ 1/3 にします。

作り方
1. 絹ごし豆腐はキッチンペーパーで包み、まな板において上に平皿などをのせて軽く重しをし、10分ほどおいて水分を抜く。
2. 鶏ささ身は白い筋をとり、日本酒少々（分量外）を加えた少なめの湯に入れてふたをし、肉の色が白くなるまで弱火で蒸しゆでにする。冷めてから細く裂く。
3. ザーサイは薄切りにして水に10分つけて塩抜きをし、みじん切りにする。
4. 小さなボウルに**A**を合わせてまぜ、たれを作る。
5. **1**を器に盛り、**2**と**3**、長ねぎとしょうがをのせる。**4**をかけ、香菜を散らす。　（本城）

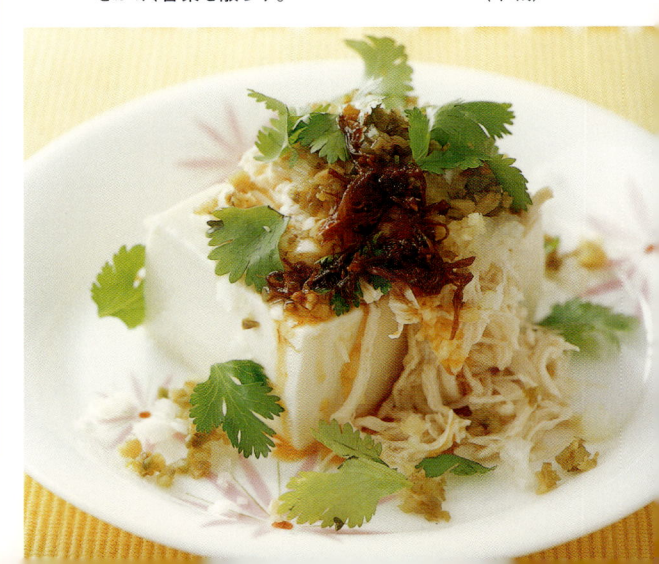

99

白い雪のような豆腐あんが野菜の色を引き立てる

レタスとチンゲン菜の豆腐あんかけ

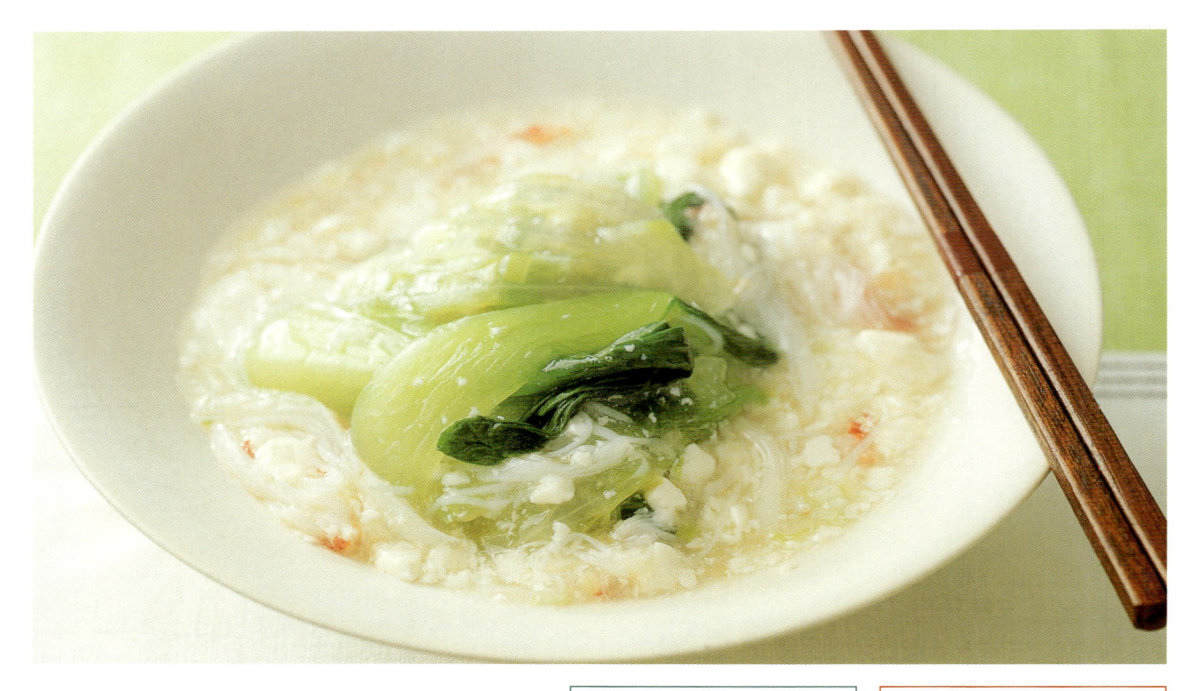

副菜 A

1800・2000kcalを選択する場合
150kcal　コレステロール**12**mg 食物繊維**2.5**g　塩分**1.8**g

1400・1600kcalを選択する場合
120kcal　コレステロール**12**mg 食物繊維**2.3**g　塩分**1.8**g

作り方

1. かにには軟骨を抜いて身をあらくほぐしておく。
2. レタスは大きめのざく切りにし、チンゲン菜は1枚ずつはがし、縦半分に切る。
3. 鍋に湯を沸かして植物油少々（分量外）を入れ、**2**を強火でさっとゆでる。
4. フライパンにごま油と長ねぎ、しょうがを入れて弱火で炒め、香りが出たら**1**とあらくくずした絹ごし豆腐を加えてさっと強火で炒め合わせる。
5. **4**に**A**を加えて手早くまぜ、**B**を回し入れてとろみをつけ、火を止める。
6. **3**の野菜を器に盛り、あたたかいうちに**5**をかける。

（伊藤）

材料（1人分）
1800・2000kcalを選択する場合

- ★絹ごし豆腐 …………… $\frac{1}{2}$丁（150g）
- かに（水煮缶詰） ………………… 20g
- レタス ………………… $\frac{1}{4}$個（100g）
- チンゲン菜 ……………… $\frac{1}{2}$株（50g）
- 長ねぎ（みじん切り）…… $\frac{1}{4}$本（15g）分
- しょうが（みじん切り）‥薄切り1枚分
- A ┬ 鶏ガラスープの素（顆粒）‥小さじ$\frac{1}{3}$
  ├ 水 ………………………… $\frac{1}{3}$カップ
  └ 塩 …………………………… 小さじ$\frac{1}{6}$
- B ┬ かたくり粉 ………………… 小さじ$\frac{1}{2}$
  └ 水 ……………………………… 小さじ1
- ごま油 ……………………………… 小さじ$\frac{1}{2}$

★1400・1600kcalを選択する場合
絹ごし豆腐の使用量を$\frac{1}{3}$丁（100g）にします。

主菜　大豆・大豆製品料理

きのことにらでおいしくボリュームアップ　副菜 B

みそ味マーボー

作り方

1. 干ししいたけはもどして、みじん切りにする。
2. にらはこまかく刻む。
3. 木綿豆腐は大きいまま鍋に入れ、かぶるくらいの水を入れて、水から強火でゆでる。ゆらりとしたらざるに上げ、水けをきって2cm角に切る。
4. 中華鍋に植物油を入れて熱し、豚ひき肉と**1**、赤とうがらしを強火で炒める。肉がポロポロになったら**A**を加え、煮立ったら火を弱めてアクをすくいとる。
5. **4**に**3**を加えて強火で2～3分煮、**2**と長ねぎも加える。仕上げに**B**を回し入れ、とろみがついたら火を止める。　　　　　　（今泉）

材料（1人分）

1800・2000kcalを選択する場合

木綿豆腐	120g
★豚赤身ひき肉	20g
干ししいたけ	1個
にら	15g
長ねぎ（みじん切り）	$\frac{1}{4}$本(15g)分
赤とうがらし（みじん切り）	$\frac{1}{4}$本分
A　みそ、日本酒	各大さじ$\frac{1}{2}$
しょうゆ	小さじ$\frac{1}{2}$
鶏ガラスープの素(顆粒)	小さじ$\frac{1}{6}$
水	大さじ5
B　かたくり粉	小さじ$\frac{1}{2}$
水	小さじ1
★植物油	小さじ$1\frac{1}{2}$

★1400・1600kcalを選択する場合
豚赤身ひき肉の使用量を10gに、植物油を小さじ$\frac{3}{4}$にします。

1800・2000kcalを選択する場合
230kcal　コレステロール15mg
食物繊維3.3g　塩分1.7g

1400・1600kcalを選択する場合
180kcal　コレステロール8.0mg
食物繊維3.3g　塩分1.7g

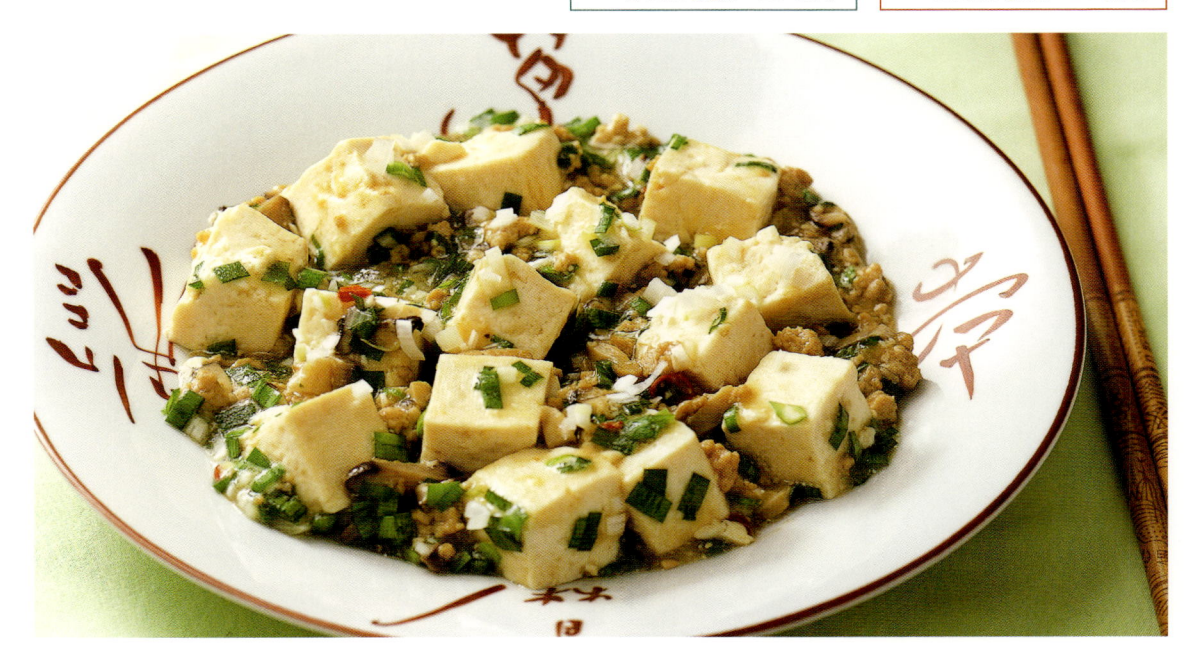

豆腐ステーキ

きのこを加えたみぞれソースでさっぱりと

副菜 B

1800・2000kcalを選択する場合	1400・1600kcalを選択する場合
190kcal　コレステロール**0**mg 食物繊維**3.0**g　塩分**1.7**g	**150**kcal　コレステロール**0**mg 食物繊維**2.8**g　塩分**1.7**g

材料（1人分）
1800・2000kcalを選択する場合

- ★木綿豆腐……………… 1/2丁（150g）
- 大根…………………… 2.5cm（80g）
- しめじ………………… 1/3パック（30g）
- にんにく……………… 1/3片
- 貝割れ菜……………… 15本
- A ┌ だし汁………………… 大さじ1
　　├ しょうゆ……………… 小さじ2
　　└ みりん………………… 小さじ1/2
- 植物油………………… 小さじ1

★**1400・1600kcalを選択する場合**
木綿豆腐の使用量を1/3丁（100g）にします。

作り方

1. 木綿豆腐はキッチンペーパーで包み、まな板におき上に平皿などをのせて重しをし、30分ほどおいて水分を抜く。これを6等分に切る。
2. 大根はすりおろし、にんにくは薄切りにする。しめじは根元を切り落とし、小分けにしておく。
3. 鍋にAを入れて中火で煮立て、2を入れて、しめじがしんなりするまで弱火で煮る。
4. フライパンに植物油を熱して1を並べ入れ、中火で両面をこんがりと焼いて皿にとる。
5. 4に3をかけ、根元を切り落として長さを2〜3等分に切った貝割れ菜を散らす。

（増井）

主菜　大豆・大豆製品料理

野菜チャンプルー

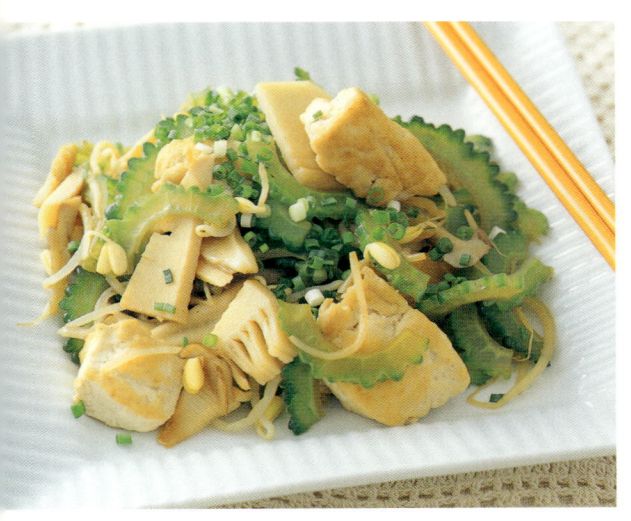

ゴーヤーを使った夏バテ防止にも最適な一皿

副菜 A

材料（1人分）
1800・2000kcalを選択する場合

- ★木綿豆腐 ………………… 1/3丁（100g）
- ゴーヤー ………………… 1/3本（60g）
- もやし …………………… 1/5袋（50g）
- ゆでたけのこ ……………………… 30g
- 万能ねぎ（小口切り） ……………… 1本分
- A ┬ 日本酒 ………………… 小さじ1
  ├ しょうゆ ……………… 小さじ1 1/2
  └ 塩 ……………………………… 少々
- ★植物油 ………………… 小さじ1 1/2

1800・2000kcal を選択する場合
170kcal
コレステロール 0mg
食物繊維 3.8g
塩分 1.6g

1400・1600kcal を選択する場合
120kcal
コレステロール 0mg
食物繊維 3.6g
塩分 1.6g

★**1400・1600kcalを選択する場合**
木綿豆腐の使用量を1/5丁（60g）に、植物油を小さじ1にします。

作り方
1. ゴーヤーは縦半分に切ってわたと種をスプーンなどでとり除き、薄切りにする。
2. ゆでたけのこは薄切りにする。
3. 木綿豆腐はキッチンペーパーで包み、電子レンジで1分加熱して水分を抜き、手で大きくくずす。
4. フライパンに植物油を入れて強火で熱し、**3**を入れて全体に焼き色をつける。
5. **4**に**1**と**2**、もやしを加えて炒め合わせ、全体に油が回ったら**A**を加えて一炒めし火を止める。
6. **5**を器に盛り、万能ねぎを散らす。　　（伊藤）

豆腐の香り焼き

にらソースとにんにくチップでパンチのある味わい

副菜 A

材料（1人分）
1800・2000kcalを選択する場合

- ★木綿豆腐 ………………… 1/2丁（150g）
- にら ………………………………… 15g
- にんにくチップ（市販品） ………… 9枚
- A ┬ ★日本酒 ……………… 小さじ1 1/2
  ├ ★しょうゆ …………… 小さじ1 1/2
  └ ★水 …………………… 小さじ1 1/2
- ★ごま油 ………………… 小さじ3/4

1800・2000kcal を選択する場合
170kcal
コレステロール 0mg
食物繊維 1.4g
塩分 1.3g

1400・1600kcal を選択する場合
120kcal
コレステロール 0mg
食物繊維 1.2g
塩分 0.9g

★**1400・1600kcalを選択する場合**
木綿豆腐の使用量を1/3丁（100g）に、日本酒、しょうゆ、水を各小さじ1に、ごま油を小さじ1/2にします。

作り方
1. 木綿豆腐は2等分してキッチンペーパーで包み、まな板において平皿などをのせて重しをし、15分ほどおいて水分を抜く。これをオーブントースターに入れ、3～4分こんがりと焼く。
2. にらはみじん切りにする。
3. フライパンにごま油を熱して強火で**2**を炒め、しんなりしたら**A**を回しかけて手早くからめて火を止める。
4. 器に**1**を盛って**3**のにらソースをかけ、にんにくチップを散らす。　　（伊藤）

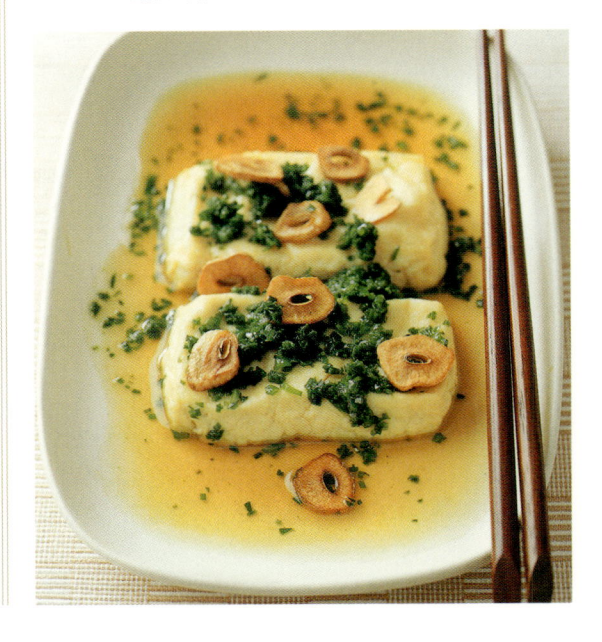

豆腐と豆乳の茶碗蒸し

豆腐と豆乳を組み合わせれば卵は半量で十分

副菜 A
野菜追加

1800・2000kcalを選択する場合	1400・1600kcalを選択する場合
140kcal　コレステロール **131**mg 食物繊維 **0.8**g　塩分 **1.9**g	**120**kcal　コレステロール **131**mg 食物繊維 **0.8**g　塩分 **1.9**g

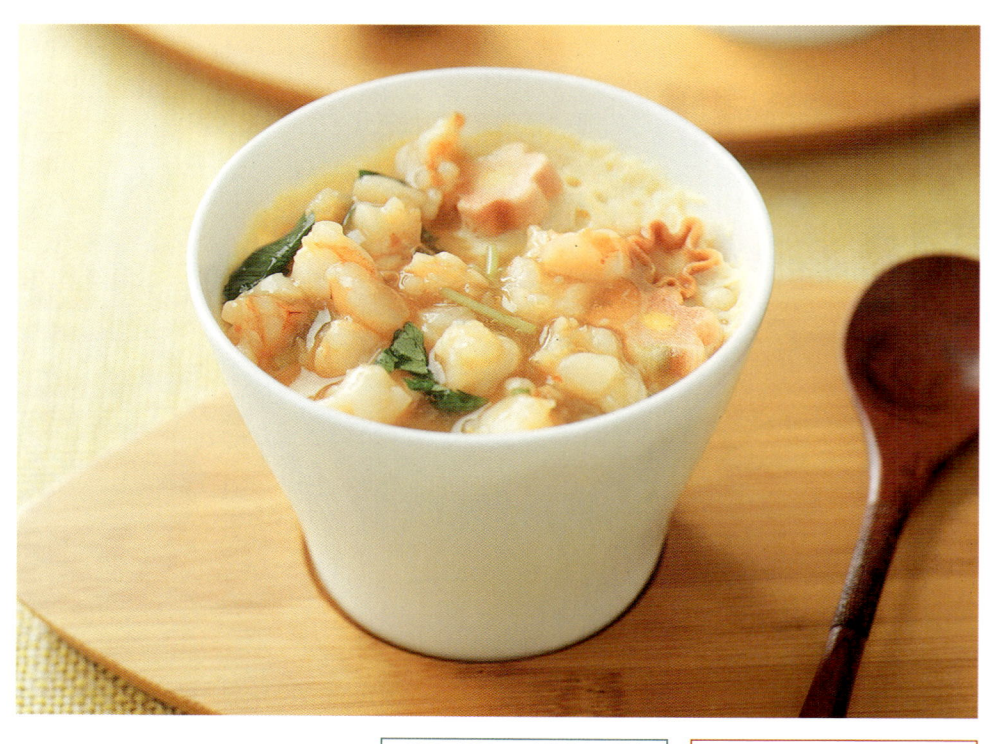

材料(1人分)
1800・2000kcalを選択する場合

- ★絹ごし豆腐……………………… 30g
- 卵(Mサイズ)……………… $\frac{1}{2}$個分(25g)
- むきえび……………………………… 15g
- えのきだけ…………………………… 10g
- 三つ葉………………………………… 少々
- ★花麩(乾燥)……………………… 2〜3個
- A
  - 豆乳………………………… $\frac{1}{2}$カップ
  - 和風だしの素(顆粒)………… 少々
  - 塩………………………… 小さじ $\frac{1}{6}$
- B
  - 和風だしの素(顆粒)………… 少々
  - 水………………………………… 大さじ2
  - しょうゆ…………………… 小さじ $\frac{1}{4}$
  - 砂糖、塩…………………………… 各少々
  - かたくり粉………………… 小さじ $\frac{1}{3}$

★**1400・1600kcalを選択する場合**
絹ごし豆腐の使用量を20gに、花麩(乾燥)を2個にします。

作り方

1. 花麩はもどしておく。えのきだけは根元を切り落とし、2〜3cm長さに切る。
2. むきえびはあらく刻む。
3. 三つ葉はざく切りにする。
4. 耐熱ボウルに**A**を入れてまぜ、ラップなしで電子レンジで30秒加熱する。
5. 卵をといて**4**に加え、軽くまぜる。
6. 茶碗蒸しを作る耐熱容器に絹ごし豆腐と**1**を入れ、**5**の卵液を流し入れる。ラップをかけて電子レンジで1分30秒加熱する。
7. 次にえびあんを作る。**2**を耐熱ボウルに入れ、**B**を加えてよくまぜ、ラップなしで電子レンジで30秒加熱する。いったん電子レンジからとり出して中身をまぜ、さらにラップなしで30秒加熱して**3**をまぜる。
8. **6**に**7**をかける。　　　　　　　(伊藤)

主菜　大豆・大豆製品料理

豆乳野菜鍋

野菜がたっぷりとれる、まろやかでやさしい味

副菜 B

1800・2000kcalを選択する場合	1400・1600kcalを選択する場合
240 kcal　コレステロール **33** mg 食物繊維 **6.1** g　塩分 **2.2** g	**190** kcal　コレステロール **17** mg 食物繊維 **6.1** g　塩分 **2.1** g

作り方

1. 白菜はざく切りにし、にんじんは4枚の輪切りにする。
2. 生しいたけは石づきを切り落とし、笠の表面に浅く十文字の切り込みを入れる。
3. 長ねぎは斜め切りにし、春菊は4cm長さに切る。
4. 木綿豆腐は4等分に切る。
5. 豚もも薄切り肉は食べやすい長さに切る。
6. 土鍋などに水1カップと昆布を入れて強火にかけ、煮立ったら火を弱めて豆乳を加え、塩、しょうゆで味をととのえる。
7. **6**があたたまったらにんじん、白菜、豚肉、生しいたけ、長ねぎ、豆腐と、火の通りにくい順に具を加えていき、最後に春菊を加えて一煮し、煮えた具から食べる。　　（大越）

材料（1人分）

1800・2000kcalを選択する場合

豆乳	1½カップ
★木綿豆腐	⅕丁(60g)
白菜	2枚(160g)
にんじん	2cm(20g)
生しいたけ	2個
長ねぎ	⅓本(20g)
春菊	¼束(50g)
★豚もも薄切り肉	50g
昆布	3cm角1枚
塩	少々
薄口しょうゆ	大さじ½

★**1400・1600kcalを選択する場合**
木綿豆腐の使用量を40gに、豚もも薄切り肉を25gにします。

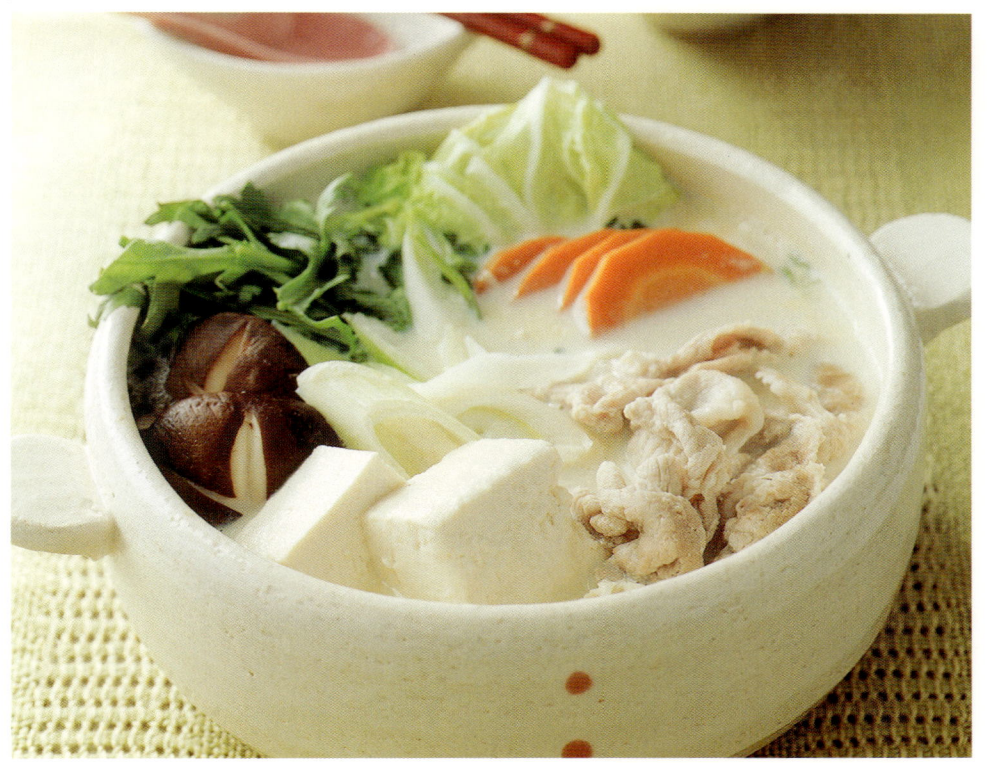

油揚げのにら焼き

焼きたてのサクッとした歯ざわりと香ばしさが格別

副菜 A

1800・2000kcalを選択する場合	
170 kcal	コレステロール 0 mg
食物繊維 1.8 g	塩分 1.3 g

1400・1600kcalを選択する場合	
90 kcal	コレステロール 0 mg
食物繊維 0.9 g	塩分 0.7 g

材料（1人分）

1800・2000kcalを選択する場合

- ★油揚げ……………… 2枚（40g）
- ★にら………………… $\frac{1}{2}$ 束（50g）
- すだち（半月切り）……………… 2枚
- ★しょうゆ……………… 小さじ $1\frac{1}{2}$

★**1400・1600kcalを選択する場合**
油揚げの使用量を1枚（20g）に、にらを $\frac{1}{4}$ 束（25g）に、しょうゆを小さじ $\frac{3}{4}$ にします。

作り方

1. にらは鍋に沸かした熱湯でしんなりするまで強火でゆで、水にとって水けをよくしぼる。
2. 油揚げは三方の端を切り落として1枚に切り開く。
3. 2をまな板の上に広げ、1の半量をのせてくるくると巻き、巻き終わりをつまようじで止める。同じものをもうひとつ作る。
4. オーブントースターに3を入れ、油揚げにこんがりと焼き色がつくまで焼く。
5. 4をオーブントースターからとり出し、熱いうちに、しょうゆをハケなどで油揚げの表面に塗る。
6. 5を食べやすい大きさに切って器に盛る。すだちを添え、果汁をしぼりかけて食べる。

（田川）

アドバイス 1400・1600kcalを選択する場合、指示量ではもの足りないようなら、油揚げの使用量を $1\frac{1}{2}$ 枚に、にらを40gに、しょうゆを小さじ1にふやしてもかまいません。その場合、エネルギー量は130kcal、食物繊維は1.4g、塩分は0.9gになります。

主菜　大豆・大豆製品料理

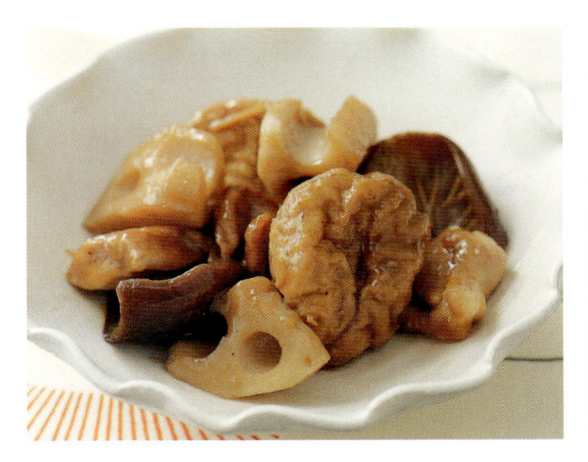

ご飯によく合うこっくりとした中華味の煮物

がんもどきと鶏肉の
オイスターソース煮込み

副菜 B

材料（1人分）
1800・2000kcalを選択する場合

- ★がんもどき……………小2個（40g）
- 鶏もも肉（皮なし）……………30g
- れんこん……………50g
- 干ししいたけ……………2個
- しょうが（せん切り）……薄切り1枚分
- かたくり粉……………小さじ$\frac{1}{2}$
- A ┌ オイスターソース、しょうゆ、砂糖
　 │　……………各小さじ1
　 └ 日本酒……………大さじ$\frac{1}{2}$
- ごま油……………小さじ1

1800・2000kcalを選択する場合
250kcal
コレステロール 28mg
食物繊維 4.9g
塩分 2.0g

1400・1600kcalを選択する場合
190kcal
コレステロール 18mg
食物繊維 4.6g
塩分 1.8g

★1400・1600kcalを選択する場合
がんもどきの使用量を小1個（20g）に、鶏もも肉（皮なし）を20gにします。

作り方
1. れんこんは一口大の乱切りにする。干ししいたけはもどして軸を切り落とし、そぎ切りにする。干ししいたけのもどし汁はとっておく。
2. がんもどきは熱湯に20〜30秒ほどつけて油抜きをする。
3. 鶏もも肉はそぎ切りにし、かたくり粉をまぶす。
4. 鍋にごま油としょうがを入れて弱火で炒め、香りが出たら**3**を加えて強火でさっと炒める。肉の色が変わったら**1**を加えて炒め合わせ、**2**を加え、干ししいたけのもどし汁をひたひたに加える。
5. **4**が煮立ったら**A**を加え弱火にし、落としぶたをしてときどき揺すりながら、煮汁がなくなるまで煮る。（本城）

淡泊なかぶに油揚げのコクをつけた

油揚げとかぶの煮物

副菜 B

材料（1人分）
1800・2000kcalを選択する場合

- ★油揚げ……………2枚（40g）
- かぶ……………1個（60g）
- かぶの葉……………3cm
- A ┌ だし汁……………$\frac{2}{3}$カップ
　 │ しょうゆ……………小さじ1
　 │ 日本酒……………小さじ1
　 └ みりん……………小さじ1

1800・2000kcalを選択する場合
190kcal
コレステロール 0mg
食物繊維 1.3g
塩分 1.0g

1400・1600kcalを選択する場合
120kcal
コレステロール 0mg
食物繊維 1.1g
塩分 1.0g

★1400・1600kcalを選択する場合
油揚げの使用量を1枚（20g）にします。

作り方
1. かぶは茎を少し残した状態で縦に5mm厚さに切る。かぶの葉は小口切りにして、強火にかけた熱湯でさっと下ゆでしておく。
2. 油揚げはざるにのせ、熱湯を回しかけて油抜きをし、2cm角に切る。
3. 鍋に**A**を入れて強火で煮立て、**1**のかぶと**2**を入れて弱めの中火で5〜6分煮含める。
4. **3**にかぶの葉を加えて一煮し、火を止める。（田川）

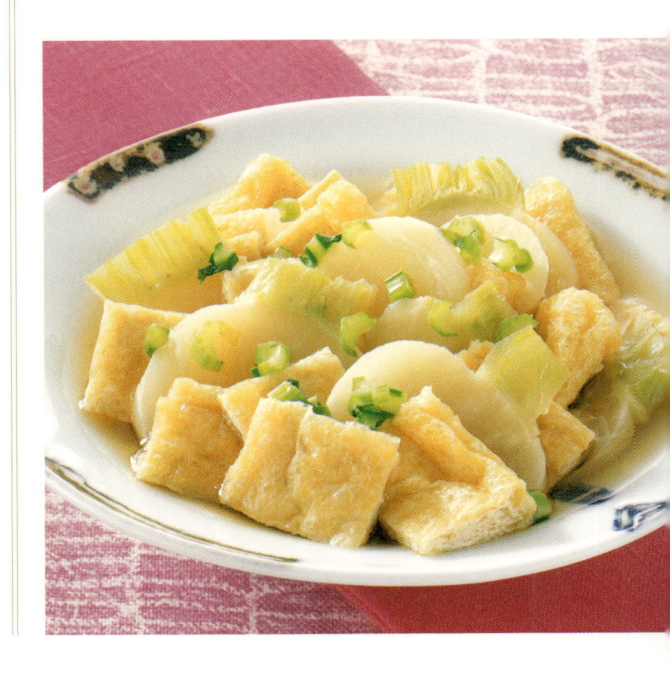

春野菜の代表選手に厚揚げを組み合わせてボリュームをつけた

厚揚げとふきの煮物

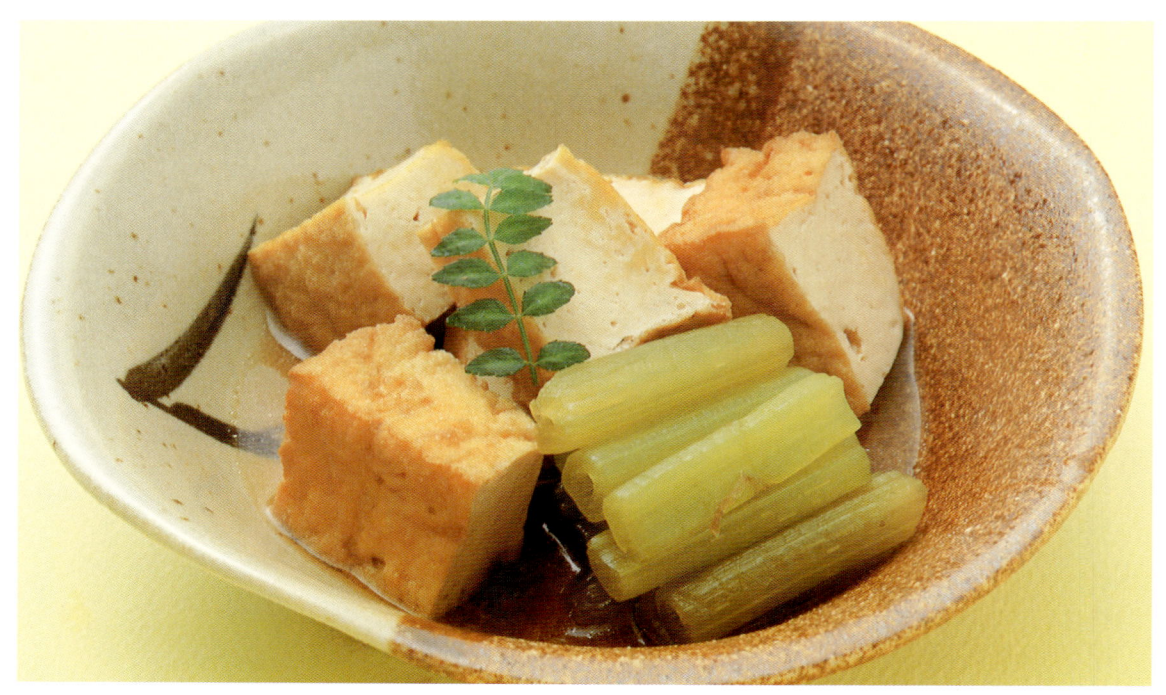

副菜 A

1800・2000kcalを選択する場合	1400・1600kcalを選択する場合
160kcal　コレステロール **0**mg 食物繊維 **1.0**g　塩分 **1.9**g	**120**kcal　コレステロール **0**mg 食物繊維 **0.8**g　塩分 **1.9**g

作り方

1. ふきは鍋に入る長さに切り、まな板の上で塩（分量外）を振って両手で数回転がす（板ずりという）。これを鍋に沸かした熱湯に入れて強火で1〜2分ゆで、すぐに水にとって皮をむき、食べやすい長さに切る。
2. 厚揚げはざるにのせて熱湯を回しかけて油抜きをし、縦半分に切ってから、一口大に切る。
3. 鍋にAを入れて強火にかけ、煮立ったら**1**と**2**を入れて弱めの中火で10分ほど煮る。
4. **3**を器に盛り、木の芽を飾る。　　（佐伯）

材料（1人分）
1800・2000kcalを選択する場合

- ★厚揚げ……………………… 80g
- ふき………………… 1/2本（30g）
- あれば木の芽……………… 1枚
- A
  - だし汁……………… 1カップ
  - しょうゆ…………… 小さじ2
  - 日本酒……………… 小さじ2
  - みりん……………… 小さじ1

★**1400・1600kcalを選択する場合**
厚揚げの使用量を50gにします。

参考メモ　厚揚げは、木綿豆腐を厚く切り、水けをきって高温の油で揚げたもの。油で揚げることで余分な水分が抜けるため、豆腐よりも栄養価が高くなります。重量の約1割は良質のタンパク質で、その含有率は木綿豆腐の約1.5倍、カルシウムは約2倍、鉄分は約3倍にもなります。

主菜　大豆・大豆製品料理

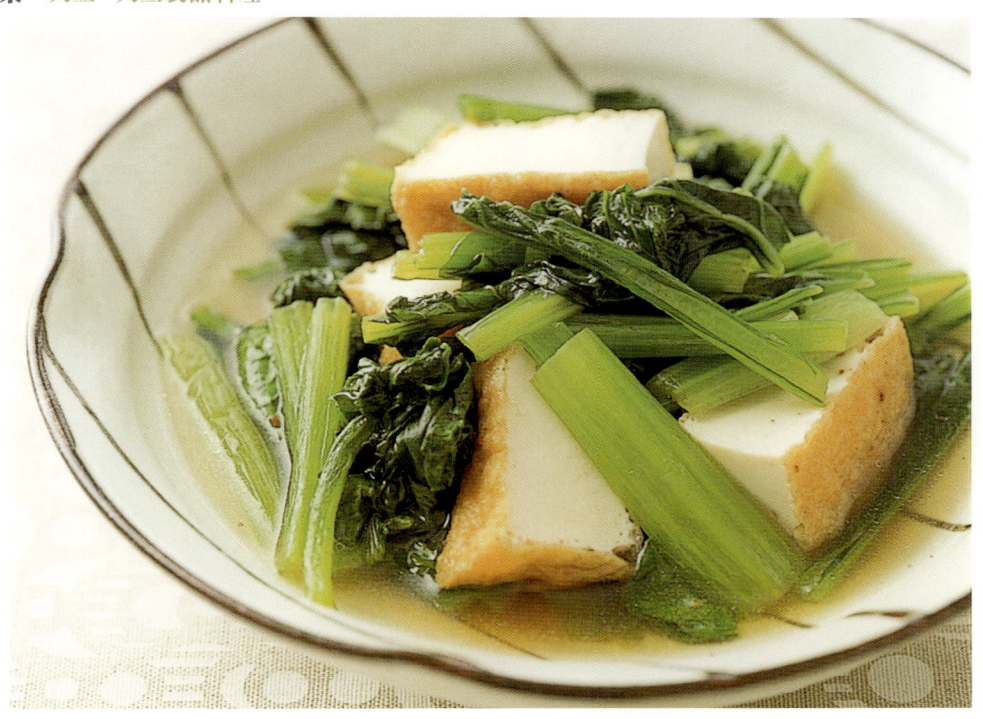

厚揚げと小松菜の煮びたし
薄味仕立てで小松菜の甘みを楽しむ

1800・2000kcalを選択する場合
170kcal　コレステロール 0mg
食物繊維 1.7g　塩分 1.3g

1400・1600kcalを選択する場合
120kcal　コレステロール 0mg
食物繊維 1.6g　塩分 1.3g

副菜 A

作り方

1. 小松菜は4cm長さに切り、葉と茎に分けて水に4～5分つけ、水けをよくきる。
2. 厚揚げはざるにのせて熱湯を回しかけて油抜きをし、縦半分に切ってから、さらに3等分に切る。
3. 鍋に植物油を入れて熱し、**1**の茎を入れて強火で炒める。油が回ったら**1**の葉と赤とうがらしを加えて炒め合わせる。
4. **3**の小松菜が全体にしんなりしたら**A**と**2**を加え、弱めの中火で3～4分煮る。火を止め、あら熱がとれるまでおいて味を含ませる。

（田口）

材料（1人分）
1800・2000kcalを選択する場合

- ★厚揚げ……………………………… 60g
- 小松菜……………………………… 2株（60g）
- 赤とうがらし……………………… 1/2本
- A
  - だし汁………………………… 80ml
  - しょうゆ……………………… 小さじ1
  - みりん………………………… 小さじ1/2
  - 砂糖…………………………… 小さじ1/2
  - 塩……………………………… 少々
- ★植物油……………………………… 小さじ1

★**1400・1600kcalを選択する場合**
厚揚げの使用量を40gに、植物油を小さじ1/2にします。

参考メモ
通常「青菜はさっと火を通す」のが調理のコツとされますが、これは歯ざわりを残し色よく仕上げるため。葉が厚く、甘みが増して風味が充実した旬の小松菜の持ち味を引き出すには、だしのきいた薄味の煮汁でいつもより少し長めに煮るのがポイントです。

家常豆腐 (ジャーチャン)

厚揚げを使って手軽に作る人気の中華おかず

副菜 B

1800・2000kcalを選択する場合
200 kcal　コレステロール 13 mg
食物繊維 4.7 g　塩分 1.2 g

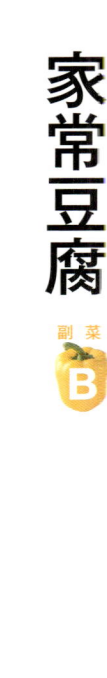

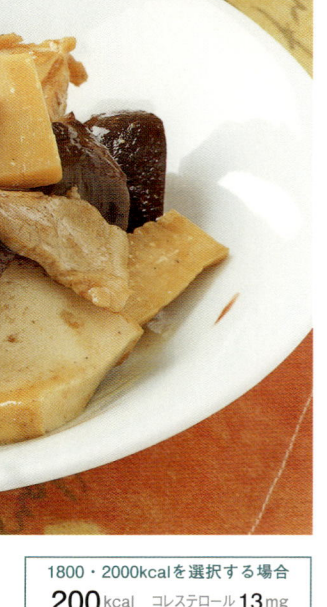

1400・1600kcalを選択する場合
150 kcal　コレステロール 13 mg
食物繊維 4.6 g　塩分 1.2 g

材料（1人分）

1800・2000kcalを選択する場合

- ★厚揚げ……………………………… 60g
- 豚もも薄切り肉…………………… 20g
- ゆでたけのこ……………………… 30g
- 干ししいたけ……………………… 2個
- しょうが（せん切り）…… 薄切り1枚分
- 赤とうがらし（小口切り）………少々
- A
  - しいたけのもどし汁 …… $\frac{1}{4}$ カップ
  - しょうゆ、オイスターソース
    ……………………… 各小さじ $\frac{3}{4}$
  - 砂糖 ………………… 小さじ $\frac{1}{2}$
- B
  - かたくり粉 ………… 小さじ $\frac{1}{2}$
  - 水 …………………… 小さじ $\frac{1}{2}$
- ★植物油……………………… 小さじ1

★**1400・1600kcalを選択する場合**
厚揚げの使用量を40gに、植物油を小さじ $\frac{1}{2}$ にします。

作り方

1 干ししいたけはもどして軸を切り落とし、1個を2〜3つのそぎ切りにする。もどし汁はAで使う。ゆでたけのこは薄切りにする。

2 厚揚げはざるにのせて熱湯を回しかけて油抜きをし、4〜5mm厚さの色紙形に切る。

3 豚もも薄切り肉は一口大に切る。

4 フライパンに植物油としょうが、赤とうがらしを入れて弱火で炒め、香りが出たら3を加えて強火で炒める。肉の色が変わったら、ゆでたけのこ、もどした干ししいたけ、厚揚げを順に加えてよく炒め合わせる。

5 4にAを加えて一煮し、Bを回し入れてとろみをつけ、火を止める。

（本城）

主菜　大豆・大豆製品料理

厚揚げとひき肉のピリ辛炒め
低エネルギーな赤身のひき肉を使って　副菜 A

材料（1人分）
1800・2000kcalを選択する場合

★厚揚げ	60g
豚赤身ひき肉	10g
パプリカ(赤)	20g
しょうが(みじん切り)	薄切り1枚分
にんにく(みじん切り)	$\frac{1}{3}$片分
長ねぎ(みじん切り)	$\frac{1}{6}$本(10g)分
A　赤みそ	小さじ1
豆板醤(トウバンジャン)	小さじ$\frac{1}{3}$
しょうゆ	小さじ$\frac{2}{3}$
砂糖	小さじ$\frac{1}{2}$
鶏ガラスープの素(顆粒)	小さじ$\frac{1}{4}$
水	$\frac{1}{2}$カップ
B　かたくり粉	小さじ$\frac{1}{4}$
水	小さじ$\frac{1}{2}$
★植物油	小さじ$\frac{1}{2}$

1800・2000kcalを選択する場合
170kcal
コレステロール 8.0mg
食物繊維 1.4g
塩分 2.0g

1400・1600kcalを選択する場合
130kcal
コレステロール 8.0mg
食物繊維 1.3g
塩分 2.0g

★1400・1600kcalを選択する場合
厚揚げの使用量を40gに、植物油を小さじ$\frac{1}{4}$にします。

作り方
1. パプリカは小さめの角切りにする。
2. 厚揚げは熱湯にさっとくぐらせて油抜きをし、縦半分に切ってから、1cm厚さに切る。
3. フライパンに植物油としょうが、にんにくを入れて弱火で炒め、香りが出たら豚赤身ひき肉を加えて強火で炒める。肉の色が変わってポロポロしてきたら**1**と**2**を加えて炒め合わせる。
4. **3**に**A**を加えてさっと煮て、**B**を回し入れてとろみをつけ、火を止める。
5. **4**を器に盛り、長ねぎを散らす。　　(伊藤)

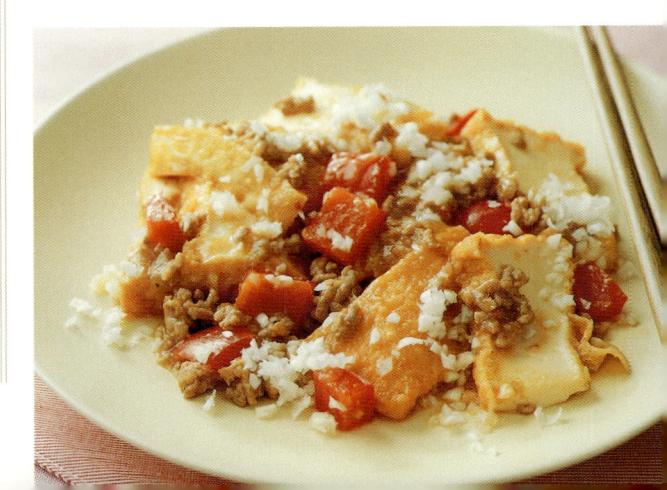

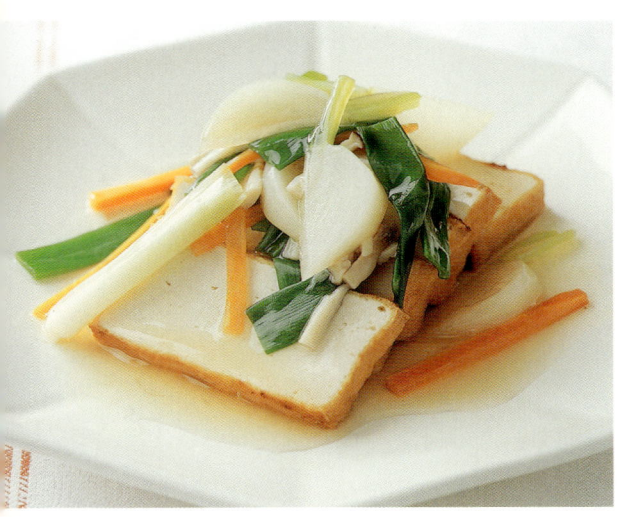

パリパリ厚揚げの野菜あん
表面をパリッと香ばしく焼き上げるのがコツ　副菜 B

材料（1人分）
1800・2000kcalを選択する場合

★厚揚げ	100g
かぶ	$\frac{1}{2}$個(30g)
エリンギ	$\frac{1}{2}$本(20g)
にんじん	1.5cm(15g)
わけぎ	3本(50g)
A　だし汁	$\frac{1}{2}$カップ
薄口しょうゆ、みりん	各小さじ$\frac{1}{2}$

1800・2000kcalを選択する場合
190kcal
コレステロール 0mg
食物繊維 3.8g
塩分 0.6g

1400・1600kcalを選択する場合
160kcal
コレステロール 0mg
食物繊維 3.7g
塩分 0.6g

★1400・1600kcalを選択する場合
厚揚げの使用量を80gにします。

作り方
1. かぶは茎を少し残して、5〜6mm厚さのくし形に切る。
2. エリンギは縦に細めに裂く。
3. にんじんはマッチ棒状に切る。
4. わけぎは4cm長さに切り、鍋に沸かした熱湯でさっと強火でゆでておく。
5. 厚揚げはざるにのせて熱湯を回しかけて油抜きをし、オーブントースターで2〜3分こんがりと焼き、薄く切る。
6. 鍋に**A**を入れて強火で煮立て、**1〜3**を入れて中火で煮る。かぶがやわらかくなったら**4**を加えて一煮し、火を止める。
7. 器に**5**を盛り、**6**の野菜あんをかける。　　(大越)

大根おろしをみぞれに見立てた変わり煮

高野豆腐のみぞれ煮 副菜 B

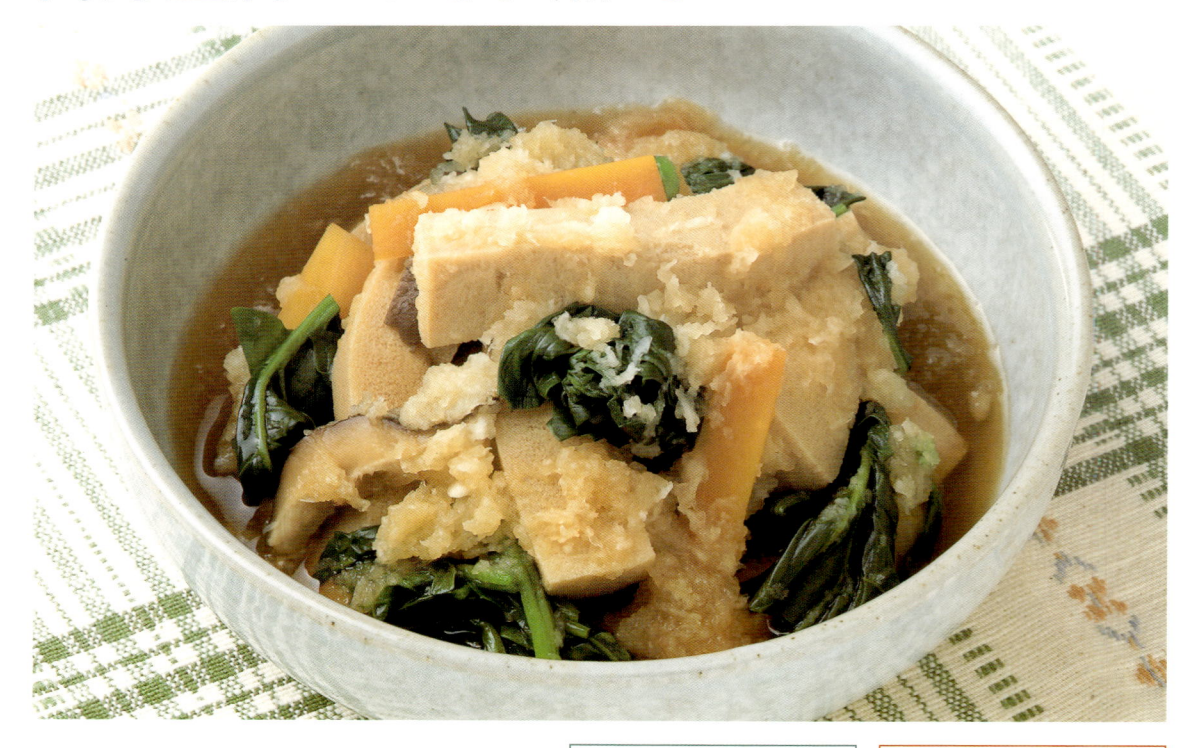

1800・2000kcalを選択する場合	1400・1600kcalを選択する場合
190 kcal　コレステロール 0 mg 食物繊維 4.6 g　塩分 2.2 g	140 kcal　コレステロール 0 mg 食物繊維 4.5 g　塩分 2.2 g

作り方

1. 高野豆腐はもどし、水けをしぼって1個を縦に4等分に切る。
2. 干ししいたけはもどし、軸を切り落として薄切りにする。にんじんは薄い短冊切りにする。
3. ほうれんそうは鍋に沸かした熱湯でしんなりするまで強火でゆで、水にとって冷まし、水けをしぼって3cm長さに切る。
4. 大根はすりおろして、軽く水けをきる。
5. 鍋にAを入れて強火で煮立て、1と2を入れて弱火で煮る。高野豆腐にしょうゆの色がしみ込んだら3を加えて強火でさっと煮、4を入れて一煮し、火を止める。

材料(1人分)

1800・2000kcalを選択する場合

- ★高野豆腐……………… 1 $\frac{1}{2}$ 個(24g)
- 干ししいたけ……………… 1個
- にんじん……………… 2cm(20g)
- ほうれんそう……………… 1株(30g)
- 大根……………… 3cm(100g)
- A
  - だし汁……………… $\frac{2}{3}$ カップ
  - しょうゆ……………… 小さじ2
  - 日本酒……………… 大さじ $\frac{1}{2}$
  - 塩……………… 少々

★1400・1600kcalを選択する場合
高野豆腐の使用量を1個(16g)にします。

主菜　大豆・大豆製品料理

うまみのきいた煮汁をたっぷり含ませた
高野豆腐の炊き合わせ

作り方

1. 高野豆腐はもどし、水けをしぼって4等分に切る。
2. 干ししいたけはもどして1個を4つに切り、にんじんは5～6mm厚さの輪切りにする。ゆでたけのこは半月切りにし、穂先は縦半分に切る。
3. 絹さやは筋をとり、鍋に沸かした熱湯でさっと強火でゆで、水けをきって斜め半分に切る。
4. 鍋に A を煮立てて1を並べ入れ、あいた部分に2も入れて中火で10分煮る。火を止め、しばらくおいて味を含ませる。
5. 4を器に盛り、3をあしらう。　　　　　（増井）

材料（1人分）

1800・2000kcalを選択する場合

高野豆腐	1個(16g)
干ししいたけ	2個
にんじん	4cm(40g)
ゆでたけのこ	60g
絹さや	3枚
A　だし汁	3/4カップ
しょうゆ	小さじ 2/3
みりん	小さじ 2/3
塩	少々

★**1400・1600kcalを選択する場合**
1800・2000kcalを選択する場合と同じです。

1800・2000kcalを選択する場合　副菜 A
150kcal　コレステロール 0mg
食物繊維 6.8g　塩分 1.2g

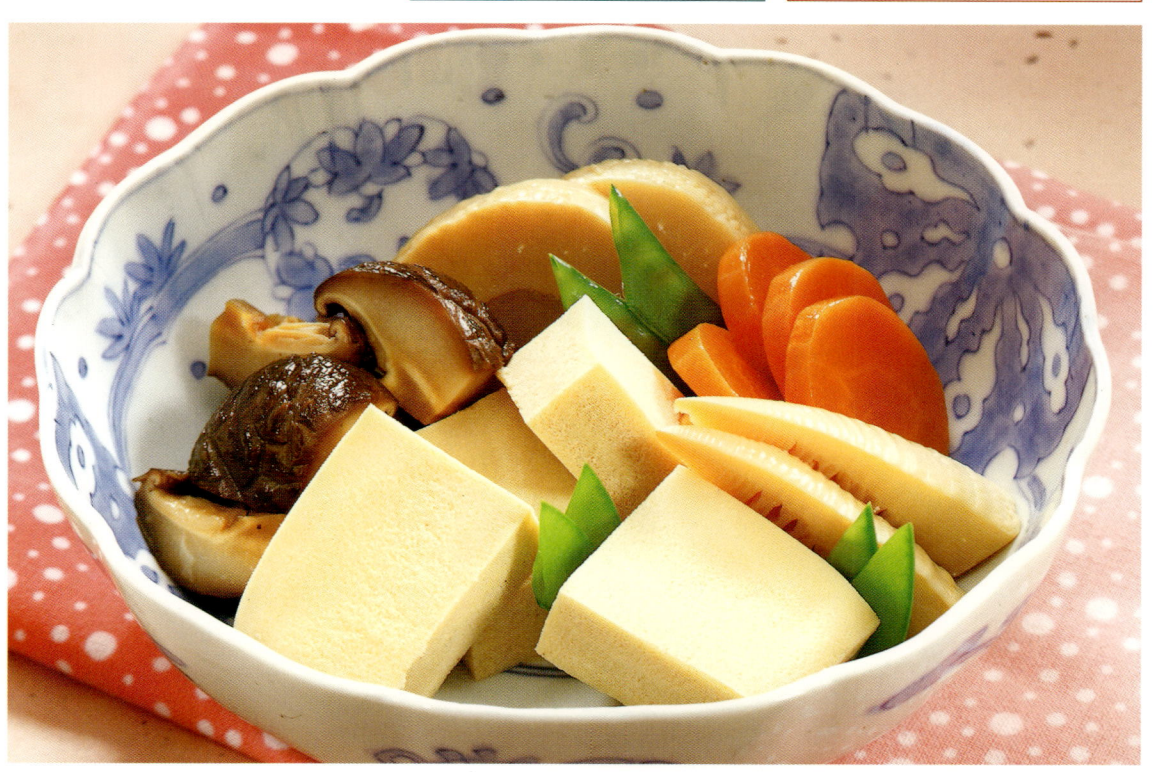

1400・1600kcalを選択する場合　副菜 B
150kcal　コレステロール 0mg
食物繊維 6.8g　塩分 1.2g

高野豆腐と卵の炒め物

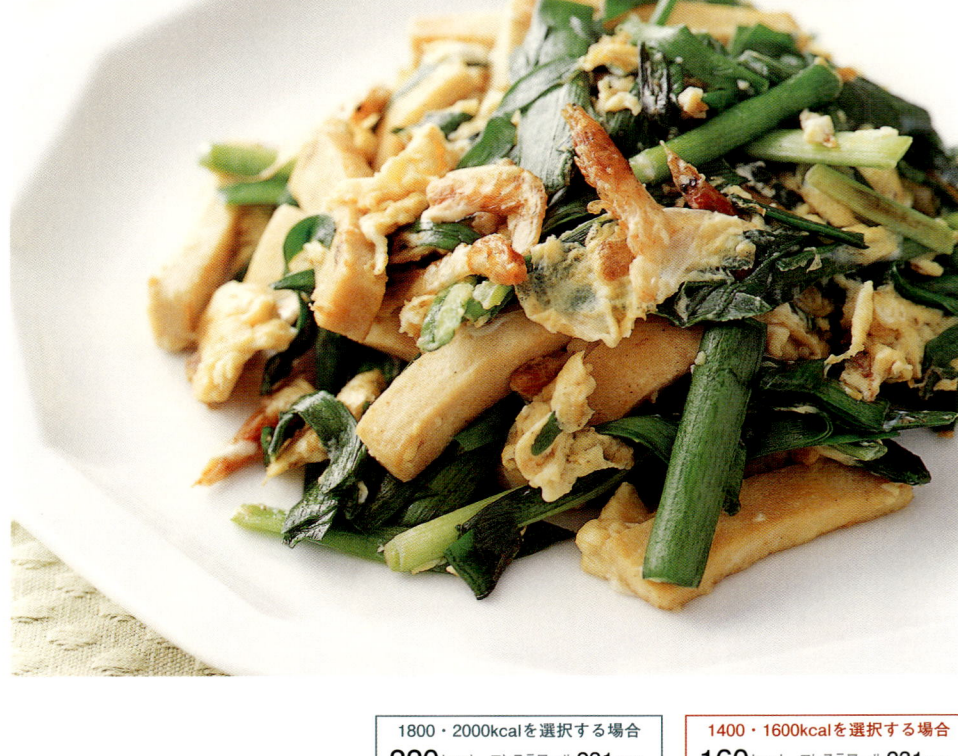

桜えびのうまみをプラスした

副菜 B

1800・2000kcalを選択する場合	1400・1600kcalを選択する場合
220kcal コレステロール 231mg 食物繊維 1.7g 塩分 1.7g	160kcal コレステロール 231mg 食物繊維 1.5g 塩分 1.6g

材料（1人分）
1800・2000kcalを選択する場合

- ★高野豆腐 ………………… 1個（16g）
- 卵（Mサイズ）……………… 1個（50g）
- 桜えび ……………………… 大さじ1
- にら ………………………… 1/2束（50g）
- A［しょうゆ ………………… 小さじ1
  　塩、こしょう …………… 各少々
- ★ごま油 …………………… 小さじ1

★ **1400・1600kcalを選択する場合**
高野豆腐の使用量を1/2個（8g）に、ごま油を小さじ1/2にします。

作り方

1. 高野豆腐はもどし、水けをしぼって短冊切りにする。
2. にらは4〜5cm長さに切る。
3. フライパンにごま油を入れて熱し、桜えびを入れて香りが出るまで焦がさないように弱火で炒める。
4. 3に1を加えて桜えびをからめるように強火で炒め合わせ、2を加えてさっと炒め、Aを振る。
5. 卵をといて4に流し入れ、全体をふんわりまぜて火を止める。

（伊藤）

主菜　大豆・大豆製品料理

高野豆腐の卵とじ

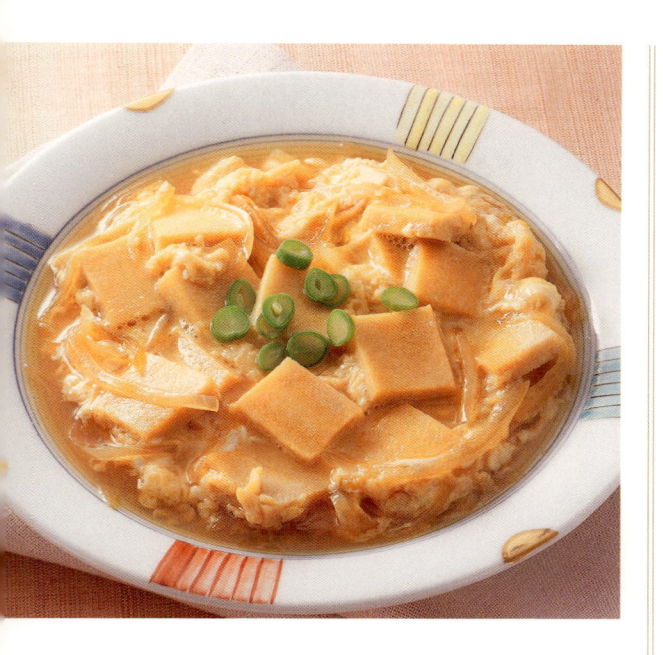

高野豆腐と玉ねぎを卵でふんわりととじる

副菜 A

材料（1人分）

1800・2000kcalを選択する場合

★高野豆腐	$\frac{1}{2}$個
卵（Mサイズ）	1個（50g）
玉ねぎ（薄切り）	$\frac{1}{6}$個（30g）分
さやいんげん	$\frac{1}{2}$本

A
- だし汁 …… $\frac{1}{2}$カップ
- しょうゆ …… 小さじ1$\frac{1}{3}$
- みりん …… 小さじ1

1800・2000kcalを選択する場合
150kcal
コレステロール 210mg
食物繊維 0.7g
塩分 1.6g

1400・1600kcalを選択する場合
130kcal
コレステロール 210mg
食物繊維 0.7g
塩分 1.5g

★1400・1600kcalを選択する場合
高野豆腐の使用量を$\frac{1}{4}$個（4g）にします。

作り方

1. 高野豆腐はもどし、水けをしぼって5mm厚さの色紙切りにする。
2. さやいんげんは筋をとり、鍋に沸かした熱湯でしんなりするまで強火でゆで、小口切りにする。
3. 平鍋にAを入れて煮立て、玉ねぎを入れて弱火で煮、やわらかくなったら1も加え、さらに2～3分煮る。
4. 3の火かげんを強火にし、といた卵を回し入れて半熟状になったら火を止める。
5. 4を器に盛り、2をのせる。

（増井）

高野豆腐の豚肉巻き

食べやすい一口サイズ、お弁当のおかずにもおすすめ

副菜 A

材料（1人分）

1800・2000kcalを選択する場合

★一口高野豆腐	4個（12g）
★豚もも薄切り肉	小2枚（40g）
小松菜	2株（60g）
小麦粉	適量

A
- だし汁 …… $\frac{3}{4}$カップ
- しょうゆ、みりん …… 各小さじ1
- 塩 …… 少々

1800・2000kcalを選択する場合
160kcal
コレステロール 26mg
食物繊維 1.3g
塩分 1.7g

1400・1600kcalを選択する場合
100kcal
コレステロール 13mg
食物繊維 1.2g
塩分 1.5g

★1400・1600kcalを選択する場合
一口高野豆腐の使用量を2個（6g）に、豚もも薄切り肉を小1枚（20g）にします。

作り方

1. 一口高野豆腐はもどし、水けをしぼる。
2. 豚もも薄切り肉は縦半分に切り、1に1切れずつ巻きつけ、小麦粉を薄くまぶす。
3. 鍋にAを合わせて強火で煮立て、2を巻き終わりを下にして重ならないように並べ入れ、弱めの中火で10～15分煮る。
4. 鍋端に4cm長さに切った小松菜を加えてさっと一煮し、火を止める。
5. 器に4を盛り合わせる。

（今泉）

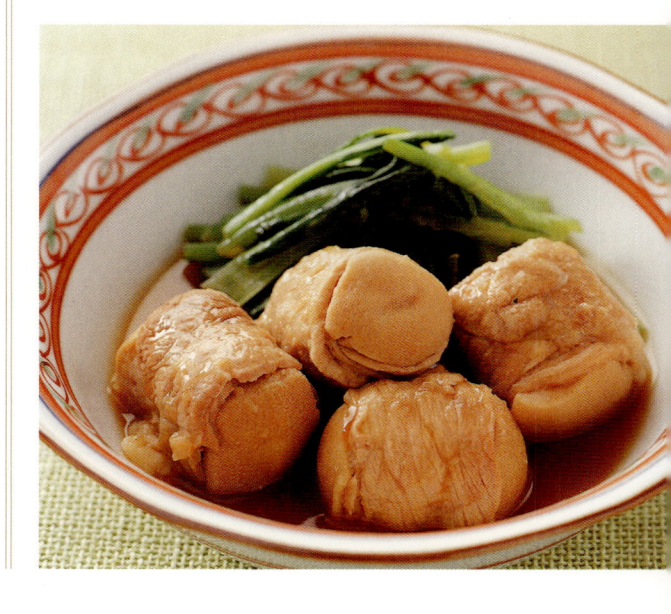

調味料がわりに使う梅干しの果肉で減塩効果

豚しゃぶとたたききゅうりの梅あえ 副菜A

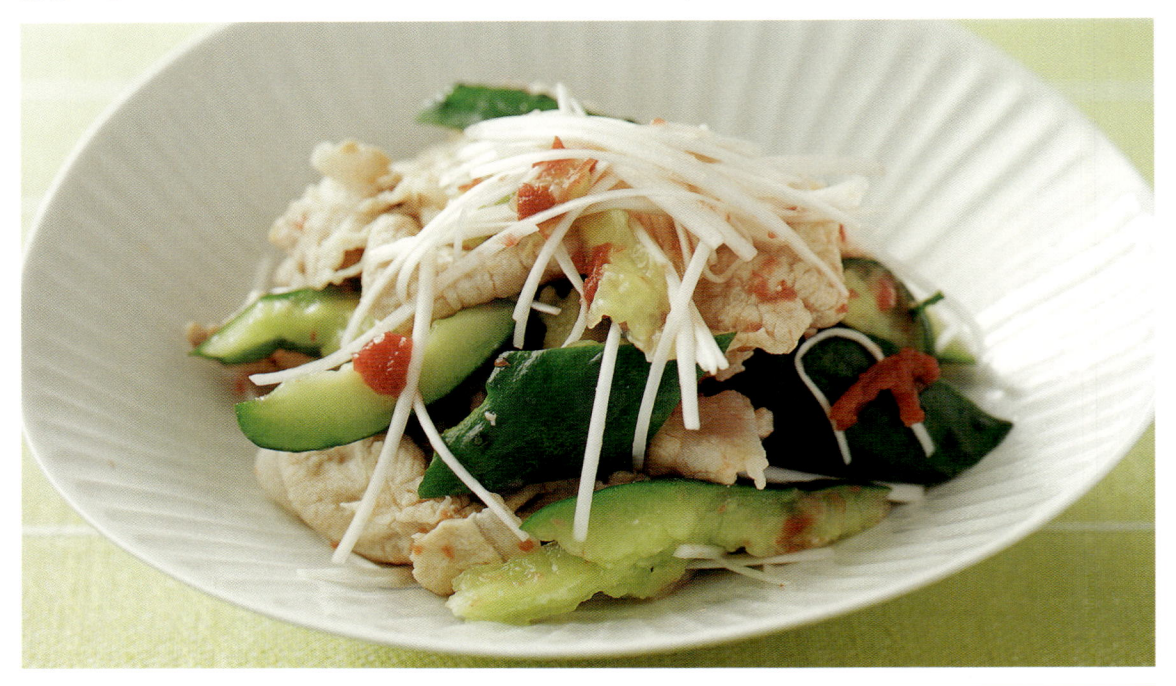

1800・2000kcalを選択する場合	1400・1600kcalを選択する場合
160kcal コレステロール43mg 食物繊維1.0g 塩分1.0g	110kcal コレステロール27mg 食物繊維1.0g 塩分0.7g

作り方

1. 豚肉は脂身を除き、**A**を加えた熱湯に1枚ずつ広げ入れて強火で火を通す。肉の色が変わったらざるに上げ、湯をきって冷ます。
2. きゅうりはまな板にのせ、すりこ木でたたいて割れ目を入れ、食べやすい大きさに切る。長ねぎはせん切りにし、水にさらして水けをきる。
3. 梅干しの果肉は包丁でざっとたたいてボウルに入れ、みりんを加えてまぜる。
4. **3**に**1**と**2**を入れてあえる。　　　　（今泉）

材料（1人分）

1800・2000kcalを選択する場合

- ★豚ロースしゃぶしゃぶ用肉（脂身なし）……70g
- きゅうり……1/2本
- 長ねぎの白い部分……5cm
- ★梅干しの果肉……小さじ2/3
- A ┌ 日本酒……少々
- 　└ 塩……少々
- みりん……小さじ1/4

★**1400・1600kcalを選択する場合**
豚ロースしゃぶしゃぶ用肉（脂身なし）の使用量を45gに、梅干しの果肉を小さじ1/2にします。

主菜　肉料理　豚肉

豚しゃぶとねぎのキムチあえ

ねぎのシャキシャキ感と香りがたっぷり

1800・2000kcalを選択する場合	1400・1600kcalを選択する場合
150kcal　コレステロール **41**mg　食物繊維 **1.8**g　塩分 **1.6**g	**110**kcal　コレステロール **27**mg　食物繊維 **1.5**g　塩分 **1.3**g

副菜 A

作り方

1. 長ねぎは縦半分に切り、斜め7〜8mm幅に切ってバラバラにほぐす。
2. 白菜キムチはざく切りにする。
3. 鍋にたっぷりの水を入れて強火で煮立て、**1**を入れて30秒〜1分ゆでてざるに上げ、水けをよくきる。
4. **3**の湯を再び強火にかけて塩を加え、豚肉を1枚ずつ広げ入れてさっとゆでる。肉の色が変わったらざるに上げて湯をきり、大きければ一口大に切る。
5. ボウルに**3**と**4**を入れ、しょうゆとごま油を振り入れてまぜ合わせる。
6. **5**に**2**を加えてよくあえ、器に盛る。　（田口）

材料（1人分）

1800・2000kcalを選択する場合

- ★豚ももしゃぶしゃぶ用肉　60g
- 長ねぎ　1/2本（30g）
- ★白菜キムチ　40g
- 塩　少々
- しょうゆ　小さじ 2/3
- ごま油　小さじ 3/4

➡ **1400・1600kcalを選択する場合**
豚ももしゃぶしゃぶ用肉の使用量を40gに、白菜キムチを30gにします。

韓国風肉じゃが

ピリ辛味にして調味料を賢くカット

副菜 B

アドバイス 中性脂肪値が高い人は、このメニューを続けて選ばないようにしましょう。

1800・2000kcalを選択する場合
210kcal　コレステロール 26mg
食物繊維 2.9g　塩分 1.2g

1400・1600kcalを選択する場合
170kcal　コレステロール 26mg
食物繊維 2.2g　塩分 1.2g

材料（1人分）

1800・2000kcalを選択する場合

豚もも薄切り肉	40g
★じゃがいも	1個（100g）
にんじん	4cm（40g）
長ねぎの白い部分（せん切り）	適量
A　にんにく（みじん切り）	小さじ 1/4
しょうが（みじん切り）	小さじ 1/2
長ねぎ（あらみじん切り）	小さじ 1
★いり白ごま	小さじ 3/4
日本酒	小さじ 2
砂糖	小さじ 1/2
しょうゆ	小さじ 1 1/4
コチュジャン	小さじ 1/6
ごま油	小さじ 1/2

★**1400・1600kcalを選択する場合**
じゃがいもの使用量を 1/2 個（50g）に、いり白ごまを小さじ 1/2 にします。

作り方

1. じゃがいもは大きめの角切りにし、にんじんは乱切りにする。
2. 鍋にごま油を入れて熱し、豚肉を強火で炒める。肉の色が変わったら、1を加えて炒め合わせる。
3. 全体に油が回ったら、Aを加えてさっと炒め、香りが出たら日本酒と水80mlを加えて中火〜弱火で10分煮る。
4. 次に砂糖としょうゆを3に加えて中火〜弱火で10分煮て、最後にコチュジャンを加えて弱火で10分煮る。
5. 4を器に盛って長ねぎをのせ、白ごまを振る。（貴堂）

主菜　肉料理　豚肉

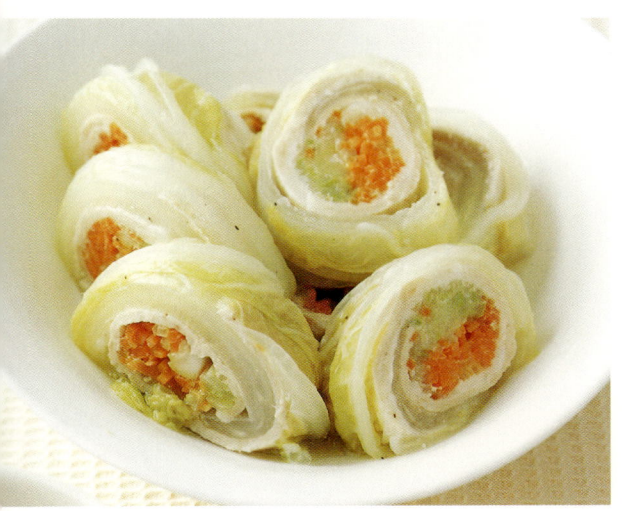

にんにくとしょうがの風味を添えた
あっさりロール白菜

副菜 A

材料（1人分）
1800・2000kcalを選択する場合

- ★豚もも薄切り肉 ……………… 70g
- ★白菜 …………… 大1$\frac{1}{2}$枚（150g）
- にんじん ……………… 2cm（20g）
- 長ねぎ ……………… $\frac{1}{3}$本（20g）
- にんにく（薄切り） ……… $\frac{1}{2}$片分
- しょうが（薄切り） ……… 2～3枚
- 黒こしょう ……………… 少々
- 日本酒 ……………… 大さじ1
- だし汁 ……………… $\frac{1}{2}$カップ
- A ┌ しょうゆ ……………… 大さじ$\frac{1}{2}$
  └ 酢 ……………… 小さじ2

1800・2000kcal を選択する場合
170kcal
コレステロール 46mg
食物繊維 3.2g
塩分 1.5g

1400・1600kcal を選択する場合
130kcal
コレステロール 33mg
食物繊維 2.5g
塩分 1.5g

★1400・1600kcalを選択する場合
豚もも薄切り肉の使用量を50gに、白菜を大1枚（100g）にします。

作り方
1. にんじんと長ねぎはせん切りにする。
2. 白菜は鍋に沸かした熱湯でさっと強火でゆでてしんなりさせ、ざるに上げて冷ましておく。
3. 2の白菜をまな板の上に広げ、豚肉と1をのせて黒こしょうを振り、きっちりと巻く。
4. 鍋に3を入れ、にんにくとしょうが、日本酒、だし汁を加えてふたをし、中火で8～10分蒸し煮にする。
5. 4を食べやすい大きさに切って器に盛り、Aを合わせた酢じょうゆにつけて食べる。　　（貴堂）

炒めずに電子レンジで仕上げてあっさり味に
レンジポークチャップ

副菜 A

材料（1人分）
1800・2000kcalを選択する場合

- ★豚もも薄切り肉 ……………… 70g
- 玉ねぎ ……………… 40g
- 絹さや ……………… 3枚
- ミニトマト ……………… 2個（30g）
- サラダ菜 ……………… 2枚
- A ┌ 塩、こしょう ……… 各少々
  └ 酒 ……………… 小さじ1
- B ┌ 白ワイン ……………… 小さじ1
  ├ トマトケチャップ ……… 小さじ1
  ├ ウスターソース ……… 小さじ$\frac{1}{2}$
  ├ コンソメスープの素（顆粒）
  │　　　　　　……………… 小さじ$\frac{1}{4}$
  └ 塩、こしょう ……… 各少々
- 植物油 ……………… 小さじ$\frac{1}{2}$

1800・2000kcal を選択する場合
170kcal
コレステロール 46mg
食物繊維 1.5g
塩分 1.8g

1400・1600kcal を選択する場合
130kcal
コレステロール 26mg
食物繊維 1.5g
塩分 1.4g

★1400・1600kcalを選択する場合
豚もも薄切り肉の使用量を40gにします。

作り方
1. 豚肉は一口大に切り、耐熱性のボウルに入れてAをまぶしておく。
2. 玉ねぎは薄切りにし、絹さやは筋をとって斜め半分に切る。ミニトマトはヘタをとり、縦半分に切る。
3. 1のボウルに2と植物油を入れ、手でもみ込んで油をからめる。
4. 3のボウルにラップをふんわりとかけ、電子レンジで2分加熱する。いったんレンジからとり出してBを加えてまぜ、さらに2分ほど加熱する。
5. 器にサラダ菜を敷き、4を盛る。　　（大越）

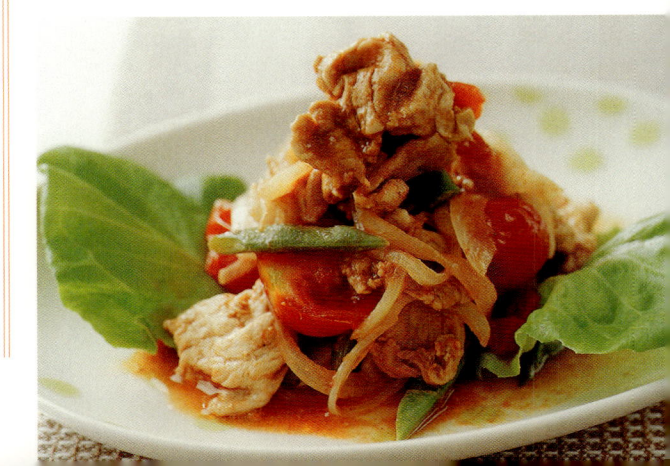

豚もも肉の黒酢ソテー

にんにくと黒酢の濃厚な風味がおいしさの決め手

副菜 A

1800・2000kcalを選択する場合	1400・1600kcalを選択する場合
170kcal　コレステロール46mg 食物繊維1.6g　塩分1.7g	130kcal　コレステロール33mg 食物繊維1.6g　塩分1.5g

材料（1人分）

1800・2000kcalを選択する場合

- ★豚ももソテー用肉 …………… 70g
- サラダ用リーフ …………… 25g
- ミニトマト …………… 3個
- にんにく（薄切り） …………… $\frac{1}{2}$片分
- 塩、こしょう …………… 各少々
- A ┌ しょうゆ …………… 小さじ1
　　├ 日本酒 …………… 小さじ1
　　└ 黒酢 …………… 小さじ1
- ★オリーブ油 …………… 大さじ$\frac{1}{4}$

★**1400・1600kcalを選択する場合**
豚ももソテー用肉の使用量を50gに、オリーブ油を小さじ$\frac{1}{2}$にします。

作り方

1. 豚肉はまな板にのせてすりこ木かびんなどで少したたきのばし、もとの形に戻してから塩とこしょうを振る。
2. フライパンにオリーブ油とにんにくを入れて弱火にかけ、にんにくがカリッとしたら皿にとり出す。1を入れて中火で3分ほど焼き、裏返して火を弱めてさらに3分ほど焼く。
3. 2にAを加え、一煮立ちさせて火を止める。
4. 3を食べやすい大きさに切って器に盛り、2のにんにくと3のフライパンに残った煮汁をかける。サラダ用リーフとヘタをとって縦半分に切ったミニトマトをつけ合わせる。（今泉）

主菜　肉料理　豚肉

豆乳キムチ鍋

食物繊維もたっぷりで栄養バランスのとれた一品

※写真は2人分です。

1800・2000kcalを選択する場合 副菜A
170kcal　コレステロール40mg 食物繊維5.5g　塩分1.9g

1400・1600kcalを選択する場合 副菜B
170kcal　コレステロール40mg 食物繊維5.5g　塩分1.9g

作り方

1. 水菜と春菊は長さを3等分に切る。
2. 白菜は軸は縦に1cm幅に、葉はざく切りにする。
3. にらは4cm長さに切り、長ねぎは斜め切りにする。しめじは根元を切り落とし、小分けにする。
4. しらたきは鍋に沸かした熱湯でさっと強火でゆで、食べやすい長さに切る。
5. 豚肉は食べやすい長さに切る。
6. 土鍋にAと白菜キムチを入れて強火にかけ、煮立ったら火を弱めて1〜5を加え、火の通ったものから食べる。火が強いと豆乳が分離するので、いったん煮立ったあとは火を弱め、煮立てないこと。　　　（貴堂）

材料（1人分）

1800・2000kcalを選択する場合

豚もも薄切り肉	60g
白菜キムチ	30g
水菜	20g
春菊	1本(20g)
しめじ	$\frac{1}{5}$パック(20g)
白菜	$\frac{1}{4}$枚(20g)
にら	$\frac{1}{5}$束(20g)
長ねぎ	$\frac{1}{4}$本(15g)
しらたき	50g
A　だし汁	$\frac{3}{4}$カップ
豆乳	80mℓ
しょうゆ	小さじ1

★1400・1600kcalを選択する場合
1800・2000kcalを選択する場合と同じです。

豚ヒレ肉のハーブソテー
フレッシュなミックスハーブの香りを添えて

1800・2000kcalを選択する場合
170kcal　コレステロール 64mg
食物繊維 2.1g　塩分 1.1g

1400・1600kcalを選択する場合
130kcal　コレステロール 45mg
食物繊維 2.1g　塩分 0.8g

副菜 A

材料（1人分）
1800・2000kcalを選択する場合

- ★豚ヒレかたまり肉 …………… 100g
- カリフラワー …………………… 60g
- にんにく（皮つき） …………… 1片
- A
  - ミントの生葉 …………… $\frac{1}{2}$ 本
  - セージの生葉 …………… $\frac{1}{2}$ 本
  - ローズマリーの生葉 …… $\frac{1}{2}$ 本
  - タイムの生葉 …………… $\frac{1}{2}$ 本
- ★塩 ……………………………… 小さじ $\frac{1}{6}$
- こしょう ………………………… 少々
- B
  - 塩 ………………………… 少々
  - カレー粉 ………………… 少々
  - 酢 ………………………… 小さじ $\frac{1}{2}$
- ★植物油 ………………………… 大さじ $\frac{1}{4}$

★ **1400・1600kcalを選択する場合**
豚ヒレかたまり肉の使用量を70gに、塩を少々に、植物油を小さじ $\frac{1}{2}$ にします。

作り方

1. **A**は飾り用に少量をとり分けておき、残りはあらみじんに切る。
2. 豚肉は一口大に切って塩とこしょうを振り、あらみじんに切った**1**をまぶす。
3. カリフラワーは小房に分ける。鍋に沸かした熱湯に**B**を加え、カリフラワーを強火で好みのかたさにゆで、ざるに上げる。
4. フライパンに植物油とにんにくを入れて弱火にかけ、香りを出す。
5. **4**に**2**を入れて強火で両面に焼き色をつけ、火を弱めて肉の中心まで火を通す。
6. 器に**5**と**3**を盛り合わせ、飾り用にとっておいた**1**を添える。

（村上）

122

主菜　肉料理　豚肉

とうがらしの辛みを添えたさわやかな味わい
豚ヒレ肉と野菜の南蛮漬け　副菜A

材料（1人分）
1800・2000kcalを選択する場合

- ★豚ヒレかたまり肉 ………………… 80g
- ゆでたけのこ・40g
- ピーマン ……………………… $\frac{1}{3}$個
- 生しいたけ …………………………… 1個
- A
  - しょうゆ …………… 大さじ $\frac{1}{2}$
  - だし汁 ……………… 大さじ 1
  - 酢 …………………… 大さじ $\frac{1}{2}$
  - 砂糖 ………………… 大さじ $\frac{1}{2}$
  - 赤とうがらし（小口切り）‥ $\frac{1}{2}$本分

1800・2000kcalを選択する場合
140kcal
コレステロール 51mg
食物繊維 2.2g
塩分 1.4g

1400・1600kcalを選択する場合
110kcal
コレステロール 38mg
食物繊維 2.2g
塩分 1.4g

★1400・1600kcalを選択する場合
豚ヒレかたまり肉の使用量を60gにします。

作り方
1. ゆでたけのこは2〜3つに、ピーマンは縦半分に切る。生しいたけは軸を切り落として半分に切る。
2. 豚肉は5mm厚さに切る。
3. ボウルにAを合わせ、よくまぜて南蛮酢を作っておく。
4. よく熱した焼き網に2と1をのせ、中火で両面をこんがりと焼く。
5. 4が熱いうちに3の南蛮酢に漬け、1時間ほどおく。
（田川）

参考メモ　ヒレ肉は、豚肉の中でも飽和脂肪酸が少なく（脂が少ない）、最もおすすめの部位です。

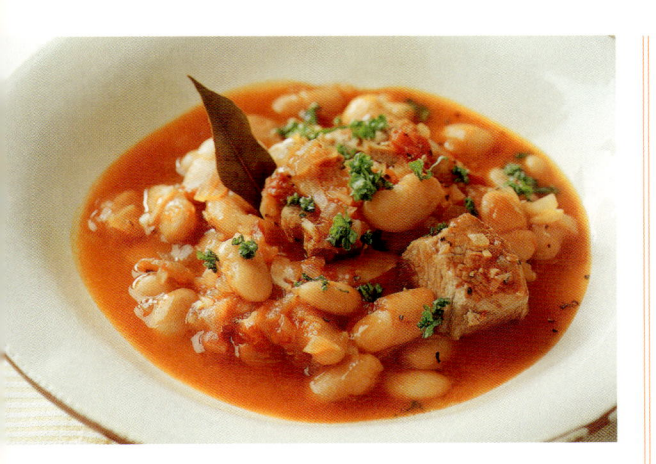

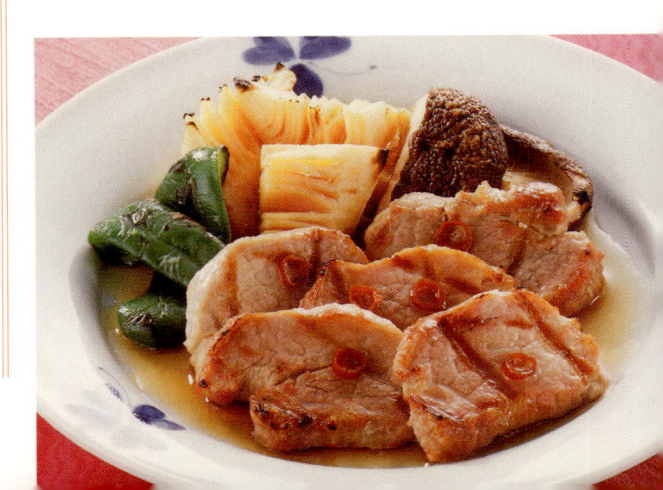

水煮缶を使えば豆のシチューもあっという間
豚ヒレ肉と白いんげん豆のトマトシチュー　副菜B

材料（1人分）
1800・2000kcalを選択する場合

- ★豚ヒレかたまり肉 ………………… 40g
- ★白いんげん豆の水煮（缶詰）……… 70g
- A
  - 玉ねぎ（みじん切り）‥ $\frac{1}{6}$個（30g）分
  - にんにく（みじん切り）…… $\frac{1}{3}$片分
- パセリ（みじん切り）……………… 少々
- B
  - 塩 ……………………………… 少々
  - こしょう ……………………… 少々
- C
  - トマトソース（缶詰）…… 大さじ 3
  - 水 …………………… 1$\frac{1}{2}$カップ
  - コンソメスープの素（顆粒）‥ 小さじ $\frac{2}{3}$
  - ローリエ ………………………… 1枚
- 塩、あらびき黒こしょう ……… 各少々
- オリーブ油 ………………… 小さじ $\frac{1}{2}$

1800・2000kcalを選択する場合
210kcal
コレステロール 26mg
食物繊維 10.6g
塩分 2.0g

1400・1600kcalを選択する場合
150kcal
コレステロール 19mg
食物繊維 6.6g
塩分 2.0g

★1400・1600kcalを選択する場合
豚ヒレかたまり肉の使用量を30gに、白いんげん豆の水煮（缶詰）を40gにします。

作り方
1. 豚肉は一口大に切り、Bを振って下味をつける。
2. 鍋にオリーブ油とAを入れて弱火にかけ、香りが出たら1を強火で炒める。肉の色が変わったらCと白いんげん豆の水煮を加え、中火で15〜20分煮込む。
3. 2に塩と黒こしょうを加えてまぜ、火を止める。
4. 3を器に盛り、パセリを散らす。（伊藤）

アドバイス　中性脂肪値が高い人は、このメニューを続けて選ばないようにしましょう。

鶏ささ身のおかずサラダ

いった削りがつおとおぼろ昆布が香ばしい

副菜 A

1800・2000kcalを選択する場合
150kcal　コレステロール 56mg
食物繊維 2.2g　塩分 1.6g

1400・1600kcalを選択する場合
130kcal　コレステロール 42mg
食物繊維 2.2g　塩分 1.6g

材料（1人分）

1800・2000kcalを選択する場合

★鶏ささ身	2本（80g）
生しいたけ	2個
レタス	1枚（30g）
三つ葉	3本
さやいんげん	3本
削りがつお、おぼろ昆布	各少々
塩、あらびき黒こしょう	各少々
しょうゆ	少々

A
- コチュジャン 小さじ1
- 長ねぎ（みじん切り） 小さじ1
- おろしにんにく 少々
- 酢 小さじ2
- みそ 小さじ1
- みりん 小さじ$\frac{1}{2}$
- ごま油 小さじ$\frac{1}{4}$

★**1400・1600kcalを選択する場合**
鶏ささ身の使用量を1$\frac{1}{2}$本（60g）にします。

作り方

1　レタスはざく切りにし、三つ葉は2cm長さに切る。

2　さやいんげんは筋をとり、鍋に沸かした熱湯でしんなりするまで強火でゆで、斜め切りにする。

3　鶏ささ身は白い筋をとり除いて塩と黒こしょうを振り、生しいたけは石づきを切り落としてしょうゆを振り、焼き網にのせて両面をこんがりと中火で焼いてそれぞれ手で裂く。

4　削りがつおとおぼろ昆布はそれぞれフライパンでカリッとなるまで弱火でいる。

5　小さなボウルにAを合わせ、たれを作っておく。

6　1～4を合わせて器にさっくりと盛り、5をかける。

（伊藤）

主菜　肉料理　鶏肉

鶏ささ身の三色野菜巻き

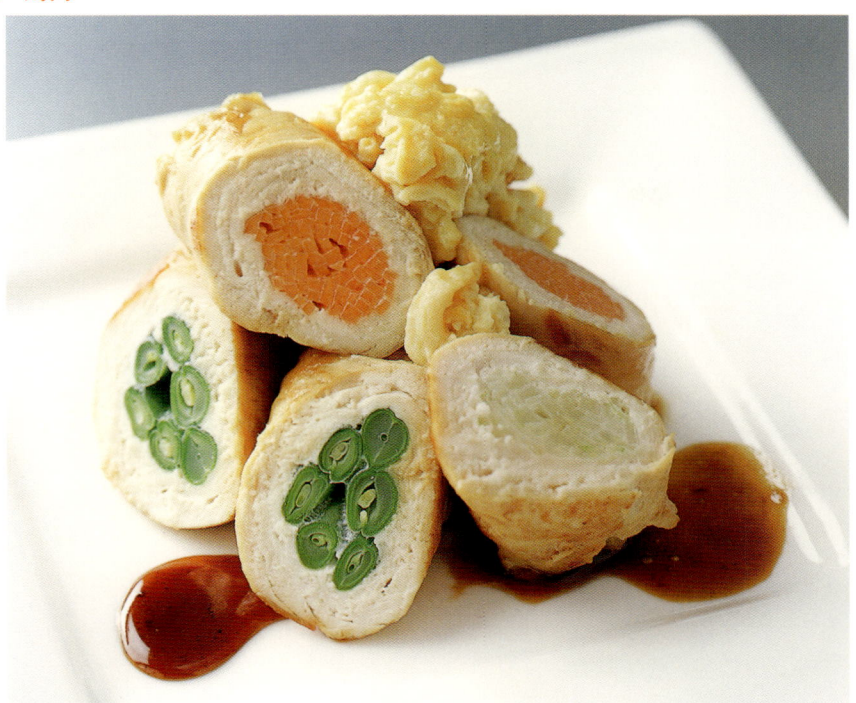

野菜でボリュームと栄養のバランスをアップ

副菜 B

1800・2000kcalを選択する場合
200kcal　コレステロール **159**mg
食物繊維 **1.1**g　塩分 **1.8**g

1400・1600kcalを選択する場合
160kcal　コレステロール **145**mg
食物繊維 **1.1**g　塩分 **1.8**g

材料（1人分）
1800・2000kcalを選択する場合

★鶏ささ身	2本（80g）
さやいんげん	3本
にんじん	1.5cm（15g）
セロリ	1/5本（16g）
A みりん	小さじ1
しょうゆ	小さじ1
とき卵	1/2個分
B 砂糖	小さじ1/2
しょうゆ	小さじ1/4
ウスターソース	小さじ1
★植物油	小さじ1

★**1400・1600kcalを選択する場合**
鶏ささ身の使用量を1 1/2本（60g）に、植物油を小さじ1/2にします。

作り方

1　にんじんとセロリはマッチ棒大に切る。さやいんげんは筋をとり、鍋に沸かした熱湯でさっと強火でゆで、長さを半分に切る。

2　鶏ささ身は白い筋をとり除き、肉の厚みの半分程度まで縦に包丁で切り目を入れ、左右に開く。この上にラップをかぶせ、すりこ木やびんなどでたたいてさらに肉を薄くのばす。

3　2の1枚に1の野菜を1種類ずつ横にのせ、手前からクルクル巻く。

4　フライパンに植物油を入れて熱し、3を入れて転がしながら中火で焼き色をつける。指先で押して弾力が出るまで焼き、Aを加えて煮からめる。

5　とき卵にBをまぜ、弱火にかけた鍋に流し入れて菜箸でかきまぜ、いり卵を作る。

6　4を食べやすい大きさに切って器に盛り、5を添え、食卓でウスターソースをかける。

（伊藤）

125

鶏さき身のソテー きのこソース

たっぷり使ったきのこの風味で味わう

副菜 A

1800・2000kcalを選択する場合	1400・1600kcalを選択する場合
150kcal　コレステロール **54**mg 食物繊維 **3.0**g　塩分 **1.2**g	**120**kcal　コレステロール **40**mg 食物繊維 **3.0**g　塩分 **1.1**g

材料（1人分）
1800・2000kcalを選択する場合

- ★鶏ささ身 ……………………… 2本（80g）
- 生しいたけ ……………………… 2個
- しめじ ……………………… $\frac{1}{4}$ パック（25g）
- えのきだけ ……………………… $\frac{1}{4}$ 袋（25g）
- 万能ねぎ ……………………… 5本（15g）
- 塩、こしょう ……………………… 各少々
- 白ワイン ……………………… 大さじ1
- しょうゆ ……………………… 小さじ $\frac{2}{3}$
- ★植物油 ……………………… 小さじ1

★**1400・1600kcalを選択する場合**
鶏ささ身の使用量を1$\frac{1}{2}$本（60g）に、植物油を小さじ $\frac{2}{3}$ にします。

作り方

1 鶏ささ身は白い筋をとり除き、塩とこしょうを振る。

2 生しいたけは軸を切り落として薄く切り、しめじ、えのきだけは根元を切り落として小分けにする。万能ねぎは3cm長さに切る。

3 フライパンに植物油小さじ1/2を熱し、1を入れて強火で両面を焼き、火がさっと通ったくらいでとり出す。あら熱がとれたら一口大のそぎ切りにし、器に盛る。

4 4のフライパンに残りの植物油を足して2と3を強火で炒め、ややしんなりしたら白ワインとしょうゆで調味し、4に添える。

（宮本）

主菜　肉料理　鶏肉

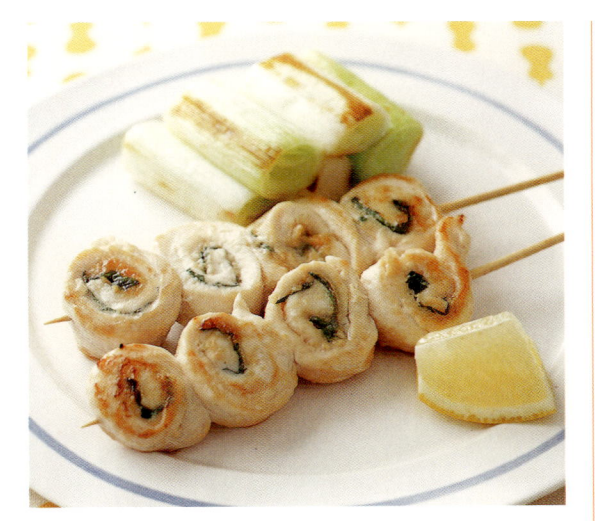

ささ身で作るヘルシー焼き鳥
鶏ささ身のしそみそ焼き　副菜A

材料（1人分）
1800・2000kcalを選択する場合

- ★鶏ささ身 ……………… 2本（80g）
- 青じそ …………………… 2枚
- 長ねぎ …………………… $\frac{1}{2}$本（30g）
- レモン（くし形切り）……… $\frac{1}{2}$切れ
- 日本酒 …………………… 大さじ$\frac{1}{4}$
- ★みそ …………………… 小さじ1
- 塩 ………………………… 少々
- ★植物油 ………………… 小さじ1

1800・2000kcalを選択する場合
150kcal
コレステロール55mg
食物繊維1.1g
塩分0.9g

1400・1600kcalを選択する場合
110kcal
コレステロール41mg
食物繊維1.0g
塩分0.7g

★1400・1600kcalを選択する場合
鶏ささ身の使用量を1$\frac{1}{2}$本（60g）に、みそを小さじ$\frac{2}{3}$に、植物油を小さじ$\frac{2}{3}$にします。

作り方
1. 鶏ささ身は白い筋をとり除き、肉の厚みの半分程度まで縦に包丁で切り目を入れ、左右に開いて日本酒をからめる。
2. **1**をまな板の上に縦長においてみそを塗り、青じそをのせて手前から巻き、小口から4つに切って串に刺す。
3. 長ねぎは3cm長さに切る。
4. フライパンに植物油を熱し、中火で**2**の両面を焼く。わきに**3**を入れて転がしながらこんがりと焼き、塩を振る。
5. 器に**4**を盛り合わせ、レモンを添える。　　（今泉）

シャキッとしたもやしの歯ざわりを生かした
鶏ささ身ともやしの塩炒め　副菜B

材料（1人分）
1800・2000kcalを選択する場合

- ★鶏ささ身 ……………… 2本（80g）
- もやし …………………… 100g
- 万能ねぎ ………………… 2本
- A ┌ 塩、こしょう ………… 各少々
  └ 日本酒、かたくり粉 ‥ 各小さじ1
- 日本酒 …………………… 大さじ$\frac{1}{2}$
- B ┌ 塩 ………………………… 小さじ$\frac{1}{6}$
  └ こしょう ………………… 少々
- しょうゆ ………………… 小さじ$\frac{1}{2}$
- ★植物油 ………………… 小さじ2

1800・2000kcalを選択する場合
200kcal
コレステロール54mg
食物繊維1.5g
塩分1.9g

1400・1600kcalを選択する場合
160kcal
コレステロール40mg
食物繊維1.5g
塩分1.8g

★1400・1600kcalを選択する場合
鶏ささ身の使用量を1$\frac{1}{2}$本（60g）に、植物油を小さじ1$\frac{1}{2}$にします。

作り方
1. もやしは洗ってざるに上げ、水けをきっておく。
2. 万能ねぎはざく切りにする。
3. 鶏ささ身は白い筋をとり除き、長さを2～3等分して**A**をからめる。
4. フライパンを中火にかけて植物油を熱し、**3**を入れて炒める。肉の色が変わったら**1**を広げてのせ、日本酒を振ってふたをする。
5. **4**のもやしがしんなりしたら、ふたをとって強火にし、**B**を振って手早く炒め、**2**としょうゆを加えてざっと炒め合わせ、火を止める。　　（田口）

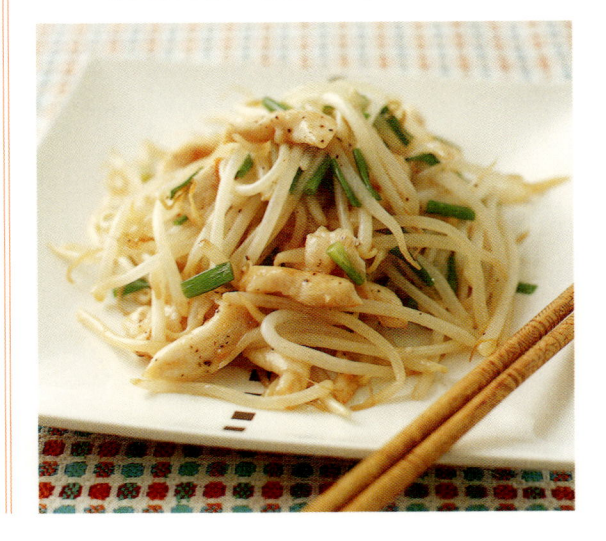

ゆで鶏ときゅうりの辛みごまだれ

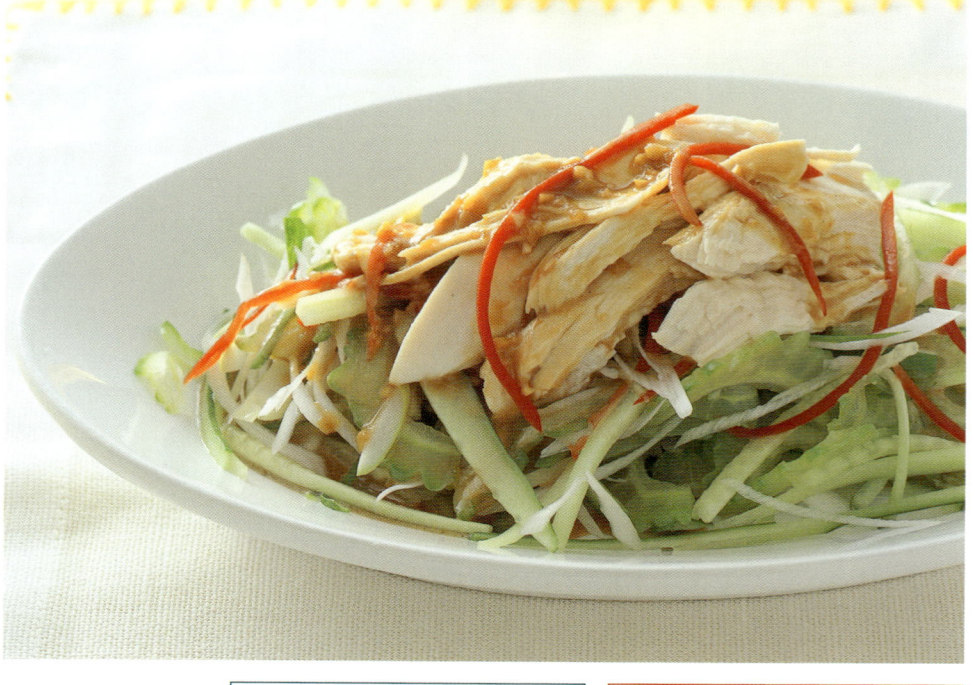

ラー油の辛みをきかせたごまだれが決め手

1800・2000kcalを選択する場合 副菜A
160kcal　コレステロール44mg
食物繊維3.2g　塩分1.0g

1400・1600kcalを選択する場合 副菜B
160kcal　コレステロール44mg
食物繊維3.2g　塩分1.0g

材料（1人分）

1800・2000kcalを選択する場合

鶏胸肉（皮なし）	60g
ゴーヤー	1/6本（30g）
きゅうり	1/2本（50g）
長ねぎ（白い部分）	1/2本分（30g）
パプリカ（赤）	少々
A ┌ 長ねぎ（青い部分）	1/2本分
├ しょうが（薄切り）	1〜2枚
└ 日本酒	少々
B ┌ 練り白ごま	小さじ1
├ しょうゆ	小さじ1
├ 砂糖	小さじ1
├ 酢	小さじ1/3
├ ごま油、ラー油	各少々
├ しょうが（みじん切り）	少々
└ にんにく（みじん切り）	少々

★**1400・1600kcalを選択する場合**
1800・2000kcalを選択する場合と同じです。

作り方

1 鶏胸肉は耐熱容器に入れ、Aの長ねぎとしょうがをのせて日本酒を振り、電子レンジで1分加熱する。そのまま冷まし、味をなじませる。

2 ゴーヤーはわたと種をとり除いて薄切りにし、塩少々（分量外）を加えた熱湯でさっと強火でゆで、水けを軽くしぼる。

3 きゅうりは4〜5cm長さのせん切りにし、長ねぎは縦半分に切ってから斜め薄切りにする。

4 パプリカはせん切りにする。

5 2と3をさっくりとまぜて器にのせ、そぎ切りにした1をのせる。

6 Bをよくまぜて5にかけ、4を散らす。

（伊藤）

主菜　肉料理　鶏肉

鶏肉と彩り野菜の炒め物　副菜A

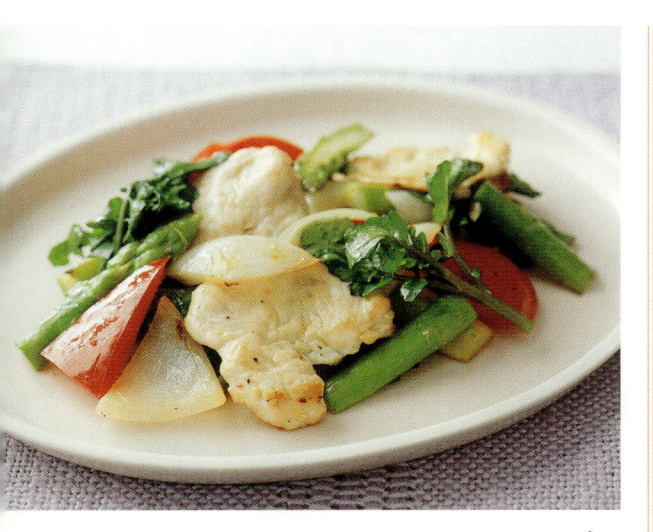

野菜の歯ざわりを生かしてさっと炒め上げるのがコツ

材料（1人分）
1800・2000kcalを選択する場合

- ★鶏胸肉（皮なし）……………… 80g
- 玉ねぎ…………………… 1/6個（30g）
- グリーンアスパラガス…… 1本（20g）
- 赤ピーマン……………………… 20g
- クレソン………………………… 1本
- 白ワイン………………………… 小さじ2
- A┬塩、こしょう…………………各少々
- 　└コンソメスープの素（顆粒）‥小さじ1/3
- ★オリーブ油……………………… 小さじ1

1800・2000kcalを選択する場合
150kcal
コレステロール 56mg
食物繊維 1.3g
塩分 1.4g

1400・1600kcalを選択する場合
110kcal
コレステロール 42mg
食物繊維 1.3g
塩分 1.2g

★1400・1600kcalを選択する場合
鶏胸肉（皮なし）の使用量を60gに、オリーブ油を小さじ1/2にします。

作り方
1. 玉ねぎと赤ピーマンは一口大に切る。グリーンアスパラガスは根元のかたい部分は切り落とし、2cm長さに切る。
2. クレソンは葉のついた部分と軸に分け、軸は2cm長さに切る。
3. 鶏胸肉は一口大の幅広いそぎ切りにする。
4. フライパンにオリーブ油を入れて熱し、**3**を入れて強火で炒める。肉の色が変わって表面に焼き色がついてきたら**1**と**2**を加えてさらに炒め合わせる。
5. 仕上げに白ワインを振り入れ、**A**で味をととのえて火を止める。　　　　　　　　　　（大越）

鶏肉としめじのじぶ煮　副菜A

粉をまぶして煮る鶏肉は口あたりなめらか

材料（1人分）
1800・2000kcalを選択する場合

- ★鶏胸肉（皮なし）……………… 80g
- しめじ………………… 1/2パック（50g）
- 長ねぎ……………………… 1/2本（30g）
- A┬日本酒………………………… 小さじ1/2
- 　└しょうが汁…………………… 少々
- B┬だし汁………………………… 1/3カップ
- 　└しょうゆ、みりん……各大さじ1/2
- 小麦粉………………………… 小さじ1
- 七味とうがらし………………… 少々

1800・2000kcalを選択する場合
150kcal
コレステロール 57mg
食物繊維 2.7g
塩分 1.5g

1400・1600kcalを選択する場合
110kcal
コレステロール 36mg
食物繊維 2.7g
塩分 1.5g

★1400・1600kcalを選択する場合
鶏胸肉（皮なし）の使用量を50gにします。

作り方
1. 鶏胸肉は余分な脂肪を除き、3mm厚さの幅広いそぎ切りにし、**A**をからめる。
2. しめじは石づきを切り落として小房に分ける。
3. 長ねぎは3cm長さに切り、焼き網かオーブントースターで焼いて、こんがりと焼き色をつける。
4. 鍋に**B**を入れて強火で煮立て、**1**を1切れずつ小麦粉をまぶして入れ、中火で4～5分煮る。
5. 鶏肉に火が通って表面の粉が透き通ったら、**2**と**3**を加えて一煮し、火を止める。
6. **5**を器に盛り、七味とうがらしを振る。　　　（今泉）

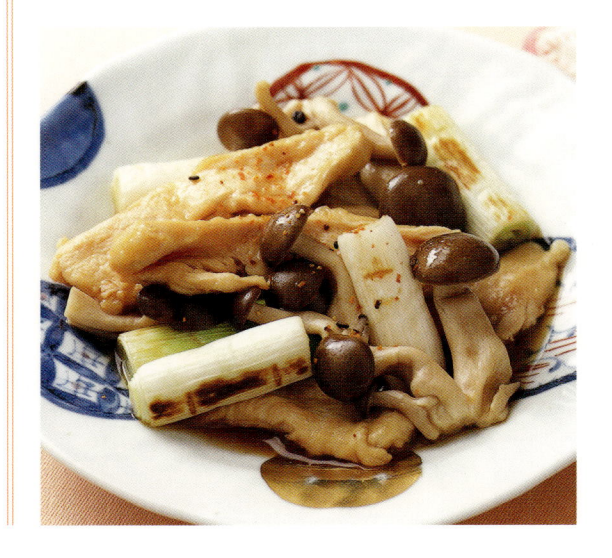

鶏肉とたけのこのごま煮

ごまの風味とこっくりとした味わいが持ち味

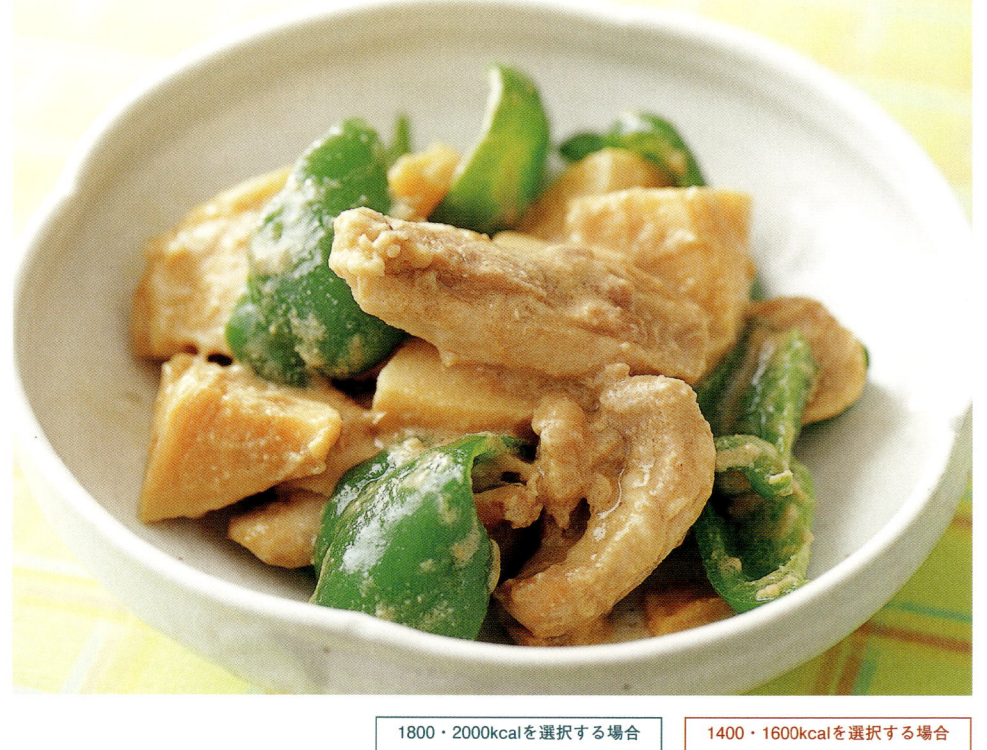

副菜 B

1800・2000kcalを選択する場合	1400・1600kcalを選択する場合
200kcal　コレステロール**55**mg　食物繊維**2.6**g　塩分**1.1**g	**170**kcal　コレステロール**37**mg　食物繊維**2.6**g　塩分**1.1**g

材料（1人分）
1800・2000kcalを選択する場合

- ★鶏もも肉（皮なし）……………… 60g
- ゆでたけのこ……………………… 50g
- ピーマン…………………………… 1個（40g）
- A
  - しょうゆ……………… 大さじ 1/4
  - 水……………………… 大さじ 2
  - 日本酒………………… 大さじ 1 1/2
  - オイスターソース…… 小さじ 1/2
  - 砂糖…………………… 大さじ 1/4
  - 練り白ごま…………… 小さじ 1
  - ごま油………………… 小さじ 1/2

★1400・1600kcalを選択する場合
鶏もも肉（皮なし）の使用量を40gにします。

作り方

1. ゆでたけのこは1cm厚さのいちょう切りにする。ピーマンはヘタと種をとり除き、乱切りにする。
2. 鶏もも肉は一口大のそぎ切りにする。
3. 鍋に2と たけのこを入れ、Aを加えてよくまぜ、ふたをして5分ほど弱めの中火で蒸し煮にする。
4. 3にピーマンを加えてさらに2〜3分、汁けがなくなるまで煮る。

（今泉）

参考メモ 味つけの調味料に少量のごま油をプラスすることで香りとコクをアップします。

主菜　肉料理　鶏肉

鶏肉のみそ&マーマレード焼き

みその風味とマーマレードの甘みが新鮮な味わい

副菜 B　野菜を加

1800・2000kcalを選択する場合	1400・1600kcalを選択する場合
190 kcal　コレステロール 92 mg　食物繊維 0.7 g　塩分 1.6 g	160 kcal　コレステロール 74 mg　食物繊維 0.6 g　塩分 1.3 g

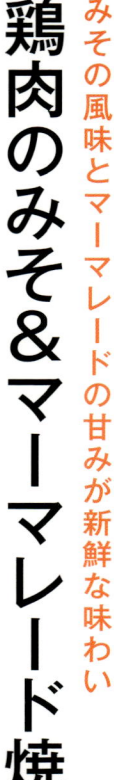

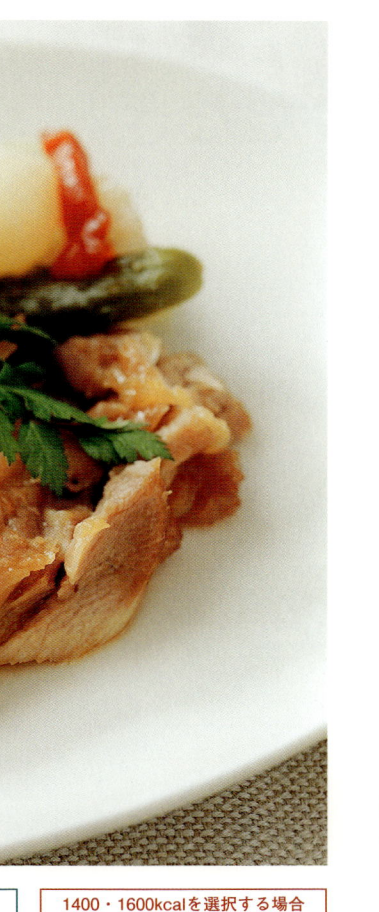

作り方

1. 鶏もも肉は **A** を合わせたたれをからめて30分～1時間ほどおき、味をなじませる。
2. **1**を耐熱皿に入れ、ラップなしで電子レンジで約3分加熱する。
3. **2**を食べやすい大きさに切り分けて器に盛り、ピクルスをつけ合わせ、セルフィーユを飾る。

（伊藤）

材料（1人分）

1800・2000kcalを選択する場合

- ★鶏もも肉（皮なし）……………… 100g
- ミックスピクルス（市販品）… きゅうり、小玉ねぎ、カリフラワー、パプリカなど合わせて25g
- あればセルフィーユ……………… 少々
- オレンジマーマレード ‥ 大さじ $\frac{3}{4}$ 　┐
- ★赤みそ………………… 小さじ $\frac{2}{3}$ 　├ A
- ★しょうゆ……………… 小さじ $\frac{2}{3}$ 　│
- 日本酒………………………… 小さじ1 ┘

★1400・1600kcalを選択する場合
鶏もも肉（皮なし）の使用量を80gに、赤みそとしょうゆを各小さじ $\frac{1}{2}$ にします。

アドバイス　中性脂肪値が高い人は、このメニューを続けて選ばないようにしましょう。

たっぷりの香り野菜を添えてぽん酢しょうゆで味わう
牛肉のたたき

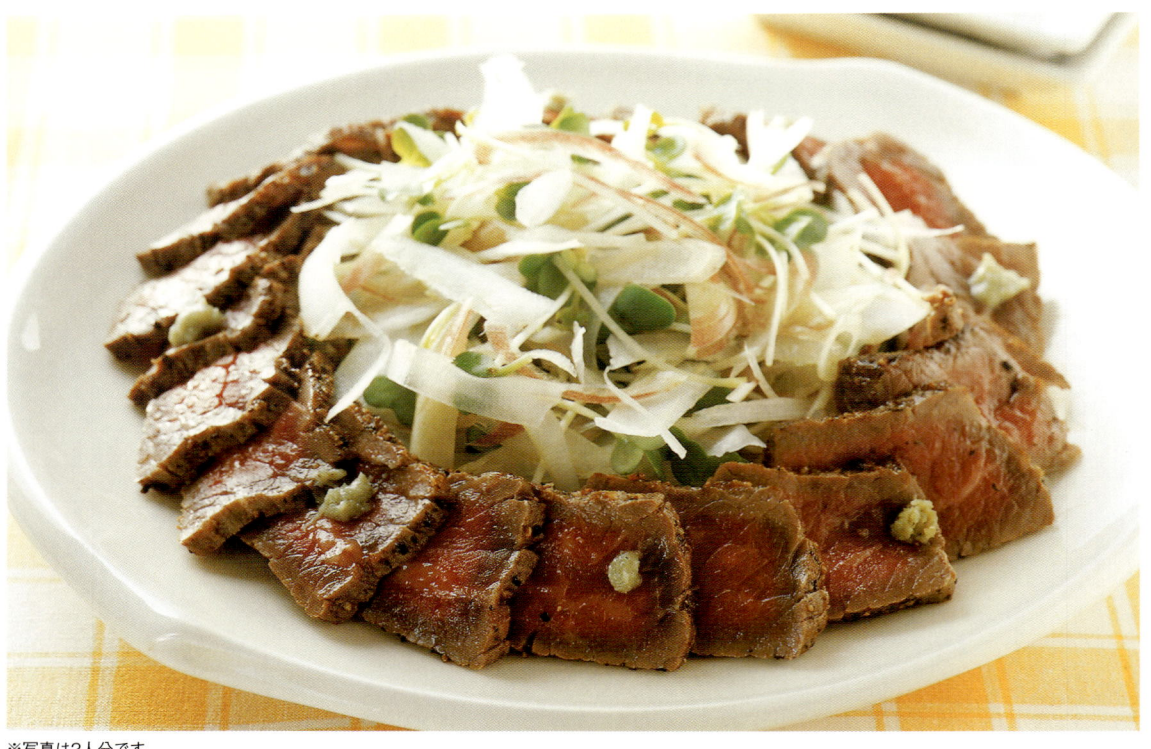

副菜 A

※写真は2人分です。

1800・2000kcalを選択する場合	1400・1600kcalを選択する場合
160kcal　コレステロール54mg　食物繊維0.9g　塩分1.5g	110kcal　コレステロール34mg　食物繊維0.9g　塩分1.2g

作り方

1. 牛もも肉は塩、こしょうを振り、全体にすり込む。
2. フライパンを強火にかけ、油をひかずに**1**を焼く。箸で転がしながら全面に焼き色をつけ、とり出す。あら熱がとれたら薄切りにする。
3. みょうがは縦半分に切ってから斜め薄切りにする。セロリはスライサーで7〜8cm長さに薄くそぐ。貝割れ菜は根元を切り落とす。
4. **3**の野菜を水に放してシャキッとさせ、水けをきって器に盛る。まわりに**2**を並べ、ところどころに練りわさびをのせる。
5. ポン酢しょうゆは小皿に入れて添える。（瀬尾）

材料（1人分）
1800・2000kcalを選択する場合

- ★牛ももかたまり肉……………… 80g
- みょうが………………………… 1個
- セロリ……………………… $\frac{1}{4}$本(20g)
- 貝割れ菜…………… $\frac{1}{4}$パック(20g)
- 塩、こしょう………………… 各少々
- ポン酢しょうゆ（市販品）……… 適量
- 練りわさび……………………… 適量

★1400・1600kcalを選択する場合
牛ももかたまり肉の使用量を50gにします。

主菜　肉料理　牛肉

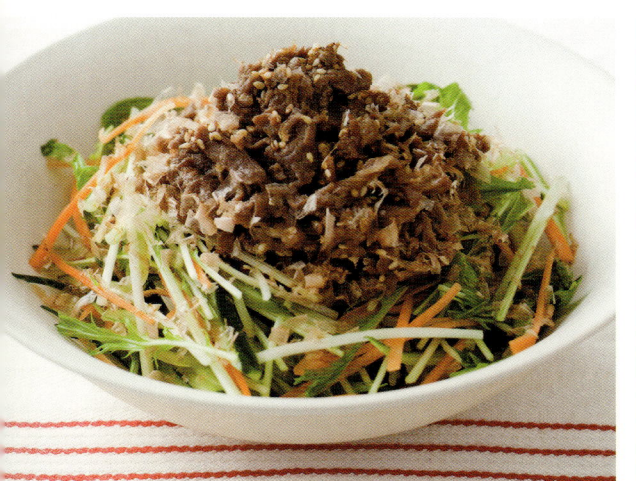

100gの野菜がいっしょにとれる
焼き肉と水菜のサラダ　副菜 B

材料（1人分）
1800・2000kcalを選択する場合

- ★牛もも薄切り肉 ……………… 70g
- 水菜 ……………………………… 50g
- にんじん ………………… 1.5cm（15g）
- きゅうり …………………… $\frac{1}{3}$本（30g）
- A
  - めんつゆ（市販品・2倍濃縮タイプ）
      ……………………………… 小さじ2
  - 日本酒 ……………………… 小さじ2
  - おろししょうが ……… 小さじ1
  - おろしにんにく ……… 小さじ1
  - ★ごま油 ………………… 小さじ$\frac{3}{4}$
- いり白ごま …………………… 小さじ$\frac{1}{2}$
- 削りがつお …………………………… 少々

1800・2000kcalを選択する場合
220kcal
コレステロール49mg
食物繊維2.5g
塩分1.3g

1400・1600kcalを選択する場合
180kcal
コレステロール36mg
食物繊維2.5g
塩分1.3g

★1400・1600kcalを選択する場合
牛もも薄切り肉の使用量を50gに、ごま油を小さじ$\frac{1}{2}$にします。

作り方
1. 牛もも肉はボウルに入れ、まぜ合わせたAをからめて下味をつけておく。
2. 水菜は4cm長さに切り、にんじんときゅうりはせん切りにする。
3. フライパンを熱し、1をつけ汁ごと入れて強火で炒める。肉の色が変わったら白ごまを加えてざっとまぜ、火を止める。
4. 2をさっくりと合わせて器に盛り、上に3をのせて削りがつおを振る。　　（大越）

コンソメスープに肉をさっとくぐらせてしっとり仕上げる
牛肉のフレッシュトマトソース　副菜 A

材料（1人分）
1800・2000kcalを選択する場合

- ★牛もも薄切り肉 …………………… 60g
- A
  - トマト ……………… $\frac{1}{2}$個（80g）
  - バジルの生葉または青じそ
    （みじん切り）……… 小さじ1
  - 玉ねぎ（みじん切り）… 小さじ2
  - ポン酢しょうゆ …… 小さじ1$\frac{1}{2}$
- B
  - 水 ………………………… 1$\frac{1}{2}$カップ
  - コンソメスープの素（顆粒）… 小さじ1

★1400・1600kcalを選択する場合
牛もも薄切り肉の使用量を50gにします。

1800・2000kcalを選択する場合
130kcal
コレステロール40mg
食物繊維0.9g
塩分0.9g

1400・1600kcalを選択する場合
110kcal
コレステロール34mg
食物繊維0.9g
塩分0.9g

作り方
1. Aでフレッシュトマトソースを作る。トマトは種をとってごく小さなさいの目切りにし、ほかのAの材料とともにボウルに入れてまぜ合わせる。
2. 鍋にBを入れて強火にかけ、煮立ったら火を止める。ここに牛もも肉を広げ入れてさっとくぐらせ、肉の色が変わったらとり出す。
3. 2を器に盛り、上から1をかける。　　（伊藤）

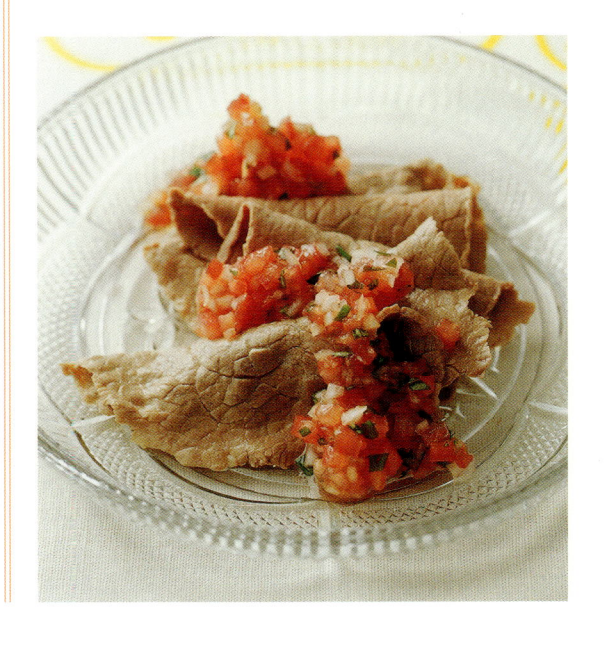

牛肉と夏野菜のカレー炒め

野菜もたっぷりとれるスパイシーな一皿

副菜 B

1800・2000kcalを選択する場合	1400・1600kcalを選択する場合
220kcal　コレステロール 40mg 食物繊維 3.3g　塩分 1.8g	170kcal　コレステロール 27mg 食物繊維 3.3g　塩分 1.5g

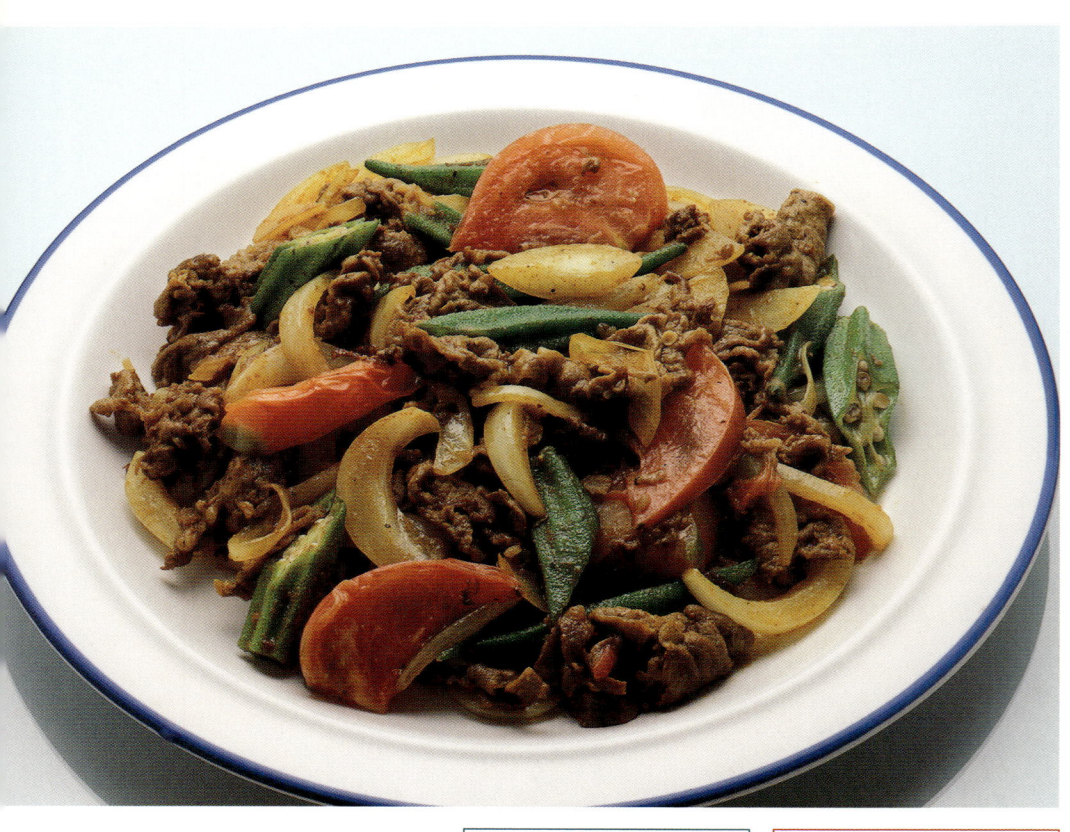

作り方

1. 玉ねぎは3〜4mm厚さのくし形切りにし、トマトは1cm幅のくし形切りにする。
2. オクラは鍋に沸かした熱湯でさっと強火でゆでて、斜め切りにする。
3. 牛もも肉は3cm長さに切り、炒める直前に塩とこしょうを振る。
4. 中華鍋に植物油小さじ$\frac{2}{3}$強を熱し、**3**を強火でさっと炒めていったんとり出す。
5. **4**の中華鍋に残りの植物油を足し、にんにくを弱火で炒めて香りを出し、玉ねぎを加えて弱めの中火で透き通るまで炒める。
6. **5**に**A**を加えて手早く炒めまぜ、**2**とトマトも加えて強火で軽く炒め、牛肉を戻し入れて一炒めし火を止める。　　　（大庭）

材料（1人分）

1800・2000kcalを選択する場合

- ★牛もも薄切り肉 …………… 60g
- 玉ねぎ …………… $\frac{1}{4}$個(40g)
- オクラ …………… 3本(30g)
- トマト …………… $\frac{1}{3}$個(50g)
- にんにくの薄切り …………… 2枚
- A
  - カレー粉、日本酒 …… 各小さじ $\frac{2}{3}$
  - トマトケチャップ …… 小さじ $\frac{2}{3}$
  - ウスターソース …… 小さじ $\frac{2}{3}$
  - しょうゆ …… 小さじ $\frac{1}{2}$弱
  - 塩 …… ごく少々
- 塩、こしょう …………… 各少々
- ★植物油 …………… 小さじ $1\frac{1}{2}$

★1400・1600kcalを選択する場合

牛もも薄切り肉の使用量を40gに、植物油を小さじ1にします。

主菜　肉料理　牛肉

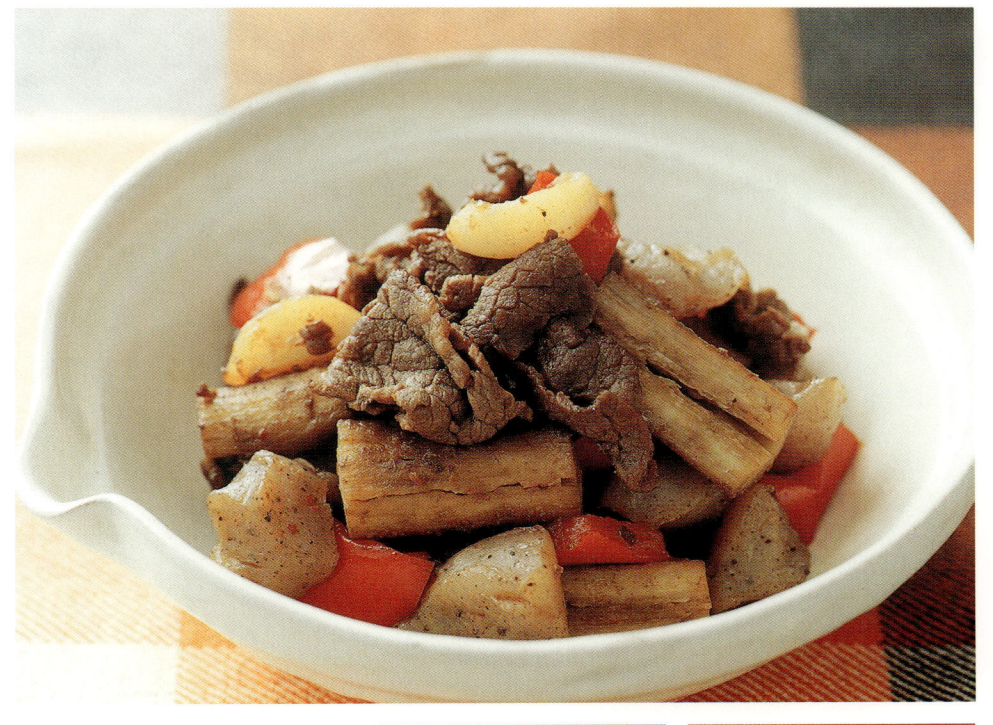

牛肉とごぼうの煮物

食物繊維もたっぷりとれる、相性抜群の組み合わせ

副菜 B

1800・2000kcalを選択する場合	1400・1600kcalを選択する場合
220kcal　コレステロール40mg　食物繊維5.1g　塩分1.8g	170kcal　コレステロール27mg　食物繊維4.5g　塩分1.9g

作り方

1. こんにゃくは鍋に沸かした熱湯でさっと強火で下ゆでし、ざるに上げる。冷めたら、手で一口大にちぎる。
2. ごぼうはまな板にのせ、包丁の背などでつぶしてひび割れを入れ、3cm長さに切る。
3. パプリカは2cm角に切る。
4. 牛もも肉は食べやすい長さに切る。
5. にんにくとしょうがはまな板にのせ、包丁の背でつぶしておく。
6. 鍋にごま油を熱して**5**を弱火で炒め、香りが出たら**1～4**を入れて強火でさっと炒め合わせる。全体に油がなじんだら**A**を加え、ごぼうがやわらかくなるまでゆっくりと弱めの中火で煮含める。
7. **6**を器に盛り、七味とうがらしを振る。

（伊藤）

材料（1人分）

1800・2000kcalを選択する場合

- ★牛もも薄切り肉 …………………… 60g
- ★ごぼう …………………… $\frac{1}{4}$本（40g）
- こんにゃく …………………… 100g
- パプリカ（赤） …………………… $\frac{1}{5}$個（30g）
- にんにく …………………… $\frac{1}{3}$片
- しょうが …………………… 少々
- A
  - だし汁 …………………… $\frac{3}{4}$カップ
  - みりん …………………… 大さじ$\frac{1}{2}$
  - 砂糖、日本酒 ……… 各小さじ$\frac{2}{3}$
  - しょうゆ …………………… 小さじ2
- 七味とうがらし …………………… 少々
- ごま油 …………………… 小さじ$\frac{1}{2}$

➡ **1400・1600kcalを選択する場合**
牛もも薄切り肉の使用量を40gに、ごぼうを30gにします。

牛ヒレ肉と大根の韓国風煮込み

こっくりとしたあめ色がおいしさのサイン

副菜 B

1800・2000kcalを選択する場合	1400・1600kcalを選択する場合
210 kcal　コレステロール 39 mg 食物繊維 1.9 g　塩分 1.8 g	160 kcal　コレステロール 26 mg 食物繊維 1.9 g　塩分 1.7 g

材料（1人分）
1800・2000kcalを選択する場合

- ★牛ヒレ肉 …………………… 60g
- 大根 ……………………… 3cm（100g）
- しょうが（薄切り） ………… 2～3枚
- にんにく …………………… $\frac{1}{2}$ 片
- 赤とうがらし（小口切り） … $\frac{1}{2}$ 本分
- A
  - 水 ………………………… 1カップ
  - 砂糖 ……………………… 小さじ1
  - しょうゆ ………………… 大さじ $\frac{1}{2}$
  - コチュジャン …………… 小さじ1
- いり白ごま ………………… 小さじ $\frac{1}{3}$
- ★ごま油 …………………… 小さじ1

★1400・1600kcalを選択する場合
牛ヒレ肉の使用量を40gに、ごま油を小さじ $\frac{1}{2}$ にします。

作り方

1. 大根は一口大の斜め乱切りにする。
2. しょうがとにんにくはみじん切りにする。
3. 牛肉は1cm幅に切る。
4. 鍋にごま油と2、赤とうがらしを入れて弱火で炒め、香りが出てきたら3と1を加えて強火でよく炒め合わせる。
5. 肉の色が変わったらAを加え、煮立ったら弱火にし、大根が透明になって煮汁がなくなるまで煮込む。
6. 器に盛り、白ごまを振りかける。

（田川）

主菜　肉料理　牛肉

牛ヒレ肉と野菜のドライカレー
エネルギーを半分にカットした

副菜 **B**

1800・2000kcalを選択する場合	1400・1600kcalを選択する場合
240kcal　コレステロール**40**mg　食物繊維**5.1**g　塩分**2.0**g	**190**kcal　コレステロール**27**mg　食物繊維**4.5**g　塩分**1.9**g

作り方
1. 玉ねぎとにんじん、ピーマンはみじん切りにし、キャベツはあらみじんに切る。
2. 牛ヒレ肉はあらく刻む。
3. フライパンに植物油を熱して玉ねぎとにんじんを中火で炒め、しんなりしてきたら**2**とキャベツを加えて強火で炒める。
4. **3**の肉の色が変わったら**A**を振り入れ、粉っぽさがなくなるまで中火で炒める。
5. **4**に**B**を加え、アクをとりながら弱火で5〜6分煮る。
6. **5**にピーマンを加えて一煮し、塩とこしょうで味をととのえる。
7. **6**を器に盛り、サラダ菜を添える。　　（大越）

材料（1人分）
1800・2000kcalを選択する場合

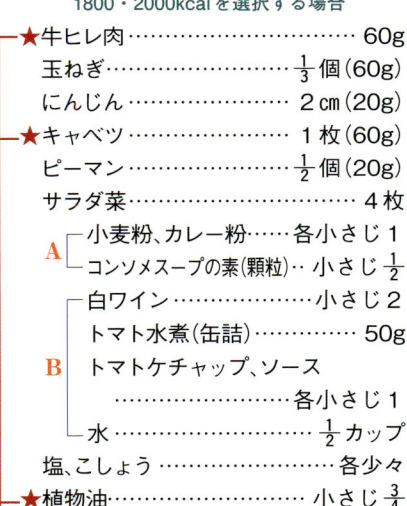

- ★牛ヒレ肉……………………… 60g
- 玉ねぎ……………………… $\frac{1}{3}$個（60g）
- にんじん…………………… 2㎝（20g）
- ★キャベツ………………………… 1枚（60g）
- ピーマン…………………… $\frac{1}{2}$個（20g）
- サラダ菜………………………… 4枚
- **A**
  - 小麦粉、カレー粉…… 各小さじ1
  - コンソメスープの素（顆粒）… 小さじ$\frac{1}{2}$
- **B**
  - 白ワイン……………………小さじ2
  - トマト水煮（缶詰）………… 50g
  - トマトケチャップ、ソース ………………………… 各小さじ1
  - 水……………………… $\frac{1}{2}$カップ
- 塩、こしょう ………………… 各少々
- ★植物油…………………… 小さじ$\frac{3}{4}$

★**1400・1600kcalを選択する場合**
牛ヒレ肉の使用量を40gに、キャベツを$\frac{1}{2}$枚（30g）に、植物油を小さじ$\frac{1}{2}$にします。

アドバイス　中性脂肪値が高い人は、このメニューを続けて選ばないようにしましょう。

簡単ミートローフ 粉ふきいも添え

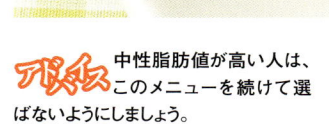

肉の量が少なくてもボリューム満点がうれしい

副菜 B

アドバイス 中性脂肪値が高い人は、このメニューを続けて選ばないようにしましょう。

1800・2000kcalを選択する場合
230kcal　コレステロール37mg
食物繊維1.9g　塩分1.3g

1400・1600kcalを選択する場合
180kcal　コレステロール27mg
食物繊維1.5g　塩分1.2g

材料（1人分）
1800・2000kcalを選択する場合

- ★牛もも赤身ひき肉……………55g
- 玉ねぎ（みじん切り）…………40g分
- ★じゃがいも……………$\frac{1}{2}$個（50g）
- クレソン………………………1枝
- A
  - ★生パン粉………………8g
  - パセリ（みじん切り）……少々
  - ★低脂肪牛乳…………小さじ1
  - 塩、黒こしょう…………各少々
  - ナツメグ…………………少々
- B
  - 塩、黒こしょう…………各少々
  - パセリ（みじん切り）……少々
- トマトケチャップ…………小さじ2
- 植物油………………………小さじ$\frac{1}{2}$

★**1400・1600kcalを選択する場合**
牛もも赤身ひき肉の使用量を40gに、じゃがいもを$\frac{1}{4}$個（25g）に、生パン粉を6gに、低脂肪牛乳を小さじ$\frac{2}{3}$にします。

作り方

1. フライパンに植物油と玉ねぎを入れ、玉ねぎがしんなりするまで弱火で炒める。
2. ボウルにあら熱をとった1と牛ひき肉、Aを合わせ、よく練りまぜる。
3. 2を、パウンドケーキ状に形をととのえたアルミホイルに入れ、200度のオーブンで30〜35分焼く。竹串などで刺して透明な肉汁が出てきたら焼き上がり。あら熱がとれるまで冷ましておく。
4. じゃがいもは4等分に切り鍋に入れてひたひたの水を注ぎ、中火でゆでる。やわらかくなったら湯を捨て、Bを振って弱火で水分をとばしながら鍋を揺すり、粉をふかせて火を止める。
5. 3を切って器に盛り4をつけ合わせ、ケチャップを添えて、クレソンを飾る。（貴堂）

主菜　肉料理　ひき肉

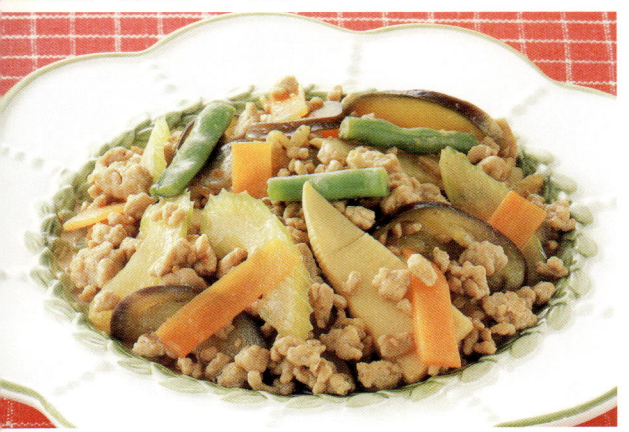

ひき肉と野菜のうまみがたっぷり
野菜のひき肉炒め煮　副菜 B

材料（1人分）
1800・2000kcalを選択する場合

- ★豚赤身ひき肉‥‥‥‥‥‥‥‥ 50g
- ゆでたけのこ‥‥‥‥‥‥‥‥ 30g
- にんじん‥‥‥‥‥‥‥ 3cm（30g）
- さやいんげん‥‥‥‥‥‥‥‥ 1本
- セロリ‥‥‥‥‥‥‥‥ $\frac{1}{4}$本（20g）
- なす‥‥‥‥‥‥‥‥‥‥‥ $\frac{1}{2}$個
- しょうが（薄切り）‥‥‥‥‥‥ 2枚
- A ┬ チキンスープ‥‥‥‥‥ $\frac{1}{4}$カップ
  ├ しょうゆ‥‥‥‥‥‥‥ 大さじ$\frac{1}{2}$
  ├ 日本酒‥‥‥‥‥‥‥‥ 小さじ1
  └ 砂糖‥‥‥‥‥‥‥‥‥ 小さじ$\frac{1}{2}$
- ★植物油‥‥‥‥‥‥‥‥‥‥ 小さじ1

※チキンスープは、チキンスープの素（顆粒）小さじ$\frac{1}{5}$を湯$\frac{1}{4}$カップにとかしたもの。

1800・2000kcalを選択する場合
200kcal
コレステロール 38mg
食物繊維 3.2g
塩分 1.7g

1400・1600kcalを選択する場合
160kcal
コレステロール 30mg
食物繊維 3.2g
塩分 1.6g

★1400・1600kcalを選択する場合
豚赤身ひき肉の使用量を40gに、植物油を小さじ$\frac{2}{3}$にします。

作り方
1. ゆでたけのこは薄切りにし、にんじんは1cm幅の短冊切りにする。さやいんげんは筋をとって長さを3等分にし、鍋に沸かした熱湯でかために強火でゆで、水けをきっておく。
2. セロリは、なすとともに斜め薄切りにする。
3. フライパンを熱して植物油を入れ、豚ひき肉を入れて強火で炒める。ひき肉に火が通ってポロポロになったら、1と2、しょうがを加えてよく炒め合わせる。
4. 3の野菜に火が通ってしんなりしたら、まぜ合わせたAを加えて一煮し、火を止める。　（田川）

つくねのうまみを野菜に移して煮る
一口つくねと里いもの煮物　副菜 B

材料（1人分）
1800・2000kcalを選択する場合

- ★鶏ひき肉（脂身なし）‥‥‥‥ 50g
- ★里いも‥‥‥‥‥‥‥ 大2個（120g）
- ゆでたけのこ‥‥‥‥‥‥‥‥ 40g
- 絹さや‥‥‥‥‥‥‥‥‥‥‥ 1枚
- A ┬ しょうゆ、日本酒‥‥ 各小さじ$\frac{1}{2}$
  ├ しょうが汁‥‥‥‥‥‥ 小さじ$\frac{1}{2}$
  └ かたくり粉‥‥‥‥‥‥ 小さじ$\frac{1}{2}$
- B ┬ だし汁‥‥‥‥‥‥‥‥ $\frac{1}{2}$カップ
  └ しょうゆ、みりん‥‥ 各大さじ$\frac{1}{2}$
- ★植物油‥‥‥‥‥‥‥‥‥‥ 小さじ1

1800・2000kcalを選択する場合
240kcal
コレステロール 38mg
食物繊維 4.2g
塩分 1.9g

1400・1600kcalを選択する場合
170kcal
コレステロール 30mg
食物繊維 2.8g
塩分 1.9g

★1400・1600kcalを選択する場合
鶏ひき肉（脂身なし）の使用量を40gに、里いもを大1個（60g）に、植物油を小さじ$\frac{1}{2}$にします。

作り方
1. ボウルに鶏ひき肉とAを合わせて粘りが出るまでよく練りまぜ、2等分して小判形にまとめる。
2. フライパンに植物油を入れて熱し、1を入れて強火で焼き、両面に焼き色をつける。
3. 里いもは上下を落として皮をむき、大きいものは半分に切る。ゆでたけのこは縦に4mm厚さに切る。
4. 絹さやは筋をとってさっとゆで、半分に切る。
5. 鍋にBを合わせ、3を入れて弱めの中火で煮る。里いもがやわらかくなったら2を加え、味がなじむまで煮る。
6. 5を器に盛り、4をあしらう。　（村上）

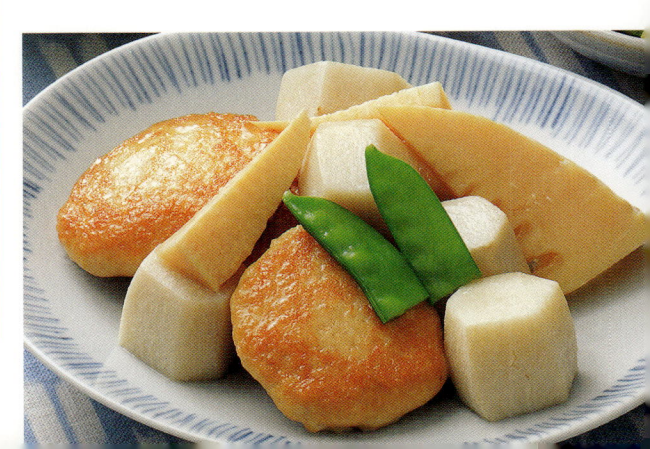

アドバイス　中性脂肪値が高い人は、このメニューを続けて選ばないようにしましょう。

パンにもご飯にも合う洋風おかず　副菜 B

トマト入りえび玉

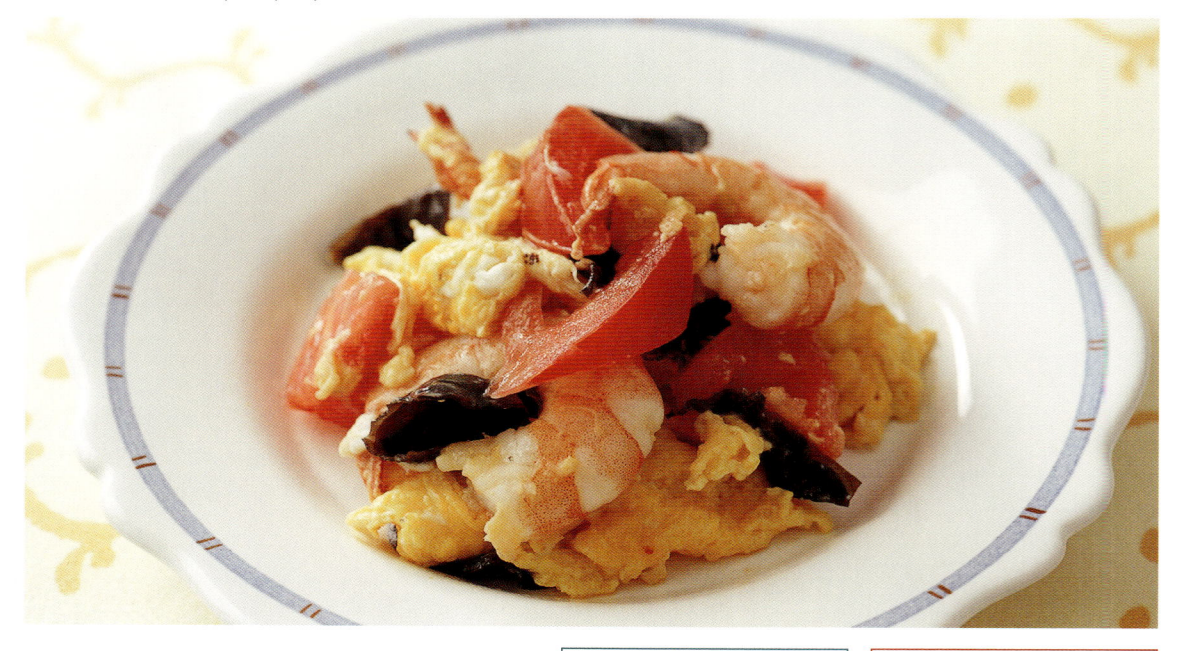

1800・2000kcalを選択する場合	1400・1600kcalを選択する場合
190kcal　コレステロール**277**mg 食物繊維**2.2**g　塩分**1.4**g	**160**kcal　コレステロール**255**mg 食物繊維**2.2**g　塩分**1.3**g

作り方

1. えびは背わたをとり、鍋に沸かした熱湯で強火でさっとゆで、色が変わったらざるに上げる。あら熱がとれたら殻をむく。
2. きくらげはもどして石づきを切り落とし、大きいものは2つに切る。トマトは1cm厚さのくし形に切る。
3. 卵はボウルに入れてときほぐし、塩少々を加えてまぜる。
4. フライパンに植物油を入れて熱し、**1**を入れて強火で炒める。油がなじんだらきくらげを加えてさっと炒め合わせる。
5. **4**に**3**を流し入れ、大きくまぜながら炒め、半熟状になったらトマトを加え、塩少々で調味して火を止める。　　　　　　　　　　（本城）

材料（1人分）

1800・2000kcalを選択する場合

卵（Mサイズ）………………	1個（50g）
★えび（無頭・殻つき）………	3尾（60g）
きくらげ（乾燥）……………	1個（3g）
トマト………………………	$\frac{1}{3}$個（50g）
塩………………………………	適量
★植物油………………………	大さじ$\frac{1}{2}$

★**1400・1600kcalを選択する場合**
えび（無頭・殻つき）の使用量を2尾（40g）に、植物油を小さじ1にします。

主菜　卵料理

韓国料理のチヂミを、ご飯のおかずにアレンジ

あさりとにらの韓国風卵焼き 副菜A

作り方

1. あさりの水煮は缶汁をきる。にらは4cm長さに切る。
2. 小さなボウルに**A**を合わせてまぜ、ごまだれを作る。
3. ボウルに卵をときほぐして**1**を加え、小麦粉を振り入れてさっくりとまぜる。
4. フライパンにごま油を熱し、**3**を流し入れて中火で焼く。表面が乾いたら、裏返してさっと焼く。
5. **4**を食べやすい大きさに切って糸とうがらしを散らし、**2**をかける。　　　　　　　　　　　（本城）

材料（1人分）

1800・2000kcalを選択する場合

卵（Mサイズ）	1個（50g）
★あさりの水煮（缶詰）	15g
にら	15g
小麦粉	大さじ$\frac{1}{2}$
好みで糸とうがらし	少々
A　すり白ごま	小さじ$\frac{1}{4}$
しょうゆ	小さじ$\frac{1}{2}$
酢	小さじ$\frac{1}{2}$
★ごま油	小さじ1

★**1400・1600kcalを選択する場合**
あさりの水煮（缶詰）の使用量を10gに、ごま油を小さじ$\frac{1}{2}$にします。

参考メモ　糸とうがらしとは、辛みの少ない赤とうがらしを乾燥させて細い糸状に切ったもの。大型スーパーや百貨店の韓国食品売り場などで売られています。普通の赤とうがらしで代用してもかまいませんが、辛みが強いので、使う量に注意します。

1800・2000kcalを選択する場合	
160kcal	コレステロール **223**mg
食物繊維 **0.7**g	塩分 **0.8**g

1400・1600kcalを選択する場合	
130kcal	コレステロール **219**mg
食物繊維 **0.7**g	塩分 **0.7**g

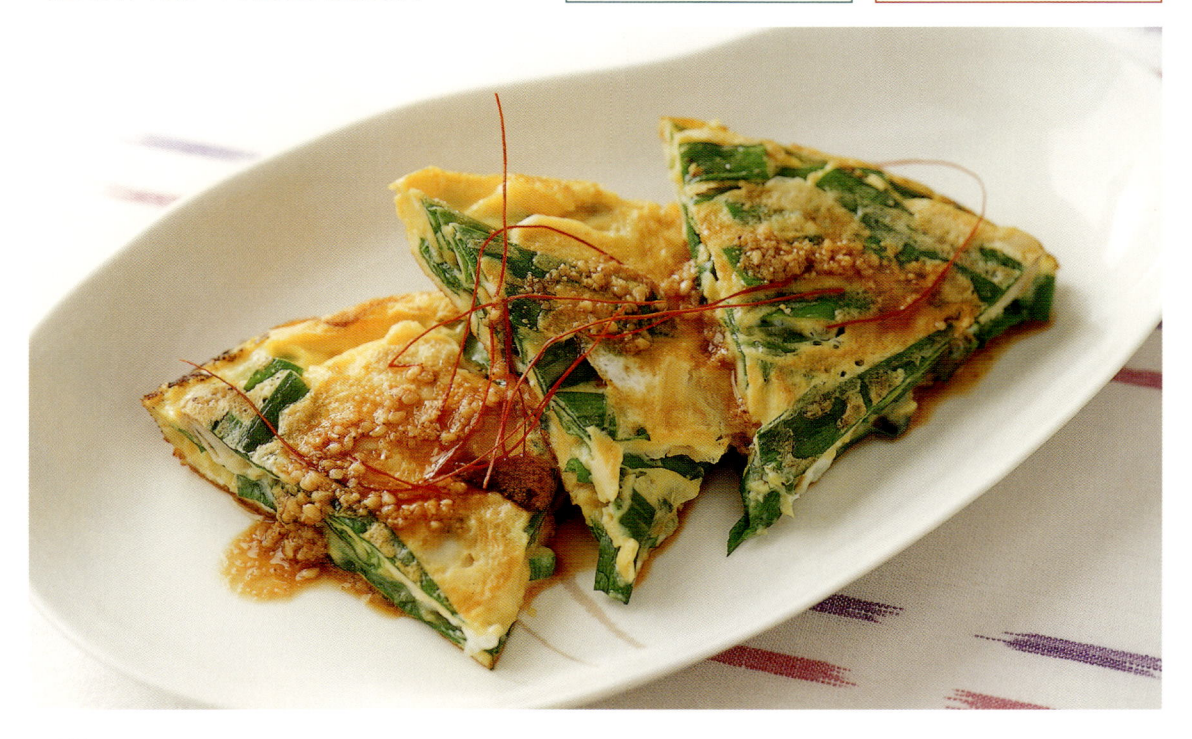

アスパラガスのソテー 卵ソース

トロリとした半熟状のポーチドエッグをソースがわりに

1800・2000kcalを選択する場合
130 kcal　コレステロール **210** mg　食物繊維 **1.1** g　塩分 **0.5** g

1400・1600kcalを選択する場合
110 kcal　コレステロール **210** mg　食物繊維 **1.1** g　塩分 **0.5** g

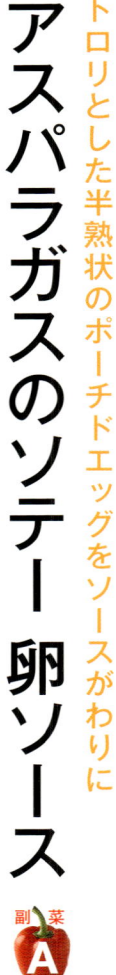

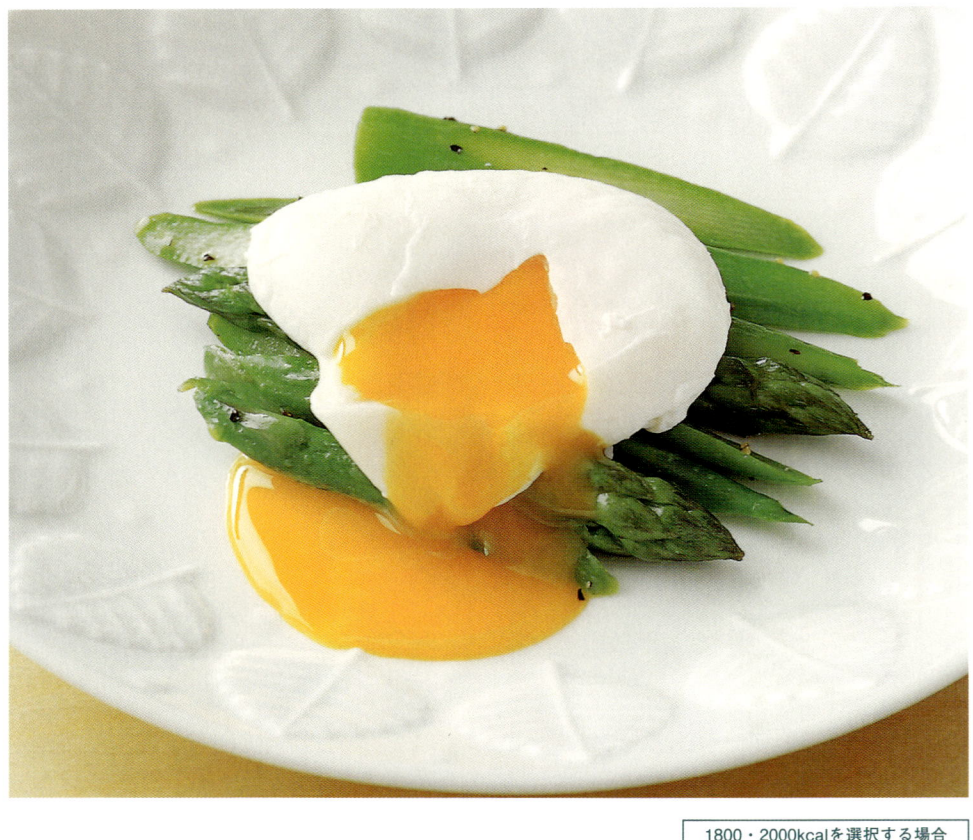

副菜 A

材料（1人分）
1800・2000kcalを選択する場合

- 卵（Mサイズ）……………… 1個（50g）
- グリーンアスパラガス …… 3本（60g）
- 酢………………………………… 大さじ1
- 塩、こしょう……………………… 各少々
- ★植物油…………………………… 小さじ1

★1400・1600kcalを選択する場合
植物油の使用量を小さじ $\frac{1}{2}$ にします。

作り方

1　グリーンアスパラガスは根元のかたい部分は薄く皮をむき、斜め切りにする。これを鍋に沸かした熱湯でさっと強火でゆで、ざるに上げて湯をきる。

2　フライパンに植物油を熱して1を強火で炒め、しんなりしたら塩とこしょうを振って火を止め、皿に盛る。

3　小さめの鍋に卵がかぶるくらいの湯を沸かして酢と塩少々（分量外）を入れ、器に割り入れた卵をそっと入れる。箸で白身を寄せながら、半熟状になるまで中火で2〜3分ゆで、網じゃくしでとり出して湯をきる。

4　2のアスパラガスの上に3をのせ、黄身をくずしてソースのようにして食べる。

（佐伯）

主菜　卵料理

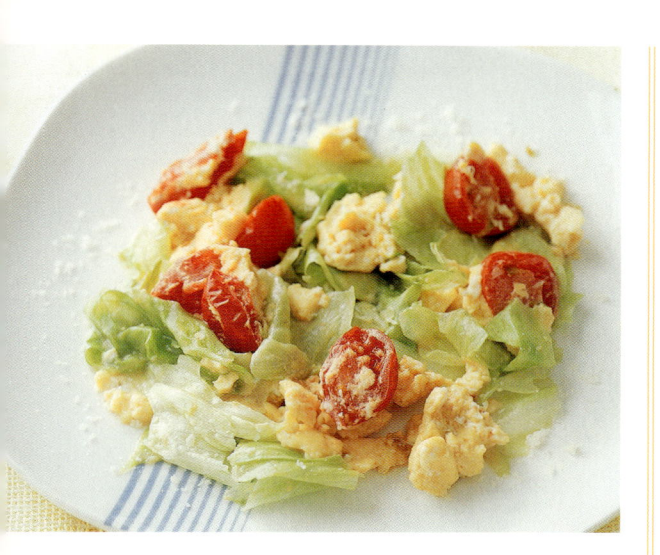

油を使わずに電子レンジで手軽に作る
ミニトマトとレタスのスクランブルエッグ

副菜 A

材料（1人分）

1800・2000kcalを選択する場合

卵（Mサイズ）	1個（50g）
ミニトマト	3個（45g）
レタス	1枚（30g）
低脂肪牛乳	小さじ1
塩、こしょう	各少々
粉チーズ	小さじ$\frac{1}{2}$

1800・2000kcalを選択する場合
100kcal
コレステロール 211mg
食物繊維 0.9g
塩分 0.9g

1400・1600kcalを選択する場合
100kcal
コレステロール 211mg
食物繊維 0.9g
塩分 0.9g

★1400・1600kcalを選択する場合
1800・2000kcalを選択する場合と同じです。

作り方
1. ミニトマトはヘタをとり、縦半分に切る。
2. レタスは適当な食べやすい大きさにちぎる。
3. 卵をボウルに入れてときほぐし、塩とこしょうを加えてまぜる。
4. 耐熱皿に3を流し入れ、ラップなしで電子レンジで40秒加熱する。いったん電子レンジからとり出して菜箸でかきまぜ、低脂肪牛乳と1、2を加えてさらに30秒加熱する。
5. 全体を軽くまぜて器に盛り、上に粉チーズを振る。

（大越）

ご飯にのせてどんぶり仕立てにしてもおいしい
麩と玉ねぎの卵とじ

副菜 A

材料（1人分）

1800・2000kcalを選択する場合

卵（Mサイズ）	1個（50g）
小町麩	5個
玉ねぎ	$\frac{1}{2}$個（90g）
三つ葉（ざく切り）	適量
A［ だし汁	$\frac{3}{4}$カップ
しょうゆ	小さじ$1\frac{1}{3}$

1800・2000kcalを選択する場合
130kcal
コレステロール 211mg
食物繊維 1.6g
塩分 1.6g

1400・1600kcalを選択する場合
130kcal
コレステロール 211mg
食物繊維 1.6g
塩分 1.6g

★1400・1600kcalを選択する場合
1800・2000kcalを選択する場合と同じです。

作り方
1. 小町麩は水でもどして水けをしぼる。
2. 玉ねぎは薄切りにする。
3. 卵は小さなボウルにときほぐしておく。
4. 鍋にAと2を入れて強火にかけ、玉ねぎがしんなりしたら1を加えて一煮する。三つ葉を散らして3を回し入れ、ふたをして火を止める。

（佐伯）

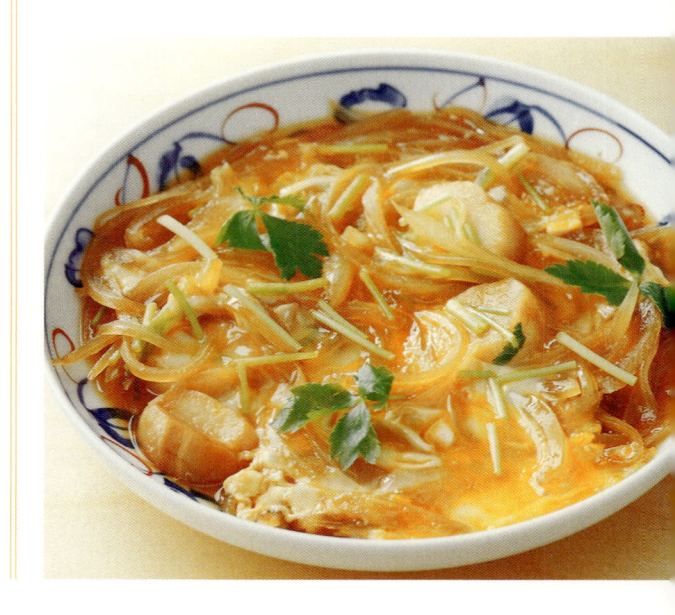

豆腐とひじきの卵焼き

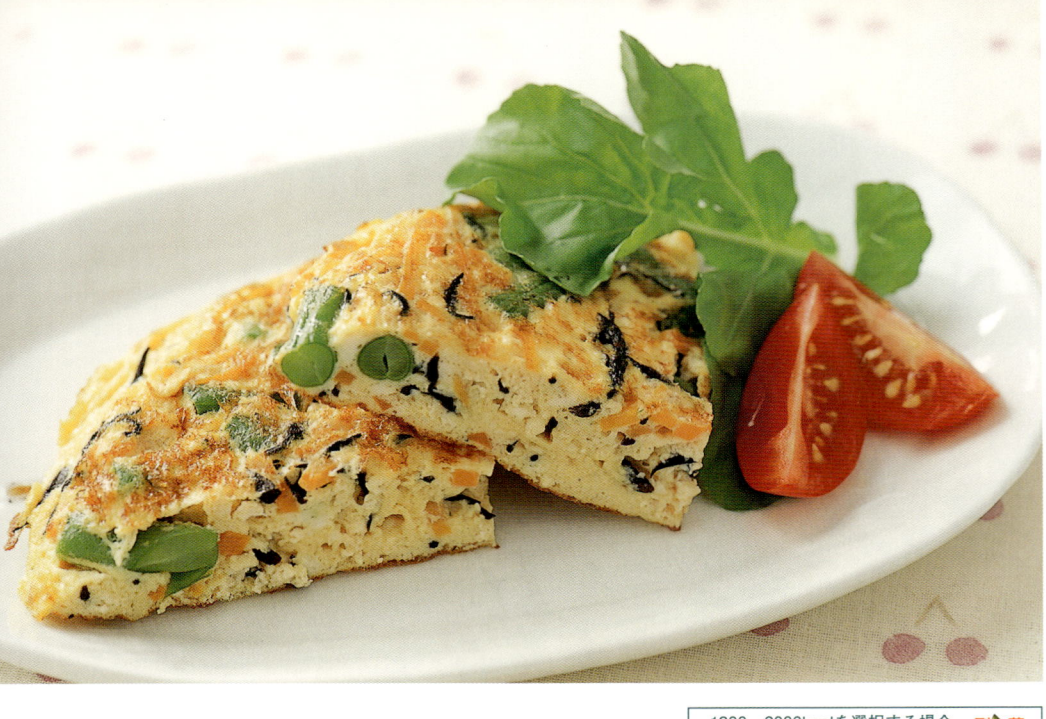

ポリフェノールの一種、大豆イソフラボンや食物繊維がいっしょにとれる

1800・2000kcalを選択する場合	副菜 A
180 kcal　コレステロール 221 mg	
食物繊維 1.4g　塩分 0.7g	

1400・1600kcalを選択する場合	副菜 B
180 kcal　コレステロール 221 mg	
食物繊維 1.4g　塩分 0.7g	

材料（1人分）

1800・2000kcalを選択する場合

卵（Mサイズ）	1個（50g）
木綿豆腐	30g
芽ひじき（乾燥）	小さじ1/2（1g）
A ┌ 鶏ひき肉	大さじ1（15g）
├ しょうが（みじん切り）	少々
└ 日本酒	大さじ1
にんじん	1cm（10g）
さやいんげん	2本
トマト	25g
あればルッコラ	少々
B ┌ 砂糖	小さじ1
├ 塩	少々
└ しょうゆ	小さじ1/4
ごま油	小さじ1/2

★**1400・1600kcalを選択する場合**
1800・2000kcalを選択する場合と同じです。

作り方

1 芽ひじきはもどし、強火にかけた熱湯でさっとゆでてざるに上げる。

2 木綿豆腐は軽くゆでてざるに上げ、ふきんに包んで水けをしぼりながらくずす。

3 油をひかないフライパンにAを入れて火にかけ、ひき肉をほぐしながら弱火でいり、ポロポロのそぼろにする。

4 にんじんはせん切りにし、強火にかけた熱湯でさっとゆでてざるに上げる。

5 さやいんげんは筋をとり、強火にかけた熱湯でさっとゆでてざるに上げ、2cm長さに切る。

6 卵をボウルに入れてときほぐし、1〜5とBを加えてまぜる。

7 フライパンにごま油を入れて熱し、6を丸く流し入れて中火で焼く。表面が乾いてきたら、裏返し、両面にほどよい焼き色をつける。

8 7を食べやすく切って器に盛り、くし形に切ったトマトとルッコラを添える。

（本城）

主菜　卵料理

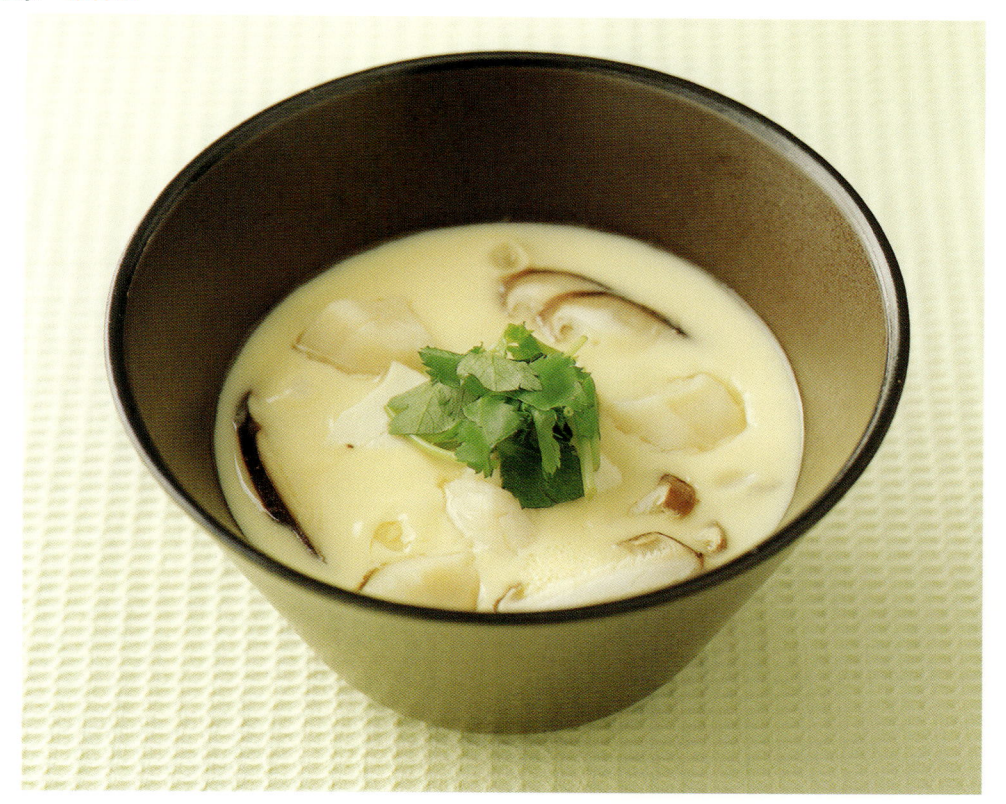

豆腐とほたての茶碗蒸し
卵液に豆腐を加えてボリュームアップ

1800・2000kcalを選択する場合　副菜A
150kcal　コレステロール218mg
食物繊維0.6g　塩分1.4g

1400・1600kcalを選択する場合　副菜B
150kcal　コレステロール218mg
食物繊維0.6g　塩分1.4g

作り方
1. 木綿豆腐はキッチンペーパーに包んで5分おき、水けを抜く。
2. 生しいたけは石づきを切り落とし、薄切りにする。
3. ボウルに卵を入れてときほぐし、**A**を加えて泡立たないように静かにまぜる。
4. 茶碗蒸し用の器に**1**を一口大にちぎって入れ、**2**も加え、**3**の卵液をこし器でこしながら静かに流し入れ、最後にほたて貝柱を入れる。
5. **4**を蒸気の上がった蒸し器に入れ、強火で2分、弱火にして12分蒸す。
6. **5**を蒸し器からとり出し、三つ葉をのせる。

（貴堂）

材料（1人分）
1800・2000kcalを選択する場合
卵（Mサイズ）	1個（50g）
木綿豆腐	1/6丁（50g）
ほたて貝柱	1個（25g）
生しいたけ	1個
三つ葉（ざく切り）	1本分
A　だし汁	1/2カップ
日本酒	小さじ1
塩	小さじ1/6

★1400・1600kcalを選択する場合
1800・2000kcalを選択する場合と同じです。

「野菜の主菜」
昼食で肉料理を多めに食べた日や、夕食を遅い時間にとる日に利用したい

野菜のロースト
じっくりと焼いて野菜の甘みを引き出す

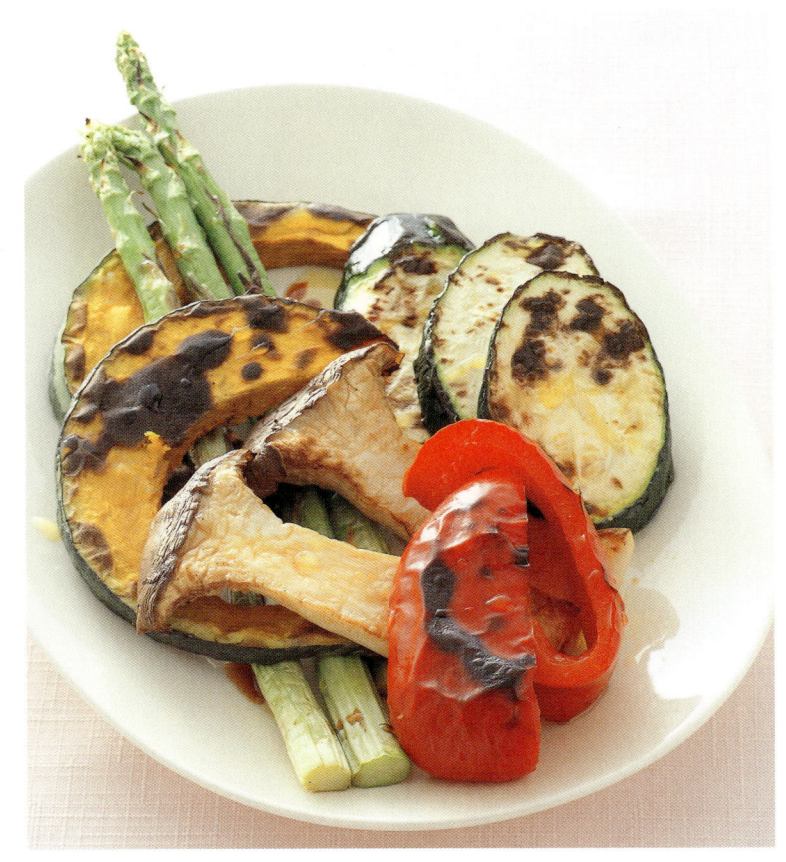

副菜 A

1800・2000kcalを選択する場合
130 kcal
コレステロール 0 mg
食物繊維 5.6 g
塩分 1.5 g

1400・1600kcalを選択する場合
110 kcal
コレステロール 0 mg
食物繊維 4.9 g
塩分 1.4 g

アドバイス
中性脂肪値が高い人は、このメニューを続けて選ばないようにしましょう。

材料（1人分）
1800・2000kcalを選択する場合
- ★かぼちゃ……………………… 50g
- ズッキーニ……………… 1/2本（80g）
- パプリカ（赤）………… 約1/4個（40g）
- グリーンアスパラガス‥小3本（30g）
- エリンギ………………… 1本（40g）
- 塩、こしょう……………………各少々
- A ┬ エキストラバージンオリーブ油
  │   ……………………… 小さじ1
  └ しょうゆ……………… 小さじ1

★**1400・1600kcalを選択する場合**
かぼちゃの使用量を30gにします。

作り方
1. かぼちゃは1cm厚さのくし形に切る。ズッキーニは1cm厚さの斜め切りにする。
2. パプリカとエリンギは縦半分に切り、グリーンアスパラガスは根元のかたい部分を切り落とす。
3. 焼き網を熱し、1と2の野菜をのせ、じっくりと弱めの中火で焼いて火を通す。
4. 野菜がこんがりと焼けたらすぐに軽く塩とこしょうを振る。
5. 4を器に盛り、まぜ合わせたAを回しかける。

（伊藤）

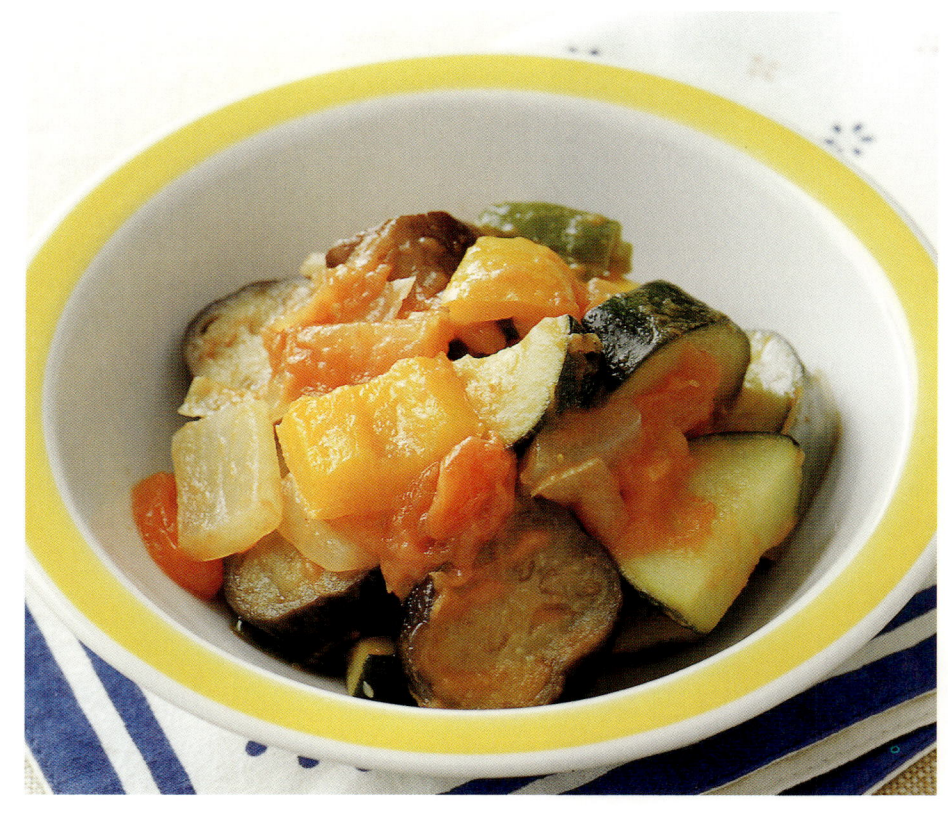

夏野菜がたっぷり食べられ、冷やしてもおいしい
ラタトゥイユ

1800・2000kcalを選択する場合
150 kcal
コレステロール 1mg
食物繊維 6.2g
塩分 0.6g

副菜 A

1400・1600kcalを選択する場合
150 kcal
コレステロール 1mg
食物繊維 6.2g
塩分 0.6g

副菜 B

アドバイス
中性脂肪値が高い人は、このメニューを続けて選ばないようにしましょう。

材料（1人分）
1800・2000kcalを選択する場合

トマト	1個(160g)
なす	1個(70g)
ズッキーニ	1/2本(80g)
ピーマン	1/2個(20g)
パプリカ(黄)	約1/4個(40g)
玉ねぎ	1/4(45g)
にんにく	1片
A ┌ コンソメスープの素（顆粒）	小さじ1/2
└ 白ワイン	大さじ1
オリーブ油	小さじ1

★**1400・1600kcalを選択する場合**
1800・2000kcalを選択する場合と同じです。

作り方

1 トマトは十字に切り目を入れ、熱湯にさっとくぐらせて皮を湯むきし、さいの目に切る。

2 なすは1cm厚さの輪切りにし、ズッキーニは1cm厚さの半月切りにする。

3 ピーマンとパプリカはヘタと種をとり除き、玉ねぎとともに一口大の角切りにする。にんにくは薄切りにする。

4 厚手の鍋にオリーブ油とにんにくを入れて弱火で炒め、香りが出たら残りの野菜をすべて加えて軽く炒め、Aを入れてふたをし、やわらかくなるまで弱火で蒸し焼きにする。

（佐伯）

サクサクした歯ざわりがアクセントに

カリフラワーのガーリックパン粉炒め　副菜A

材料（1人分）
1800・2000kcalを選択する場合

カリフラワー	$\frac{1}{4}$個（80g）
にんにく（みじん切り）	$\frac{1}{2}$片分
パセリのみじん切り	適量
塩、こしょう	各少々
★パン粉（乾燥）	$\frac{1}{4}$カップ
★オリーブ油	小さじ2

★ 1400・1600kcalを選択する場合
パン粉（乾燥）の使用量を大さじ2に、オリーブ油を小さじ1にします。

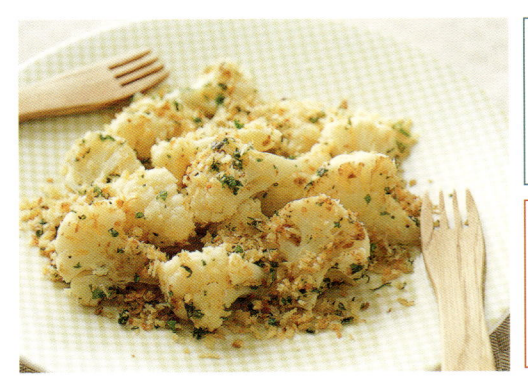

1800・2000kcalを選択する場合
140 kcal
コレステロール 0mg
食物繊維 3.0g
塩分 0.8g

1400・1600kcalを選択する場合
90 kcal
コレステロール 0mg
食物繊維 2.9g
塩分 0.8g

作り方
1. カリフラワーは小房に切り分け、鍋に沸かした熱湯で3～4分中火でゆでる。竹串を茎に刺してみてすっと通ったらゆで上がりの目安。ざるに上げて湯をきっておく。
2. フライパンを中火にかけてオリーブ油の半量をなじませ、1を炒める。カリフラワーに油が回ったら、塩とこしょうを振り、いったんとり出す。
3. 2のフライパンを再び中火にかけ、残りのオリーブ油を足して弱火にし、にんにくを入れて炒める。香りが出たらパン粉を加えて、少し色づくまで4～5分炒める。
4. 3にパセリを加え、カリフラワーも戻し入れて、全体にまぜ合わせて火を止める。　（田口）

蒸した野菜はうまみが凝縮しておいしさアップ

蒸し野菜 たらこマヨネーズソース　副菜B

材料（1人分）
1800・2000kcalを選択する場合

★じゃがいも	1個（100g）
かぶ	1個（60g）
なす	1本（70g）
にんじん	$\frac{1}{3}$（65g）
レタス	$\frac{1}{2}$枚
A　たらこ（身をほぐしたもの）	10g
レモン汁	小さじ1
マヨネーズ（ノンコレステロールタイプ）	大さじ1

★ 1400・1600kcalを選択する場合
じゃがいもの使用量を$\frac{1}{2}$個（50g）にします。

1800・2000kcalを選択する場合
190 kcal
コレステロール 36mg
食物繊維 5.4g
塩分 1.0g

1400・1600kcalを選択する場合
150 kcal
コレステロール 36mg
食物繊維 4.8g
塩分 1.0g

作り方
1. じゃがいもは皮をよく洗い、皮つきのまま4つに切る。
2. かぶは4つに切り、なすは縦に6等分に切る。にんじんは乱切りにする。
3. 蒸し器に1と2を並べ入れ、やわらかくなるまで強火で蒸す。竹串を刺してみてすっと通ったら蒸し上がりの目安。
4. 小さなボウルにAを合わせてまぜ、たらこマヨネーズソースを作る。
5. 器に3を盛り、適当な大きさにちぎったレタスで仕切って4を添える。　（伊藤）

80kcal 前後の
タンパク質＋野菜が中心の
ヘルシーおかず

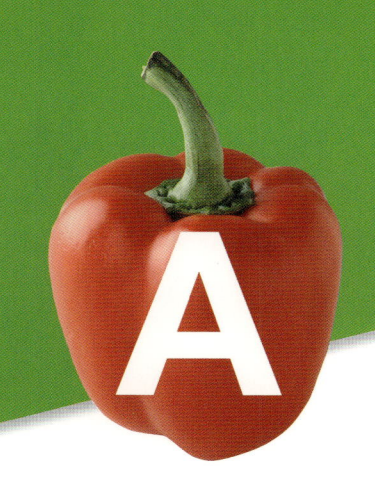

副菜 A

選んだ主菜に A がついていたら、
これらの副菜の中から好みのものを1品選びます
（150～170ページ）

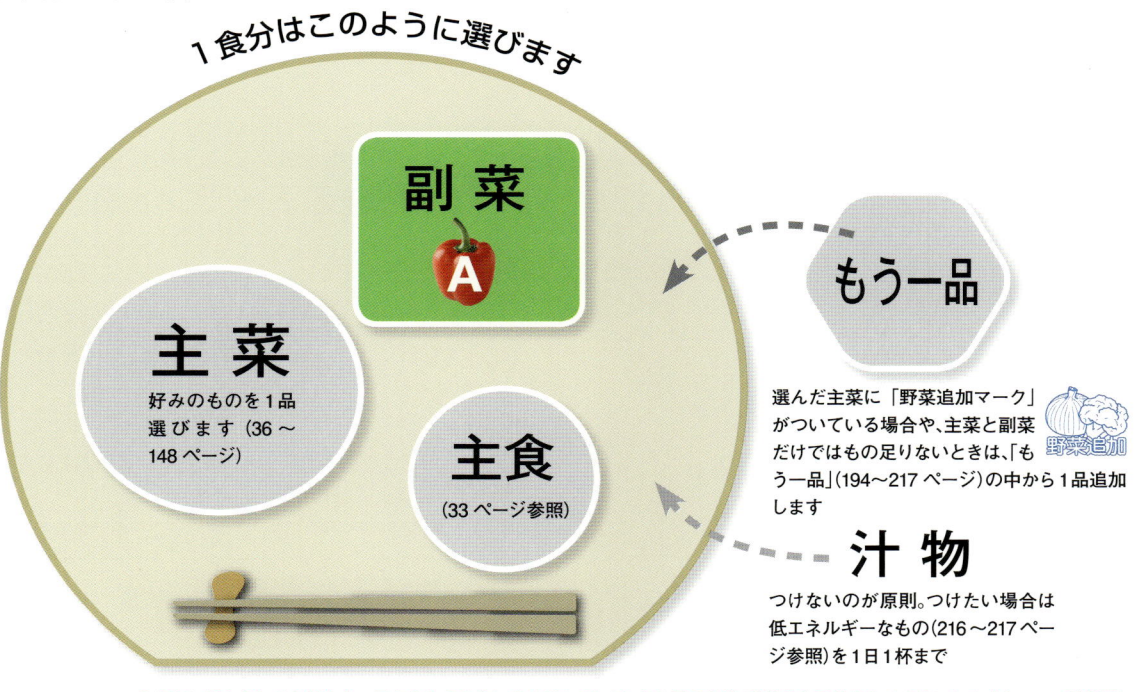

1食分はこのように選びます

副菜 A

主菜
好みのものを1品
選びます（36～
148ページ）

主食
（33ページ参照）

もう一品
選んだ主菜に「野菜追加マーク」がついている場合や、主菜と副菜だけではもの足りないときは、「もう一品」（194～217ページ）の中から1品追加します

汁物
つけないのが原則。つけたい場合は低エネルギーなもの（216～217ページ参照）を1日1杯まで

※ このように組み合わせた献立を1日3食とるようにするほか、決められた量の牛乳・乳製品と果物をとるようにします（34ページ参照）。

■ 材料の分量は1人分で表示してあります。
■ 記載のエネルギー量、コレステロール量、食物繊維量、塩分量は、いずれも1人分あたりの目安で計算してあります。エネルギー量は、一の位を四捨五入して10kcal刻みで示してあります。

● 材料の分量は、特に指定がない限り、原則として正味量（野菜ならヘタや皮などを除いた、純粋に食べられる量）で表示してあります。
● 材料は、特に指定がない限り、原則として水洗いをすませ、野菜などは皮をむくなどの下ごしらえをしたものを使います。
● 家族の分もまとめて作る場合は、材料の分量を人数分だけ掛け算してふやしてください。ただ、そうすると味が濃くなりがちなので、調味料は少なめにすることをおすすめします。

＊作り方記事の末尾かっこ内は、そのレシピを指導してくださった料理研究家の名前です（奥付参照）。

こんがりと焼いたアスパラを香りよくあえる
アスパラのごま酢あえ

材料（1人分）
グリーンアスパラガス‥ 4本（80g）
A ┬ 酢 ……………… 大さじ1
　├ 砂糖 …………… 小さじ2/3
　├ 塩 ……………… 少々
　├ しょうゆ ……… 小さじ1/6
　└ すり白ごま …… 大さじ1/2

80kcal
コレステロール 0mg
食物繊維 2.3g
塩分 0.8g

作り方
1 グリーンアスパラガスは根元のかたい部分を切り落とし、下から5cmまでの部分の皮をむく。
2 熱した焼き網に1をのせて全体を中火でこんがりと焼き、4cm長さに切る。太いところは縦半分に切る。
3 ボウルにAを合わせてまぜ、2をあえる。　（検見﨑）

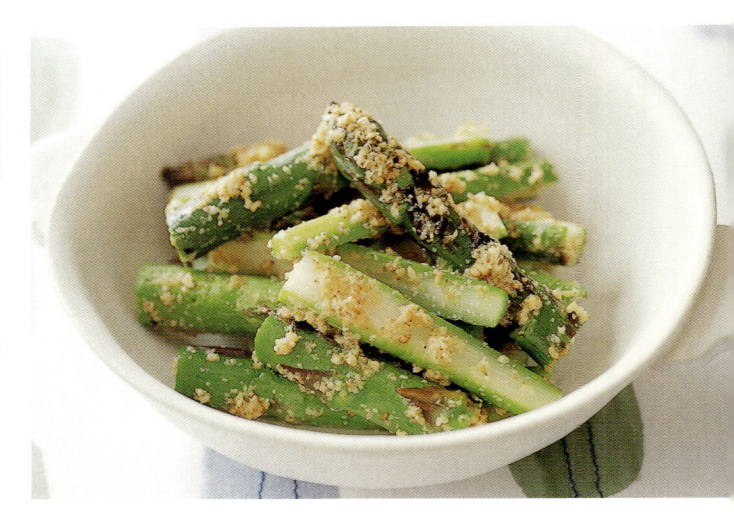

鮭を大根おろしであえてさっぱりと
きゅうりと甘塩鮭のおろしあえ

材料（1人分）
きゅうり …………… 1/2本（50g）
鮭（甘塩）………………… 30g
大根おろし ………… 大さじ2

70kcal
コレステロール 19mg
食物繊維 1.0g
塩分 0.5g

作り方
1 きゅうりは5mm角に切る。
2 耐熱皿に割り箸を数本離して並べ、上に鮭をのせ、ラップなしで電子レンジで2分加熱する。
3 2をレンジからとり出し、あら熱がとれたら、手であらくほぐす。
4 ボウルに1と大根おろしを合わせてまぜ、3も加えてざっくりとあえる。　（伊藤）

歯ごたえよくゆでると食べごたえもじゅうぶん
ブロッコリーのアーモンドあえ

材料（1人分）
ブロッコリー ……………… 70g
スライスアーモンド（乾燥）…… 5g
A ┬ しょうゆ ……… 小さじ2/3
　└ 砂糖 …………… 小さじ1

70kcal
コレステロール 0mg
食物繊維 3.6g
塩分 0.7g

作り方
1 ブロッコリーは小房に切り分け、鍋に沸かした熱湯で好みのかたさに強火でゆで、ざるに上げて湯をきる。
2 アーモンドはフライパンに入れ、弱火でこんがりするまでからいりする。
3 ボウルにAを合わせてまぜ、1をあえて器に盛り、2を散らす。　（貴堂）

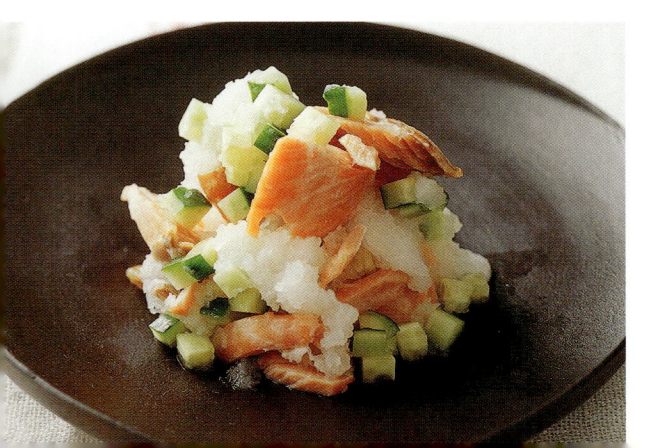

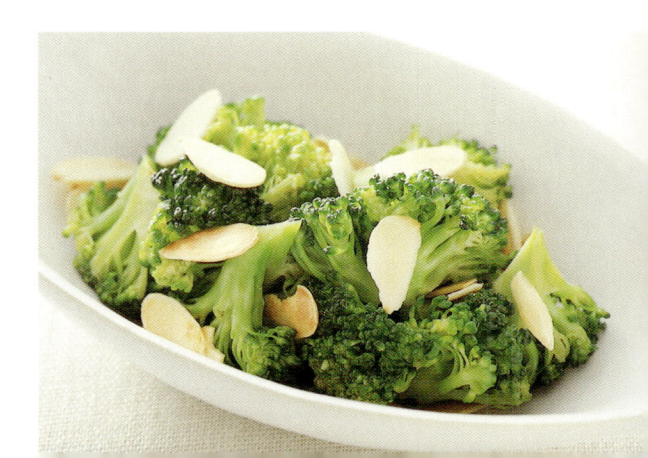

副菜 A あえ物

相性抜群の組み合わせ　トマトとアボカドのわさびじょうゆあえ

材料(1人分)
- トマト……………… $\frac{1}{2}$個(80g)
- アボカド…………… $\frac{1}{4}$個(35g)
- 練りわさび………………… 適量
- しょうゆ……………… 小さじ $\frac{1}{2}$
- 刻みのり…………………… 少々

90kcal
コレステロール 0mg
食物繊維 2.7g
塩分 0.5g

作り方
1. アボカドは皮と種をとり除き、一口大に切る。トマトは熱湯にさっとくぐらせて皮を湯むきし、一口大に切る。
2. ボウルに練りわさびとしょうゆを入れてまぜ、**1**をあえる。
3. **2**を器に盛り、刻みのりを散らす。　　　　（佐伯）

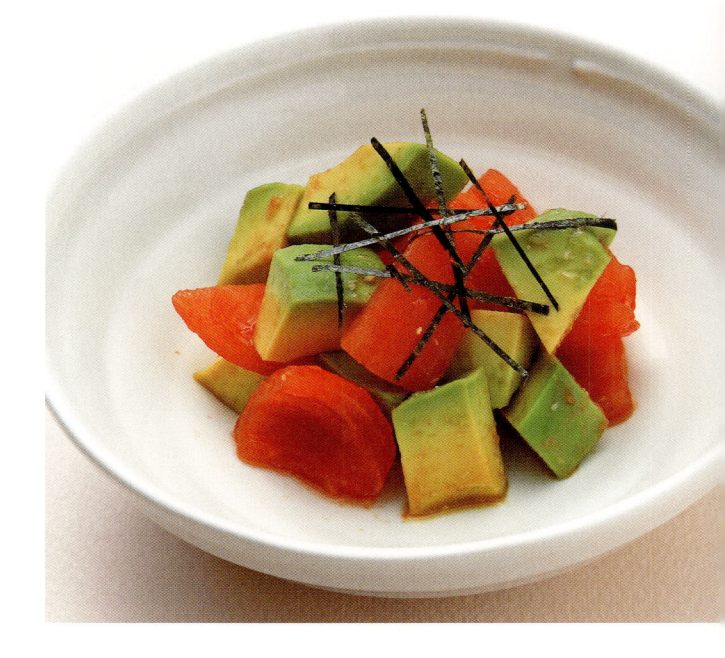

細切りにしてシャキシャキ感を楽しむ　長いもの梅あえ

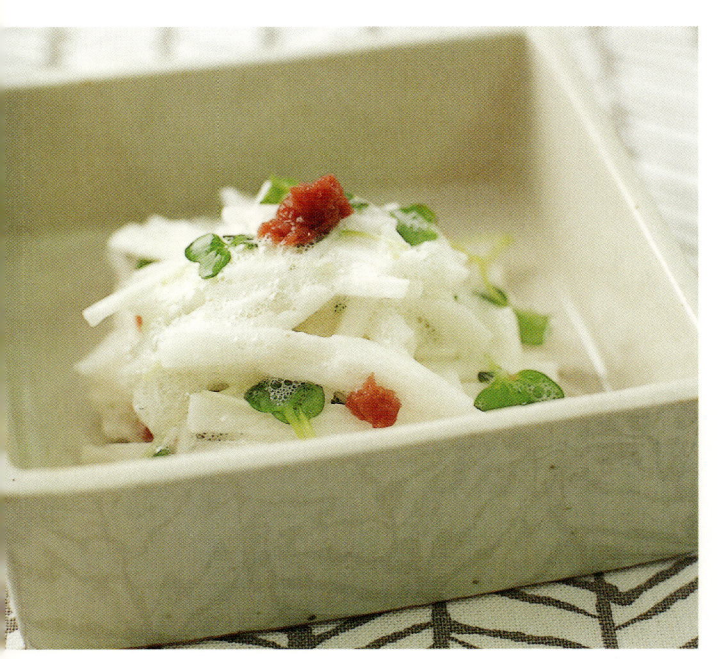

70kcal
コレステロール 0mg
食物繊維 1.4g
塩分 1.1g

材料(1人分)
- 長いも………………………… 100g
- 梅干し………………………… $\frac{1}{2}$個
- 貝割れ菜……………… $\frac{1}{6}$パック
- 練りわさび………………… 少々

作り方
1. 長いもは3〜4cm長さに切って縦に薄切りにし、端から細く切る。
2. 梅干しは種をとってまな板にのせ、果肉を包丁であらくたたく。貝割れ菜は根元を切り落として2cm長さに切る。
3. ボウルに**1**と**2**、練りわさびを入れてあえる。（田口）

アドバイス 中性脂肪値が高い人は、このメニューを続けて選ばないようにしましょう。

鮮度のよいほたて貝柱で作りたい
三つ葉とほたてののりあえ

材料（1人分）

三つ葉	50g
ほたて貝柱（生食用）	1個（25g）
A しょうゆ	小さじ2/3
練りわさび	少々
オリーブ油	小さじ2/3
焼きのり	少々

70kcal
コレステロール 8mg
食物繊維 1.9g
塩分 0.8g

作り方

1. 三つ葉は鍋に沸かした熱湯でしんなりするまで強火でゆでて水にとり、水けをしぼって3cm長さに切る。
2. ほたて貝柱は、1個を横半分に切り、さらに4等分に切る。
3. ボウルにAを入れてまぜ、1と2、小さくちぎった焼きのりを入れてあえる。　　　　　（赤堀）

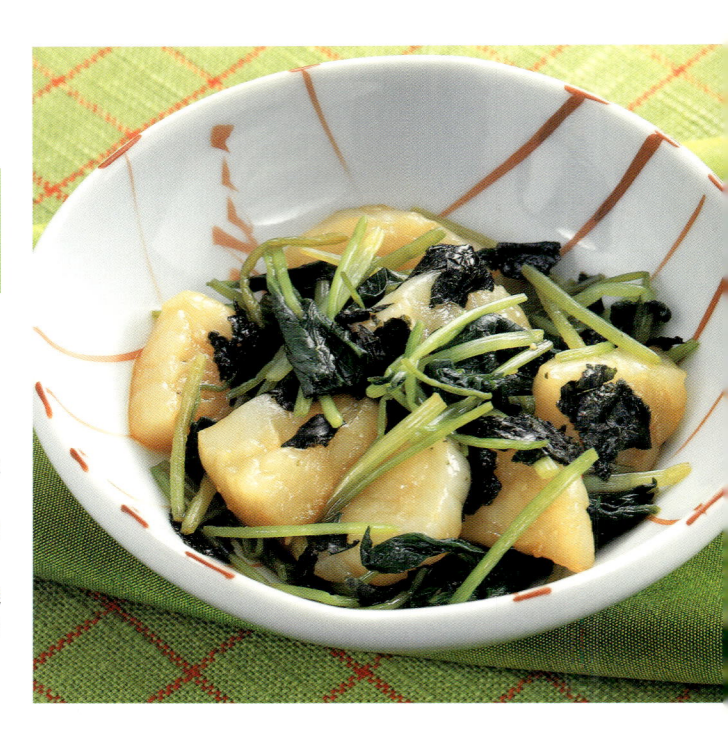

それぞれの食感を生かした
ピーマンともやしのナムル

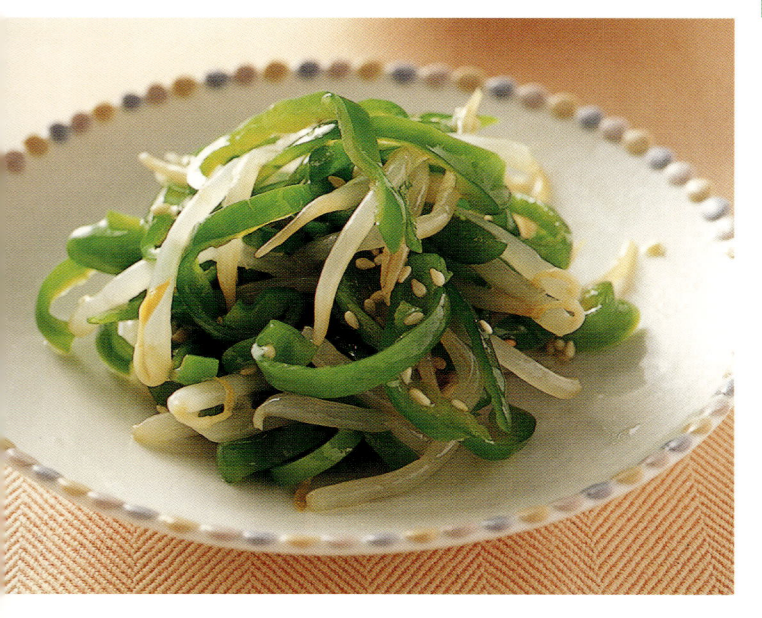

80kcal
コレステロール 0mg
食物繊維 2.6g
塩分 1.0g

材料（1人分）

ピーマン	2個（80g）
もやし	40g
A おろしにんにく	少々
塩、こしょう	各少々
しょうゆ	小さじ1/4
ごま油	小さじ1
いり白ごま	小さじ2/3

作り方

1. ピーマンは縦半分に切って、ヘタと種をとり除き、斜め細切りにする。
2. もやしは鍋に沸かした熱湯で1分ほど強火でゆで、1を加えてさらに1分ほどゆでる。ざるに上げて、湯をきる。
3. ボウルにAを合わせてまぜ、2を熱いうちに入れてあえ、白ごまも加えてざっとまぜる。　（田口）

副菜 A あえ物

豆腐＋ごまのあえ衣で ほうれんそうの簡単白あえ

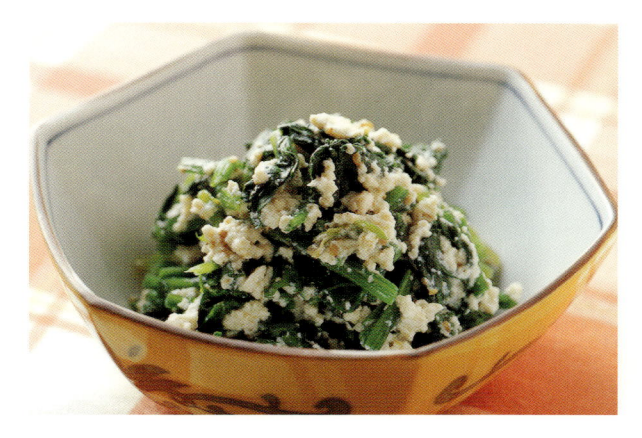

90kcal
コレステロール 0mg
食物繊維 2.5g
塩分 1.1g

材料（1人分）
ほうれんそう……………2株（60g）
木綿豆腐……………$\frac{1}{6}$丁（50g）
A ┌ すり白ごま………小さじ1
  │ 砂糖、しょうゆ…各小さじ$\frac{1}{2}$
  └ 塩……………………………少々

作り方
1. ほうれんそうは鍋に沸かした熱湯でしんなりするまで強火でゆで、水にとって水けをしぼり、2〜3cm長さに切る。
2. ボウルに豆腐を入れて木べらでつぶし、Aを加えてまぜ、これで1をあえる。（重信）

レンジ調理でスピードアップ もやしとツナのカレーあえ

材料（1人分）
もやし………………$\frac{1}{4}$袋（60g）
ツナ（まぐろ油漬缶詰）
　……………小$\frac{1}{4}$缶（20g）
A ┌ カレー粉…………小さじ$\frac{1}{6}$
  │ 塩……………………………少々
  └ 酢……………………大さじ$\frac{1}{4}$

60kcal
コレステロール 6mg
食物繊維 0.9g
塩分 1.0g

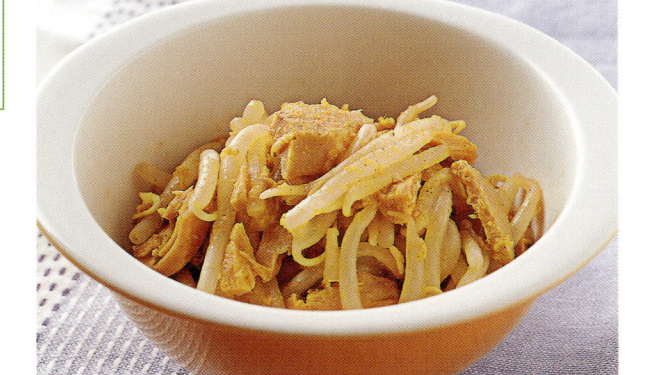

作り方
1. もやしは洗ってひげ根をとり、水けをきる。ツナは缶汁をきる。
2. 耐熱ボウルに1とAを入れてまぜ合わせ、ラップをかけて電子レンジで2分30秒加熱する。（重信）

ネバネバどうしで抗酸化成分も豊富な オクラと納豆のあえ物

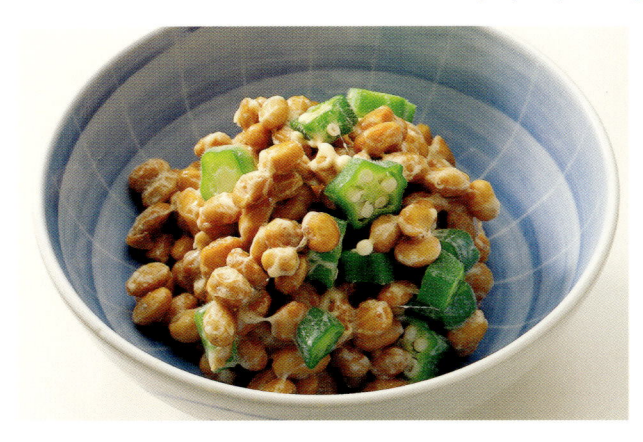

70kcal
コレステロール 0mg
食物繊維 4.0g
塩分 0.4g

材料（1人分）
オクラ………………4本（40g）
納豆…………小1パック（30g）
A ┌ だし汁……………小さじ$\frac{1}{2}$
  └ しょうゆ…………小さじ$\frac{1}{2}$

作り方
1. オクラは鍋に沸かした熱湯でしんなりするまで強火でゆでて水にとり、水けをきって小口切りにする。
2. 納豆はまな板にのせて包丁で軽くたたく。
3. ボウルに1と2を合わせ、Aを加えてあえる。

（井上）

オイスターソースでうまみとコクをプラス
にんにくの芽とエリンギの炒め物

材料（1人分）
にんにくの芽……………… 1束（80g）
エリンギ…………………… $\frac{1}{2}$本（20g）
A ┌ 水…………………… 小さじ1
　├ オイスターソース…… 小さじ$\frac{1}{2}$
　├ しょうゆ…………… 小さじ$\frac{2}{3}$
　├ 日本酒……………… 小さじ$\frac{1}{2}$
　└ こしょう……………………… 少々
植物油……………………… 小さじ$\frac{3}{4}$

80kcal
コレステロール 0mg
食物繊維 3.9g
塩分 0.9g

作り方
1. にんにくの芽は4〜5cm長さに切る。エリンギは縦に薄切りにする。
2. 小さなボウルにAを合わせ、まぜておく。
3. フライパンに植物油を熱し、1を強火で炒める。にんにくの芽がしんなりしてきたら2を加え、汁けをとばすように炒めて火を止める。　（伊藤）

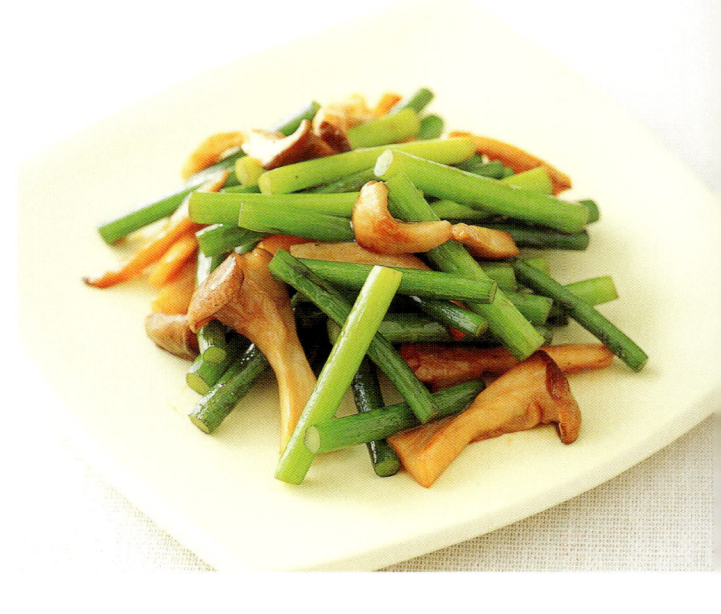

薄切りごぼうで目先に変化をつけた
きんぴらごぼう

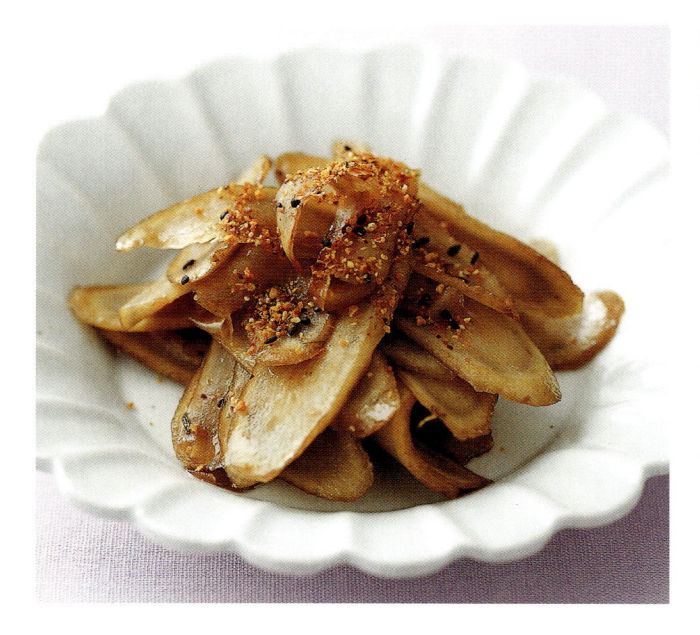

70kcal
コレステロール 0mg
食物繊維 2.9g
塩分 0.7g

材料（1人分）
ごぼう………………………………… 50g
砂糖………………………… 小さじ$\frac{2}{3}$
しょうゆ…………………… 小さじ$\frac{3}{4}$
七味とうがらし………………………… 少々
ごま油……………………… 小さじ$\frac{2}{3}$

作り方
1. ごぼうは皮をこそげて斜め薄切りにし、水に10分ほどつけてアクを抜く。
2. 鍋にごま油を熱し、水けをきったごぼうを強火で炒める。全体に油が回ったら火を弱めて砂糖としょうゆを加え、ややしんなりするまでいりつける。
3. 2を器に盛り、七味とうがらしを振る。　（脇）

副菜 A 炒め物

レタスのオイスターソース炒め
うまみたっぷりの調味料でさっと炒めた

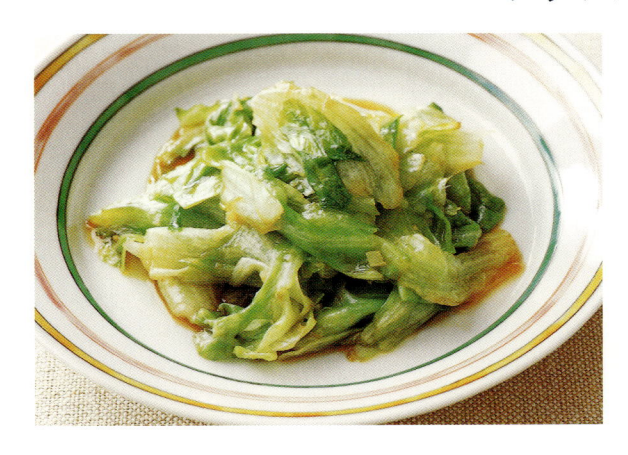

60kcal
コレステロール 0mg
食物繊維 1.5g
塩分 1.0g

材料(1人分)
レタス……………………4枚(120g)
にんにく……………………$\frac{1}{2}$片
オイスターソース……小さじ$1\frac{1}{2}$
植物油………………………小さじ$\frac{3}{4}$

作り方
1 レタスは一口大に切り、にんにくはみじん切りにする。
2 フライパンに植物油とにんにくを入れて弱火にかけ、香りが出たら強火にし、レタスを加えてさっと炒め、オイスターソースを回し入れて火を止める。　(佐伯)

セロリとにんじんのきんぴら
塩味でシンプルに味わう

材料(1人分)
セロリ………………$\frac{3}{4}$本(60g)
にんじん……………$\frac{1}{4}$本(50g)
赤とうがらし(小口切り)……少々
A ┌ 日本酒……………大さじ$\frac{1}{2}$
　└ 塩…………………小さじ$\frac{1}{6}$
植物油…………………小さじ$\frac{3}{4}$

70kcal
コレステロール 0mg
食物繊維 2.3g
塩分 1.2g

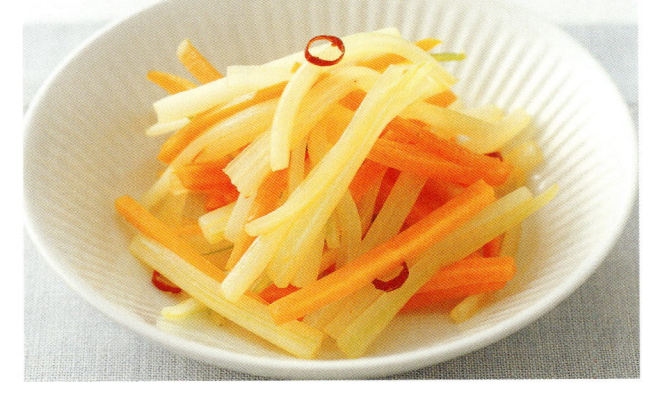

作り方
1 セロリは筋をとって、にんじんとともに細切りにする。
2 フライパンに植物油を熱し、1を強火で炒める。全体に油が回ったら赤とうがらしとAを加え、汁けをとばすようにいりつけて、火を止める。　(伊藤)

大根の葉とじゃこの炒め煮
栄養たっぷりの葉で作る手軽な常備菜

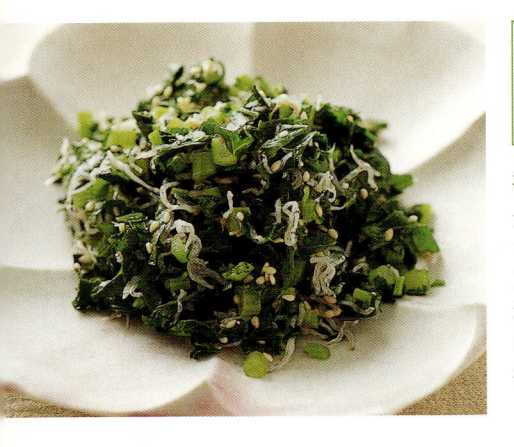

70kcal
コレステロール 23mg
食物繊維 2.4g
塩分 0.6g

材料(1人分)
大根の葉………………………50g
ちりめんじゃこ……大さじ1(6g)
日本酒………………………小さじ1
塩………………………………少々
いり白ごま…………………小さじ1
植物油………………………小さじ$\frac{2}{3}$

作り方
1 大根の葉はこまかく刻んで水に10分ほどつけ、水けをよくしぼる。
2 フライパンに植物油を入れて熱し、1を強火で炒める。油が回ったら日本酒を振り入れてさらに炒める。
3 大根の葉がしんなりしたら塩を振ってまぜ、ちりめんじゃこを加える。水分をとばすように炒め合わせ、白ごまを加えて火を止める。　(田口)

強火で手早く炒め合わせる
チンゲン菜のさっと炒め

材料(1人分)

- チンゲン菜 …… 1株(100g)
- 長ねぎ …… $\frac{1}{4}$本(15g)
- A
  - にんにく(薄切り) …… $\frac{1}{2}$片分
  - しょうが(せん切り) …… 薄切り2～3枚分
- B
  - 日本酒 …… 大さじ$\frac{1}{2}$
  - オイスターソース …… 大さじ$\frac{1}{2}$
  - 塩、こしょう …… 各少々
- ごま油 …… 小さじ$\frac{3}{4}$

70kcal　コレステロール 0mg　食物繊維 1.8g　塩分 1.2g

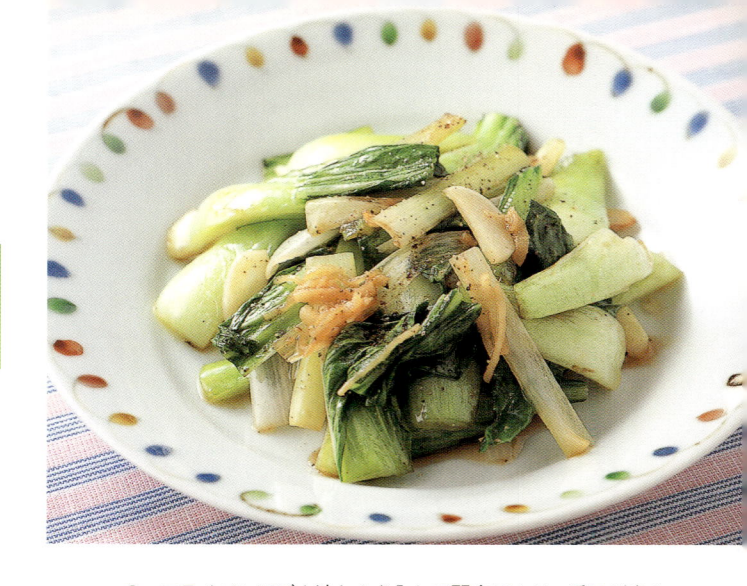

作り方

1. チンゲン菜は食べやすい長さのざく切りにし、茎と葉に分けておく。
2. 長ねぎは細切りにする。
3. フライパンにごま油とAを入れて弱火にかけ、香りが出たら1の茎を入れて強火で炒める。油が回ったら1の葉と2を加えてざっと炒め合わせる。チンゲン菜がややしんなりしたら、まぜ合わせたBを加えて調味し、火を止める。(森)

コクのあるたれをからめて食感を楽しむ
エリンギのマヨじょうゆ炒め

材料(1人分)

- エリンギ1$\frac{1}{2}$本(60g)　日本酒大さじ$\frac{1}{2}$
- A[マヨネーズ(ノンコレステロールタイプ)大さじ$\frac{1}{2}$　しょうゆ小さじ$\frac{1}{2}$　塩、こしょう各少々]　七味とうがらし少々　植物油小さじ$\frac{2}{3}$

70kcal　コレステロール 0mg　食物繊維 2.6g　塩分 0.7g

作り方

1. エリンギは長さを半分にし、縦に4～6つに切る。
2. フライパンに植物油を入れて熱し、1を強火で炒めて日本酒を振る。エリンギがしんなりしたら火を弱めてAを材料欄に記載の順に加え、味つけする。
3. 2を器に盛り、七味とうがらしを振る。(重信)

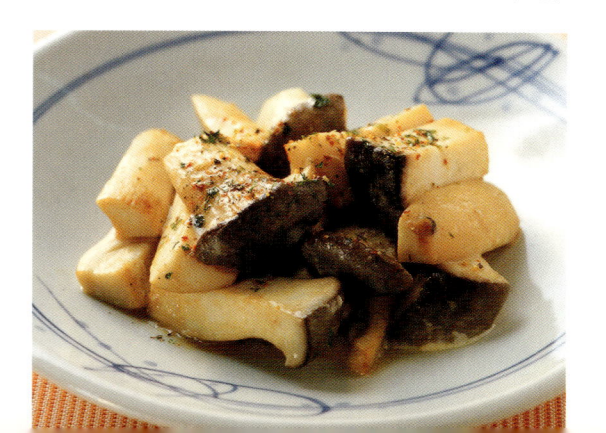

仕上げに一味を振って塩分控えめに
えのきともやしのピリ辛炒め

材料(1人分)

- えのきだけ$\frac{1}{2}$袋(50g)　大豆もやし40g
- 日本酒小さじ2　ポン酢しょうゆ小さじ2
- 一味とうがらし少々　ごま油小さじ$\frac{2}{3}$

70kcal　コレステロール 0mg　食物繊維 2.9g　塩分 0.9g

作り方

1. えのきだけは根元を切り落とし、小分けにする。もやしは洗って、水けをきっておく。
2. フライパンにごま油を熱し、1を強火で炒め合わせ、日本酒を回し入れる。
3. 2がしんなりしたらポン酢しょうゆを加え、一炒めして火を止める。
4. 3を器に盛り、一味とうがらしを振る。(大越)

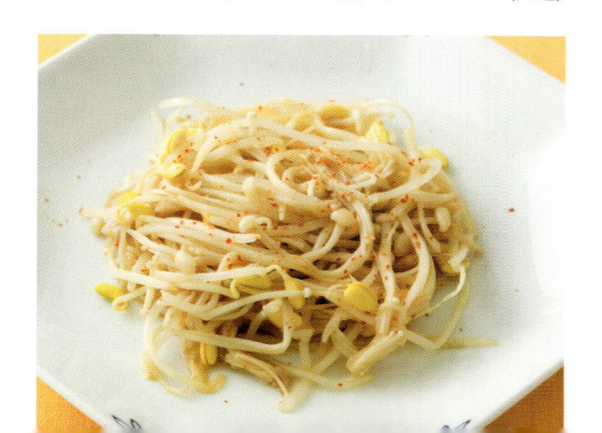

副菜 A 炒め物

甘みそでこっくりとした味つけに

なすとトマトの甘みそ炒め

材料(1人分)

- なす ……………… 1/2個(35g)
- トマト ……………… 1/4個(40g)
- ピーマン ……………… 1/2個(20g)
- A
  - 甘みそ(白みそまたは甜麺醤(テンメンジャン)) ……… 小さじ 1/2
  - しょうゆ ……………… 小さじ 1/2
  - 和風だしの素(顆粒) …… 少々
  - みりん ……………… 大さじ 1/2
  - 水 ……………… 25ml
- 植物油 ……………… 小さじ 2/3

80kcal
コレステロール 0mg
食物繊維 1.9g
塩分 0.9g

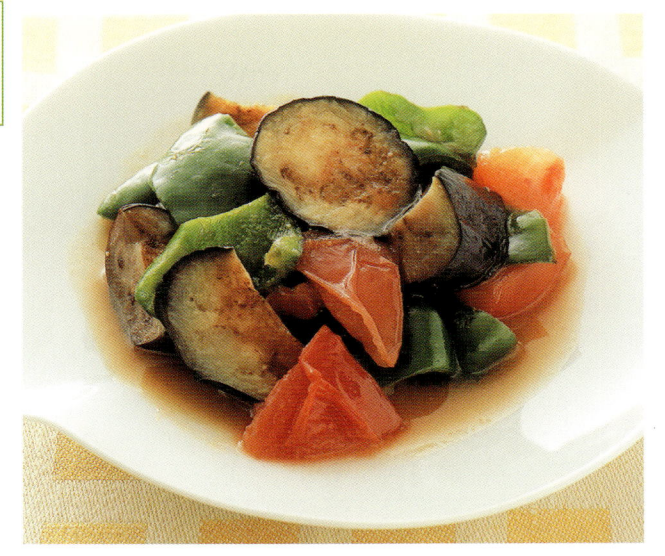

作り方

1. なす、トマト、ピーマンは、それぞれ一口大の乱切りにする。
2. フライパンに植物油を熱し、ピーマン、なすの順に入れて強火で炒める。
3. なすがしんなりしてきたらトマトとAを加え、一煮立ちさせて火を止める。

（貴堂）

アンチョビーでコクをつけた

たけのことエリンギのにんにくソテー

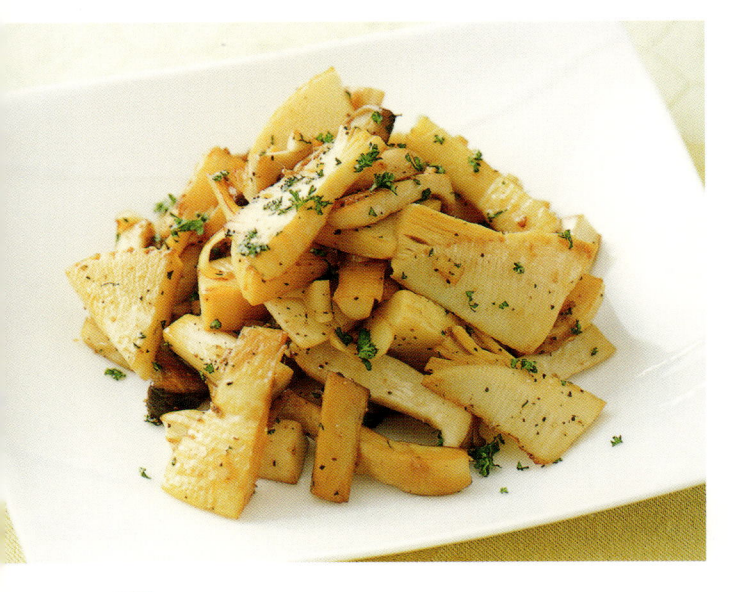

70kcal
コレステロール 0mg
食物繊維 4.4g
塩分 1.2g

材料(1人分)

- ゆでたけのこ ……………… 80g
- エリンギ ……………… 1本(40g)
- アンチョビー(フィレ) ……… 1枚
- にんにく(みじん切り) ……… 少々
- パセリ(みじん切り) ……… 少々
- A
  - 塩、こしょう ……… 各少々
  - しょうゆ ……………… 小さじ 1/4
- オリーブ油 ……………… 小さじ 3/4

作り方

1. ゆでたけのこは、穂先は6等分し、中央部分は少し厚めの薄切りに、根元は3〜4mm厚さの一口大に切る。
2. エリンギは長さを半分にし、縦に6〜8つに切る。アンチョビーはあらく刻む。
3. フライパンにオリーブ油を入れて熱し、**1**とエリンギを強火で炒める。全体に油が回ったら、にんにくとアンチョビーを加えてさらに炒め合わせる。
4. エリンギに薄い焼き色がついてきたら**A**を加えてざっと炒め、火を止める。
5. **4**を器に盛り、パセリを散らす。

（田口）

彩りのきれいなトマトソースをかけた
さやいんげんのサラダ

材料(1人分)
- さやいんげん……… 7本(50g)
- トマト……………… $\frac{1}{4}$個(40g)
- 玉ねぎ(みじん切り)…… 大さじ1
- A
  - レモン汁………… 大さじ1
  - 塩、こしょう……… 各少々
  - 植物油…………… 小さじ$\frac{3}{4}$

60kcal
コレステロール 0mg
食物繊維 1.8g
塩分 0.5g

作り方
1. さやいんげんは筋をとり、鍋に沸かした熱湯でしんなりするまで強火でゆでて水にとる。水けをきり、3cm長さの斜め切りにする。
2. トマトは十字に切り目を入れ、熱湯にさっとくぐらせて皮を湯むきしてから1cm角に切る。
3. 小さなボウルにAを合わせてまぜ、玉ねぎと2も加えてトマトソースを作る。
4. 1を器に盛り、3をかける。　　　　（佐伯）

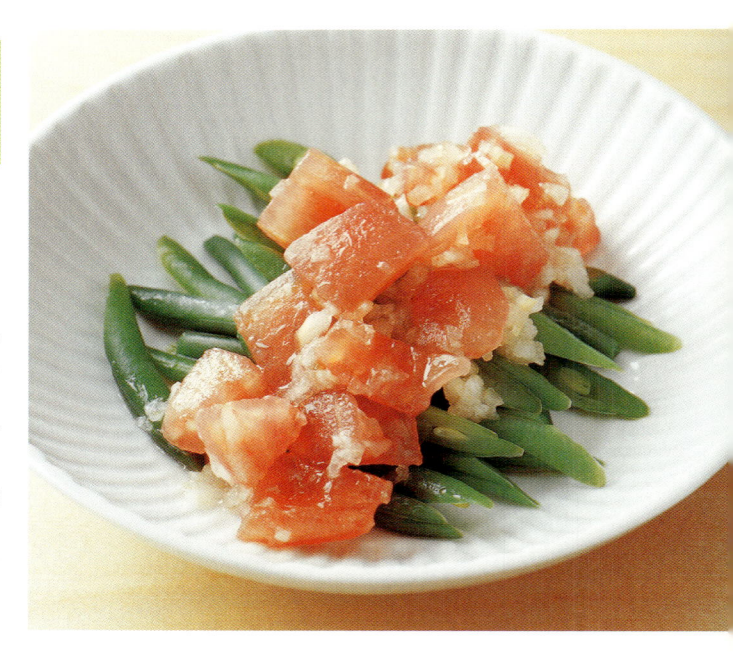

さっとゆでて歯ごたえを楽しむ
ひじきとツナのサラダ

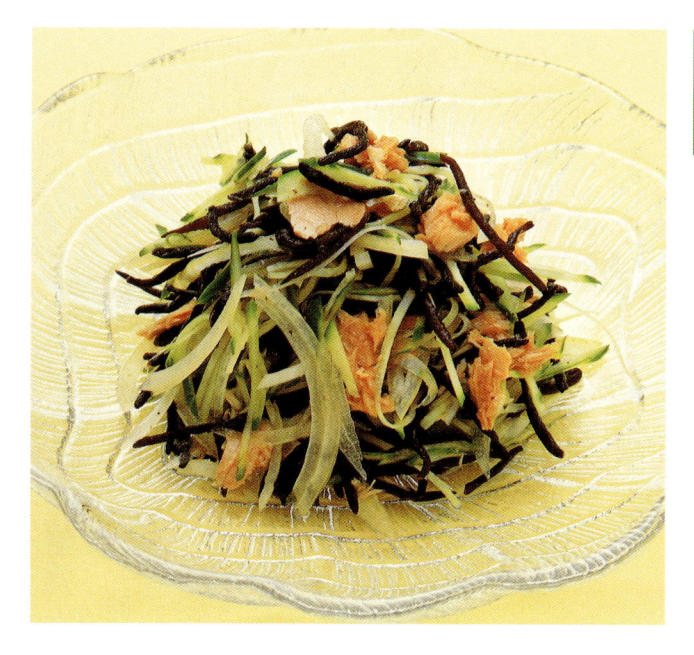

80kcal
コレステロール 6mg
食物繊維 3.2g
塩分 0.8g

材料(1人分)
- ひじき(乾燥)………… 大さじ1
- ツナ(まぐろ油漬け缶詰)
  ……………… 小$\frac{1}{4}$缶(20g)
- きゅうり…………… $\frac{1}{3}$本(30g)
- 玉ねぎ……………………… 20g
- A
  - 酢………………… 小さじ1
  - しょうゆ………… 小さじ$\frac{1}{2}$
  - 砂糖………… ひとつまみ

作り方
1. ひじきはもどして鍋に沸かした熱湯でさっと強火でゆで、水けをきって酢小さじ1(分量外)を振る。
2. きゅうりはせん切りにする。玉ねぎは薄切りにして10分ほど水につけ、水けをしぼる。
3. ボウルにAを合わせてまぜ、ツナを缶汁ごと加える。これで1と2をあえ、器に盛る。　（佐伯）

副菜 A サラダ

缶詰なら豆料理も手間いらず　ミックスビーンズとゴーヤーのじゃこサラダ

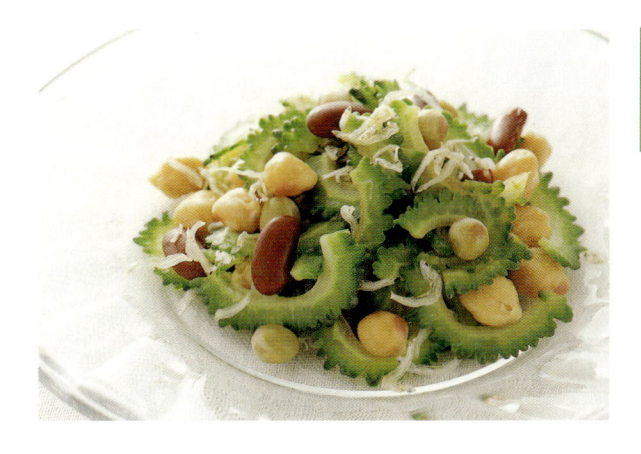

90kcal
コレステロール 23mg
食物繊維 5.2g
塩分 0.9g

材料（1人分）
ミックスビーンズの水煮（缶詰）
……………………………… 50g
ゴーヤー …………… $\frac{1}{4}$本（45g）
ちりめんじゃこ …… 大さじ1（6g）
しょうゆ …………… 小さじ$\frac{1}{4}$

作り方
1 ゴーヤーはわたと種をとり除き、薄切りにする。これを鍋に沸かした熱湯でさっと強火でゆで、ざるに上げて湯をきる。
2 ボウルに**1**とミックスビーンズの水煮、ちりめんじゃこを合わせ、しょうゆであえる。　　（伊藤）

玉ねぎドレッシングであえる　もやしとごぼうのサラダ

80kcal
コレステロール 0mg
食物繊維 3.7g
塩分 1.1g

材料（1人分）
もやし …………… $\frac{1}{5}$袋（50g）
ごぼう …………………… 50g
A ┌ 玉ねぎのすりおろし
　　　　 ………… 小さじ$\frac{3}{4}$
　　粒マスタード … 小さじ$\frac{1}{2}$
　　塩 ……………… 小さじ$\frac{1}{6}$
　　こしょう ……………… 少々
　　酢 ……………… 小さじ2
　└ オリーブ油 …… 小さじ$\frac{3}{4}$

作り方
1 ごぼうは薄いささがきにし、水に2分ほどつけて水けをきる。
2 鍋に沸かした熱湯に酢少々（分量外）を加え、**1**を強火でゆでる。煮立ったらもやしも加え、再び煮立ったらざるに上げて湯をきる。
3 ボウルに**A**を合わせてまぜ、**2**をあえる。　　（夏梅）

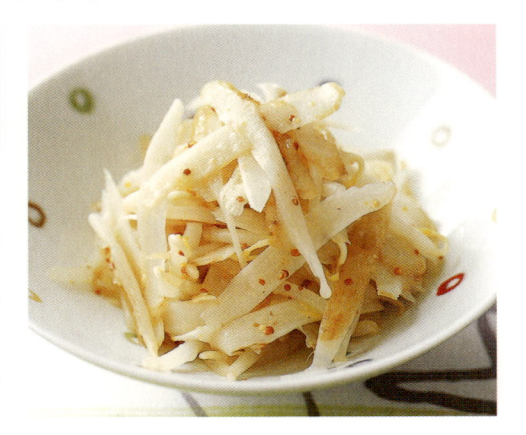

レモン汁の酸味をきかせて塩分を控えた　白菜とりんごのサラダ

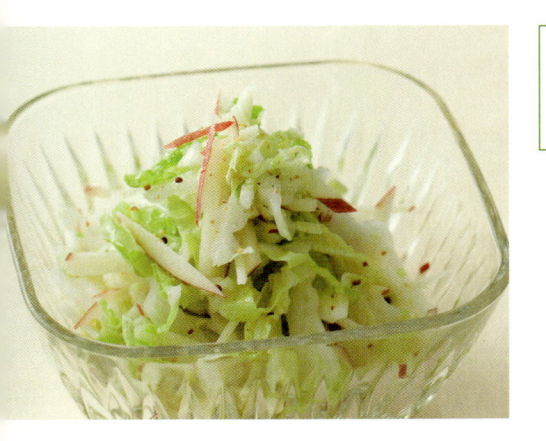

80kcal
コレステロール 0mg
食物繊維 1.6g
塩分 0.9g

材料（1人分）
白菜 ………… 1枚（80g）
りんご …………………… 40g
レモン汁 ……… 小さじ1
塩 …………………… 少々
A ┌ フレンチドレッシング
　　　（市販品）小さじ2
　└ こしょう ……… 少々

作り方
1 白菜は茎を横にしてまな板にのせ、せん切りにして塩を振る。
2 りんごは皮ごと細切りにする。
3 ボウルに**2**を入れてレモン汁を振る。さらに**1**も加え、**A**であえる。　　（大越）

ライムの香りと酸味が味を引き立てる
玉ねぎとハムのサラダ

材料（1人分）

- 玉ねぎ……………………50g
- ロースハム………………1枚（15g）
- ライム……………………$\frac{1}{2}$個
- リーフレタス……………1枚（50g）
- 和風ノンオイルドレッシング
  （市販品）……………小さじ2

80 kcal
コレステロール 7 mg
食物繊維 1.9 g
塩分 1.1 g

作り方

1. 玉ねぎは薄切りにし、水に10分ほどつける。
2. ライムは果肉をこまかくほぐし、皮は細切りにする。
3. リーフレタスは適当な大きさにちぎる。
4. ロースハムは細切りにする。
5. ボウルに水けをよくきった**1**と**4**、ライムの果肉を入れてまぜ合わせ、ドレッシングであえる。
6. 器に**3**を敷いて**5**を盛り、ライムの皮を散らす。（大越）

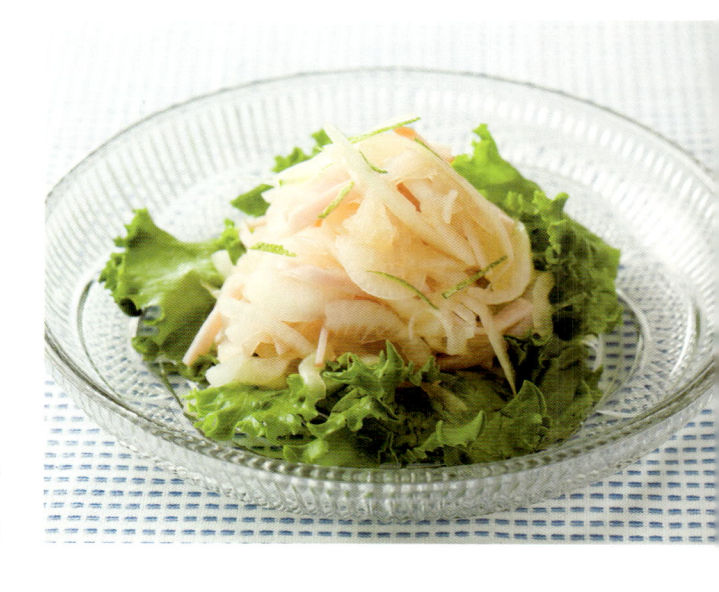

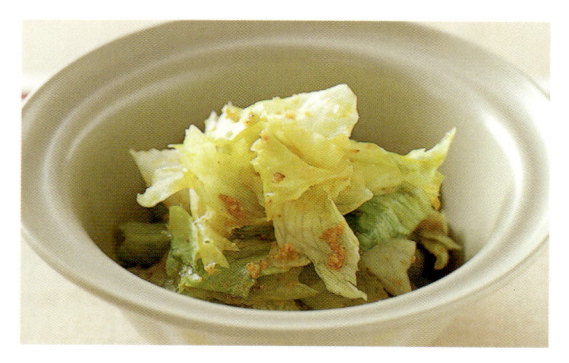

食卓に彩りを添える一品
紫キャベツのツナマヨサラダ

材料（1人分）

- 紫キャベツ………………50g
- きゅうり…………………10g
- ツナ（まぐろ水煮缶詰）‥小$\frac{1}{4}$缶（20g）
- **A** ┌ マヨネーズ（ノンコレステロールタイプ）…小さじ2
       └ 粒マスタード……小さじ$\frac{1}{5}$

70 kcal
コレステロール 7 mg
食物繊維 1.5 g
塩分 0.4 g

作り方

1. 紫キャベツは鍋に沸かした熱湯でさっと強火でゆでて水けをしぼり、せん切りにする。
2. きゅうりもせん切りにする。
3. ツナは缶汁をきって、身をあらくほぐす。
4. ボウルに**A**と**3**を合わせてまぜ、ここに**1**と**2**を入れてあえる。（貴堂）

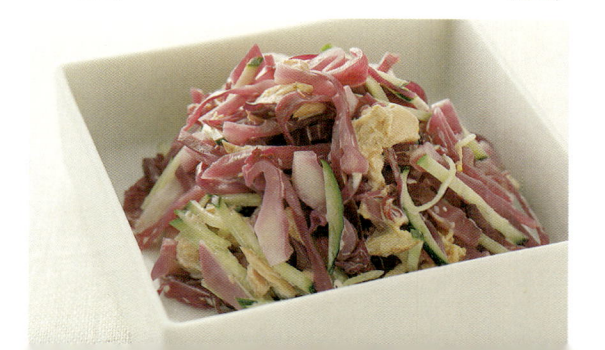

ごまの風味がたっぷり
レタスのごまサラダ

材料（1人分）

- レタス……………………$\frac{1}{4}$個（100g）
- **A** ┌ ごま油……………小さじ$\frac{1}{2}$
       ├ しょうゆ…………大さじ$\frac{1}{2}$
       └ 砂糖………………小さじ$\frac{1}{4}$
- 切り白ごま………………大さじ$\frac{1}{2}$

60 kcal
コレステロール 0 mg
食物繊維 1.5 g
塩分 1.3 g

作り方

1. レタスは一口大にちぎる。
2. ボウルに**1**を入れ、**A**を加えて手で軽くもんでしんなりさせ、白ごまを振る。（検見崎）

副菜 A サラダ

トマトと青じその和風サラダ

新鮮な素材のおいしさを味わう

材料（1人分）

トマト……………… 小1個（120g）
青じそ（せん切り）………… 1枚分
玉ねぎ（みじん切り）……… 20g分
かにかまぼこ………………… 1本
A ┌ レモン汁 …………… 小さじ2
　├ しょうゆ …………… 小さじ1
　└ 植物油 ……………… 小さじ$\frac{1}{2}$

70kcal
コレステロール 2mg
食物繊維 1.6g
塩分 1.1g

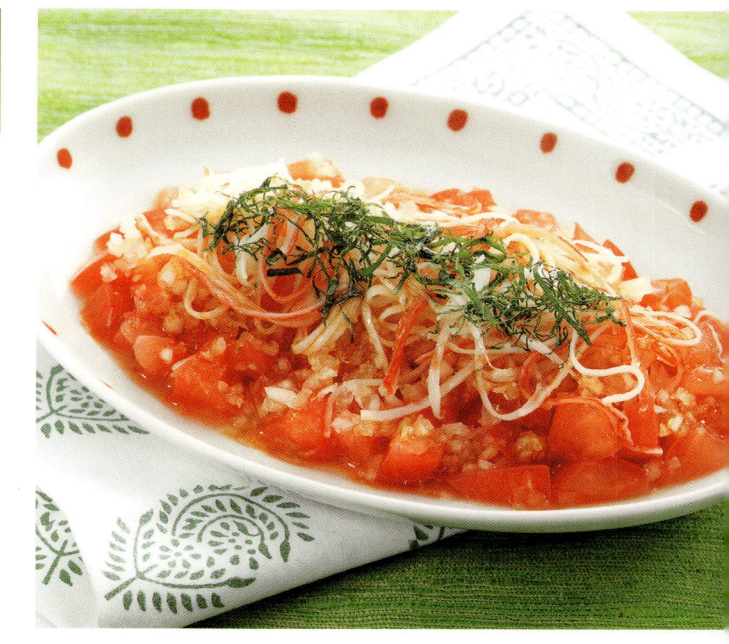

作り方

1 トマトは小さめの角切りにする。
2 かにかまぼこは縦に細く裂く。
3 小さなボウルにAを合わせてまぜ、ドレッシングを作る。
4 器に1を盛って玉ねぎを散らし、2と青じそをのせ、3をかける。　　　　　　　（赤堀）

ごぼうとにんじんのサラダ

レーズンの甘みが味のアクセントに

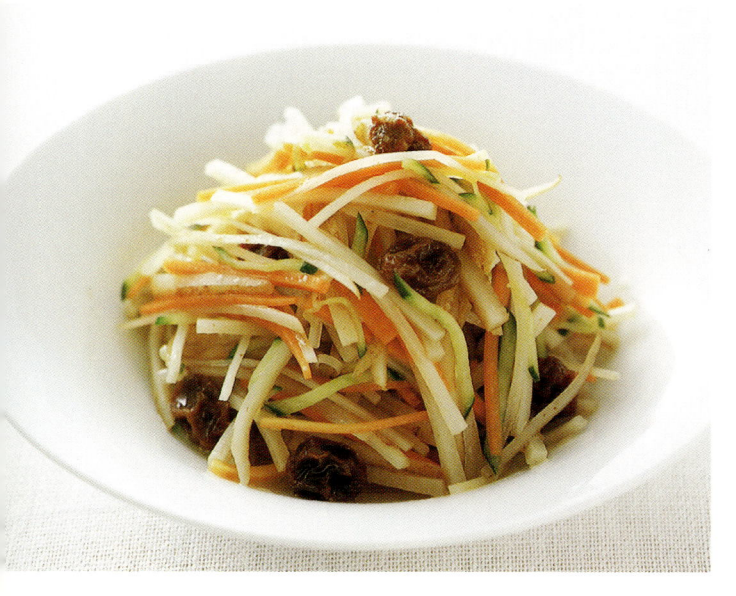

80kcal
コレステロール 0mg
食物繊維 2.9g
塩分 0.2g

材料（1人分）

ごぼう………………………… 40g
にんじん……………………… 10g
きゅうり……………………… 10g
レーズン …………… 10粒（5g）
フレンチドレッシング（市販品）
　……………………… 大さじ$\frac{1}{2}$

作り方

1 ごぼうは皮をこそげてせん切りにし、鍋に沸かした熱湯で5分ほど中火でゆで、水けをきる。
2 にんじんときゅうりもせん切りにする。
3 ボウルに1と2、レーズンを入れ、ドレッシングであえる。これを冷蔵庫に入れて1時間以上おき、味をなじませる。　　　　　　　　　　　（伊藤）

食物繊維がたっぷりとれる
うのはなのいり煮

90kcal
コレステロール 1mg
食物繊維 4.3g
塩分 0.8g

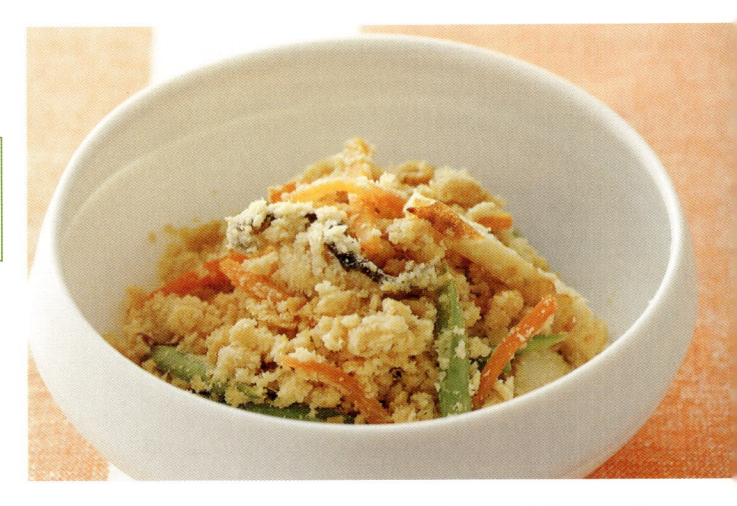

材料（1人分）
- おから ……………………… 30g
- 油揚げ ……………………… 1/6枚（3g）
- にんじん …………………… 1.5cm（15g）
- ちくわ ……………………… 1/10本（3g）
- 生しいたけ ………………… 1/2個
- さやいんげん ……………… 1本（7g）
- A ┌ だし汁 …………… 1/4カップ
    │ しょうゆ、砂糖 … 各小さじ 2/3
    └ みりん …………… 小さじ 1/3
- ごま油 ……………………… 小さじ 1/2

作り方
1. 油揚げはざるにのせ、熱湯を回しかけて油抜きをし、せん切りにする。にんじんとちくわは太めのせん切りにし、生しいたけは石づきを切り落として薄切りにする。さやいんげんは筋をとって斜め切りにする。
2. 鍋にAを入れて煮立て、1を加えて強火で一煮立ちさせ、火を止める。
3. フライパンにごま油を熱しておからを入れ、水分をとばすように中火で炒める。サラッとしてきたら2を煮汁ごと加え、さらに汁けがなくなるまで炒め煮する。 （貴堂）

相性のよい組み合わせで作る
白菜と油揚げの煮物

80kcal
コレステロール 0mg
食物繊維 1.1g
塩分 0.8g

材料（1人分）
- 白菜 ………………………… 1枚（80g）
- 油揚げ ……………………… 1/2枚（10g）
- A ┌ めんつゆ（市販品・2倍濃縮
    │ タイプ） ………… 小さじ2
    │ 日本酒、みりん … 各小さじ1
    └ 水 ………………… 1/4カップ

作り方
1. 油揚げはざるにのせ、熱湯を回しかけて油抜きをする。縦半分に切ってから横にして短冊切りにする。
2. 白菜は短冊切りにする。
3. 鍋にAと1、2を入れて強火にかけ、煮立ったら弱火にして汁けがなくなるまで煮る。 （佐伯）

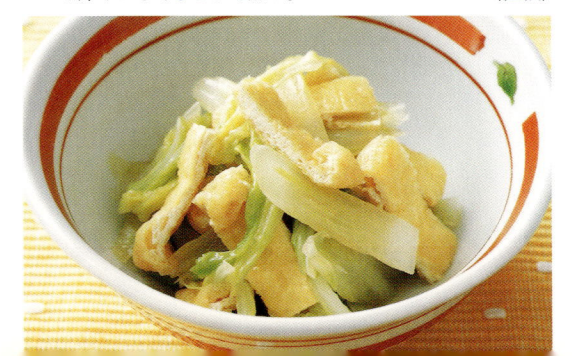

甘辛味がご飯によく合う
里いもの田舎煮

90kcal
コレステロール 0mg
食物繊維 2.1g
塩分 1.5g

材料（1人分）
里いも小3個（90g）　A［だし 3/4カップ　しょうゆ大さじ 1/2　みりん、砂糖各小さじ1］

作り方
1. 里いもは皮をむいて食べやすい大きさに切る。
2. 鍋にAと1を入れて弱火にかけ、煮汁をからめながら煮汁がなくなるまでコトコト煮て、照りよく仕上げる。 （佐伯）

アドバイス 中性脂肪値が高い人は、このメニューを続けて選ばないようにしましょう。

副菜 A 煮物

こんにゃくのごまみそ煮
根菜を組み合わせてこっくりと煮る

材料（1人分）

- こんにゃく……… 1/3枚（80g）
- 大根……………… 1.5cm（50g）
- にんじん………… 2cm（20g）
- 絹さや…………… 5枚（10g）
- A ┌ みそ……………… 大さじ1/2
  └ 砂糖、日本酒…… 各小さじ1
- すり白ごま……… 小さじ1

90kcal
コレステロール 0mg
食物繊維 4.3g
塩分 1.1g

作り方

1. こんにゃくは一口大に手でちぎり、鍋に沸かした熱湯で1〜2分強火で下ゆでする。
2. 大根とにんじんは一口大の乱切りにする。
3. 絹さやは筋をとって、鍋に沸かした熱湯でさっと強火でゆで、斜め半分に切る。
4. 1と2を鍋に入れ、ひたひたの水を注いでAを加え、野菜がやわらかくなるまで弱火で煮る。仕上げに3を加え、白ごまを加えてまぜ、火を止める。　（佐伯）

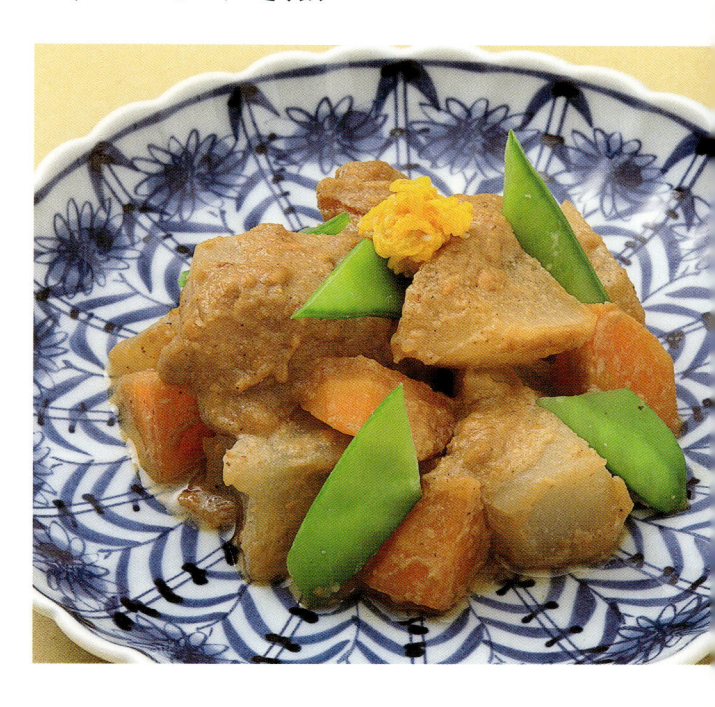

切り干し大根と油揚げの煮物
和食の食卓でおなじみの定番おかず

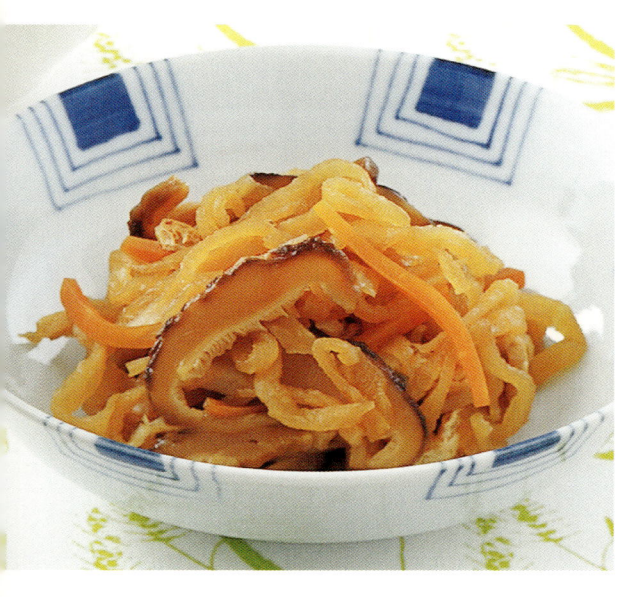

100kcal
コレステロール 0mg
食物繊維 4.1g
塩分 1.1g

材料（1人分）

- 切り干し大根…………… 10g
- 油揚げ…………… 1/4枚（5g）
- にんじん………… 1cm（10g）
- 干ししいたけ…………… 1個
- だし汁……………………… 適量
- しょうゆ、みりん…… 各小さじ1
- ごま油………………… 小さじ1/2

作り方

1. 切り干し大根はもどして水けをしぼる。干ししいたけももどして軸を切り落とし、薄切りにする。
2. にんじんは細切りにする。
3. 油揚げは熱湯にさっとくぐらせて油抜きをし、細切りにする。
4. 鍋にごま油を熱して1〜3を強火でさっと炒め、全体に油が回ったらだし汁をひたひたに加える。再び煮立ったらみりんとしょうゆを加え、ふたをして煮汁がほぼなくなるまで弱火で煮る。　（本城）

海藻がたっぷりとれる日常そうざい
ひじきの五目煮

材料（1人分）
ひじき（乾燥）……大さじ1（6g）
油揚げ……………$\frac{1}{4}$枚（5g）
糸こんにゃく……………30g
焼きちくわ…………$\frac{1}{3}$本（10g）
にんじん……………1cm（10g）
A ┌ だし汁……………$\frac{1}{3}$カップ
　├ 砂糖………………小さじ1
　└ 日本酒……………小さじ1
しょうゆ………………小さじ1
ごま油…………………小さじ$\frac{1}{2}$

90 kcal
コレステロール 3mg
食物繊維 3.7g
塩分 1.4g

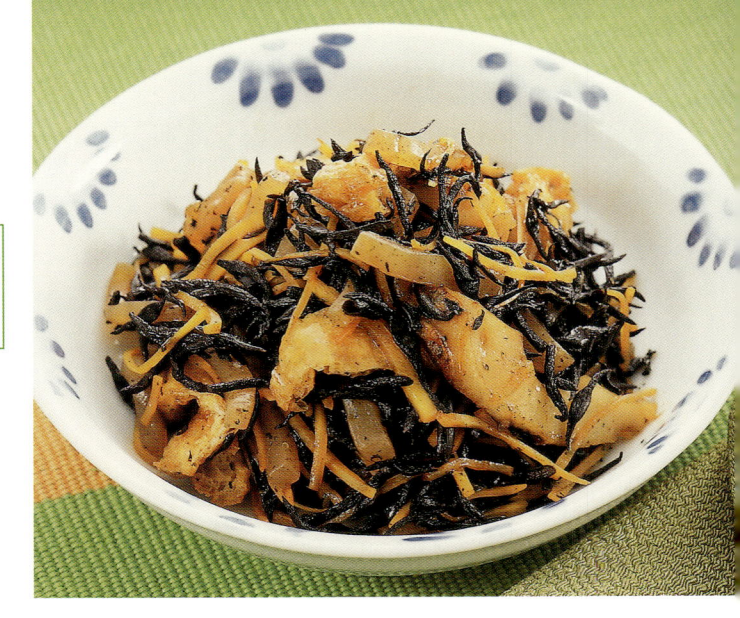

作り方
1. ひじきはもどし、水けをきって食べやすい長さに切る。
2. 油揚げはざるにのせ、熱湯を回しかけて油抜きをし、細切りにする。
3. 糸こんにゃくは食べやすい長さに切り、鍋に沸かした熱湯でさっと強火で下ゆでしておく。
4. 焼きちくわは縦半分にしてから、薄切りにする。
5. にんじんはせん切りにする。
6. 鍋にごま油を入れて熱し、**1**と**3**～**5**を入れて強火で軽く一炒めする。全体に油がなじんだらAを加え、煮立ったら弱火で5～6分煮る。しょうゆを加え、**2**も入れて一煮し、火を止める。

（赤堀）

じっくり炒めてコクをつけた
根菜の炒め煮

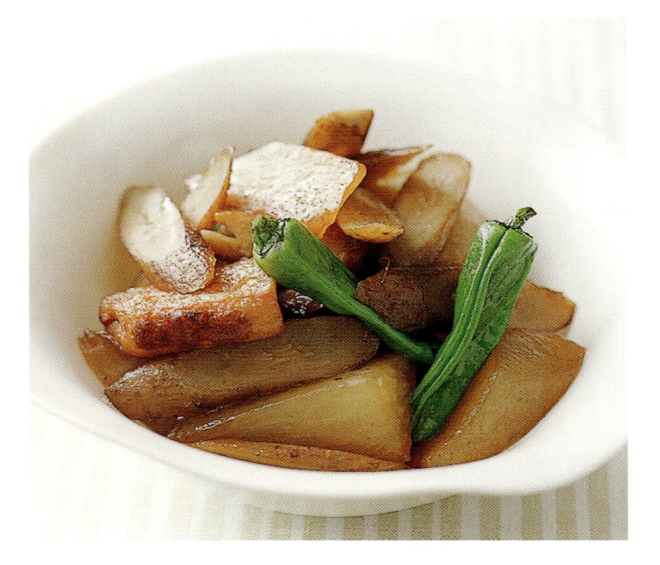

100 kcal
コレステロール 4mg
食物繊維 2.6g
塩分 1.6g

材料（1人分）
ごぼう30g　大根1.5cm（50g）　ししとうがらし2本
さつま揚げ20g　だし汁1$\frac{1}{2}$カップ　砂糖小さじ$\frac{1}{2}$
日本酒小さじ1　しょうゆ小さじ1　植物油小さじ$\frac{1}{2}$

作り方
1. ごぼうは3～4mm厚さの斜め切りにする。大根は火が通りやすいよう縦にそぎ切りにする。さつま揚げは一口大に切る。
2. 鍋に植物油を熱してごぼうと大根を入れ、弱火でじっくり炒める。どちらにも透明感が出てきたらだし汁を注いで強火で煮立て、さつま揚げを加えて中火で2～3分煮る。砂糖と日本酒を加え、大根に火が通るまでさらに弱火で煮る。
3. 最後にししとうがらしとしょうゆを加えて煮、ししとうがらしがややしんなりしたら火を止める。　（伊藤）

アドバイス 中性脂肪値が高い人は、このメニューを続けて選ばないようにしましょう。

副菜 A 煮物

大豆の素材缶を利用すれば手軽に作れる
五目煮豆

材料（1人分）

- 大豆の水煮（缶詰）……… 20g
- にんじん…………… 1cm（10g）
- ごぼう………………………… 20g
- れんこん……………………… 10g
- 生しいたけ…………………… 1個
- こんにゃく………… $\frac{1}{10}$枚（25g）
- だし汁………………………… 1カップ
- A ┬ しょうゆ、みりん‥各小さじ1
　　└ 砂糖……………… 小さじ$\frac{1}{2}$

90 kcal
コレステロール 0mg
食物繊維 4.0g
塩分 1.1g

作り方

1. にんじん、ごぼう、れんこん、生しいたけ、こんにゃくは大豆の水煮と同じくらいの大きさに切る。
2. 鍋にだし汁と1を入れて強火にかけ、煮立ったら火を弱めてごぼうがやわらかくなるまで煮る。
3. 2に大豆の水煮とAを加え、煮汁が少しになるまで弱火で煮込む。　　　　　　　　（佐伯）

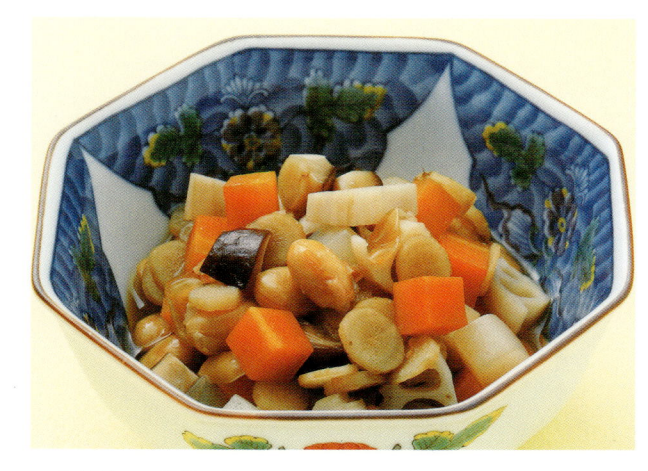

少量のじゃこを使ってうまみをプラス
しらたきとじゃこのつくだ煮

材料（1人分）

- しらたき……………………… 50g
- ちりめんじゃこ……………… 10g
- A ┬ だし汁……………… 大さじ4
　　├ みりん、日本酒‥各小さじ1
　　└ しょうゆ………… 小さじ$\frac{1}{3}$
- ごま油………………… 小さじ$\frac{2}{3}$

70 kcal
コレステロール 39mg
食物繊維 1.5g
塩分 1.1g

作り方

1. しらたきは食べやすい長さに切り、鍋に沸かした熱湯でさっと強火で下ゆでし、湯をきる。
2. フライパンにごま油を熱してしらたきを強火で軽く炒め、火を弱めてちりめんじゃことAを加え、汁けがなくなるまでいり煮にする。　　　　　　　　　（佐伯）

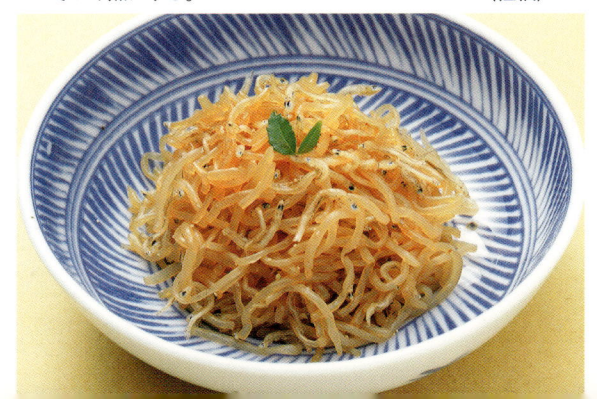

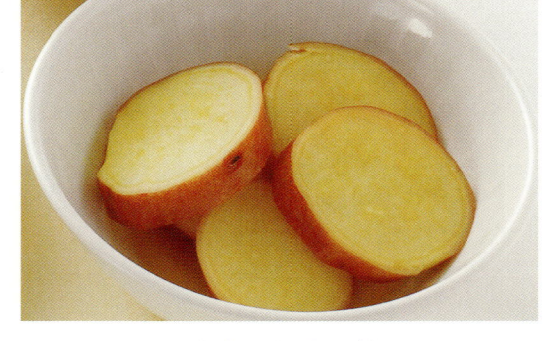

コレステロールも塩分もゼロがうれしい
さつまいものオレンジ煮

材料（1人分）

さつまいも 50g　A［オレンジジュース 25mℓ　砂糖小さじ$\frac{2}{3}$　みりん小さじ$\frac{1}{2}$］

90 kcal
コレステロール 0mg
食物繊維 1.2g
塩分 0g

作り方

1. さつまいもは皮ごと5〜6mm厚さの輪切りにし、水に10分ほどつける。
2. 1を鍋に入れてひたひたの水を加え、3〜5分ほど弱めの中火で煮る。
3. 2にAを加え、煮汁がほぼなくなるまで弱火で煮る。

アドバイス 中性脂肪値が高い人は、このメニューを続けて選ばないようにしましょう。

和風味のねぎみそが絶妙にマッチ
大根ステーキのねぎみそ

材料(1人分)
- 大根……………… 3cm(100g)
- サラダ用リーフ …… 1/4袋(20g)
- 長ねぎ(白い部分) …… 1/6本(10g)
- A
  - チキンスープの素(顆粒)………… 小さじ1/2
  - 水……………… 1と1/2カップ
- B
  - みそ……………… 小さじ1
  - 七味とうがらし……… 少々
  - みりん(煮切ったもの)……… 小さじ1
- 削りがつお……………… 適量
- 植物油……………… 小さじ1/2

80kcal
コレステロール 2mg
食物繊維 2.4g
塩分 1.3g

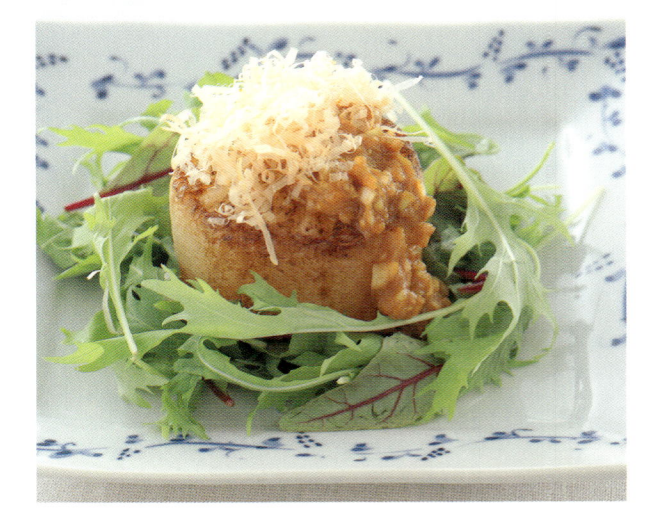

作り方
1. 大根はAとともに鍋に入れて強火にかけ、煮立ったら火を弱めて常に大根が湯にかぶる状態になるよう水を足しながら30～40分ほどやわらかくなるまで煮る。火を止めてそのまま冷まし、味を含ませる。
2. 長ねぎはあらみじんに切り、Bにまぜて、ねぎみそを作る。
3. フライパンに植物油を入れて熱し、1を水けをきって入れ、焼き色がつくまで中火で両面をしっかりと焼く。
4. サラダ用リーフは水につけてシャキッとさせ、水けをきって器に広げ、3をのせる。2をかけ、削りがつおをのせる。

(伊藤)

焼いて香ばしさを添えた
たけのこの焼きびたし

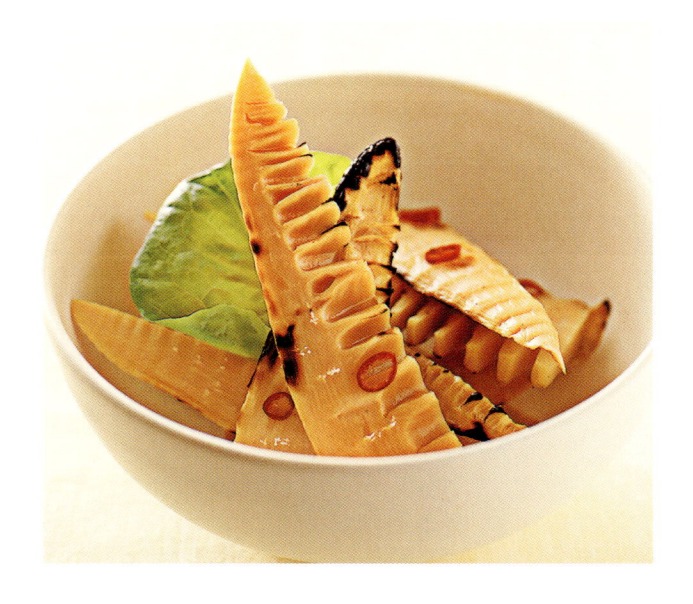

100kcal
コレステロール 0mg
食物繊維 4.2g
塩分 2.7g

材料(1人分)
- ゆでたけのこ……………… 120g
- あればサラダ菜……………… 1枚
- A
  - だし汁……………… 1/2カップ
  - しょうゆ、みりん… 各大さじ1
  - 赤とうがらし(小口切り)……………… 1/2本分

作り方
1. ゆでたけのこは縦に7～8mm厚さに切り、鍋に沸かした熱湯でさっと強火でゆで、湯をきる。
2. ボウルにAを合わせ、まぜておく。
3. 焼き網を熱して1をこんがりと中火で焼き、熱いうちに2につけて30分ほどおく。
4. 3を器に盛り、サラダ菜を添える。

(検見﨑)

アドバイス 塩分量が多いので、つけ汁は残します。
中性脂肪値が高い人は、このメニューを続けて選ばないようにしましょう。

副菜 A　焼き物

ひき肉のかわりにトマトとツナを詰めて　## スタッフド・パプリカ

材料（1人分）
- パプリカ（黄・赤）‥各 $\frac{1}{2}$ 個（75g）
- トマト ……………… $\frac{1}{4}$ 個（40g）
- ツナ（まぐろ水煮缶詰）
　……………… 小 $\frac{1}{4}$ 缶（20g）
- A ┬ おろしにんにく ……… 小さじ $\frac{1}{4}$
  　├ 粉チーズ ………… 小さじ $\frac{1}{2}$
  　└ 塩、こしょう ……… 各少々

70 kcal
コレステロール 8 mg
食物繊維 2.7 g
塩分 0.4 g

作り方
1. トマトは小さな角切りにする。
2. ボウルに**1**と缶汁をきったツナ、**A**を合わせてまぜる。
3. パプリカに**2**を等分に詰め、オーブントースターでパプリカがしんなりするまで10分ほど焼く。

（伊藤）

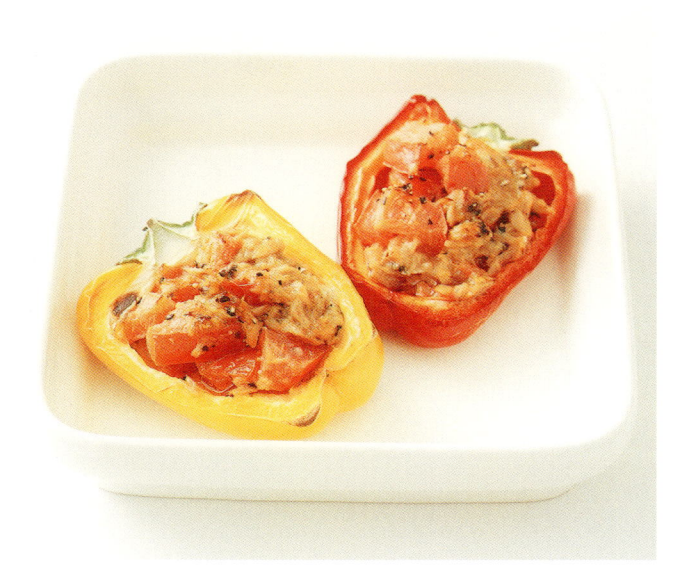

こんがり焼いて玉ねぎの甘みを引き出す　## 玉ねぎのみそ焼き

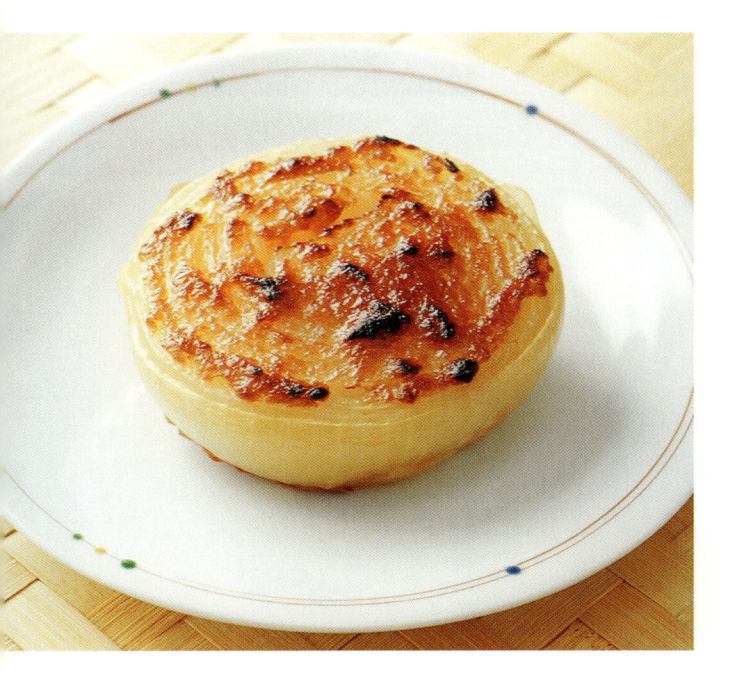

70 kcal
コレステロール 1 mg
食物繊維 1.7 g
塩分 0.7 g

材料（1人分）
- 玉ねぎ ……………… $\frac{1}{2}$ 個（90g）
- みそ ………………… 小さじ 1
- オリーブ油 ………… 小さじ $\frac{3}{4}$

作り方
1. 玉ねぎは皮つきのまま上下を切り落とし、分量を用意する。これを電子レンジに入れ、約2分加熱して皮をむく。
2. 小さなボウルにみそとオリーブ油を入れてよくまぜ、これを**1**の切り口に塗り、オーブントースターで3分ほど、こんがりと焼き色がつくまで焼く。

（佐伯）

香りのいいゆずみそがおいしさを増す
里いものゆずみそがけ

材料（1人分）

里いも	小2個（60g）
だし汁	適量
みそ	小さじ1
A ┌ 日本酒	大さじ1/2
├ みりん	小さじ1
└ 砂糖	小さじ1/2
ゆずのしぼり汁	少々
ゆずの皮（せん切り）	少々

80kcal
コレステロール 0mg
食物繊維 1.8g
塩分 0.8g

作り方

1. 里いもは1個を2～3つに切る。
2. 鍋にだし汁と**1**を入れて強火にかけ、煮立ったら火を弱めて里いもがやわらかくなるまでゆでる。
3. 小鍋にみそと**A**を入れて弱火であたためながらまぜ、最後にゆずのしぼり汁を加えて火を止める。
4. **2**を器に盛って**3**をかけ、ゆずの皮をのせる。

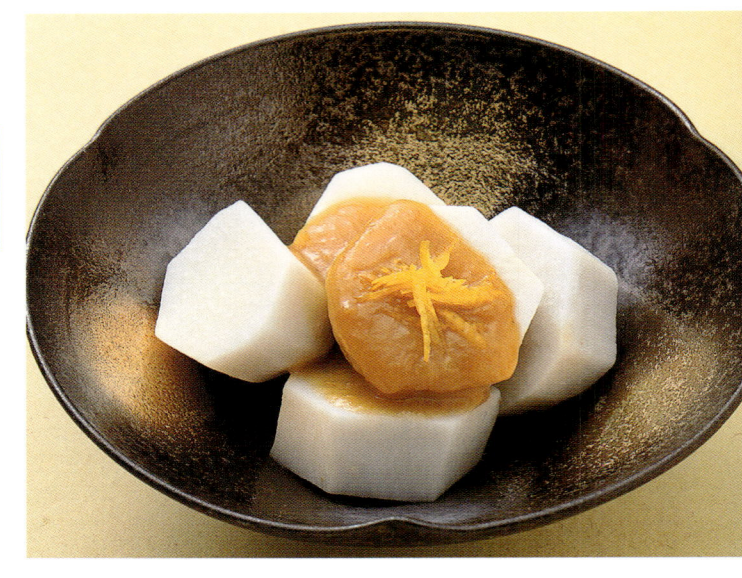

（佐伯）

アドバイス 中性脂肪値が高い人は、このメニューを続けて選ばないようにしましょう。

すり鉢ですらずに手軽に作る
とろろ汁

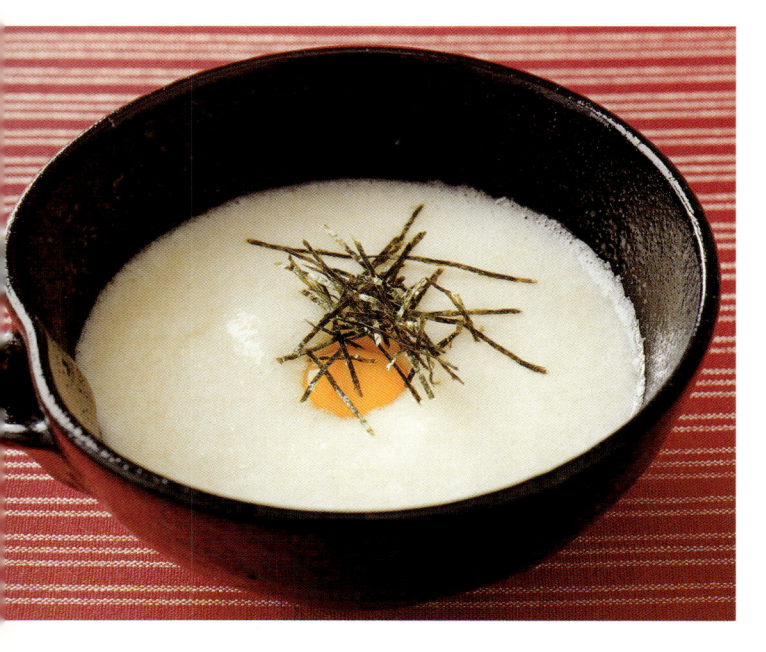

90kcal
コレステロール 47mg
食物繊維 1.5g
塩分 1.1g

材料（1人分）

山いも	60g
うずらの卵の黄身	1個
刻みのり	適量
だし汁	1/4カップ
薄口しょうゆ	小さじ1

作り方

1. 山いもは皮をむいてすりおろす。
2. だし汁を鍋に入れて中火であたため、薄口しょうゆを加えて調味し、火を止めて冷ます。
3. **1**に**2**をまぜて器に盛り、うずらの卵の黄身と刻みのりをのせる。

（佐伯）

アドバイス 中性脂肪値が高い人は、このメニューを続けて選ばないようにしましょう。

副菜 A その他

モロヘイヤ納豆
ネバネバどうしでコレステロールを減らす効果倍増

80kcal
コレステロール 2mg
食物繊維 5.2g
塩分 1.0g

材料（1人分）
- モロヘイヤ………………60g
- 納豆…………… $\frac{1}{2}$ パック(23g)
- 長ねぎ……………… $\frac{1}{6}$ 本(10g)
- しょうゆ………………小さじ1
- 練りがらし………………少々
- 削りがつお………………少々

作り方
1. モロヘイヤは鍋に沸かした熱湯でしんなりするまで強火でゆでて水にとり、水けをしぼって1cm幅に刻む。
2. 長ねぎは小口切りにする。
3. 納豆に**1**と**2**を合わせてよくまぜ、しょうゆと練りがらしを加えて調味する。
4. **3**を器に盛り、削りがつおをのせる。　　（増井）

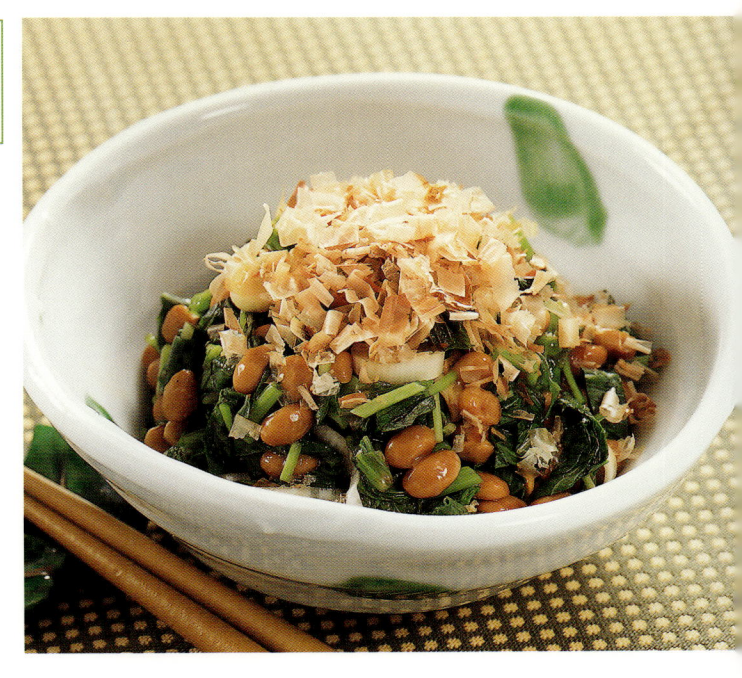

なすの涼拌（リャンバン）
なすの皮の色素にはポリフェノールがいっぱい

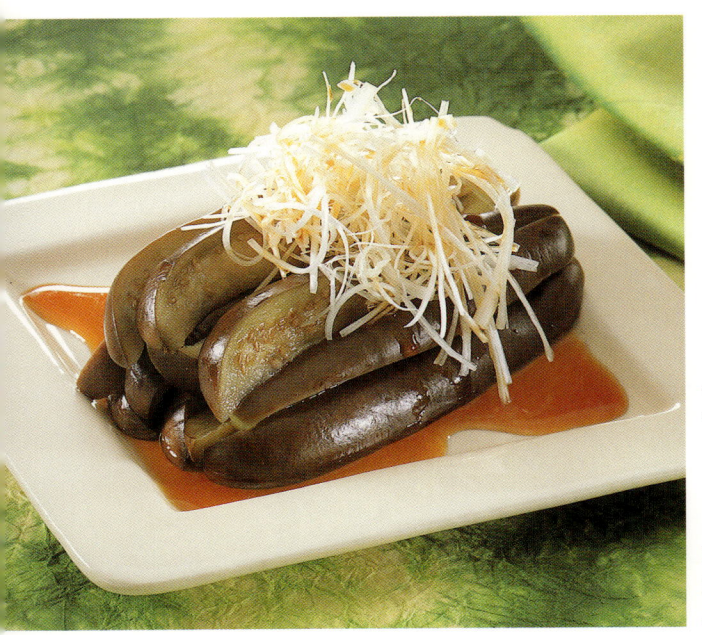

70kcal
コレステロール 1mg
食物繊維 2.5g
塩分 1.9g

材料（1人分）
- なす………………… 1 $\frac{1}{2}$ 個
- 長ねぎ（白い部分）…… $\frac{1}{6}$ 本(10g)
- A
  - しょうゆ…………小さじ2
  - 酢………………大さじ $\frac{1}{2}$
  - スープ……………大さじ1
  - 砂糖……………小さじ $\frac{1}{3}$
  - しょうが汁……………少々
  - ごま油…………小さじ $\frac{3}{4}$

※スープは、鶏ガラスープの素（顆粒）少々を湯大さじ1にとかしたもの。

作り方
1. なすはヘタを切り落として皮つきのまま1個を縦六つ割りにし、水に5分ほどつけてアクを抜く。これを鍋に沸かした熱湯でやわらかくなるまで中火でゆで、ざるに上げて冷ます。器に盛り、冷蔵庫で冷やしておく。
2. 長ねぎはせん切りにし、水にさらしてシャキッとさせる。
3. ボウルに**A**を合わせてよくまぜ、たれを作る。
4. **1**に**3**を回しかけ、**2**をのせる。　　（増井）

副菜A 汁物

具だくさんでおかずがわりになる
野菜たっぷりスープ

80kcal
コレステロール 0mg
食物繊維 2.7g
塩分 1.2g

材料（1人分）
キャベツ $\frac{1}{2}$ 枚（30g）　にんじん2㎝（20g）
玉ねぎ $\frac{1}{6}$ 個（30g）　じゃがいも $\frac{1}{2}$ 個（50g）
コーン（缶詰または冷凍品）大さじ1
A［水1カップ　コンソメスープの素（顆粒）小さじ1］

作り方
1. キャベツは小さめのざく切りにする。
2. にんじんとじゃがいも、玉ねぎは、薄くて小さな正方形に切る。
3. 鍋にAを入れて強火にかけ、煮立ったら1と2を入れて中火で煮る。
4. 3の野菜がやわらかくなったらコーンを加えて一煮し、火を止める。（増井）

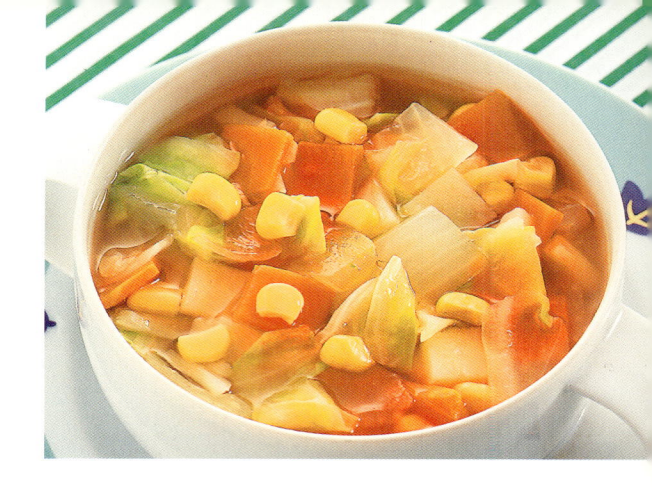

アドバイス 中性脂肪値が高い人は、このメニューを続けて選ばないようにしましょう。

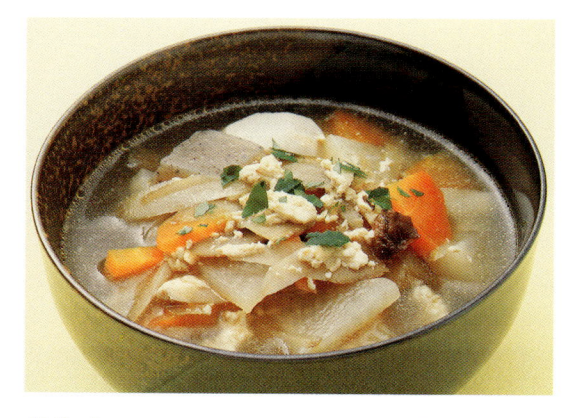

栄養バランスのいい具だくさん汁物
けんちん汁

90kcal
コレステロール 0mg
食物繊維 2.4g
塩分 1.9g

材料（1人分）
木綿豆腐 $\frac{1}{6}$ 丁（50g）　にんじん2㎝（20g）　大根1㎝（30g）　ごぼう10g　里いも小 $\frac{1}{2}$ 個（15g）　長ねぎ（小口切り） $\frac{1}{6}$ 本（10g）分　こんにゃく10g　だし汁1カップ
A［しょうゆ小さじ1　塩少々］　ごま油小さじ $\frac{1}{4}$

作り方
1. 木綿豆腐はさいの目に切る。にんじんと大根はいちょう切りにし、ごぼうはささがき、里いもは2等分に切る。こんにゃくは短冊切りにして下ゆでしておく。
2. 鍋にごま油を熱し、長ねぎ以外の野菜とこんにゃくを強火で炒める。だし汁を加えて野菜がやわらかくなるまで弱めの中火で煮、豆腐と長ねぎを加える。
3. 2にAを加えて調味し、火を止める。（佐伯）

あり合わせの根菜で作れる
のっぺい汁

70kcal
コレステロール 0mg
食物繊維 3.5g
塩分 1.4g

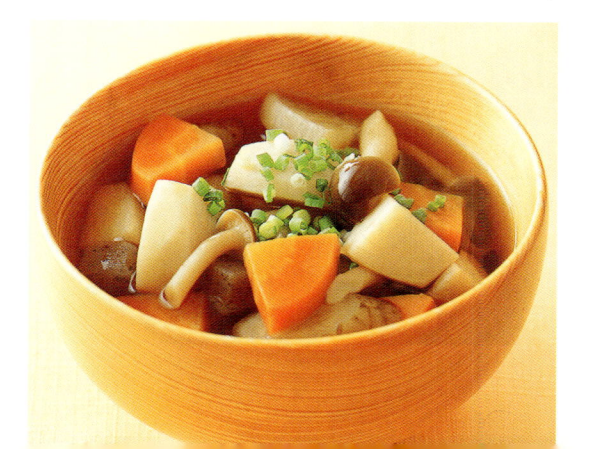

材料（1人分）
ごぼう20g　にんじん2㎝（20g）　大根20g　里いも小1個（30g）　しめじ $\frac{1}{6}$ パック（15g）　万能ねぎ（小口切り）1本分　こんにゃく10g　だし汁1カップ　A［日本酒小さじ1　しょうゆ小さじ$1\frac{1}{3}$　みりん小さじ $\frac{1}{2}$ ］

作り方
1. ごぼうは皮をこそげて5㎜厚さの斜め切りにし、にんじんと大根は厚めのいちょう切りにする。里いもは一口大に切る。しめじは根元を切り落とし、小分けにする。
2. こんにゃくは小さく切り、鍋に沸かした熱湯でさっと強火で下ゆでする。
3. 鍋にだし汁と1、2を入れて強火にかけ、煮立ったらアクをとり除いて弱めの中火で煮、野菜がやわらかくなったらAで味つけする。
4. 3を器に盛り、万能ねぎを散らす。（伊藤）

40kcal前後の
ビタミンや食物繊維たっぷりの
野菜中心のおかず

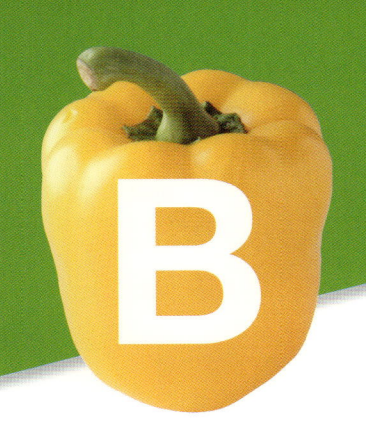

副菜 B

選んだ主菜に B がついていたら、
これらの副菜の中から好みのものを1品選びます
（172～192ページ）

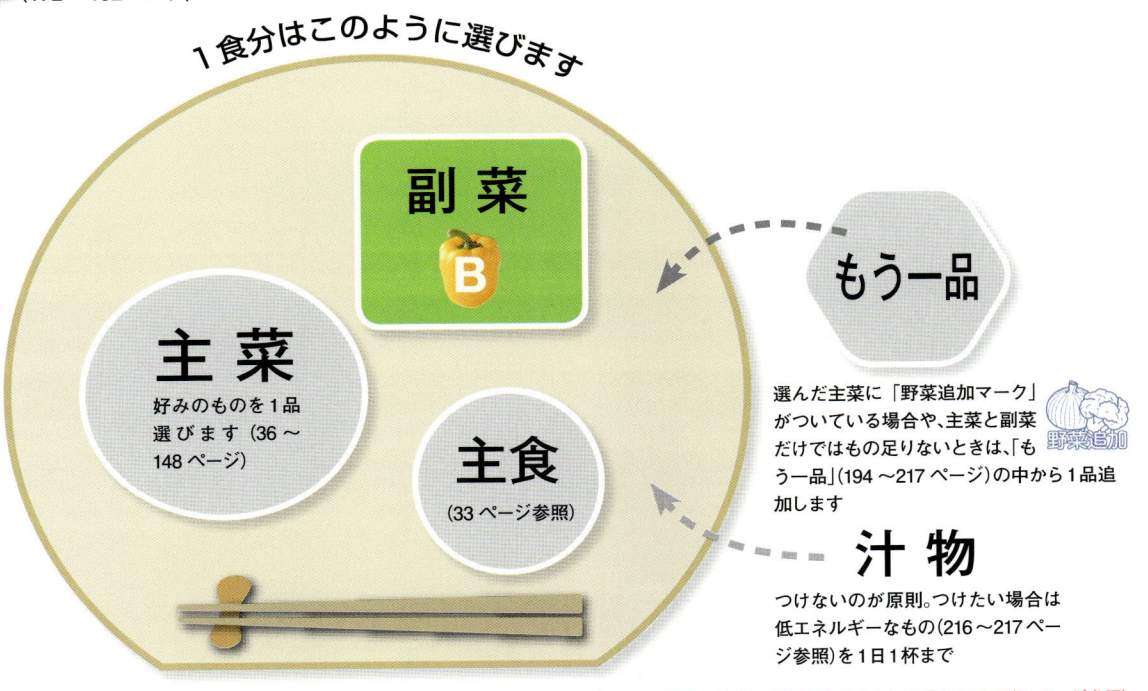

1食分はこのように選びます

副菜 B

主菜
好みのものを1品
選びます（36～
148ページ）

主食
（33ページ参照）

もう一品
選んだ主菜に「野菜追加マーク」がついている場合や、主菜と副菜だけではもの足りないときは、「もう一品」(194～217ページ)の中から1品追加します

汁物
つけないのが原則。つけたい場合は低エネルギーなもの(216～217ページ参照)を1日1杯まで

※このように組み合わせた献立を1日3食とるようにするほか、決められた量の牛乳・乳製品と果物をとるようにします(34ページ参照)。

■材料の分量は1人分で表示してあります。
■記載のエネルギー量、コレステロール量、食物繊維量、塩分量は、いずれも1人分あたりの目安で計算してあります。エネルギー量は、一の位を四捨五入して10kcal刻みで示してあります。

●材料の分量は、特に指定がない限り、原則として正味量（野菜ならヘタや皮などを除いた、純粋に食べられる量）で表示してあります。
●材料は、特に指定がない限り、原則として水洗いをすませ、野菜などは皮をむくなどの下ごしらえをしたものを使います。
●家族の分もまとめて作る場合は、材料の分量を人数分だけ掛け算してふやしてください。ただ、そうすると味が濃くなりがちなので、調味料は少なめにすることをおすすめします。

*作り方記事の末尾かっこ内は、そのレシピを指導してくださった料理研究家の名前です（奥付参照）。

こしょうをきかせてシンプルに
かぶの黒こしょうあえ

材料（1人分）

かぶ……………… 小3個（60g）
塩………………… 小さじ $\frac{2}{3}$
A ┌ 酢……………… 小さじ1
　├ 塩、あらびき黒こしょう
　│　　　　　　　　…… 各少々
　└ ごま油………… 小さじ $\frac{3}{4}$

40 kcal
コレステロール 0mg
食物繊維 0.8g
塩分 0.9g

作り方

1 かぶは茎を1〜2cm残して葉を切り落とし、5mm厚さのくし形に切る。
2 水 $\frac{3}{4}$ カップに塩をとかし、1をつけてしんなりさせ、水けを軽くしぼる。
3 ボウルにAを合わせてまぜ、2をあえる。　　　（検見﨑）

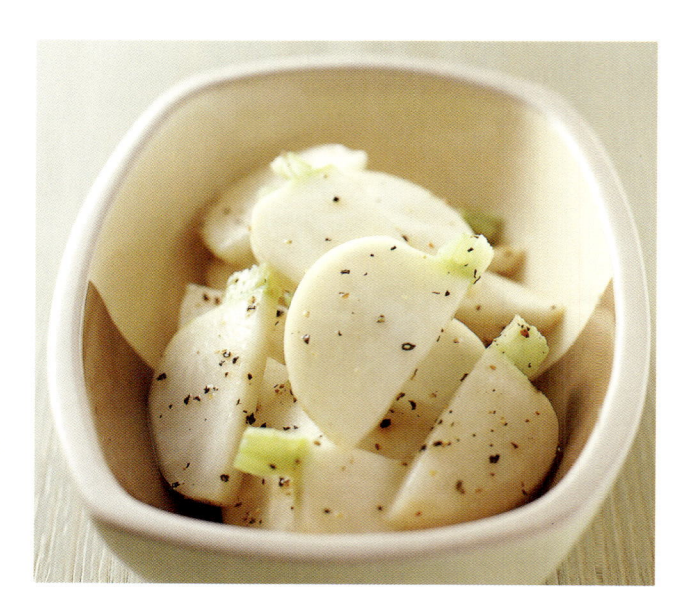

味がよくなじむ
たたきごぼうのごま酢あえ

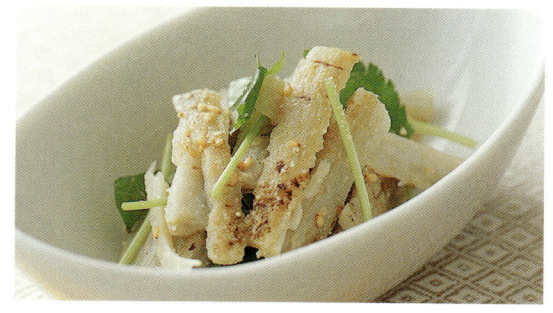

材料（1人分）

ごぼう60g　三つ葉2本
A ［いり白ごま小さじ $\frac{1}{3}$　酢小さじ1
　砂糖小さじ $\frac{1}{3}$　塩少々］

50 kcal
コレステロール 0mg
食物繊維 3.6g
塩分 0.5g

作り方

1 ごぼうは皮をこそげて4cm長さに切り、水に10分ほどつけてアクを抜く。三つ葉は3cm長さに切る。
2 ごぼうを鍋に沸かした熱湯でやわらかくなるまで中火でゆで、湯をきって、めん棒などであらくたたく。
3 ボウルにAを合わせてまぜ、2をあえ、三つ葉も加えてまぜる。
　　　　　　　　　　　　　　　　　　　　（大越）

電子レンジで加熱するとホクホクに
蒸しかぼちゃのマスタードあえ

材料（1人分）

かぼちゃ………………… 50g
粒マスタード…………… 小さじ $\frac{1}{2}$
パセリ（みじん切り）…… 少々

50 kcal
コレステロール 0mg
食物繊維 1.9g
塩分 0.1g

作り方

1 かぼちゃはわたと種をとり除いて皮を薄くむき、5mm幅のいちょう切りにする。
2 耐熱皿に1を並べ入れ、ラップをかけて電子レンジで1分30秒加熱する。
3 2が熱いうちに粒マスタードであえる。
4 3を器に盛り、パセリを散らす。　　　　（伊藤）

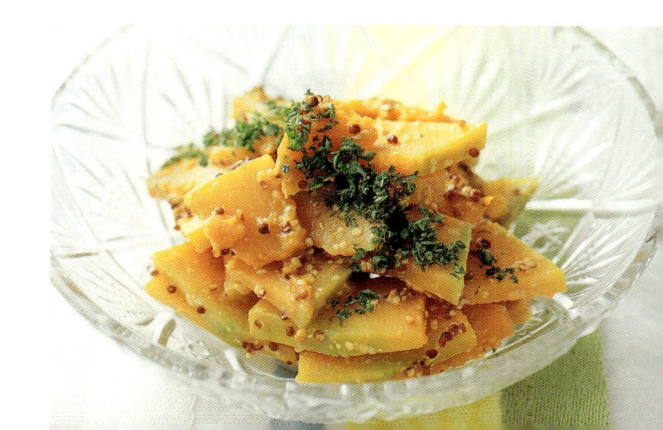

副菜 B　あえ物

ほどよい苦みをおいしく味わう　ゴーヤーとじゃこのあえ物

50kcal
コレステロール 22mg
食物繊維 2.1g
塩分 0.9g

材料（1人分）
ゴーヤー ……………… 1/3本(60g)
みょうが ……………… 1/2個
ちりめんじゃこ …………… 5g
A ┌ しょうゆ ………… 小さじ 2/3
　 └ みりん …………… 小さじ 1/3
削りがつお ………… ひとつまみ
いり白ごま …………… 小さじ 1

作り方
1. ゴーヤーはわたと種をとり除き、斜め薄切りにする。ボウルに塩水（水3カップに塩小さじ1が目安）を作り、ゴーヤーを10分ほどつけ、水けをきる。
2. みょうがは薄い小口切りにする。
3. 鍋に沸かしたたっぷりの熱湯で**1**を1〜2分中火でゆで、氷水にとって手早く冷ます。すぐにざるに上げて水けをきり、さらに両手で握って水けをしぼる。
4. **3**をボウルに入れて**2**とちりめんじゃこを加え、**A**を入れてあえる。削りがつおを加えてざっとまぜ、器に盛って白ごまを振る。　　　　　（田口）

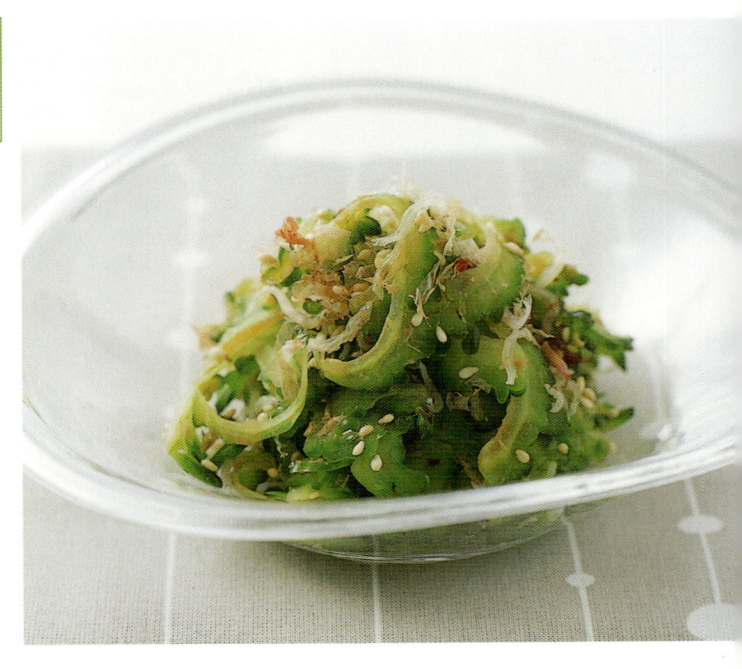

レモンをきかせてさっぱりと　カリフラワーのレモンあえ

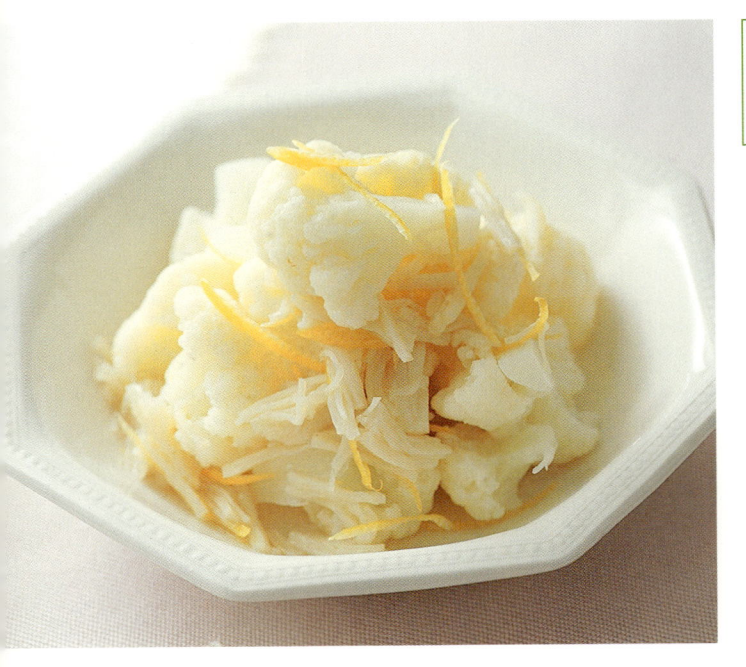

50kcal
コレステロール 12mg
食物繊維 2.0g
塩分 0.7g

材料（1人分）
カリフラワー ……………… 70g
ほたて貝柱の水煮(缶詰) …… 20g
レモンの皮(細切り) ……… 少々
A ┌ レモン汁 ………… 小さじ 2
　 │ 砂糖 ……………… 小さじ 1
　 └ 塩、こしょう ……… 各少々

作り方
1. カリフラワーは小房に切り分け、鍋に沸かした熱湯で好みのかたさに強火でゆで、ざるに上げて湯をきる。
2. ほたて貝柱の水煮は身をほぐしておく。
3. ボウルに**A**を合わせてまぜ、**1**と**2**、レモンの皮を入れてあえる。　　　　　　　　　　（伊藤）

大根の葉をむだなくおいしく調理　大根葉のおろしあえ

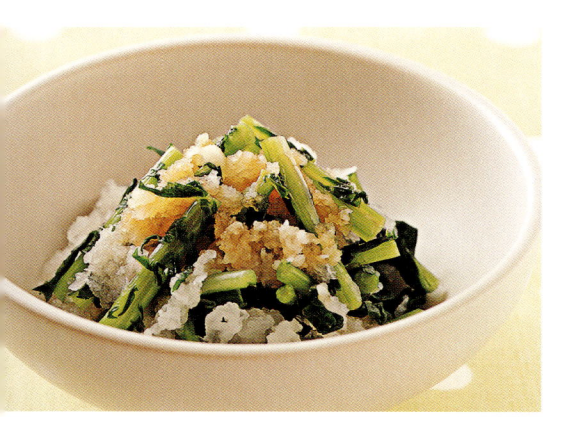

50 kcal
コレステロール 0 mg
食物繊維 4.4 g
塩分 0.8 g

材料（1人分）
大根……………… 5 cm（150 g）
大根の葉………………… 60 g
ポン酢しょうゆ（市販品）‥大さじ 1/2

作り方
1. 大根はすりおろして目のこまかいざるにのせ、軽く汁をきる。
2. 大根の葉は鍋に沸かした熱湯でしんなりするまで強火でゆで、水にとって水けをしぼり 3～4 cm 長さに切る。
3. ボウルに1と2入れてまぜ、器に盛ってポン酢しょうゆをかける。
〔吉田〕

こんがり焼いたしいたけが香ばしい　焼きしいたけとアスパラのピーナッツあえ

50 kcal
コレステロール 0 mg
食物繊維 1.4 g
塩分 0.6 g

材料（1人分）
生しいたけ………………… 1 個
グリーンアスパラガス
　………………… 2 本（40 g）
A ┌ ピーナッツバター‥小さじ 1
　│ だし汁、砂糖…… 各小さじ 1/2
　└ しょうゆ………… 小さじ 2/3

作り方
1. 生しいたけは魚焼きグリルにのせてこんがりと中火で両面を焼き、あらく裂く。
2. グリーンアスパラガスは鍋に沸かした熱湯でしんなりするまで強火でゆで、水にとる。水けをきって、斜め切りにする。
3. ボウルにAを合わせてよくまぜ、1と2をあえる。（大越）

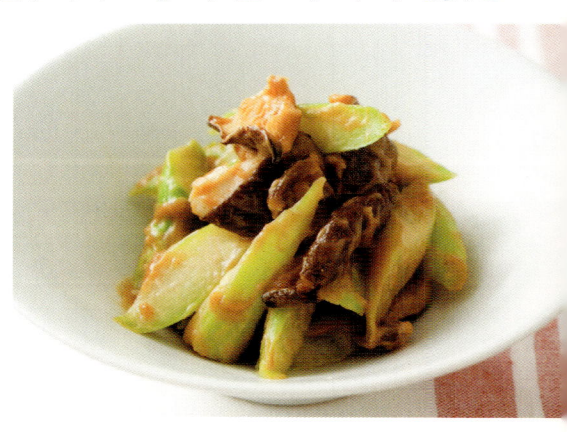

さんしょうの香りで上品な味わいに　三つ葉と高野豆腐のさんしょうあえ

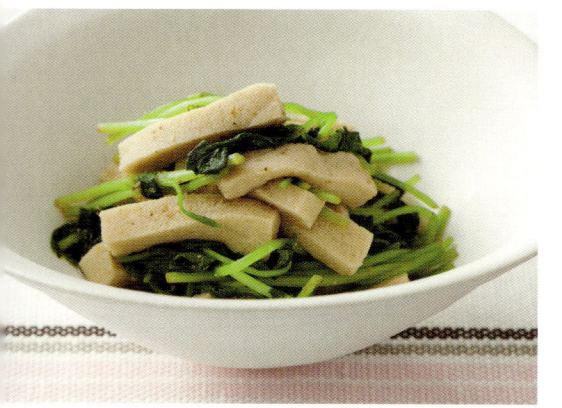

50 kcal
コレステロール 0 mg
食物繊維 1.3 g
塩分 1.6 g

材料（1人分）
高野豆腐……………… 1/3 個（5 g）
三つ葉………………… 3～4 本
A ┌ だし汁…………… 1/4 カップ
　│ 日本酒、みりん‥各小さじ 1/2
　└ 薄口しょうゆ…… 小さじ 1 1/2
粉ざんしょう………………… 少々

作り方
1. 高野豆腐はもどして一口大に切る。
2. 三つ葉は3 cm長さに切る。
3. 鍋にAを入れて強火にかけ、煮立ったら1を入れて2～3分中火で煮る。
4. 3に2を加えて一煮し、火を止め、粉ざんしょうを加えてあえる。
（大越）

副菜 B　あえ物

野菜と鶏ささ身のからしじょうゆあえ
パプリカの彩りが食欲をそそる

材料（1人分）

鶏ささ身	$\frac{1}{2}$本（20g）
にら	$\frac{1}{5}$束（20g）
パプリカ（赤）	20g
A しょうゆ	小さじ1
練りがらし	小さじ$\frac{1}{6}$

40kcal
コレステロール 13mg
食物繊維 0.8g
塩分 1.0g

作り方
1. 鶏ささ身は白い筋をとり除き、ラップで包んで電子レンジで30秒加熱し、手であらく裂く。
2. にらはラップで包んで電子レンジで10秒加熱し、3cm長さに切る。パプリカは細切りにし、ラップで包んで30秒加熱する。
3. 1と2をボウルに入れ、Aであえる。

（伊藤）

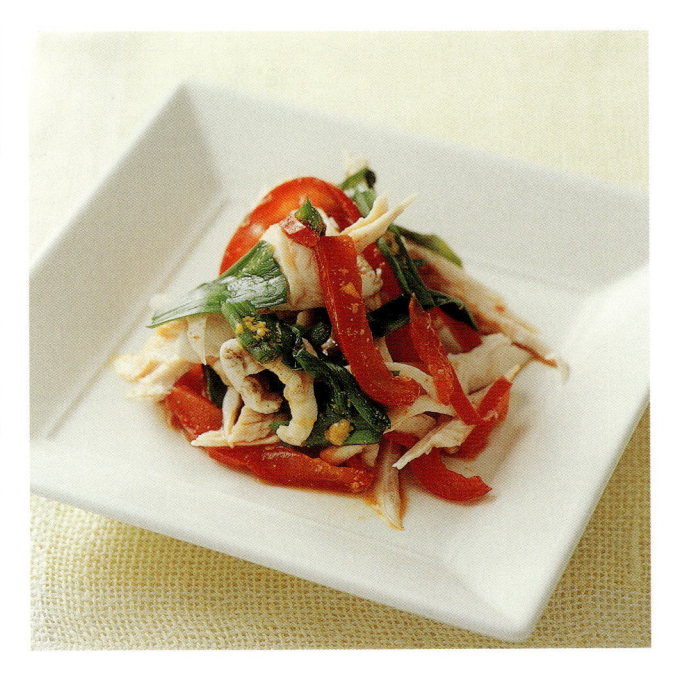

水菜と油揚げのコンソメあえ
油揚げはカリカリに焼くのがコツ

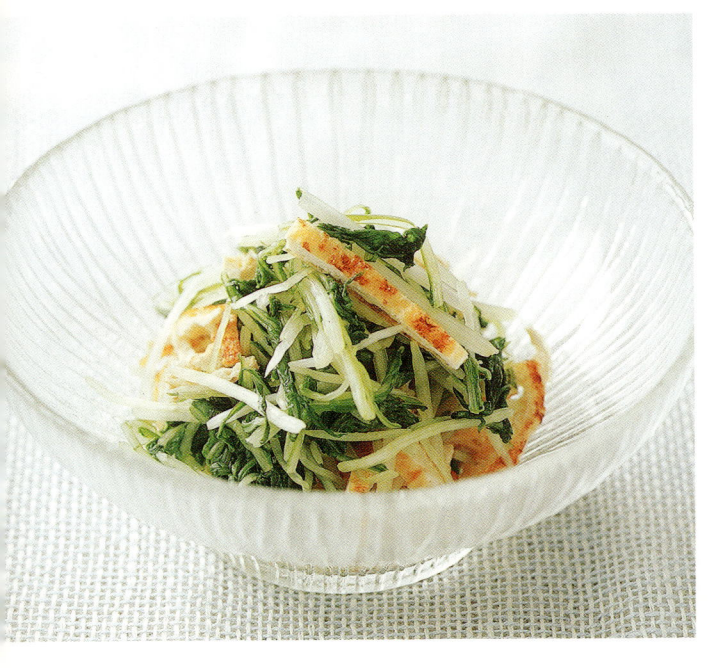

30kcal
コレステロール 0mg
食物繊維 1.6g
塩分 0.6g

材料（1人分）

水菜	50g
油揚げ	$\frac{1}{4}$枚（5g）
塩	少々
コンソメスープの素（顆粒）	少々

作り方
1. 水菜は3cm長さに切って水につけ、水けをきる。これをポリ袋に入れ、塩とコンソメスープの素を加えて手でもみ、味をなじませる。
2. フライパンを弱火にかけ、油揚げを入れて両面をこんがり焼き、細く切る。
3. 1の水けを軽くしぼり、2と合わせて軽くまぜる。

（大越）

オリーブ油で炒めるとイタリアン風に
ごぼうのレンジペペロンチーノ

材料（1人分）
- ごぼう …………………… 50g
- パセリ（みじん切り）…… 小さじ1
- A
  - オリーブ油 ……… 小さじ1/2
  - にんにく（みじん切り）
    ……………… 小さじ1/3
  - 赤とうがらし（小口切り）
    ………………………… 少々
  - 塩 ……………………… 少々

50kcal
コレステロール 0mg
食物繊維 3.2g
塩分 0.8g

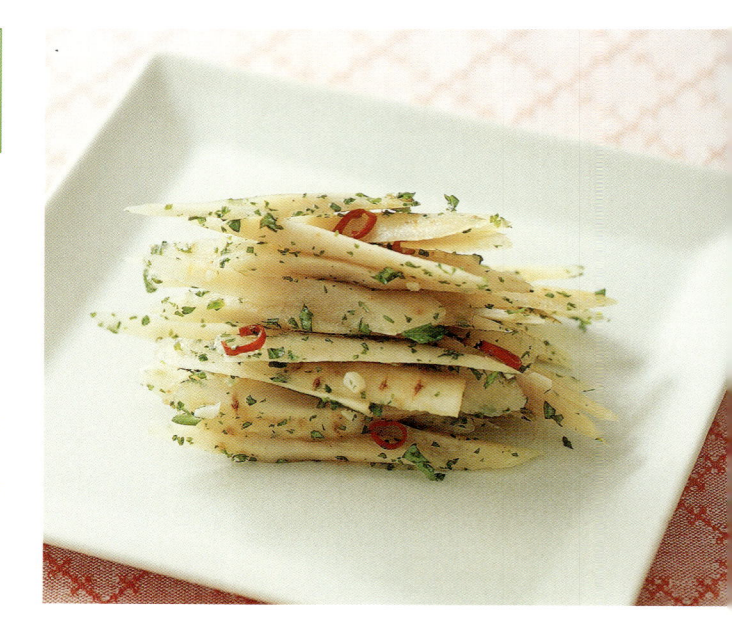

作り方
1. ごぼうは皮をこそげてささがきにし、水に10分ほどつけてアクを抜く。
2. 水けをきったごぼうを耐熱皿に入れ、まぜ合わせたAを加えてごぼうにからめ、ラップをかけて電子レンジで3分加熱する。
3. 2にパセリを加え、よくまぜ合わせる。

（伊藤）

ふたつの異なる食感が楽しめる
そら豆ときゅうりの豆板醤（トウバンジャン）炒め

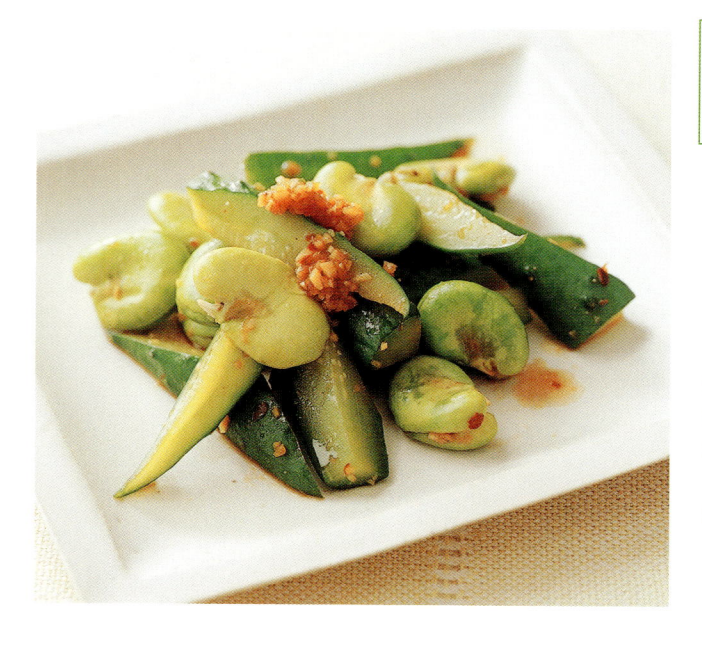

50kcal
コレステロール 0mg
食物繊維 1.5g
塩分 0.7g

材料（1人分）
- そら豆（さやから出して薄皮を
  むいたもの）…………… 25g
- きゅうり……………… 1/2本（50g）
- A
  - 豆板醤 ………… 小さじ1/4
  - にんにく（みじん切り）、しょうが
    （みじん切り）…… 各少々
  - しょうゆ ………… 小さじ1/2
- ごま油 ……………… 1〜2滴

作り方
1. きゅうりは小さめの乱切りにする。
2. そら豆と1は耐熱ボウルに入れ、Aを加え、ラップをかけて電子レンジで1分30秒加熱する。
3. 2を電子レンジからとり出してごま油を加え、よくまぜる。

（伊藤）

副菜 B 炒め物

ほうれんそうのザーサイ炒め
ザーサイの塩けを調味料がわりに

材料（1人分）
- ほうれんそう……………… 80g
- 長ねぎ……………… $\frac{1}{3}$本（20g）
- ザーサイ……………… 10g
- ごま油……………… 小さじ$\frac{1}{2}$

40kcal
コレステロール 0mg
食物繊維 3.1g
塩分 1.4g

作り方
1. ザーサイはせん切りにし、10分ほど水につけて軽く塩分を抜く。
2. ほうれんそうは4cm長さに切る。長ねぎは長さを半分に切ってから縦4等分に切る。
3. フライパンにごま油を入れて熱し、**2**を強火で炒める。ほうれんそうがややしんなりしたら水けをきった**1**も加えて手早く炒め合わせ、火を止める。（大越）

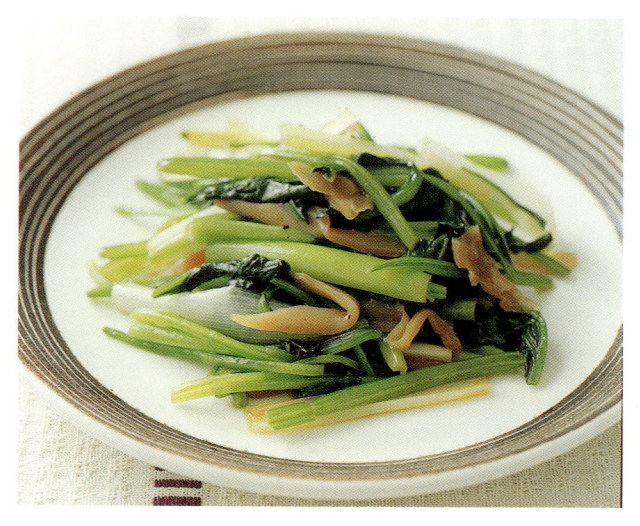

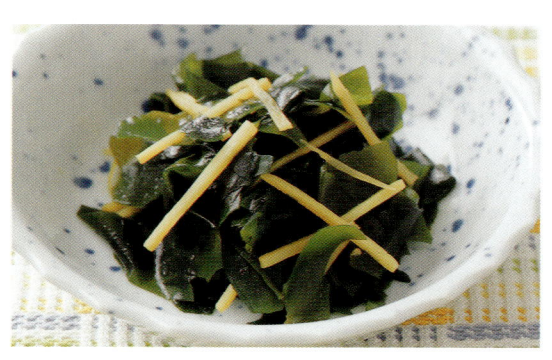

わかめのしょうが炒め
ミネラルが豊富な海藻を使って

材料（1人分）
- カットわかめ（乾燥）…… 小1袋（4g）
- しょうが（薄切り）……… 2〜3枚
- A ┌ みりん……………… 小さじ1
　　└ しょうゆ…………… 小さじ$\frac{1}{3}$
- ごま油……………… 小さじ$\frac{1}{2}$

40kcal
コレステロール 0mg
食物繊維 1.5g
塩分 1.3g

作り方
1. わかめはもどし、しょうがはせん切りにする。
2. フライパンにごま油を熱して**1**を強火で炒め、全体に油が回ったらひたひたの水と**A**を加えて汁けがなくなるまで中火で炒め煮にする。（佐伯）

レタスとほたて缶の炒め物
うまみたっぷりの缶汁も使って

材料（1人分）
- レタス……………… 3枚（90g）
- ほたて貝柱の水煮（缶詰）
　……… 小$\frac{1}{2}$缶（35g、缶汁ごと）
- こしょう……………… 少々
- A ┌ かたくり粉………… 小さじ$\frac{1}{2}$
　　└ 水……………… 小さじ1
- ごま油……………… 小さじ$\frac{1}{3}$

50kcal
コレステロール 14mg
食物繊維 1.0g
塩分 0.5g

作り方
1. レタスは手で食べやすい大きさにちぎる。
2. フライパンにごま油を入れて熱し、**1**をさっと強火で炒める。こしょうを振って、ほたて貝柱の水煮を缶汁ごと加えて一炒めする。
3. **2**に**A**を回し入れてとろみをつけ、火を止める。（佐伯）

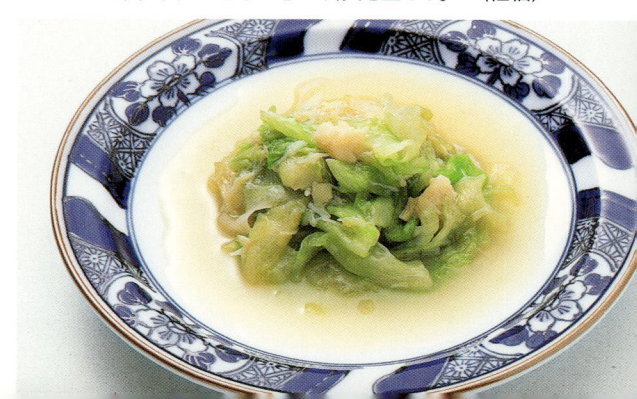

粉チーズのコクと風味をプラス
エリンギとレタスのソテー

材料（1人分）
エリンギ ………………… 1本（40g）
レタス …………………… 1枚（30g）
ツナ（まぐろ水煮缶詰）……… 15g
A ┌ 粉チーズ ………… 小さじ$\frac{1}{2}$
  └ 塩、黒こしょう …… 各少々
オリーブ油 ……………… 小さじ$\frac{1}{3}$

40kcal
コレステロール 6mg
食物繊維 2.0g
塩分 1.0g

作り方
1. エリンギは長さを半分に切り、縦に細く裂く。レタスは手で一口大にちぎる。
2. フライパンにオリーブ油を入れて熱し、エリンギと缶汁をきったツナを強火で炒める。
3. 全体に油が回ったらレタスを加えてざっと炒め合わせ、**A**を振り入れて一まぜし、火を止める。（大越）

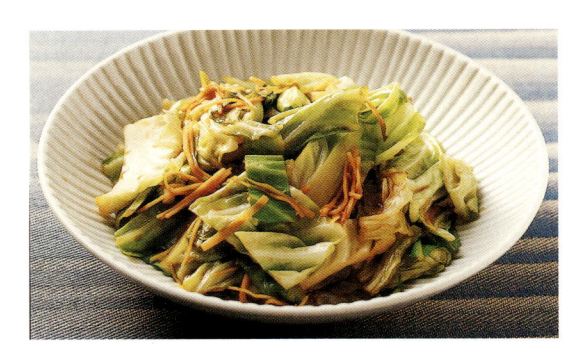

ソースの香りが食欲を増進
キャベツのソース炒め

材料（1人分）
キャベツ …………… 1$\frac{1}{2}$枚（90g）
しょうが（せん切り）
　………… 薄切り2～3枚分
ウスターソース ………… 小さじ2
オリーブ油 ……………… 小さじ$\frac{1}{2}$

50kcal
コレステロール 0mg
食物繊維 1.8g
塩分 0.8g

作り方
1. キャベツは大きめの一口大に切る。
2. フライパンにオリーブ油を熱し、しょうがを中火で炒める。香りが出たら**1**を加えて強火で炒める。
3. キャベツがしんなりしたらウスターソースを加えてまぜ、火を止める。（今泉）

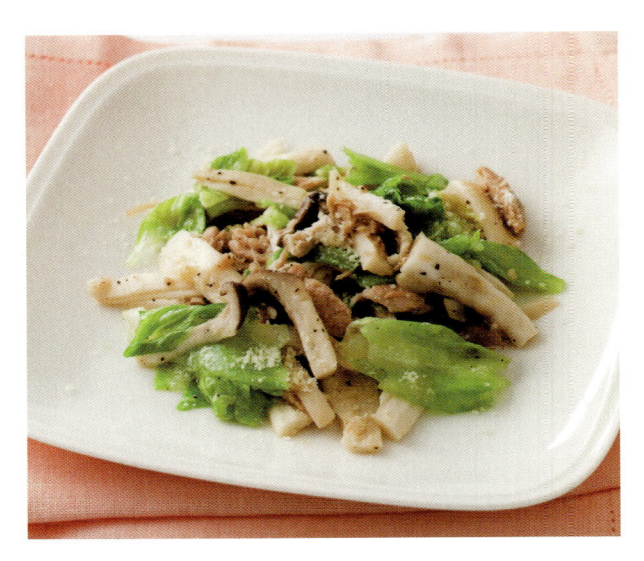

身近な材料で手早くできる炒め物
にらのみそ炒め

材料（1人分）
にら ……………………… $\frac{1}{2}$束（50g）
A ┌ みそ ……………… 小さじ$\frac{2}{3}$
  └ 砂糖、日本酒 …… 各小さじ$\frac{1}{2}$
ごま油 …………………… 小さじ$\frac{1}{2}$

50kcal
コレステロール 0mg
食物繊維 1.6g
塩分 0.5g

作り方
1. にらは4～5cm長さに切る。
2. フライパンにごま油を入れて熱し、**1**を強火で炒める。にらがややしんなりしたら弱火にし、まぜておいた**A**を加え、さっとからませて火を止める。（検見﨑）

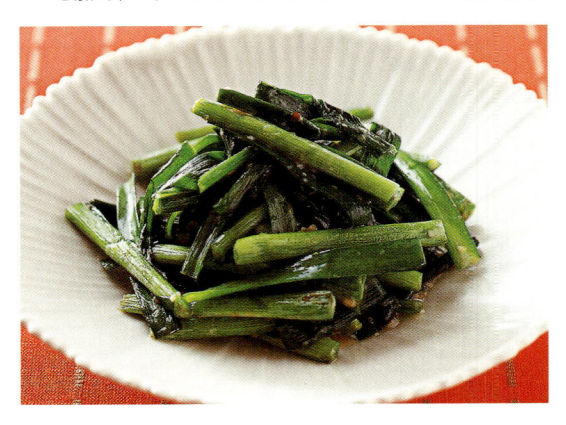

副菜 B 炒め物

食物繊維の補給に最適　ひじきと野菜のごま油炒め

材料（1人分）

ひじき（乾燥）	4g
セロリ	10g
にんじん	1.5cm（15g）
豆板醤（トウバンジャン）	小さじ $\frac{1}{4}$
いり白ごま	小さじ $\frac{1}{3}$
ポン酢しょうゆ（市販品）	小さじ2
ごま油	小さじ $\frac{1}{2}$

50kcal
コレステロール 0mg
食物繊維 2.5g
塩分 1.3g

作り方

1. ひじきはもどして食べやすい長さに切る。
2. セロリは筋をとって3mm幅の薄切りにし、にんじんはせん切りにする。
3. フライパンにごま油と豆板醤を入れて弱火にかけ、香りが出たら**1**と**2**を強火で炒め合わせる。
4. 野菜がしんなりしたら、白ごまとポン酢しょうゆを振り入れ、全体にからめて火を止める。　（大越）

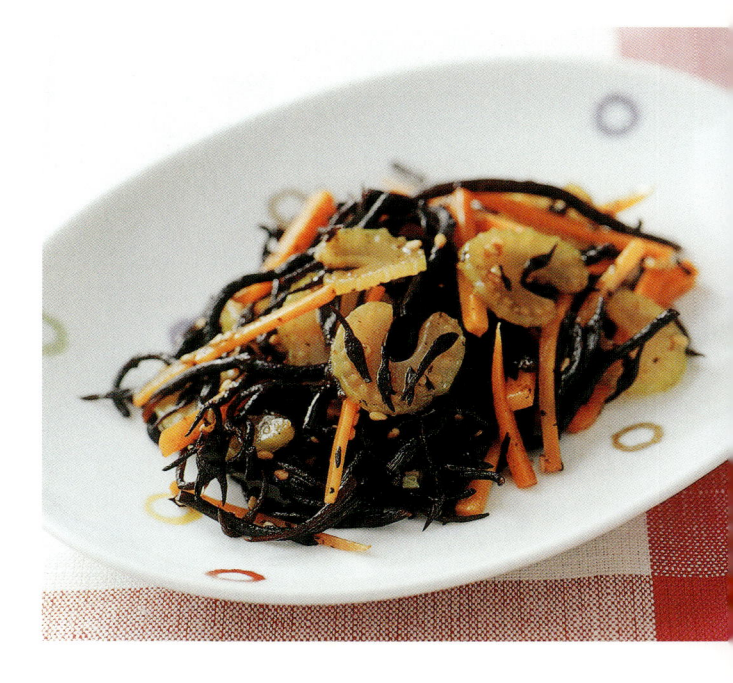

材料をまぜて電子レンジで加熱するだけ　れんこんのレンジきんぴら

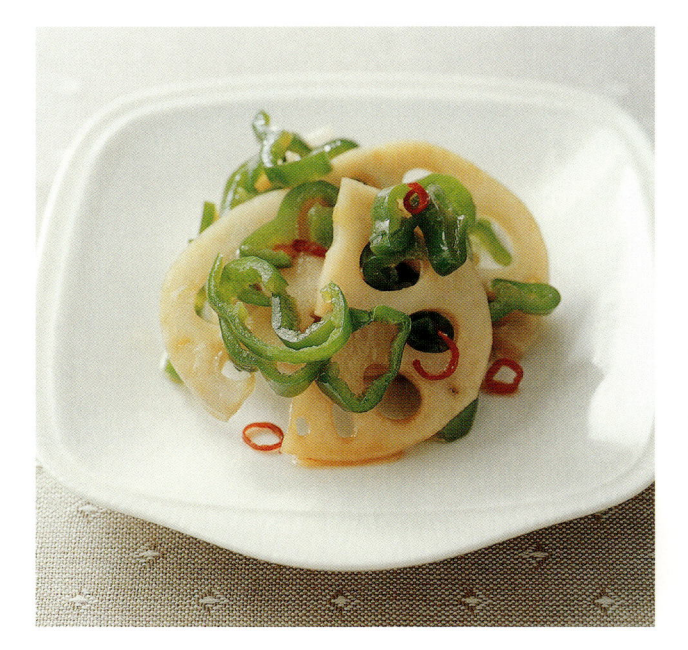

50kcal
コレステロール 0mg
食物繊維 1.4g
塩分 0.4g

材料（1人分）

れんこん	40g
ピーマン	$\frac{1}{2}$ 個（20g）
A　ごま油	小さじ $\frac{1}{4}$
みりん、しょうゆ	各小さじ $\frac{1}{2}$
赤とうがらし（小口切り）	$\frac{1}{4}$ 本分

作り方

1. れんこんは2mm厚さの半月切りにする。ピーマンは細切りにする。
2. 耐熱性のボウルに**1**を入れ、**A**を加えてよくまぜる。
3. **2**にラップをかけて電子レンジで3分加熱する。

（伊藤）

長く細く切ったにんじんにドレッシングがよくからむ
せん切りにんじんとパセリのサラダ

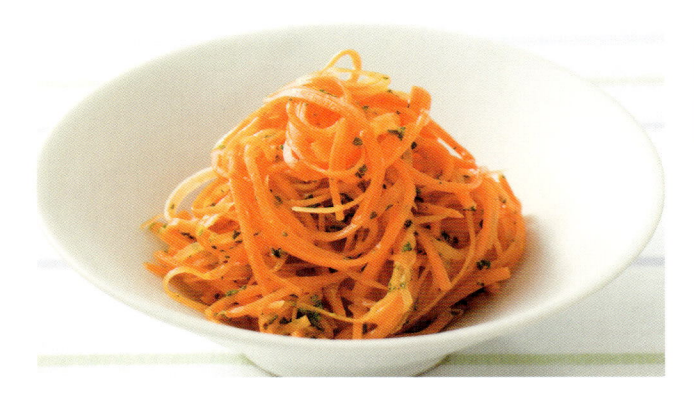

50kcal
コレステロール 0mg
食物繊維 1.1g
塩分 0.7g

材料（1人分）
にんじん……………… 40g
パセリ（みじん切り）……… 少々
塩……………………… 少々
A ┌ フレンチドレッシング（市販品）
　│　……………… 大さじ $\frac{1}{2}$
　└ 粒マスタード…… 小さじ $\frac{1}{2}$

作り方
1 にんじんは長めの細いせん切りにし、ボウルに入れて塩を振り、しんなりするまでもみまぜる。
2 1にパセリとAを加えてまぜる。　　　（大越）

キャベツがメインのおなじみサラダ
コールスロー

材料（1人分）
キャベツ………… 1$\frac{1}{2}$枚（90g）
にんじん………… 1cm（10g）
A ┌ 砂糖、こしょう……… 各少々
　│ 塩……………… 小さじ $\frac{1}{5}$
　│ 酢……………… 大さじ $\frac{1}{2}$
　└ オリーブ油……… 小さじ $\frac{2}{3}$

50kcal
コレステロール 0mg
食物繊維 1.9g
塩分 1.2g

作り方
1 キャベツは7～8mm幅に切る。にんじんはせん切りにする。
2 ボウルにAを合わせてまぜ、1を加えて味をからめ、しんなりするまで10分ほどおく。　（重信）

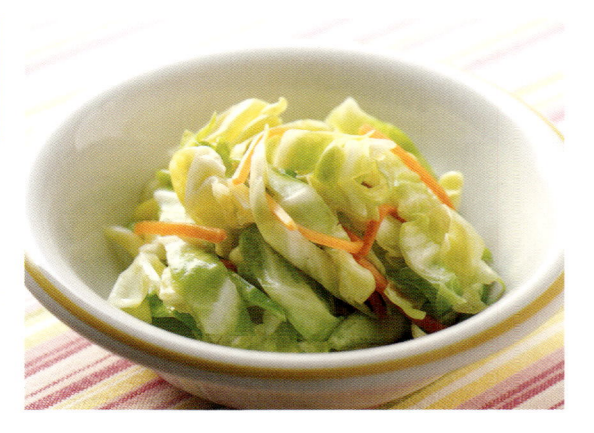

ゆずの香りとほのかな辛みをからめた
ミニトマトのゆずこしょうサラダ

50kcal
コレステロール 0mg
食物繊維 1.1g
塩分 0.3g

材料（1人分）
材料（1人分）
ミニトマト………… 5個（75g）
A ┌ ゆずこしょう（市販品）… 少々
　│ フレンチドレッシング（市販品）
　└ ……………… 大さじ $\frac{1}{2}$

作り方
1 ミニトマトはヘタをとり、鍋に沸かした熱湯にさっとつけて皮を湯むきする。
2 ボウルにAを入れてまぜ、1を加えて味をからめる。（脇）

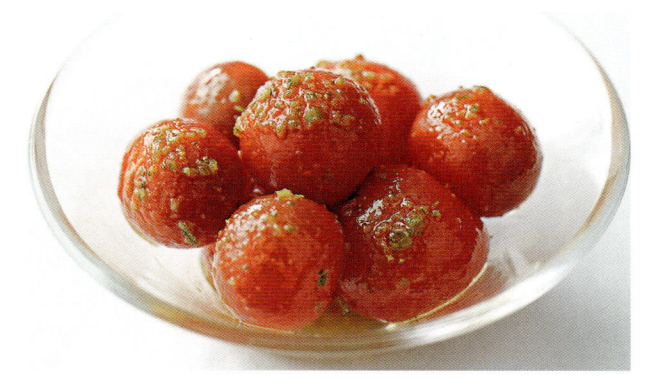

※写真は2人分です。

副菜 B　サラダ

スモークサーモンでボリュームアップ　紫玉ねぎとサーモンのサラダ

50kcal
コレステロール 5mg
食物繊維 1.4g
塩分 1.1g

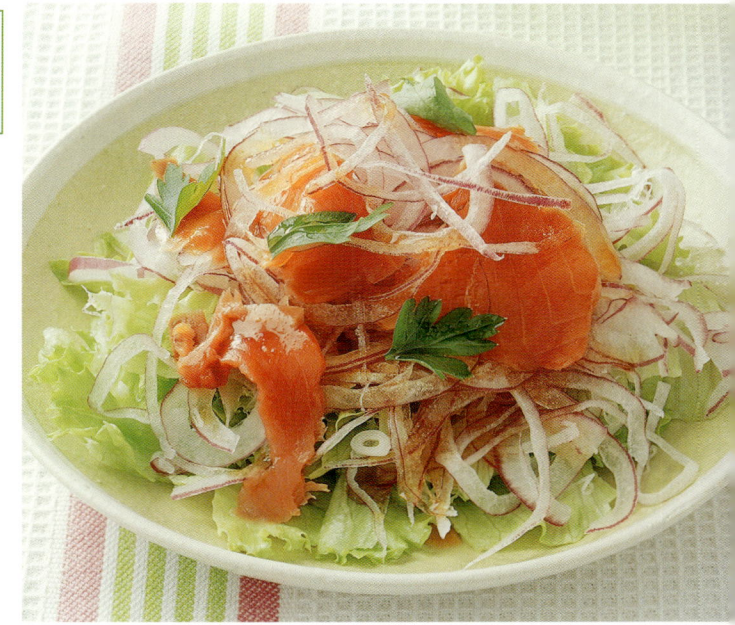

材料（1人分）
- 紫玉ねぎ……………… 60g
- レタス……………… 1枚（30g）
- スモークサーモン…… 1枚（10g）
- 和風ノンオイルドレッシング
  （市販品）………… 小さじ2
- あればイタリアンパセリ…… 少々

作り方
1. 紫玉ねぎは薄切りにして水に10分ほどつけ、水けをきっておく。レタスは手で一口大にちぎる。
2. スモークサーモンは3〜4等分に切る。
3. 器にレタスをのせて紫玉ねぎとスモークサーモンを盛り、ドレッシングをかけて、イタリアンパセリを散らす。　　　　　　　　　（大越）

粉ざんしょうが味を引き締める　春雨ときゅうりのサラダ

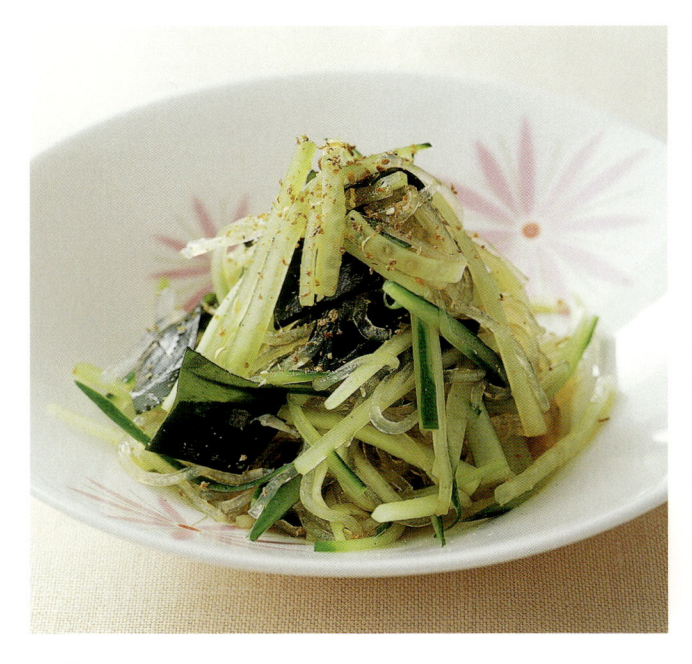

30kcal
コレステロール 0mg
食物繊維 0.5g
塩分 0.5g

材料（1人分）
- 春雨（乾燥）……………… 4g
- きゅうり……………… $\frac{1}{5}$本（20g）
- わかめ（生）……………… 5g
- A
  - 酢……………… 小さじ$1\frac{1}{2}$
  - しょうゆ、砂糖… 各小さじ$\frac{1}{2}$
  - ごま油……………… 2〜3滴
  - こしょう……………… 少々
- 粉ざんしょう……………… 少々

作り方
1. 春雨はもどし、5〜6cm長さに切る。きゅうりは細切りにし、わかめは水洗いしてからさっと水につけ、水けをきって1cm幅に切る。
2. ボウルに1を入れ、まぜ合わせたAのドレッシングをからめる。
3. 2を器に盛り、粉ざんしょうを振る。　　（伊藤）

ヨーグルトのマイルドな酸味が減塩に一役
ミックスビーンズのヨーグルトサラダ

材料(1人分)
ミックスビーンズ(缶詰)……20g
マッシュルーム……………1個
海藻ミックス(乾燥)…………2g
ミニトマト……………1個(15g)
サラダ菜………………………1枚
A ┌ プレーンヨーグルト‥小さじ1
  │ フレンチドレッシング
  │ (市販品)…………小さじ$\frac{1}{2}$
  └ 黒こしょう…………………少々

50kcal
コレステロール 1mg
食物繊維 3.2g
塩分 0.4g

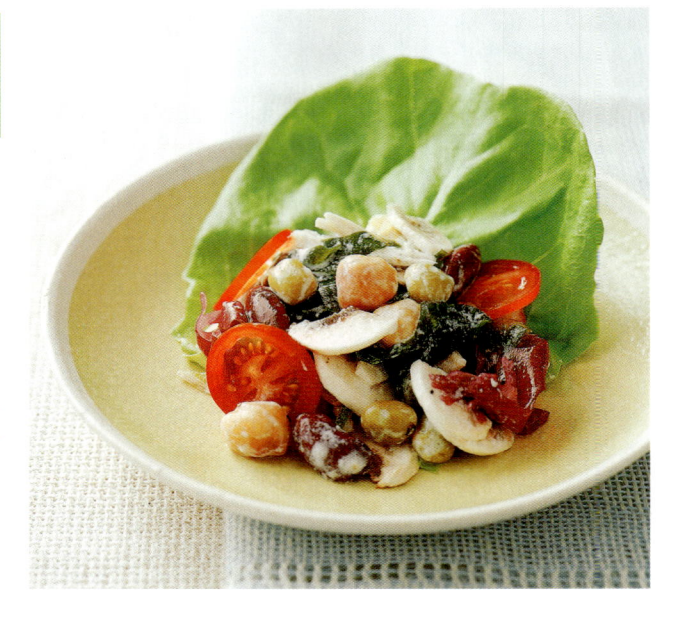

作り方
1 海藻ミックスはもどして、水けをきる。マッシュルームは石づきを切り落として薄切りにする。ミニトマトは輪切りにする。
2 ボウルにAを合わせてまぜ、1と缶汁をきったミックスビーンズを入れて味をからめる。
3 器にサラダ菜を敷き、2を盛る。　　　　(伊藤)

とろみをつけたドレッシングで味がよくからむ
レタスとのりのサラダ

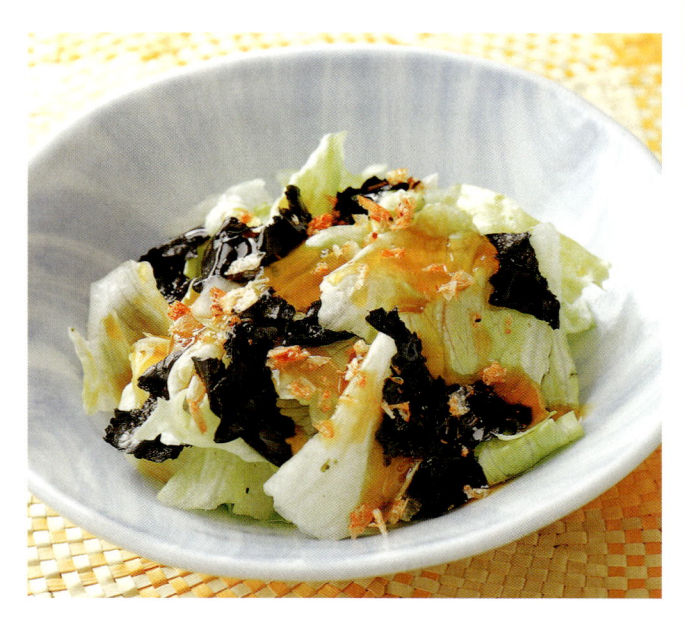

50kcal
コレステロール 8mg
食物繊維 1.8g
塩分 0.9g

材料(1人分)
レタス………………………2枚(60g)
焼きのり………………………1枚
桜えび(乾燥)……小さじ1(1g)
A ┌ しょうゆ、レモン汁‥各小さじ1
  │ かたくり粉………小さじ$\frac{1}{2}$
  └ 水………………………大さじ1
オリーブ油……………小さじ$\frac{3}{4}$

作り方
1 レタスとのりは食べやすい大きさにちぎる。レタスは水につけてシャキッとさせ、水けをしっかりきる。
2 桜えびは中火にかけたフライパンで軽くからいりし、あらく刻む。
3 Aをよくまぜて電子レンジで20秒加熱し、さらによくまぜる。とろみが足りなければ、さらに数秒ずつ加熱して調整する。
4 1をさっくりと合わせて器に盛り、3とオリーブ油を回しかけ、2を散らす。　　　　(佐伯)

副菜 B サラダ

小松菜と寒天のサラダ
粒マスタードの辛みをほどよくきかせた

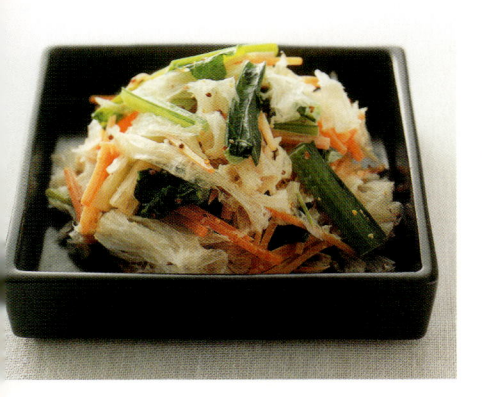

40kcal
コレステロール 0mg
食物繊維 4.3g
塩分 0.3g

材料（1人分）
- 小松菜 ………………… 50g
- 糸寒天 ………………… 4g
- にんじん ……………… 1cm（10g）
- A
  - しょうゆ ………… 小さじ $\frac{1}{6}$
  - マヨネーズ（ノンコレステロールタイプ）… 小さじ1
  - 粒マスタード …… 小さじ $\frac{1}{2}$

作り方
1. 小松菜は鍋に沸かした熱湯でしんなりするまで強火でゆでて冷水にとり、水けをしぼって3～4cm長さに切る。にんじんは3～4cm長さのせん切りにする。
2. 寒天はもどし、水けをきって4～5cm長さに切る。
3. ボウルにAを合わせてまぜ、1と2を入れて味をからめ、冷蔵庫で30分ほど冷やす。 （貴堂）

トマトのハーブサラダ
ミックスハーブの香りを生かして塩分を控えた

50kcal
コレステロール 0mg
食物繊維 2.7g
塩分 0.6g

材料（1人分）
- トマト ………………… 1個（160g）
- 黒オリーブ（薄い輪切り）…… 2個分
- A
  - ハーブ（ルッコラ、ディル、イタリアンパセリなど）… 各5g
  - 白ワインビネガー … 小さじ1
  - オリーブ油 ……… 小さじ $\frac{1}{3}$
  - 塩、あらびき黒こしょう… 各少々

作り方
1. トマトは鍋に沸かした熱湯にさっとつけて皮を湯むきし、一口大のくし形に切り、器に盛る。
2. Aのハーブはみじん切りにする。残りのAとまぜ合わせてハーブドレッシングを作り、1にかけて、黒オリーブを散らす。 （伊藤）

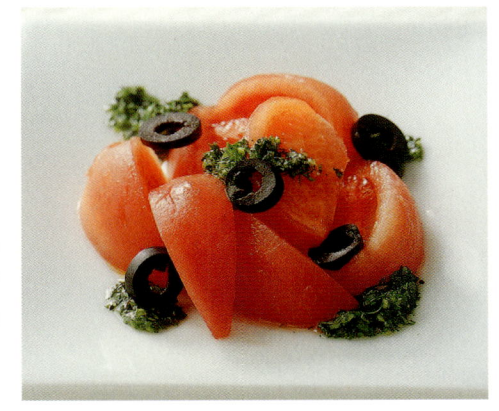

大根ときゅうりの納豆ドレッシング
納豆ドレッシングで野菜をおいしく食べる

50kcal コレステロール 0mg 食物繊維 1.7g 塩分 0.5g

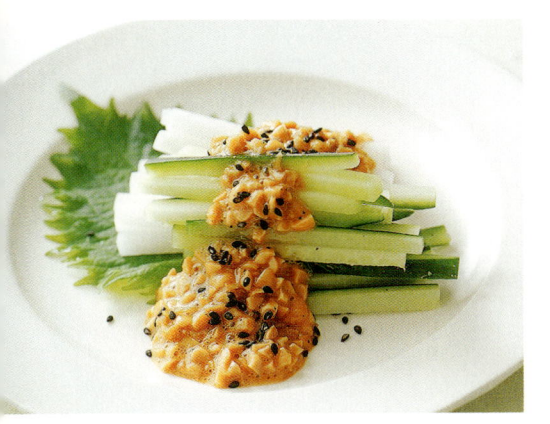

材料（1人分）
- 大根 …………………… 1cm（30g）
- きゅうり ……………… $\frac{1}{3}$本（30g）
- 青じそ ………………… 1枚
- A
  - ひき割り納豆 ……… 15g
  - 練りがらし ………… 小さじ $\frac{1}{4}$
  - めんつゆ（市販品・2倍濃縮タイプ）……… 小さじ1
  - 水 ………………… 小さじ $1\frac{1}{2}$
- いり黒ごま …………… 少々

作り方
1. 大根ときゅうりはそれぞれ4～5cm長さの棒状に切る。
2. 器に青じそを敷き、1を盛り合わせる。
3. 小さなボウルにAを合わせてまぜ、納豆ドレッシングを作って2にかけ、黒ごまを散らす。（伊藤）

カレー風味の煮汁で味わい新鮮
かぼちゃのスープ煮 カレー風味

材料（1人分）

- かぼちゃ …………………… 40g
- 鶏ももひき肉 ……………… 8g
- パセリ（みじん切り）………… 適量
- A
  - コンソメスープの素（顆粒） ……………………… 少々
  - 水 ………………… 大さじ4
  - カレーパウダー …… 小さじ$\frac{1}{5}$
  - 塩、こしょう ………… 各少々

50kcal
コレステロール 6mg
食物繊維 1.6g
塩分 0.6g

作り方

1. かぼちゃは一口大に切る。
2. 耐熱性のボウルに**A**を入れてまぜ、**1**と鶏ひき肉を入れてラップをかけ、電子レンジで2分30秒加熱する。
3. **2**を器に盛り、パセリをのせる。 （伊藤）

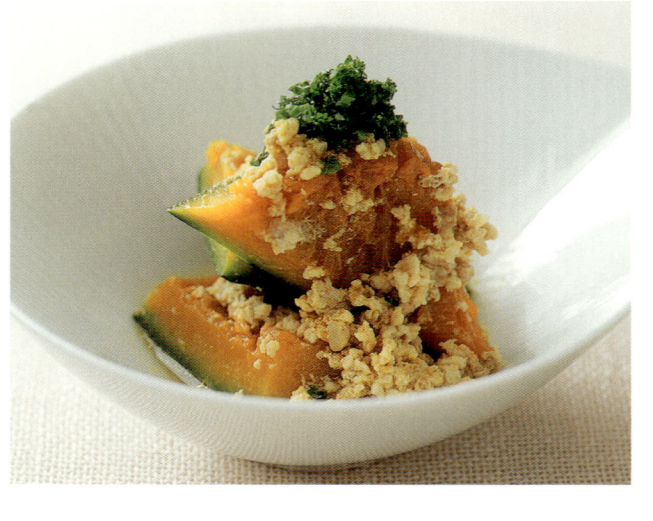

手軽にできるおふくろの味
小松菜とちくわの煮びたし

材料（1人分）

- 小松菜 ……………… 2株（60g）
- ちくわ ……………… $\frac{1}{2}$本（15g）
- A
  - だし汁 …………… $\frac{1}{3}$カップ
  - しょうゆ ………… 小さじ1

30kcal
コレステロール 4mg
食物繊維 1.1g
塩分 1.3g

作り方

1. 小松菜は5〜6cm長さに切る。ちくわは5mm幅の斜め切りにする。
2. 鍋に**A**を合わせて強火にかけ、煮立ったら**1**を加える。ときどきまぜながら、小松菜がしんなりするまで中火で煮る。 （検見﨑）

じっくり煮て長ねぎの甘みを引き出す
ねぎのスープ煮

材料（1人分）

- 長ねぎ（白い部分） ………… 120g
- えのきだけ …………… $\frac{2}{5}$袋（40g）
- A
  - チキンスープの素（顆粒） ……………………… 小さじ$\frac{2}{3}$
  - 水 ………………… $\frac{1}{2}$カップ
- 塩、こしょう、ピンクペッパー ……………………… 各少々

50kcal
コレステロール 2mg
食物繊維 4.2g
塩分 0.9g

作り方

1. 長ねぎは4〜5cm長さに切る。えのきだけは根元を切り落とし、長さを半分に切る。
2. 小鍋に**A**を入れて強火にかけ、煮立ったら長ねぎを入れてふたをし、弱火でじっくりと煮含める。
3. **2**の長ねぎがやわらかくなったらえのきだけを加え、塩、こしょう、ピンクペッパーで味をととのえて一煮し、火を止める。 （伊藤）

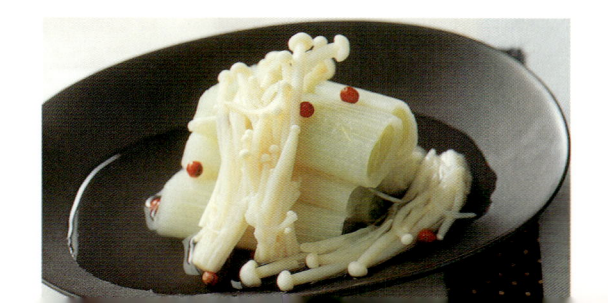

副菜 B 煮物

油揚げをほんの少し加えるとうまみ倍増　チンゲン菜の煮びたし

50kcal
コレステロール 2mg
食物繊維 2.1g
塩分 1.2g

材料(1人分)
- チンゲン菜 …………… 1株(100g)
- えのきだけ …………… $\frac{1}{5}$袋(20g)
- 油揚げ ………………… $\frac{1}{3}$枚(7g)
- A ┌ だし汁 …………… $\frac{1}{4}$カップ
　　├ しょうゆ ………… 小さじ1
　　└ 塩 ………………… 少々
- 削りがつお …………… 少々

作り方
1. チンゲン菜は茎と葉に切り分け、茎は縦半分に、葉は食べやすい長さに切る。えのきだけは根元を切り落とし、長さを半分に切る。
2. 油揚げは熱湯にさっとくぐらせて油抜きをし、細切りにする。
3. 鍋にAを入れて煮立て、2と1を入れてさっと中火で煮含める。
4. チンゲン菜がしんなりしたら火を止めて器に盛り、削りがつおをのせる。　　　　　　　　　　(伊藤)

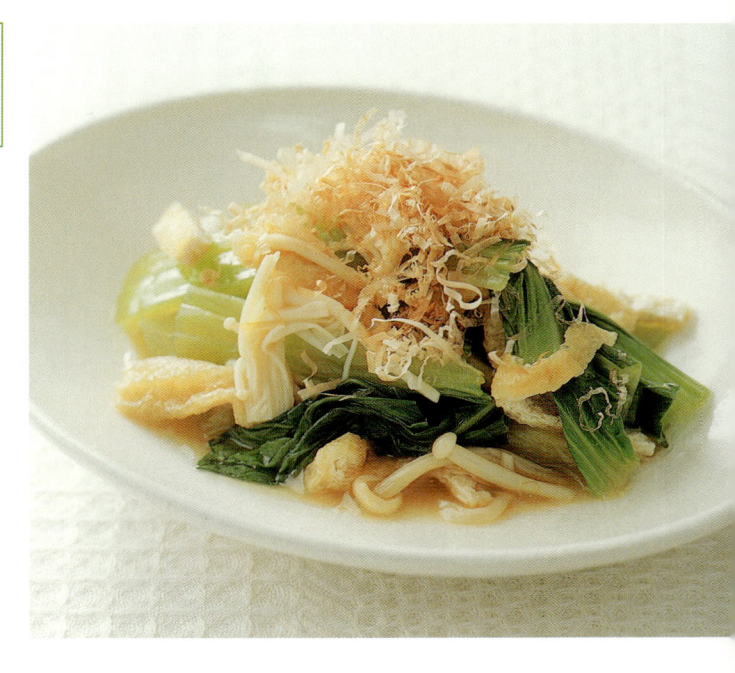

春の香りを楽しむ組み合わせ　若竹煮

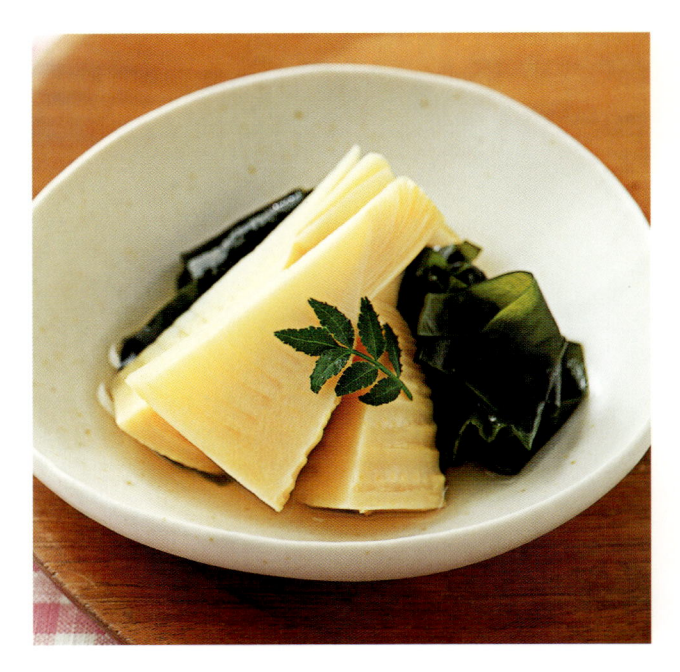

40kcal
コレステロール 0mg
食物繊維 2.9g
塩分 1.1g

材料(1人分)
- ゆでたけのこ …………………… 70g
- わかめ(もどしたもの) ………… 20g
- あれば木の芽 …………………… 1枚
- A ┌ だし汁 ……………… $\frac{1}{2}$カップ
　　└ みりん ……………… 小さじ1
- 薄口しょうゆ ………… 大さじ$\frac{1}{4}$

作り方
1. ゆでたけのこの穂先は2cm厚さのくし形に切り、根元は半月切りにする。わかめは食べやすい長さに切る。
2. 鍋にAとたけのこを入れて強火で煮立て、ふたをして弱火で10分ほど煮る。薄口しょうゆを加えて10分煮てわかめを加え、2〜3分煮る。
3. 2を器に盛り、木の芽を添える。　　　(岩﨑)

電子レンジでスピーディに
大豆と打ち豆の五目煮

材料（1人分）
打ち豆 ………… 7～8粒（5g）
大豆の水煮（缶詰）………… 8g
にんじん ………… 2cm（20g）
生しいたけ ………… 2個
絹さや ………… 1枚
A ┌ 和風だしの素（顆粒）…… 少々
　│ 水 ………… 大さじ2
　│ しょうゆ ………… 小さじ $\frac{1}{3}$
　│ 砂糖 ………… 小さじ $\frac{1}{4}$
　└ 塩 ………… 少々

50 kcal
コレステロール 0mg
食物繊維 1.9g
塩分 1.0g

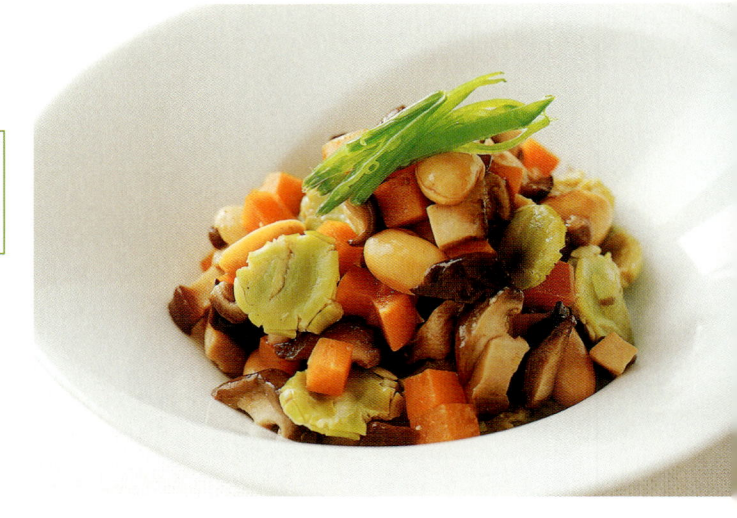

作り方
1. 打ち豆は耐熱ボウルに入れて水小さじ $\frac{1}{2}$ を加え、ラップをかけて電子レンジで4分加熱してもどす。そのままおいて冷ます。
2. 生しいたけは軸を切り落とし、にんじんとともに5mm角に切る。
3. 絹さやは筋をとって細切りにする。
4. 1に大豆の水煮と2、Aを加え、ラップをかけて3分加熱する。
5. 4を電子レンジからいったんとり出して全体をまぜ、3をのせてさらにラップをかけて1分加熱する。

（伊藤）

電子レンジなら煮物もあっという間
高野豆腐と白菜のさっと煮

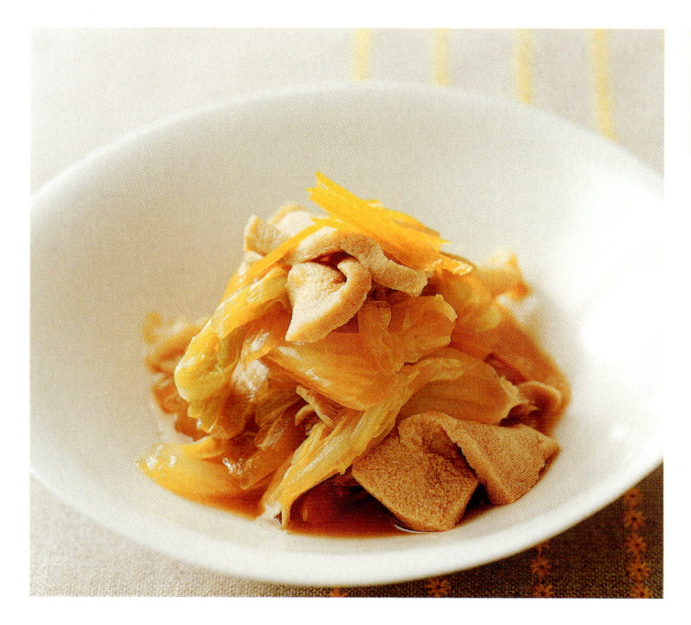

40 kcal
コレステロール 0mg
食物繊維 1.8g
塩分 0.9g

材料（1人分）
高野豆腐 ………… $\frac{1}{4}$ 個（4g）
白菜 ………… 1枚（80g）
しめじ ………… $\frac{1}{6}$ パック（15g）
ゆずの皮（細切り）………… 少々
A ┌ 和風だしの素（顆粒）…… 少々
　│ 水 ………… 大さじ2
　└ しょうゆ ………… 小さじ1

作り方
1. 高野豆腐はもどして、薄切りにする。
2. 白菜は4～5cm長さの細切りにする。しめじは根元を切り落とし、小分けにする。
3. 耐熱性のボウルに1と2、Aを入れ、ラップをかけて電子レンジで2分加熱する。
4. 3を電子レンジからいったんとり出して全体をまぜ、さらにラップをかけて2分加熱する。
5. 4を器に盛り、ゆずの皮を飾る。 （伊藤）

副菜 B 煮物

きのこのしぐれ煮

食物繊維が豊富なきのこは少量でも毎日とりたい

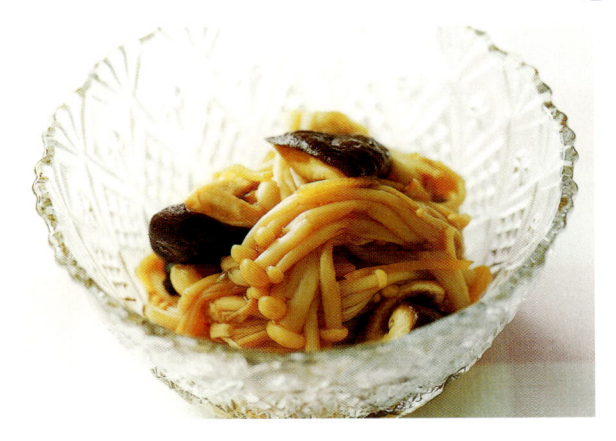

50 kcal
コレステロール 0 mg
食物繊維 2.7 g
塩分 1.7 g

材料（1人分）
生しいたけ……………… 2個
えのきだけ………… $\frac{1}{2}$袋（50 g）
しょうが（せん切り）‥ 薄切り 1 枚分
A ┌ 日本酒 ………… 大さじ 1
  │ 砂糖 …………… 小さじ $\frac{1}{2}$
  └ しょうゆ ……… 大さじ $\frac{2}{3}$

作り方
1 生しいたけは石づきを切り落とし、4等分する。えのきだけは根元を切り落とし、長さを半分に切って小分けにする。
2 鍋に A と 1、しょうがを入れて中火にかけ、まぜながら汁けがなくなるまで煮る。 （岩﨑）

白菜とほたての煮物

ほたて貝柱のうまみで深い味わいに

50 kcal
コレステロール 14 mg
食物繊維 2.0 g
塩分 0.9 g

材料（1人分）
白菜 ………… 大 1 $\frac{1}{2}$枚（150 g）
ほたて貝柱の水煮（缶詰）
　……… 小 $\frac{1}{2}$缶（23 g、固形のみ）
A ┌ 水 ……………… $\frac{1}{2}$カップ
  │ ほたて貝柱の水煮の缶汁
  │ ………………… 大さじ 1
  │ 日本酒 ………… 小さじ 1
  └ 塩 ……………… 少々

作り方
1 白菜は一口大のそぎ切りにし、ほたて貝柱は身をほぐしておく。
2 小鍋に 1 と A を入れて強火にかけ、煮立ったらよくまぜてからふたをして、弱火でゆっくりと煮含める。
3 2 の白菜がやわらかくなったら火を止める。 （伊藤）

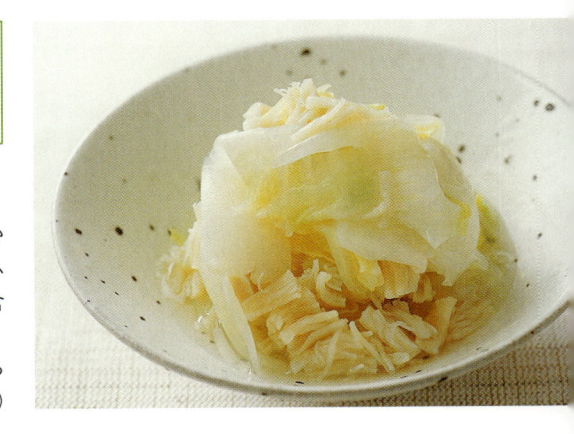

チンゲン菜としいたけの干しえびあん

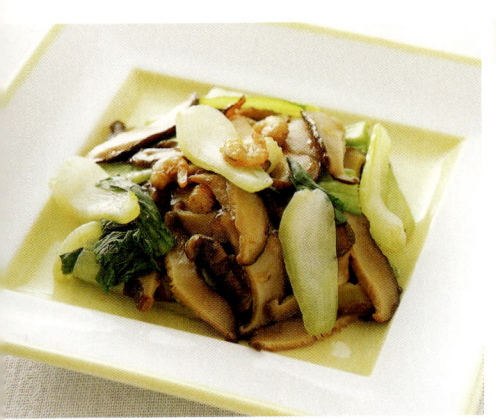

干しえびのうまみがたっぷり

40 kcal コレステロール 8 mg 食物繊維 3.9 g 塩分 0.6 g

材料（1人分）
チンゲン菜 ………… $\frac{1}{2}$株（50 g）
干ししいたけ ……………… 2個
干しえび ……… 大さじ $\frac{1}{2}$（1.5 g）
A ┌ 塩、和風だしの素（顆粒）‥ 各少々
  │ 日本酒 ………… 小さじ 1
  │ 干ししいたけのもどし汁
  └ ………………… $\frac{1}{2}$カップ
B ┌ かたくり粉 …… 小さじ $\frac{1}{2}$
  └ 水 ……………… 大さじ 1
しょうゆ …………… 小さじ $\frac{1}{6}$

作り方
1 干ししいたけはもどして軸を切り落とし、薄切りにする。もどし汁は A で使う。
2 チンゲン菜は 4 cm 長さに切る。
3 鍋に 1 と A を入れて強火にかけ、煮立ったら、2 と干しえびを加えてチンゲン菜がしんなりするまで中火で煮る。
4 3 にしょうゆを加え、B を回し入れてとろみをつけ、火を止める。 （貴堂）

ハーブで香りよく
ミニトマトのハーブマリネ

材料(1人分)

- ミニトマト ………… 小7個(70g)
- A
  - 水 ………………… 25mℓ
  - 白ワイン ………… 大さじ$\frac{1}{2}$
  - 砂糖 ……………… 大さじ$\frac{1}{4}$
  - 塩、黒こしょう …… 各少々
  - レモン(半月切り) … 4枚
  - タイムの生葉 ……… 1本

50kcal
コレステロール 0mg
食物繊維 2.0g
塩分 0.6g

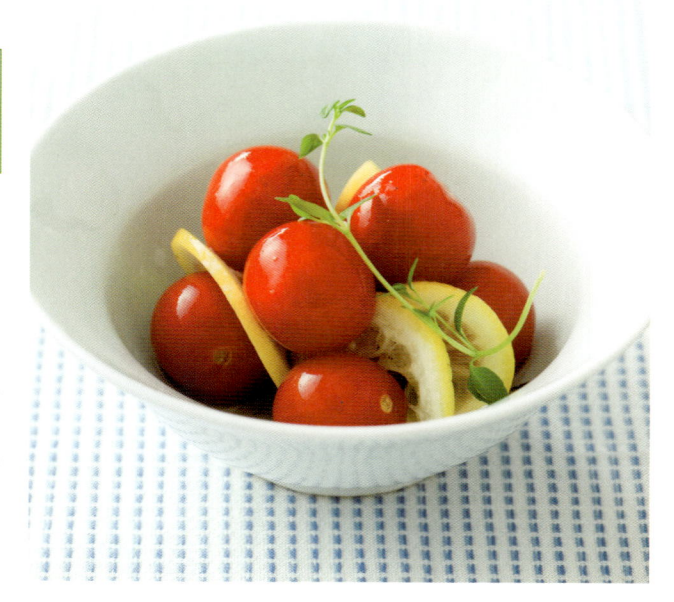

作り方

1. ミニトマトはヘタをとり、竹串で数カ所に穴をあける。
2. 鍋にAを入れて火にかけ、煮立ったら火を止め、そのままおいてあら熱をとる。
3. 容器に1を入れて2を注ぎ、30分ほどつけ込む。

(大越)

すりおろしたトマトで栄養効果もアップ
パプリカのトマトマリネ

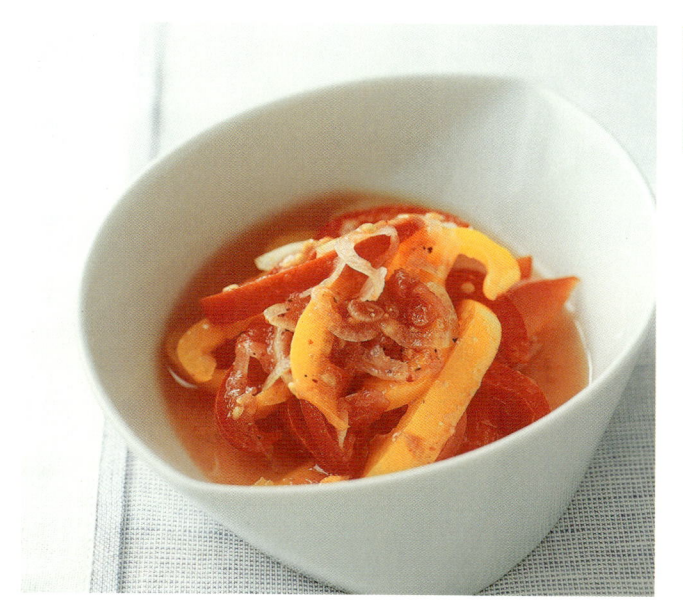

50kcal
コレステロール 0mg
食物繊維 1.5g
塩分 0.8g

材料(1人分)

- パプリカ(赤・黄) ……… 各30g
- 小玉ねぎ ………………… 1個
- トマト …………………… $\frac{1}{4}$個(40g)
- A
  - オリーブ油 ……… 小さじ$\frac{1}{2}$
  - ペッパーソース、塩、こしょう ………………… 各少々

作り方

1. パプリカはそれぞれ細切りにし、鍋に沸かした熱湯でさっと強火でゆで、水けをきる。
2. 小玉ねぎは薄い輪切りにする。
3. トマトはすりおろし、Aと合わせる。
4. 1と2を3であえ、冷蔵庫に入れて20分ほど冷やしながら味をなじませる。

(大越)

副菜 B　マリネ／蒸し物

4種類のきのこを使って風味豊かに　きのこのワイン蒸し

材料（1人分）

- まいたけ……… $\frac{1}{5}$ パック（20g）
- しめじ………… $\frac{1}{3}$ パック（30g）
- えのきだけ…… $\frac{1}{3}$ 袋（30g）
- エリンギ……… $\frac{1}{2}$ 本（20g）
- 水菜………………………… 20g
- 白ワイン（甘口）……… 大さじ1
- A ┌ 塩、こしょう………… 各少々
　 └ しょうゆ………… 小さじ $\frac{1}{3}$

40kcal
コレステロール 0mg
食物繊維 4.3g
塩分 0.8g

作り方

1. きのこはそれぞれ根元を切り落とし、まいたけとしめじは小分けにし、えのきだけは4cm長さに切る。エリンギは薄切りにする。
2. 水菜は4cm長さに切る。
3. フライパンを熱して1を入れ、こんがりと焼き色がつくまで中火でから焼きにする。
4. 3に2と白ワインを加え、ふたをして弱火で蒸し煮にする。きのこがしんなりしたら、Aで調味する。（貴堂）

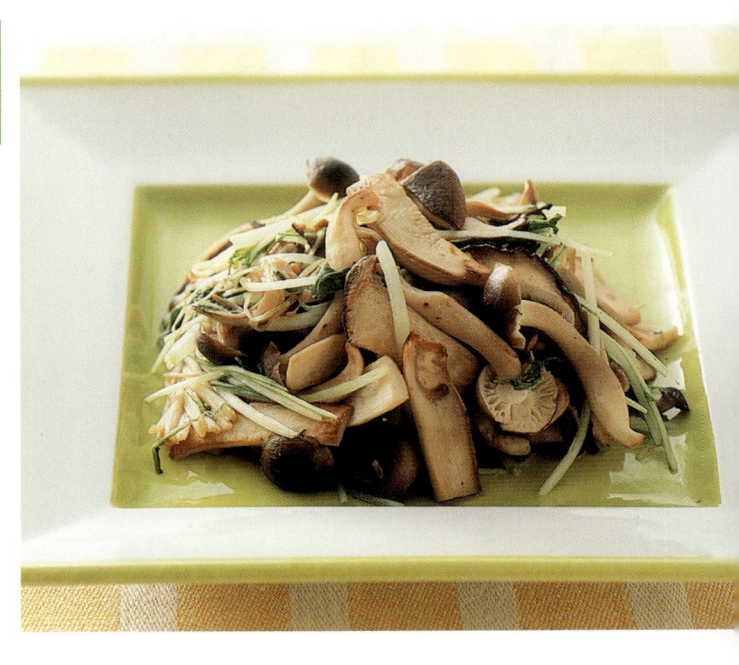

電子レンジでチンすれば蒸し物もかんたん　蒸しなすの中華風ソースがけ

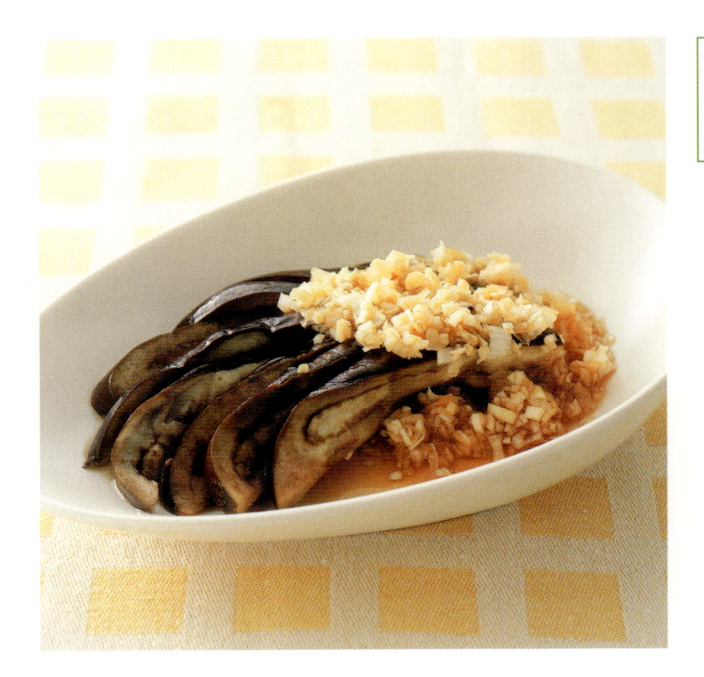

50kcal
コレステロール 1mg
食物繊維 1.9g
塩分 0.9g

材料（1人分）

- なす……………………… 1個（70g）
- A ┌ にんにく（みじん切り）‥ $\frac{1}{4}$ 片分
　 │ おろししょうが…… 小さじ $\frac{1}{4}$
　 │ 長ねぎ（みじん切り）
　 │ ……………… $\frac{1}{4}$ 本（15g）分
　 │ 酢………………… 大さじ1
　 │ しょうゆ、砂糖… 各小さじ1
　 └ 日本酒…………… 小さじ2

作り方

1. なすは6〜8等分に切り、耐熱皿に広げてラップをかけ、電子レンジで2分30秒加熱する。あら熱がとれたら冷蔵庫で冷やす。
2. 耐熱容器にAを合わせてまぜ、ラップをかけて電子レンジで1分30秒加熱する。
3. 1を器に盛り、2をかける。　　　（貴堂）

仕上げに振る黒こしょうで減塩効果大
ズッキーニの黒こしょう焼き

材料（1人分）
ズッキーニ……………… 100g
塩、あらびき黒こしょう…… 各少々
オリーブ油…………… 小さじ $\frac{2}{3}$

40kcal
コレステロール 0mg
食物繊維 1.3g
塩分 0.5g

作り方
1 ズッキーニは縦半分に切り、端から7〜8mm幅に切る。
2 フライパンにオリーブ油を熱し、1を焼き色がつくまで中火でソテーし、塩で味をととのえる。
3 2を器に盛り、黒こしょうを振る。　　（伊藤）

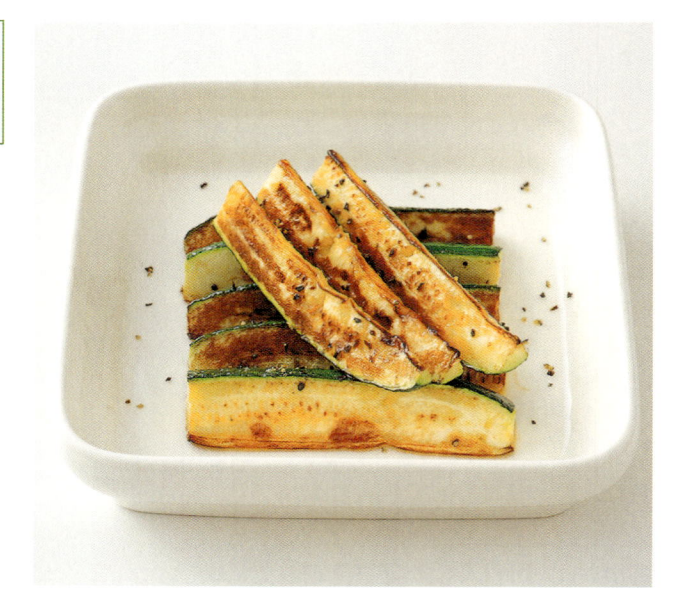

キャベツの甘みがきわ立つ
焼きキャベツ

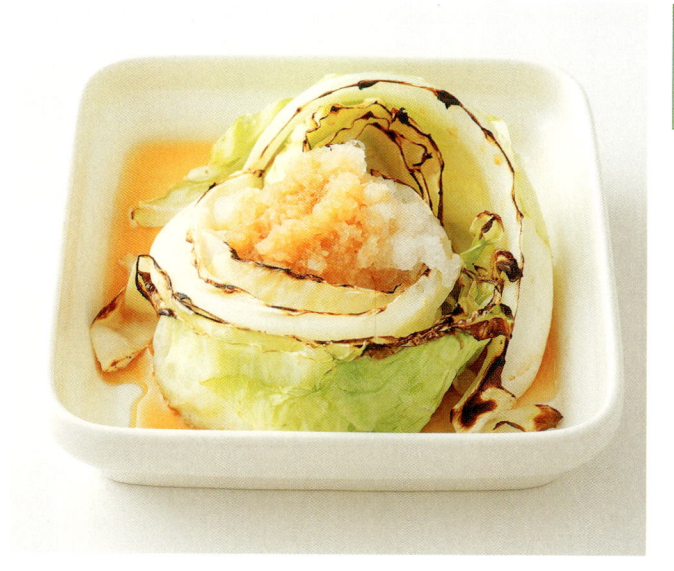

40kcal
コレステロール 0mg
食物繊維 2.5g
塩分 0.5g

材料（1人分）
キャベツ………………… 100g
A ┌ ポン酢しょうゆ（市販品）
　│　………………… 小さじ1
　└ 大根おろし…………… 50g

作り方
1 キャベツは2等分のくし形に切り、熱したフライパンに入れて両面を中火で焼きつける。
2 1を器に盛り、Aを合わせてかける。　　（伊藤）

副菜 B 焼き物

トマトは焼くとグンと甘みが増します　ミニトマトとアスパラの串焼き

50kcal
コレステロール 13mg
食物繊維 1.2g
塩分 0.5g

材料（1人分）
- ミニトマト……………4個（60g）
- グリーンアスパラガス‥1本（20g）
- 豚もも薄切り肉（しゃぶしゃぶ用）
　……………………………2枚（20g）
- 塩………………………………少々

作り方
1. ミニトマトはヘタをとる。グリーンアスパラガスは根元のかたい部分を切り落とし、4等分に切る。
2. 豚もも肉は長さを半分に切る。
3. ミニトマト1個につき2を1切れ巻きつけ、竹串にアスパラと交互に2個ずつ刺す。これを2本作る。
4. 3に塩を振り、魚用グリルで両面をこんがりと中火で焼く。　　　　　　　　　　　　（大越）

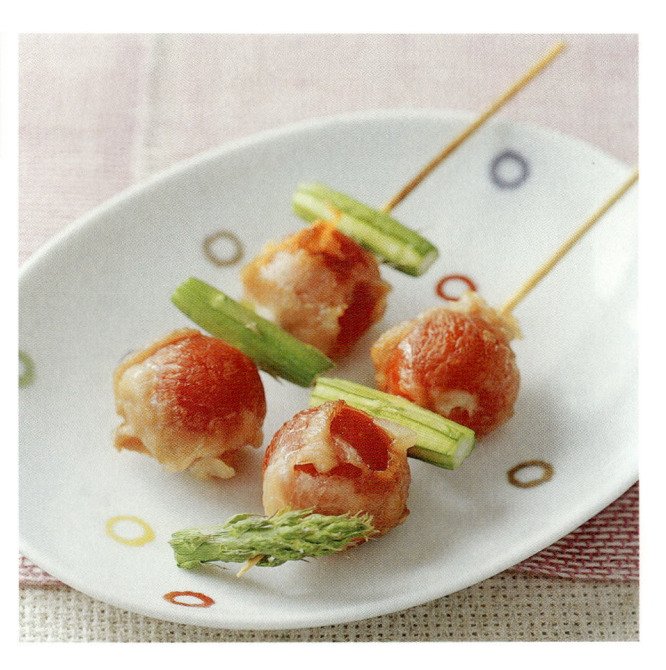

口にとろけるおいしさ　焼きなす

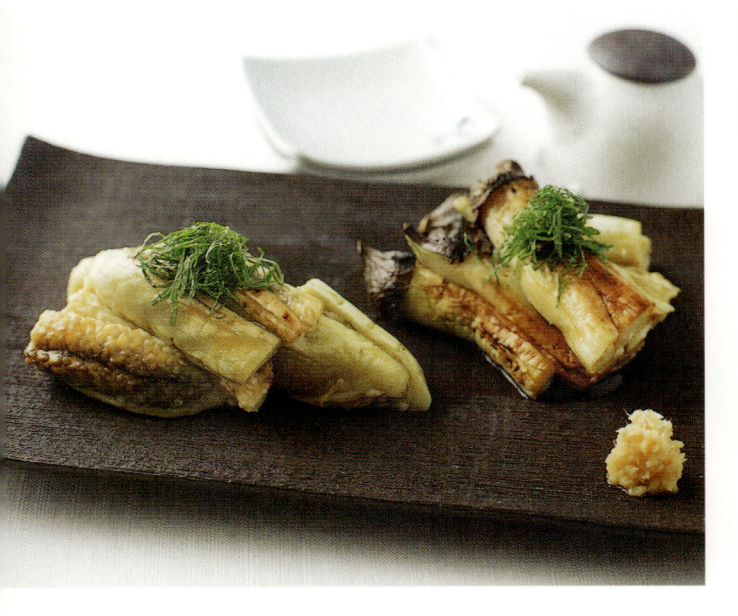

50kcal
コレステロール 1mg
食物繊維 3.2g
塩分 1.0g

材料（1人分）
- なす……………………2個（140g）
- おろししょうが………………5g分
- 青じそ…………………………2枚
- A ┌ だし汁……………大さじ$\frac{1}{2}$
　　├ しょうゆ……………小さじ1
　　└ みりん……………小さじ$\frac{1}{2}$

作り方
1. なすはヘタの周囲に切り込みを入れ、ヘタを残してがくをとり、約1cm間隔に縦に浅い切り目を入れる。
2. 青じそはせん切りにする。
3. 熱した焼き網になすを並べ、ときどき転がしながら強火で焼き色をつけ、竹串がスッと通るようになったらバットにとり、熱いうちに皮をむく。
4. 3を四つ割りにし、長さを半分に切って器に盛る。2をのせてしょうがを添え、まぜ合わせたAをかける。
　　　　　　　　　　　　　　　　　　　　（田口）

副菜 B その他

長いものもちもちした食感が新感覚
長いものカナッペ

40kcal
コレステロール 0mg
食物繊維 0.7g
塩分 0.5g

材料（1人分）
長いも……………………… 40g
みそ………………………… 小さじ$\frac{2}{3}$
砂糖………………………… 小さじ$\frac{1}{2}$
木の芽……………………… 5〜6枚

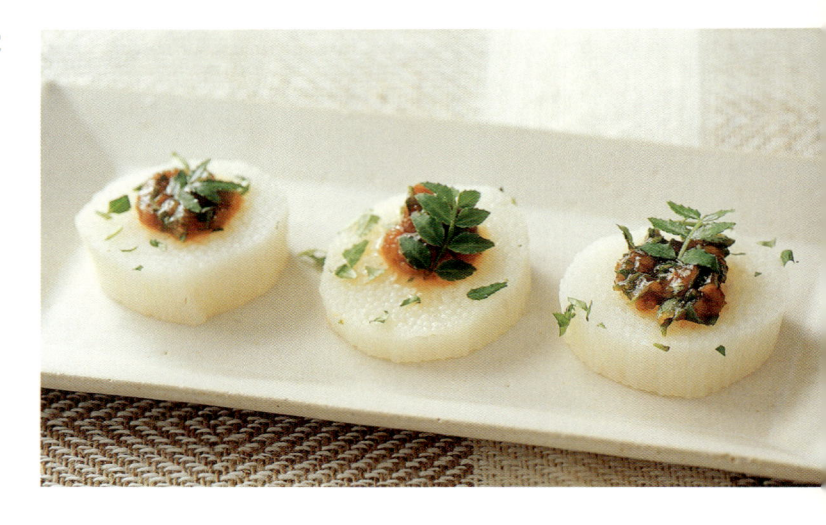

作り方
1. 木の芽は飾り用に3枚を残して、あらく刻む。
2. 長いもは皮をむいて3等分の輪切りにし、耐熱皿に入れ、ラップをかけて電子レンジで1分加熱する。
3. みそと砂糖は耐熱ボウルに入れてまぜ、ラップをかけて電子レンジで10秒加熱し、**1**を加える。
4. **2**に**3**をのせ、木の芽を飾る。　　（伊藤）

体にいいネバネバ成分と食物繊維がたっぷりとれる
モロヘイヤのねぎだれかけ

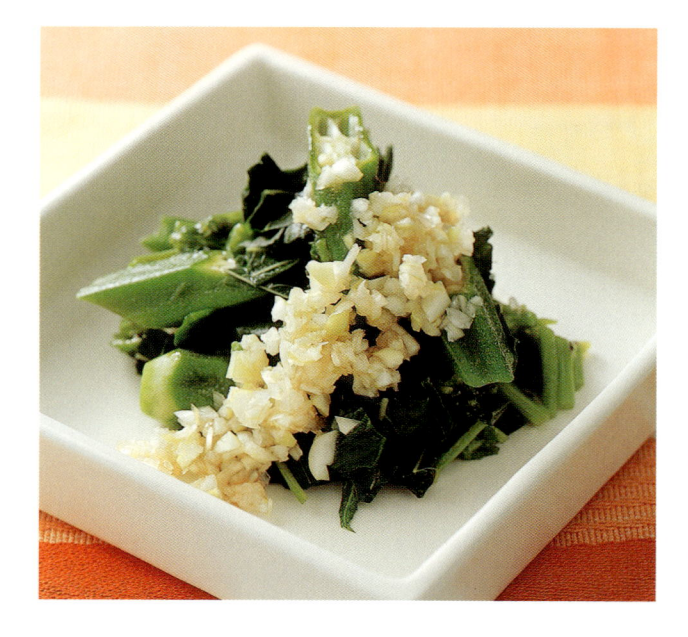

40kcal
コレステロール 0mg
食物繊維 4.1g
塩分 0.7g

材料（1人分）
モロヘイヤ………………… 40g
オクラ……………………… 3本（30g）
A ┬ 長ねぎ（あらみじん切り）
　│　　………………… 大さじ1
　├ ポン酢しょうゆ（市販品）
　│　　………………… 小さじ$1\frac{1}{2}$
　└ ごま油…………… 小さじ$\frac{1}{5}$

作り方
1. 鍋に沸かした熱湯に塩少々（分量外）を加え、モロヘイヤを入れてしんなりするまで強火でゆで、水にとって、ざく切りにする。
2. オクラは鍋に沸かした熱湯でしんなりするまで強火でゆでて水にとり、水けをきって2〜3cm長さに切る。
3. **1**と**2**を合わせて器に盛り、まぜ合わせた**A**をかける。
　　　　　　　　　　　　　　　　　　　（伊藤）

野菜類の量が足りないときに
追加する30kcal以内の小さなおかず

もう一品

選んだ主菜に [野菜追加] がついている場合や、
主菜と副菜だけではもの足りないときは、この中から1品追加します
（194～217ページ）

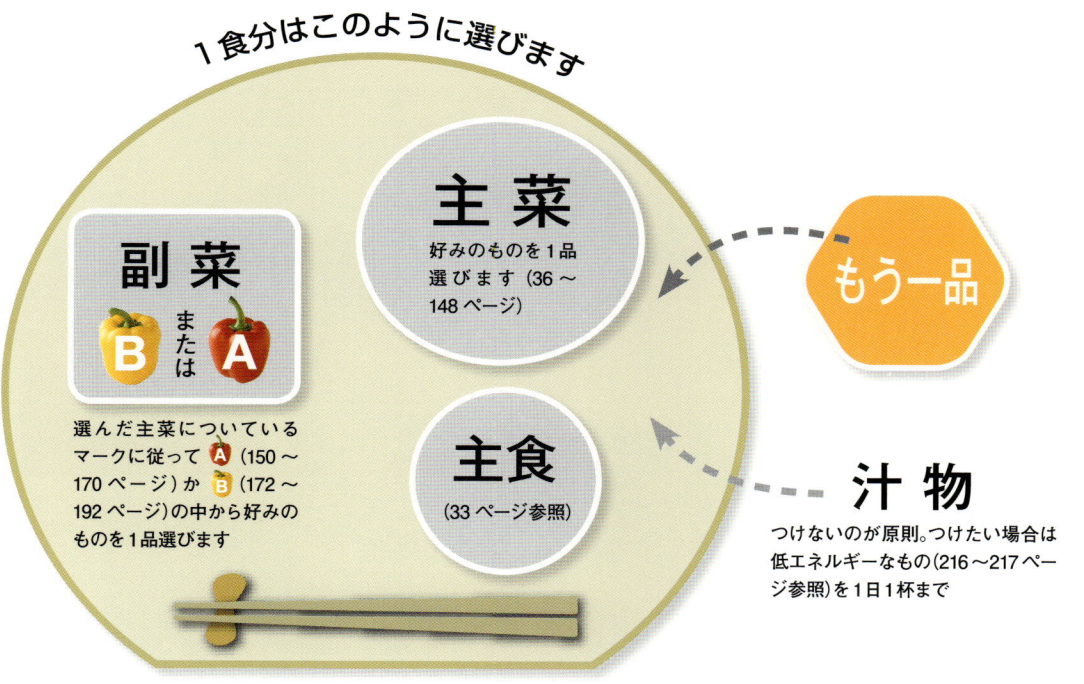

1食分はこのように選びます

主菜
好みのものを1品選びます（36～148ページ）

副菜 BまたはA
選んだ主菜についているマークに従って A（150～170ページ）か B（172～192ページ）の中から好みのものを1品選びます

主食
（33ページ参照）

もう一品

汁物
つけないのが原則。つけたい場合は低エネルギーなもの（216～217ページ参照）を1日1杯まで

※このように組み合わせた献立を1日3食とるようにするほか、決められた量の牛乳・乳製品と果物をとるようにします（34ページ参照）。

- ■材料の分量は1人分で表示してあります。
- ■記載のエネルギー量、コレステロール量、食物繊維量、塩分量は、いずれも1人分あたりの目安で計算してあります。エネルギー量は、一の位を四捨五入して10kcal刻みで示してあります。

- ●材料の分量は、特に指定がない限り、原則として正味量（野菜ならヘタや皮などを除いた、純粋に食べられる量）で表示してあります。
- ●材料は、特に指定がない限り、原則として水洗いをすませ、野菜などは皮をむくなどの下ごしらえをしたものを使います。
- ●家族の分もまとめて作る場合は、材料の分量を人数分だけ掛け算してふやしてください。ただ、そうすると味が濃くなりがちなので、調味料は少なめにすることをおすすめします。

*作り方記事の末尾かっこ内は、そのレシピを指導してくださった料理研究家の名前です（奥付参照）。

かぶの刺し身

20kcal　コレステロール 0mg　食物繊維 1.6g　塩分 0.6g

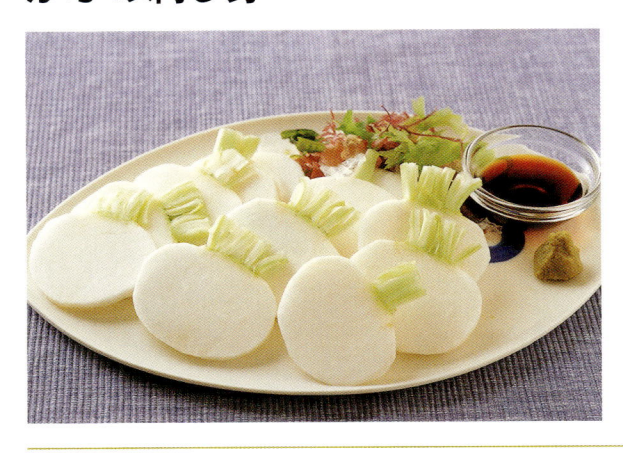

材料（1人分）
かぶ1個(60g)　海藻ミックス（乾燥）適量
しょうゆ小さじ $\frac{1}{3}$　練りわさび少々

作り方
1　かぶは茎を2cmほど残して葉を切り落とし、5mm厚さの薄切りにする。海藻ミックスはもどし、水をきる。
2　器に**1**を盛り合わせ、練りわさびとしょうゆを添える。

（吉田）

かぶのかんたん浅漬け

20kcal　コレステロール 0mg　食物繊維 1.4g　塩分 0.5g

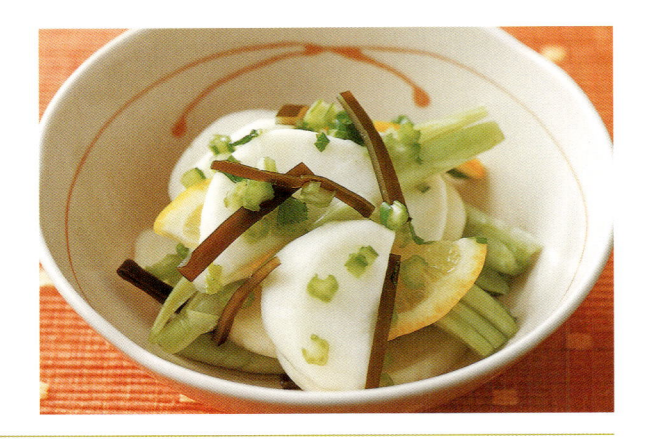

材料（1人分）
かぶ $\frac{1}{2}$ 個(30g)　かぶの葉少々　昆布（細切り）少々
レモン（いちょう切り）4枚　塩小さじ $\frac{1}{6}$

作り方
1　かぶは茎を2cmほど残して葉を切り落とし、5mm厚さの半月切りにする。葉はこまかく刻む。
2　ボウルに**1**を入れて塩をまぶし、昆布とレモンを加えてまぜる。上に重しをして2時間ほど漬け、しんなりしたら水けをしぼる。

（大庭）

カリフラワーのピクルス

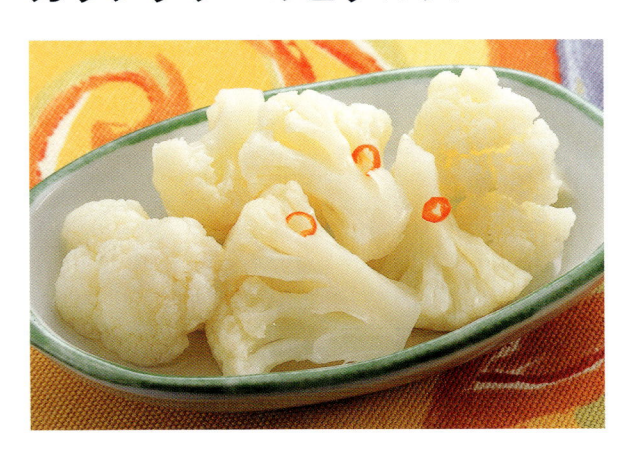

30kcal　コレステロール 0mg　食物繊維 1.7g　塩分 0.5g

材料（1人分）
カリフラワー 50g　**A**［酢大さじ1　砂糖小さじ1　塩少々
赤とうがらし（小口切り）少々］

作り方
1　ボウルに**A**を入れて、よくまぜ合わせておく。
2　カリフラワーは小房に切り分け、鍋に沸かした熱湯で3〜4分中火でゆでる。
3　**2**が熱いうちに**1**に漬け込み、味がなじむまでしばらくおく。

（赤堀）

もう一品　淡色野菜を使って

キャベツの浅漬け

20kcal　コレステロール0mg　食物繊維2.1g　塩分1.2g

材料（1人分）
キャベツ1$\frac{1}{2}$枚（90g）　にんじん少々　青じそ2枚
昆布（細切り）少々　塩小さじ1

作り方
1　キャベツは4cm角に切る。にんじんは短冊切りにする。青じそは横に5mm幅に切る。
2　ポリ袋に水1カップと塩を入れ、口を閉じて振り、塩をとかす。
3　2に1と昆布を入れて口を閉じ、手で軽くもんで30分以上漬け込む。汁けを軽くしぼって器に盛る。　　（瀬尾）

きゅうりとわかめの酢の物

20kcal　コレステロール0mg　食物繊維0.9g　塩分1.1g

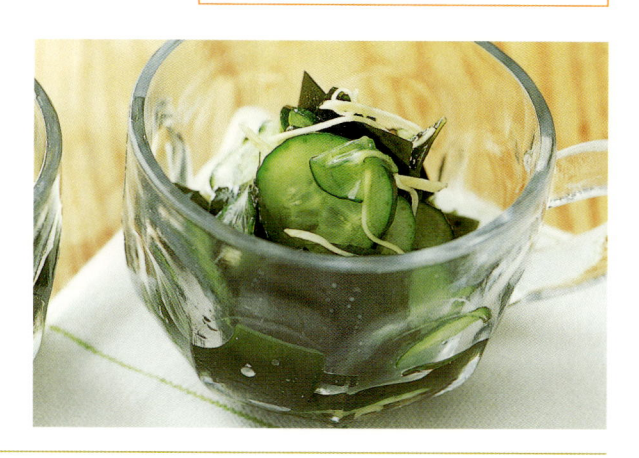

材料（1人分）
きゅうり$\frac{1}{4}$本（25g）　わかめ（もどしたもの）20g　しょうが（せん切り）薄切り1枚分　塩少々　A［酢大さじ$\frac{1}{2}$　砂糖小さじ$\frac{2}{3}$　しょうゆ1～2滴　塩少々］

作り方
1　きゅうりは小口切りにしてボウルに入れ、塩を振ってまぜ、しんなりしたら水けをしぼる。
2　わかめは鍋に沸かした熱湯にさっとくぐらせて水にとり、水けをきって食べやすい長さに切る。
3　Aをボウルに合わせてまぜ、1と2、しょうがを加えてあえる。　　（岩﨑）

たたききゅうりのしょうが酢あえ

20kcal　コレステロール0mg　食物繊維0.7g　塩分0.9g

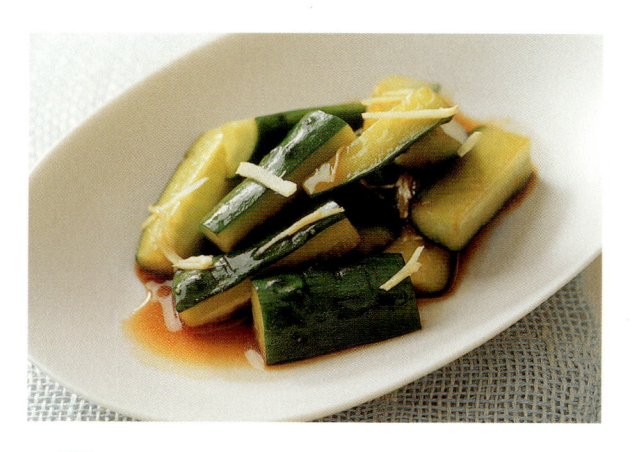

材料（1人分）
きゅうり$\frac{2}{3}$本（60g）　しょうが（細切り）少々　A［しょうゆ小さじ1　酢小さじ$\frac{1}{2}$　しょうがのしぼり汁、砂糖各小さじ$\frac{1}{4}$　ごま油2滴］

作り方
1　きゅうりはすりこ木などでたたいてひび割れを入れ、3～4cm長さに切ってボウルに入れる。
2　耐熱性のボウルにAを合わせてまぜ、ラップをかけて電子レンジで30秒加熱する。
3　2を熱いうちに1にかけ、あえる。
4　器に盛り、しょうがを散らす。　　（伊藤）

ゴーヤーの黒酢あえ

20kcal　コレステロール0mg　食物繊維2.1g　塩分1.0g

材料(1人分)
ゴーヤー80g　しょうが(せん切り)薄切り1枚分　塩少々
A[黒酢小さじ1　砂糖小さじ$\frac{1}{2}$　塩少々]

作り方
1. ゴーヤーは縦半分に切って種とわたをとり、分量分を薄切りにする。これをボウルに入れて塩を振って軽くもみ、鍋に沸かした熱湯でさっと強火でゆでて水けをしぼる。
2. ボウルにAを合わせてまぜ、ゆでたての1を入れ、さらにしょうがも加えてあえる。　　　　　　　　　(大越)

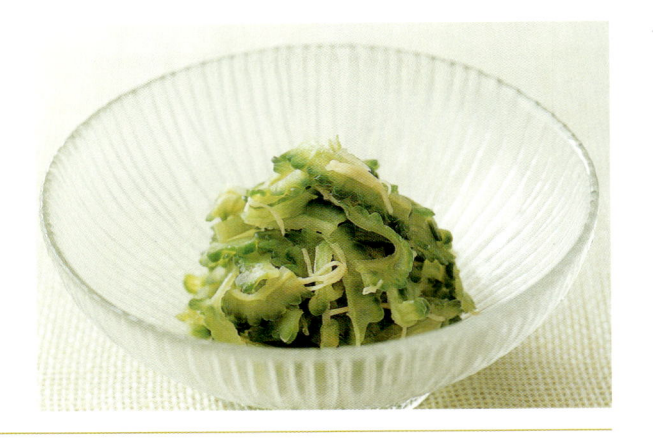

スプラウトとザーサイのあえ物

20kcal　コレステロール0mg　食物繊維1.1g　塩分0.9g

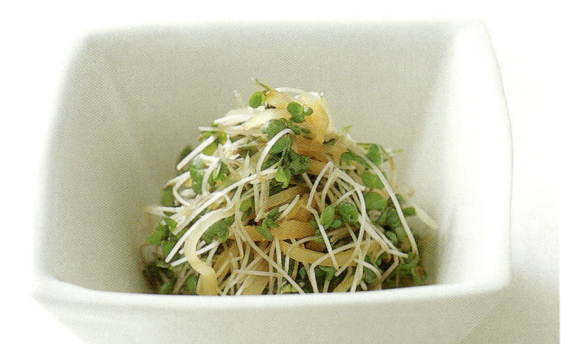

材料(1人分)
スプラウト(ブロッコリーなど)40g　ザーサイ10g
A[めんつゆ(市販品・2倍濃縮タイプ)小さじ$\frac{1}{2}$
酢小さじ1　ごま油2〜3滴]

作り方
1. スプラウトは根元を切り落とし、水につけてシャキッとさせる。ザーサイは細切りにして水に10分ほどつけ、塩けを少し抜く。
2. 1の水けをきってボウルに合わせ、まぜ合わせたAのドレッシングであえる。　　　　　　　　　(伊藤)

セロリとキャベツのレモン酢

20kcal　コレステロール0mg　食物繊維1.5g　塩分0.6g

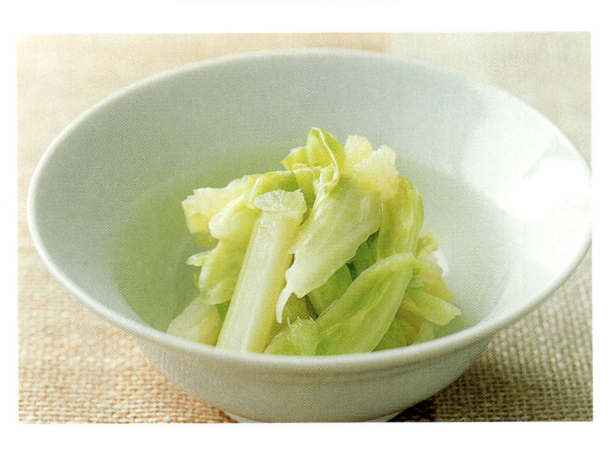

材料(1人分)
セロリ$\frac{1}{4}$本(20g)　キャベツ$\frac{2}{3}$枚(40g)　レモンの果肉10g
A[白ワインビネガー小さじ1　砂糖、塩各少々　水大さじ1]

作り方
1. セロリは筋をとり、縦1cm幅に切る。キャベツは一口大に切り、鍋に沸かした熱湯でさっと強火でゆでる。
2. 鍋にAを入れて煮立て、火を止めてレモンの果肉を加える。
3. 1を2であえる。　　　　　　　　　(大越)

もう一品　淡色野菜を使って

セロリのおかかあえ

10kcal　コレステロール2mg　食物繊維0.6g　塩分0.4g

材料（1人分）

セロリ1/2本（40g）　削りがつおひとつまみ
しょうゆ小さじ1/2

作り方

1 セロリは筋をとり、茎は小口から薄く切り、葉は4～5cm幅に切る。これを鍋に沸かした熱湯でさっと強火でゆでて水にとり、水けをきる。
2 ボウルに1と削りがつお、しょうゆを合わせ、さっとあえる。　　　　　　　　　　　　　　　　　　　（森）

紅白なます

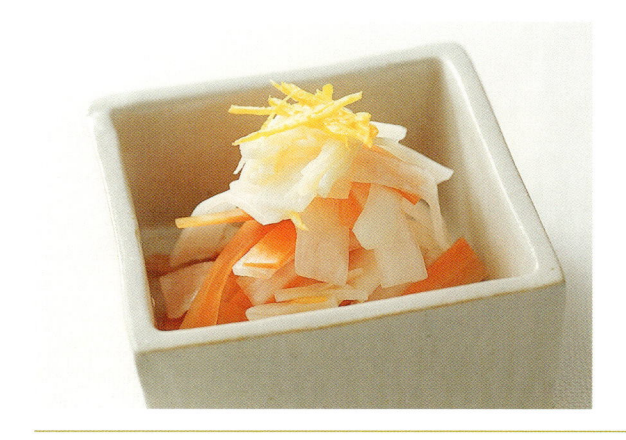

20kcal　コレステロール3mg　食物繊維0.8g　塩分0.6g

材料（1人分）

大根1cm（30g）　にんじん10g　ほたて貝柱の水煮（缶詰）5g
ゆずの皮（細切り）少々　塩少々
A［酢、水各小さじ1　砂糖小さじ2/3　塩少々］

作り方

1 大根とにんじんは4cm長さの短冊切りにし、塩を振り、しんなりしたら水けを軽くしぼる。
2 ボウルにAを合わせて甘酢を作り、1とほたて貝柱の水煮を入れてあえる。
3 2を器に盛り、ゆずの皮をのせる。　　　　　　（伊藤）

大根のゆず風味即席漬け

20kcal　コレステロール0mg　食物繊維0.8g　塩分0g

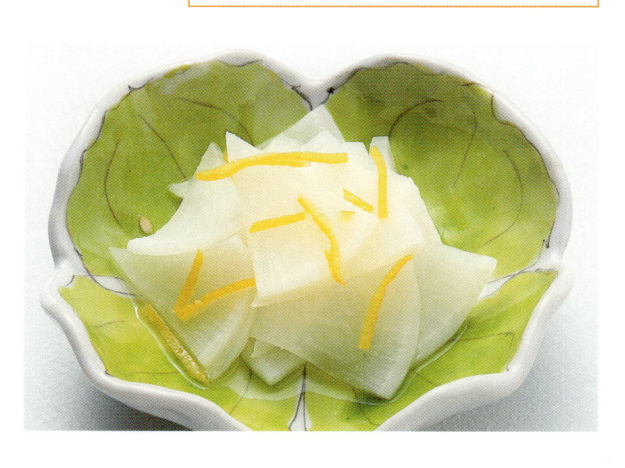

材料（1人分）

大根1.5cm（50g）　ゆずのしぼり汁小さじ2
ゆずの皮（せん切り）少々　砂糖小さじ1/2

作り方

1 大根は1～2mm厚さのいちょう切りにし、電子レンジで50秒加熱する。
2 1の水けをきり、ゆずのしぼり汁と砂糖を加えてあえる。
3 2を器に盛り、ゆずの皮を散らす。　　　　　　（佐伯）

玉ねぎのサラダ

20kcal コレステロール0mg 食物繊維0.8g 塩分0.6g

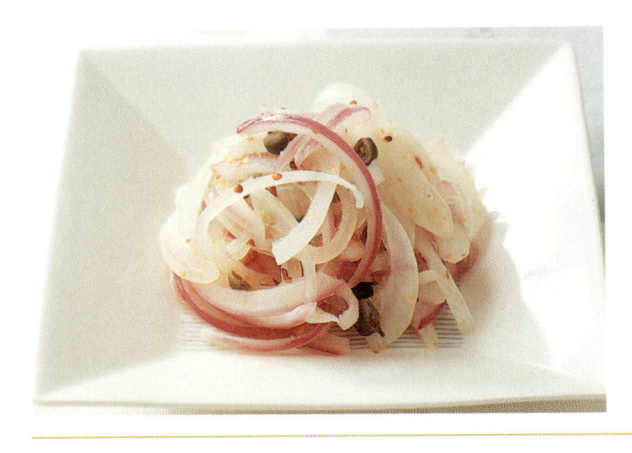

材料(1人分)
玉ねぎ$\frac{1}{6}$個(30g)　紫玉ねぎ15g　ケーパー(みじん切り)少々　**A**[白ワインビネガー小さじ$\frac{2}{3}$　粒マスタード小さじ$\frac{1}{2}$　塩少々]

作り方
1. 玉ねぎと紫玉ねぎは薄切りにして耐熱性のボウルに入れ、**A**とケーパーを加えてまぜ、ラップなしで電子レンジで20秒加熱する。
2. **1**のボウルを電子レンジからいったんとり出してさっとまぜ、さらにラップなしで10秒加熱する。そのままおいて冷まし、味をなじませる。　　　　　　　(伊藤)

とうがんの梅肉あん

10kcal コレステロール0mg 食物繊維1.0g 塩分0.8g

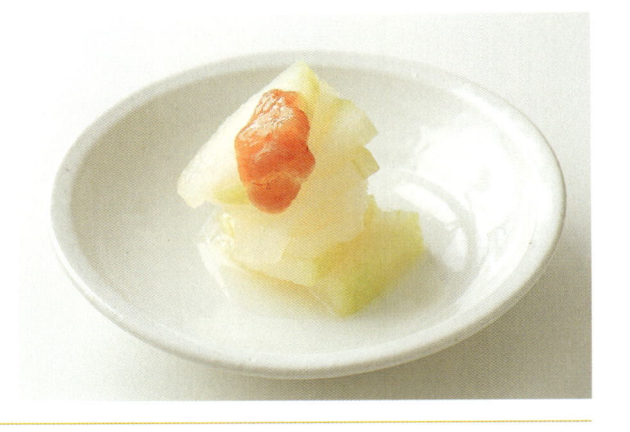

材料(1人分)
とうがん70g　梅干しの果肉小さじ$\frac{1}{4}$
A[だし汁$\frac{1}{2}$カップ　薄口しょうゆ小さじ$\frac{1}{5}$　塩少々]

作り方
1. とうがんは3〜4cm厚さの一口大に切る。
2. 鍋に**A**と**1**を入れて火にかけ、煮立ったら火を弱めてとうがんがやわらかくなるまで煮含める。
3. **2**を器に盛り、梅干しの果肉に**2**の煮汁を少し加えてときのばしたものを上からかける。　　(伊藤)

なすのかんたん浅漬け

20kcal コレステロール1mg 食物繊維1.9g 塩分1.5g

材料(1人分)
なす1個(70g)　みょうが$\frac{1}{2}$個　青じそ2枚　梅干し$\frac{1}{2}$個
ゆかり(市販品)小さじ1

作り方
1. なすはヘタを切り落とし、縦半分に切ってから薄切りにする。みょうがは縦半分に切ったあと斜め薄切りにする。青じそはせん切りにする。梅干しは種を除いて包丁でこまかく刻む。
2. ボウルに梅肉以外の**1**を入れ、ゆかりを加えて手でもむ。なすがしんなりしたら水けをしぼり、梅肉を加えてまぜ、器に盛る。　　　　　　　　　　　　(瀬尾)

もう一品　淡色野菜を使って

蒸しなすの薬味あえ

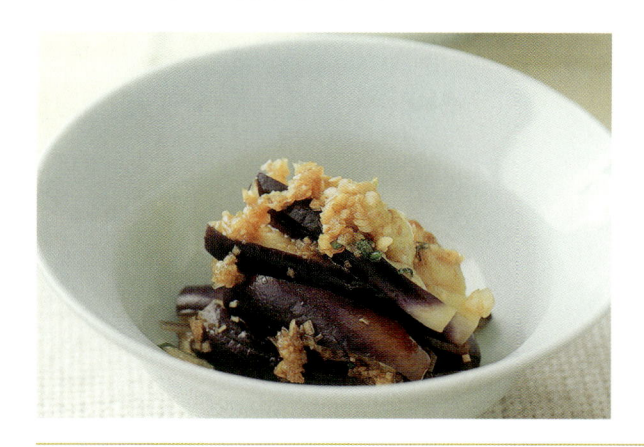

20kcal　コレステロール1mg　食物繊維1.7g　塩分0.4g

材料(1人分)

なす1個(70g)　みょうが(みじん切り)$\frac{1}{2}$個分　しょうが(みじん切り)薄切り1枚分　青じそ(せん切り)1枚分
しょうゆ小さじ$\frac{1}{2}$　ごま油2～3滴

作り方

1. なすはヘタを切り落とし、包丁で縦に浅い切り目を入れる。ラップで包んで電子レンジで1分加熱し、冷めたら縦8等分に裂く。
2. ボウルに1とみょうが、しょうが、青じそを入れ、ごま油としょうゆを加えてあえる。　　　　　　　　　　(大越)

なすとエリンギのわさびあえ

20kcal　コレステロール0mg　食物繊維1.8g　塩分0.3g

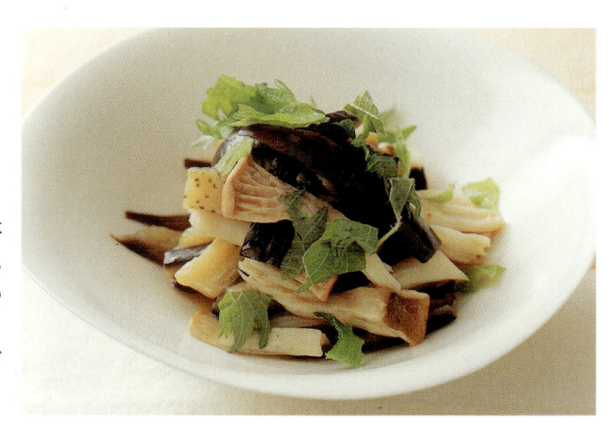

材料(1人分)

なす$\frac{1}{2}$個(35g)　エリンギ小$\frac{1}{2}$本(20g)　青じそ1枚
日本酒小さじ1　A[めんつゆ(市販品・濃縮2倍タイプ)小さじ$\frac{2}{3}$　水小さじ$\frac{2}{3}$　練りわさび少々]

作り方

1. エリンギは手で適当な大きさに裂き、耐熱皿に入れて日本酒を振り、ラップをかけて電子レンジで1分10秒加熱する。
2. なすはラップで包んで電子レンジで1分30秒加熱し、冷めたら手で適当な大きさに裂いておく。
3. ボウルにAを合わせて1と2をあえ、器に盛り、あらくちぎった青じそを散らす。　　　　　　　　　　(伊藤)

長ねぎのあっさり煮

20kcal　コレステロール1mg　食物繊維1.0g　塩分0.7g

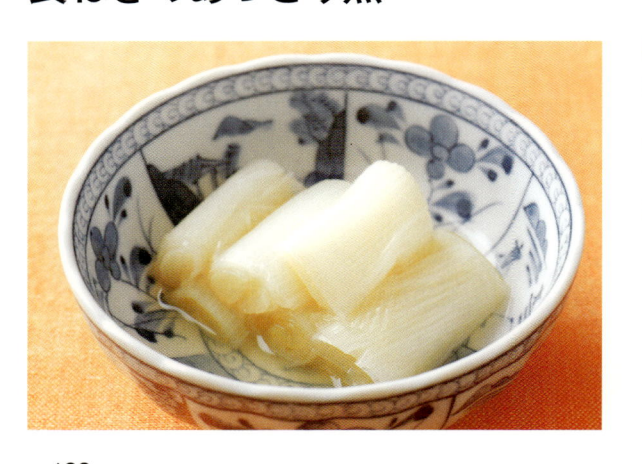

材料(1人分)

長ねぎ(白い部分)$\frac{3}{4}$本(45g)　鶏ガラスープの素小さじ$\frac{1}{2}$

作り方

1. 長ねぎは3～4cm長さに切る。
2. 鍋に1とひたひたの水、鶏ガラスープの素を入れて弱火にかけ、コトコトとやわらかくなるまで煮る。　(佐伯)

白菜のさんしょう煮

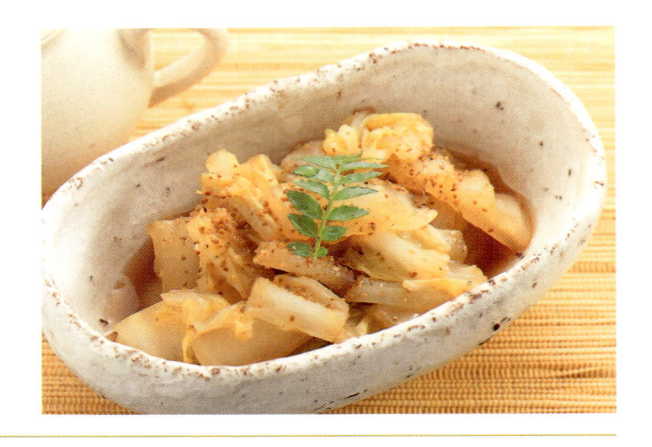

20kcal　コレステロール0mg　食物繊維1.0g　塩分0.7g

材料(1人分)
白菜1枚(80g)　粉ざんしょう少々　あれば木の芽1枚
A[だし汁$\frac{1}{4}$カップ　しょうゆ小さじ$\frac{2}{3}$　日本酒小さじ$\frac{1}{2}$]

作り方
1. 白菜は縦半分に切ってから、1cm幅に切る。
2. 鍋にAを入れて煮立て、1を入れて粉ざんしょうを振り入れ、弱めの中火で白菜がしんなりするまで煮る。
3. 2を器に盛り、木の芽をのせる。　　　　　（増井）

白菜のゆず香漬け

10kcal　コレステロール0mg　食物繊維1.2g　塩分0.8g

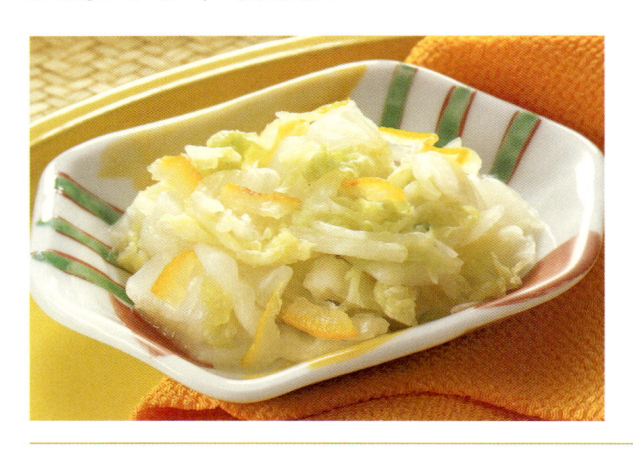

材料(1人分)
白菜1枚(80g)　ゆずの皮(せん切り)少々
昆布(細切り)少々　塩少々

作り方
1. 白菜は茎の部分を1.5～2cm角くらいに切り、葉はざく切りにする。
2. ボウルに1とゆずの皮、昆布を入れ、塩を振って全体にからめる。重しをして半日ほどおき、水けをしぼる。（増井）

ふきのおひたし

20kcal　コレステロール1mg　食物繊維0.9g　塩分1.5g

材料(1人分)
ふき70g　削りがつおひとつまみ　塩適量　A[だし汁$\frac{1}{2}$カップ　薄口しょうゆ小さじ1　塩少々　みりん小さじ$\frac{1}{2}$]

作り方
1. ふきは鍋に入る長さに切り、まな板の上で塩を振って両手で数回転がす（板ずりという）。これを鍋に沸かした熱湯に入れて強火で1～2分ゆで、すぐに水にとり、皮をむいて4～5cm長さに切る。
2. Aは合わせて半量をバットなどに入れ、1をつける。10分以上おいて味をなじませ、汁けをきって器に盛る。残りのAをかけ、削りがつおをのせる。　　（田口）

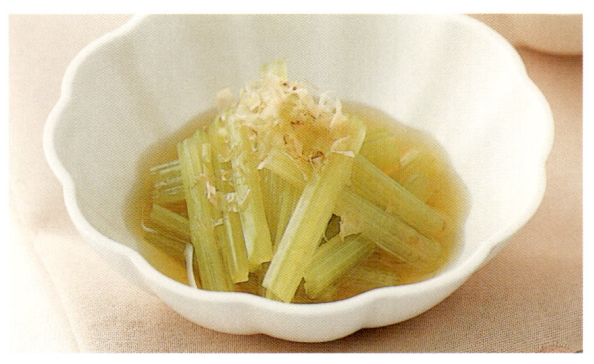

アドバイス つけ汁には塩分が多いので、残すようにしましょう。

もう一品　淡色野菜を使って

もやしのごま酢あえ

20kcal　コレステロール1mg　食物繊維0.9g　塩分0.4g

材料（1人分）
もやし $\frac{1}{5}$ 袋(50g)　三つ葉3本　削りがつお適量
A[酢小さじ1　すり白ごま小さじ $\frac{1}{4}$ 　砂糖小さじ $\frac{1}{2}$
塩少々]

作り方
1. もやしはひげ根をつみとり、三つ葉は3cm長さに切る。
2. 鍋に沸かした熱湯で1をさっと強火でゆで、ざるに上げて水けをきる。
3. ボウルにAを合わせてまぜ、2をあえる。
4. 3を器に盛り、削りがつおをのせる。　　　　　（佐伯）

野菜のレンジピクルス

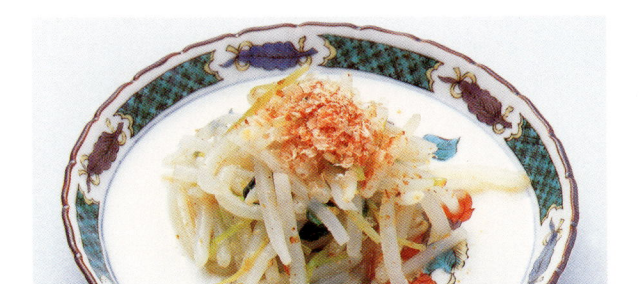

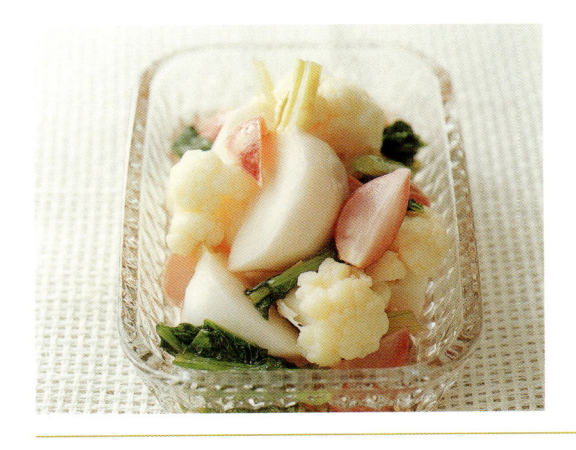

30kcal　コレステロール0mg　食物繊維1.3g　塩分0.4g

材料（1人分）
カリフラワー25g　かぶ $\frac{1}{2}$ 個(30g)　ラディッシュ1個(10g)　かぶの葉5g　A[りんご酢大さじ $\frac{1}{2}$ 　水小さじ2　砂糖小さじ $\frac{1}{2}$ 　塩少々　オリーブ油2〜3滴]

作り方
1. カリフラワーは小房に切り分ける。かぶは縦に4等分に切り、ラディッシュは縦に8等分に切る。かぶの葉は4cm長さに切る。
2. 耐熱容器にAを合わせてまぜ、かぶの葉以外の1を加えて、よくまぜ合わせる。ラップをかけて電子レンジで1分加熱し、いったんとり出してかきまぜる。さらに1分加熱してそのまま冷ます。
3. かぶの葉はラップをかけて電子レンジで30秒加熱し、2に加えてまぜる。　　　　　（大越）

レタスのごまびたし

20kcal　コレステロール0mg　食物繊維1.1g　塩分0.6g

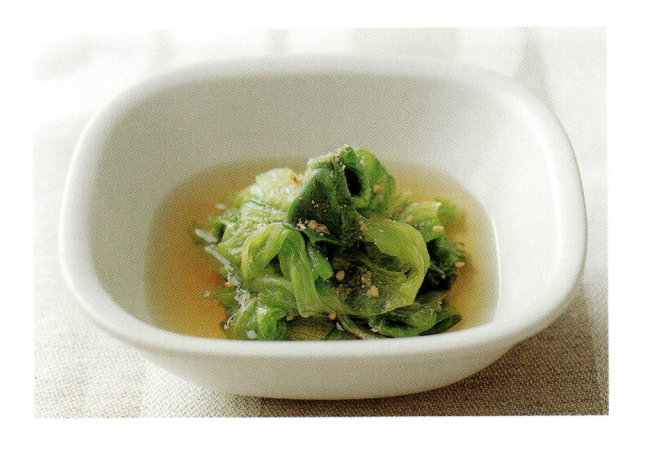

材料（1人分）
レタス3枚(90g)　すり白ごま少々　A[だし汁 $\frac{1}{4}$ カップ
薄口しょうゆ小さじ $\frac{1}{2}$ 　みりん小さじ $\frac{1}{3}$ 　ラー油少々]

作り方
1. レタスは手で大きめにちぎり、鍋に沸かした熱湯で、さっとくぐらす程度に強火でゆでる。
2. ボウルにAを合わせてまぜ、ゆでたての1を入れてあえる。
3. 2を器に盛り、白ごまを振る。　　　　　（大越）

あしたばのおかかあえ

20kcal　コレステロール2mg　食物繊維2.5g　塩分0.3g

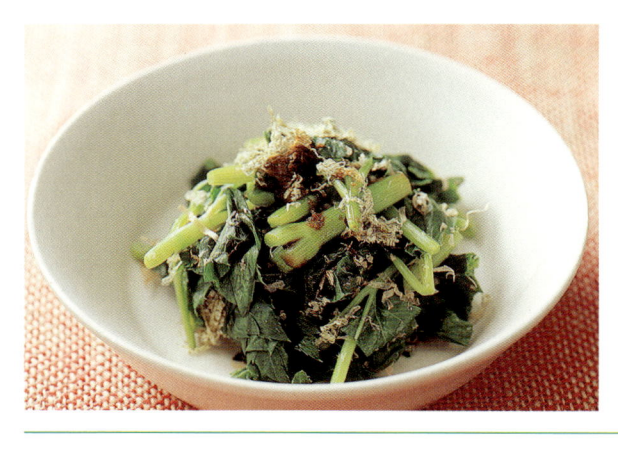

材料（1人分）
あしたば40g　削りがつお1g　とろろ昆布1g
しょうゆ小さじ$\frac{1}{6}$

作り方
1. あしたばは水洗いして軽く水けをきる。これをラップで包んで電子レンジで50秒加熱し、3～4cm長さに切る。
2. 耐熱皿にクッキングシートを敷き、削りがつおをのせてラップなしで30秒加熱し、パリッとさせる。
3. ボウルに**1**と**2**、とろろ昆布を入れ、しょうゆを加えてあえる。
　　　　　　　　　　　　　　　　　　（伊藤）

アスパラのからしじょうゆあえ

20kcal　コレステロール0mg　食物繊維1.1g　塩分0.5g

材料（1人分）
グリーンアスパラガス3本（60g）
A［練りがらし小さじ$\frac{1}{4}$　しょうゆ小さじ$\frac{1}{2}$］

作り方
1. グリーンアスパラガスは根元のかたい部分を切り落とし、塩少々（分量外）を加えた熱湯で強火でゆで、しんなりしたらざるに上げる。あら熱がとれたら、2～3cm長さの斜め切りにする。
2. ボウルに**A**を入れてまぜ、これで**1**をあえる。（脇）

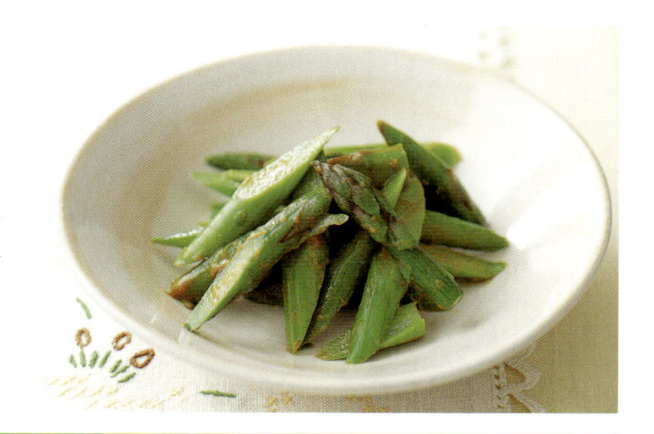

アスパラの焼きびたし

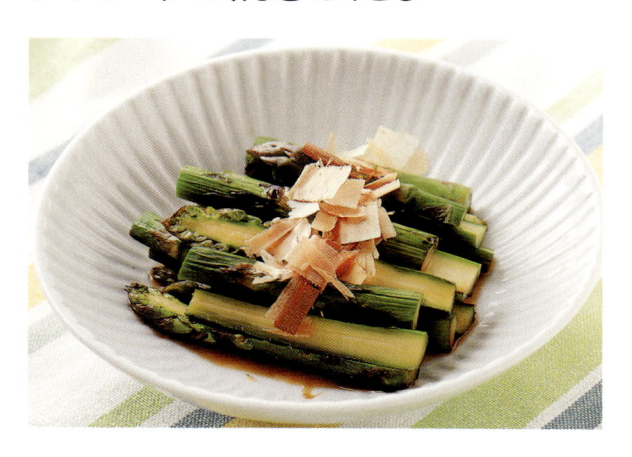

20kcal　コレステロール2mg　食物繊維1.1g　塩分0.6g

材料（1人分）
グリーンアスパラガス3本（60g）　削りがつお適量
A［だし汁、しょうゆ各小さじ$\frac{2}{3}$］

作り方
1. グリーンアスパラガスは根元のかたい部分の皮をむく。**A**はバットに入れてまぜておく。
2. 熱した焼き網にアスパラガスをのせ、転がしながら中火でしんなりするまで2～3分焼く。
3. **2**を熱いうちにバットに入れて味をからめ、食べやすい長さに切る。
4. **3**を器に盛り、削りがつおをのせる。（重信）

もう一品　緑黄色野菜を使って

おかひじきのごまあえ

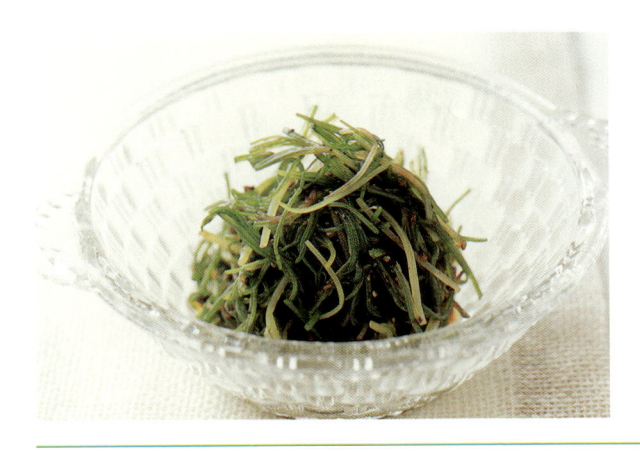

20kcal　コレステロール0mg　食物繊維1.2g　塩分0.4g

材料（1人分）

おかひじき40g　A[和風だしの素（顆粒）少々　水小さじ1　しょうゆ小さじ$\frac{1}{3}$　砂糖少々　すり黒ごま小さじ$\frac{1}{3}$]

作り方

1. おかひじきは水洗いし、水滴がついている状態でラップで包み、電子レンジで30秒加熱して3cm長さに切る。
2. ボウルにAを合わせてまぜ、これで1をあえる。　（伊藤）

オクラの塩昆布あえ

10kcal　コレステロール0mg　食物繊維1.8g　塩分0.4g

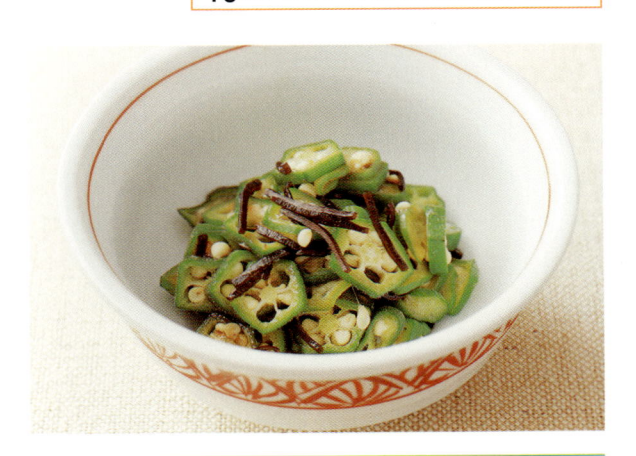

材料（1人分）

オクラ3本（30g）　塩昆布（市販品・細切り）2g

作り方

1. オクラは塩少々（分量外）をまぶし、まな板の上で転がしてうぶ毛をとり、水で洗う。これを鍋に沸かした熱湯でしんなりするまで強火でゆでて水にとり、水けをきって小口切りにする。
2. ボウルに1を入れ、塩昆布を加えてあえる。　（佐伯）

クレソンとりんごのカテージチーズあえ

20kcal　コレステロール2mg　食物繊維1.0g　塩分0.3g

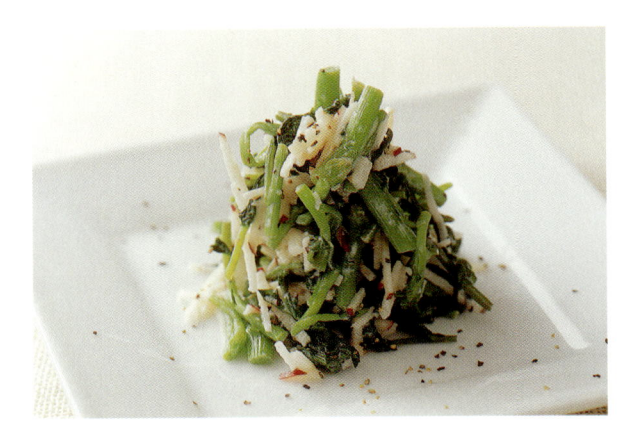

材料（1人分）

クレソン1株（30g）　りんご15g　カテージチーズ10g
塩、あらびき黒こしょう各少々

作り方

1. クレソンはラップで包み、電子レンジで1分加熱し、2～3cm長さに切る。りんごは洗って皮ごと細切りにする。
2. カテージチーズは小さなボウルに入れ、塩と黒こしょうを加えて軽くまぜる。
3. 2で1をあえて器に盛り、好みで黒こしょう少々を振る。

（伊藤）

小松菜のラー油あえ

20kcal　コレステロール0mg　食物繊維1.9g　塩分1.0g

材料(1人分)
小松菜$\frac{2}{9}$束(100g)　A[ラー油少々　塩小さじ$\frac{1}{6}$]

作り方
1　小松菜は洗って4cm長さに切り、ラップで包み、電子レンジで1分30秒加熱する。
2　1をボウルに入れ、熱いうちにAを加えてあえる。(重信)

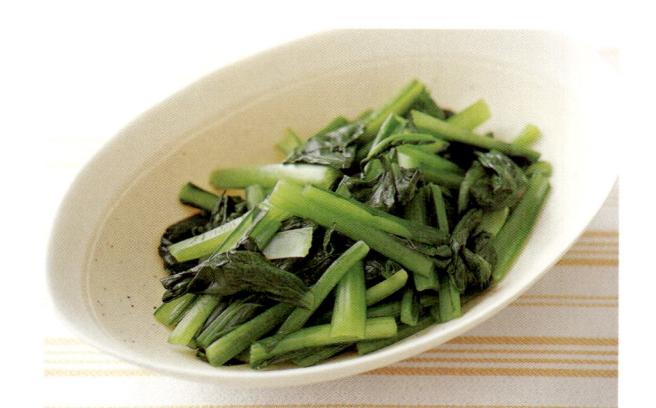

小松菜のおひたし

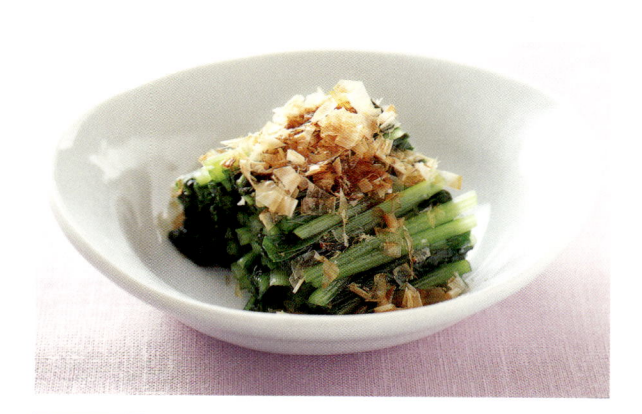

20kcal　コレステロール2mg　食物繊維1.9g　塩分0.9g

材料(1人分)
小松菜$\frac{2}{9}$束(100g)　削りがつお1g　しょうゆ小さじ1

作り方
1　小松菜は根元に十文字の切り込みを入れ、塩少々(分量外)を加えた熱湯で強火でゆで、しんなりしたら水にとって冷まし、水けをしぼる。
2　1を3cm長さに切って器に盛り、削りがつおをのせてしょうゆをかける。　　　　　　　　　　(大庭)

さやいんげんのしょうが風味

20kcal　コレステロール0mg　食物繊維0.9g　塩分0.4g

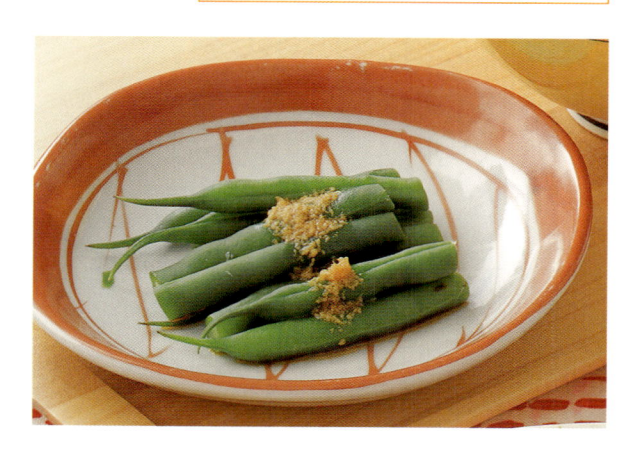

材料(1人分)
さやいんげん5本(35g)　A[しょうが(みじん切り)5g分　しょうゆ、日本酒各小さじ$\frac{1}{2}$]

作り方
1　さやいんげんは筋をとり、鍋に沸かした熱湯でしんなりするまで強火でゆで、冷水にとって水けをきり、3cm長さに切る。
2　ボウルにAを合わせてまぜ、これで1をあえる。　(本城)

もう一品　緑黄色野菜を使って

春菊としめじのさっと煮

20kcal　コレステロール0mg　食物繊維2.2g　塩分0.6g

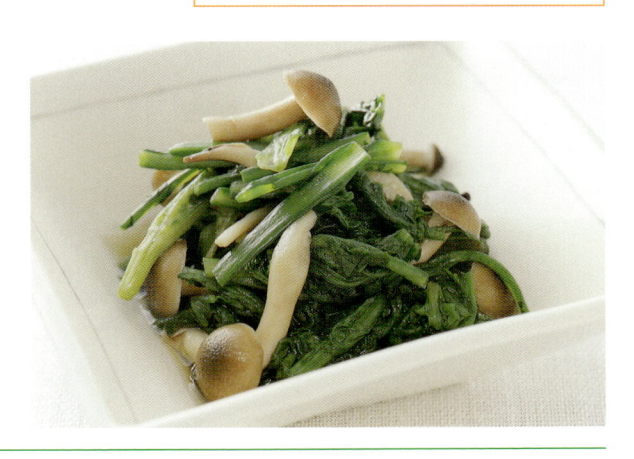

材料(1人分)
春菊50g　しめじ15g　A［だし汁大さじ2　薄口しょうゆ小さじ$\frac{1}{2}$　みりん小さじ$\frac{1}{2}$］

作り方
1 春菊は2～3cm長さに切る。しめじは根元を切り落とし、小分けにする。
2 鍋に1とAを入れてふたをし、弱火で2～3分蒸し煮にする。このまましばらくおいて冷まし、味をなじませる。
(貴堂)

春菊とちくわのサラダ

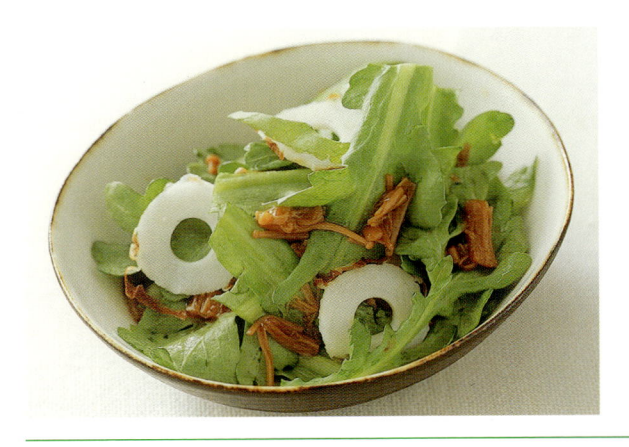

20kcal　コレステロール2mg　食物繊維1.2g　塩分0.9g

材料(1人分)
春菊(葉先の部分)30g　ちくわ小$\frac{1}{4}$本(8g)　なめたけ(市販品)小さじ1　A［めんつゆ(市販品・2倍濃縮タイプ)小さじ$\frac{1}{2}$　水小さじ$\frac{2}{3}$　豆板醤少々］

作り方
1 ちくわは薄い輪切りにする。
2 春菊と1、なめたけをさっくりと合わせて器に盛り、まぜ合わせたAをかける。
(伊藤)

チンゲン菜のピリ辛あえ

20kcal　コレステロール0mg　食物繊維0.6g　塩分0.8g

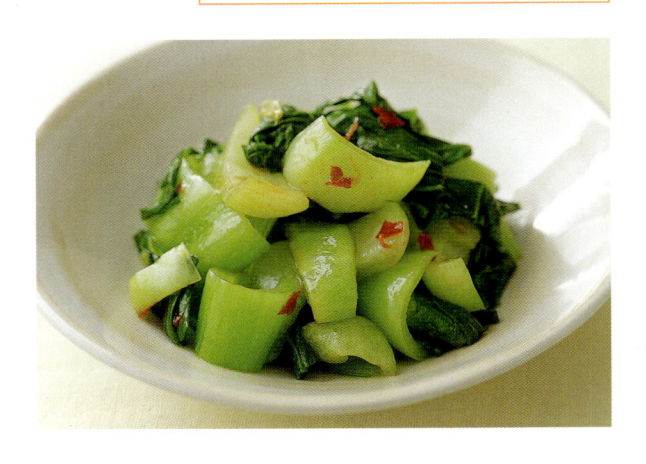

材料(1人分)
チンゲン菜$\frac{1}{2}$株(50g)
A［豆板醤小さじ$\frac{1}{6}$　塩少々　ごま油小さじ$\frac{1}{4}$］

作り方
1 チンゲン菜は塩少々(分量外)を加えた熱湯で強火でゆで、茎がしんなりしたら水にとる。水けをきって2～3cm長さに切り、水けをしぼる。
2 ボウルにAを入れてまぜ、これで1をあえる。
(脇)

冷やしトマト

10kcal　コレステロール0mg　食物繊維0.7g　塩分0.2g

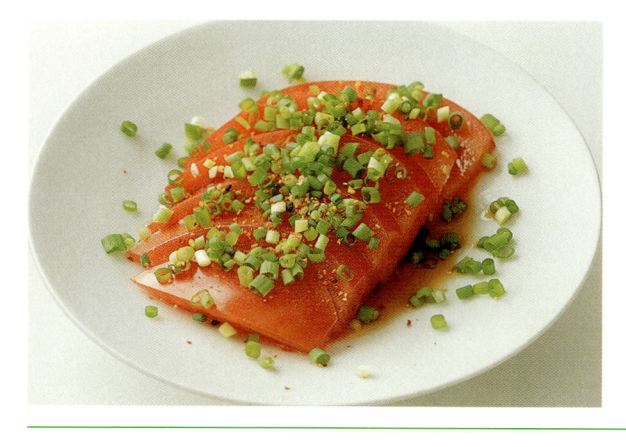

材料（1人分）
トマト60g　万能ねぎ（小口切り）大さじ$\frac{1}{2}$　ポン酢しょうゆ（市販品）小さじ$\frac{1}{2}$　七味とうがらし少々

作り方
1. トマトは薄切りにして器に盛り、冷蔵庫で冷やす。
2. 1を冷蔵庫からとり出して万能ねぎを散らし、ポン酢しょうゆをかけ、七味とうがらしを振る。　　　（伊藤）

菜の花のからしあえ

20kcal　コレステロール0mg　食物繊維2.5g　塩分0.4g

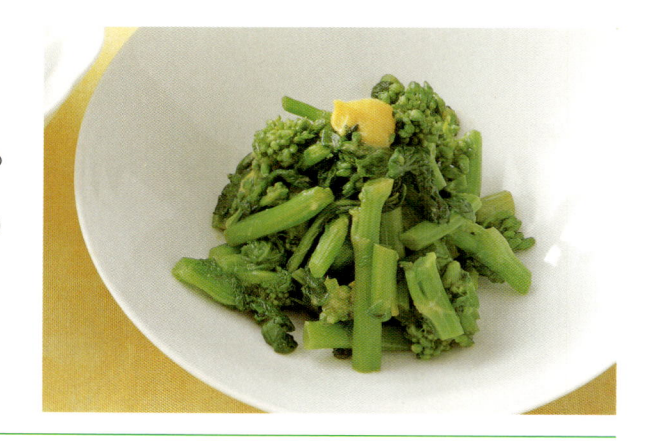

材料（1人分）
菜の花60g　**A**［しょうゆ小さじ$\frac{1}{2}$　練りがらし適量］

作り方
1. 菜の花は鍋に沸かした熱湯でしんなりするまで強火でゆで、水にとって冷まし、水けをしぼって3cm長さに切る。
2. ボウルに**A**を入れてまぜ、これで1をあえる。　（佐伯）

にんじんのピーラーサラダ

20kcal　コレステロール0mg　食物繊維0.7g　塩分0.3g

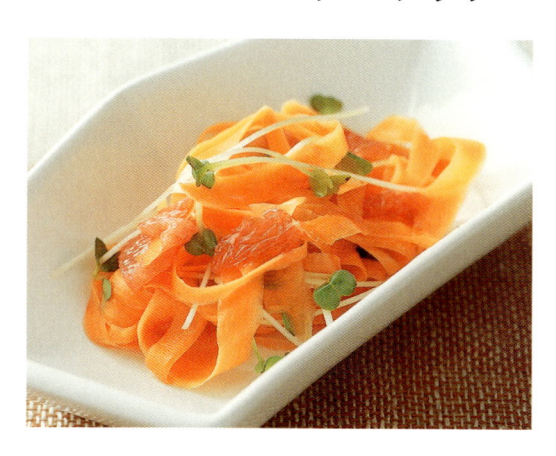

材料（1人分）
にんじん25g　貝割れ菜少々　グレープフルーツ（ルビー）$\frac{1}{3}$房　塩少々　イタリアンドレッシング（市販品）小さじ$\frac{1}{2}$

作り方
1. にんじんは皮をむき、ピーラー（皮むき器）で縦に薄くそぐ。ボウルに入れ、塩を振ってよくもみ、さっと洗って水けをきる。貝割れ菜は根元を切り落とす。
2. グレープフルーツは果肉をとり出し、一口大に切る。果汁もとっておく。
3. ボウルにグレープフルーツを切ったときに出た果汁とドレッシングを合わせてまぜ、1とグレープフルーツの果肉をあえる。（大越）

もう一品　緑黄色野菜を使って

にらのからしあえ

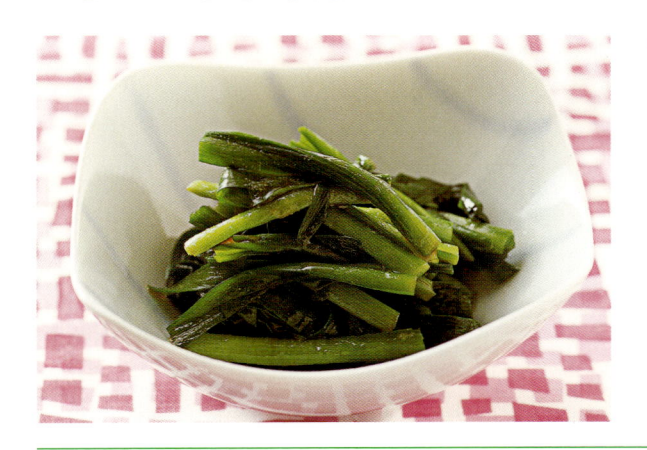

20kcal　コレステロール0mg　食物繊維1.4g　塩分0.6g

材料（1人分）

にら $\frac{1}{2}$ 束(50g)
A [だし汁小さじ1　しょうゆ小さじ $\frac{2}{3}$ 　練りがらし少々]

作り方

1　にらは鍋に沸かした熱湯でしんなりするまで強火でゆでて水にとり、水けをしぼって3cm長さに切る。
2　ボウルにAを合わせて練りがらしをとき入れ、これで**1**をあえる。
（検見﨑）

にらの香味あえ

20kcal　コレステロール0mg　食物繊維1.7g　塩分0.6g

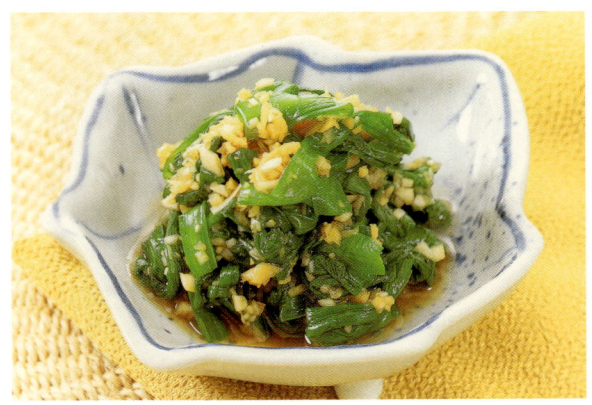

材料（1人分）

にら $\frac{1}{2}$ 束(50g)　長ねぎ（みじん切り）小さじ2　しょうが（みじん切り）小さじ1　にんにく（みじん切り）小さじ $\frac{1}{2}$
A [だし汁小さじ $\frac{2}{3}$ 　しょうゆ小さじ $\frac{2}{3}$]

作り方

1　にらは鍋に沸かした熱湯でしんなりするまで強火でゆでて水にとり、水けをしぼって2cm長さに切る。
2　ボウルに長ねぎとしょうが、にんにく、Aを合わせてよくまぜ、これで**1**をあえる。
（増井）

二色パプリカとマッシュルームのマリネ

20kcal　コレステロール0mg　食物繊維1.4g　塩分0.1g

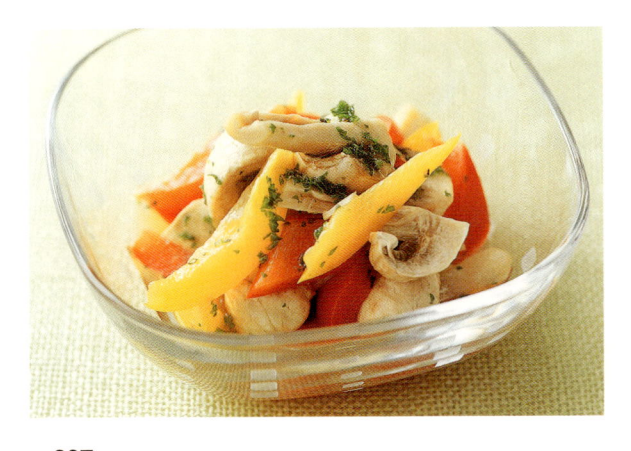

材料（1人分）

パプリカ（赤・黄）各25g　マッシュルーム3個　パセリ（みじん切り）少々　A [白ワインビネガー小さじ2　コンソメスープの素（顆粒）、あらびき黒こしょう各少々]

作り方

1　パプリカはそれぞれ1cm幅に切る。マッシュルームは二つ割り〜四つ割りにする。
2　**1**を耐熱性のボウルに入れてAのマリネ液を加えまぜ、ラップをかけて電子レンジで2分加熱する。そのままおいて冷ます。
3　マリネ液が野菜によくなじんだら、器に盛ってパセリを散らす。
（伊藤）

ブロッコリーの梅あえ

20kcal　コレステロール0mg　食物繊維2.7g　塩分0.8g

材料（1人分）
ブロッコリー $\frac{1}{2}$ 株（60g）　梅干しの果肉小さじ $\frac{1}{2}$
A［和風だしの素（顆粒）少々　湯大さじ2］

作り方
1　ブロッコリーは小房に切り分け、水にくぐらせてからラップで包み、電子レンジで1分20秒加熱する。
2　ボウルにAを入れて梅干しの果肉を加えてときのばし、これで1をあえる。　　　　　　　　　　　　　（伊藤）

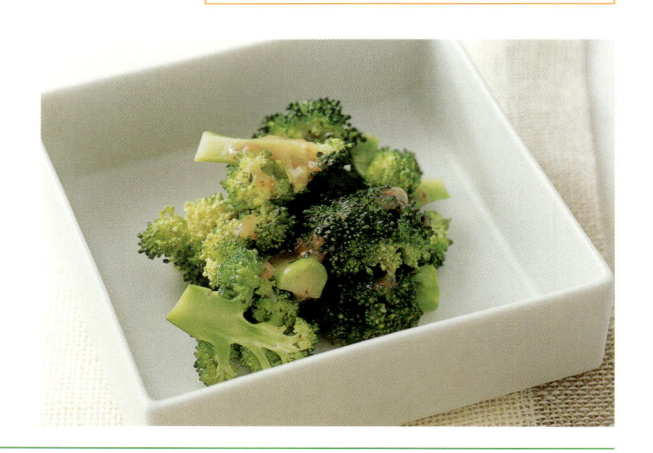

ほうれんそうののりあえ

20kcal　コレステロール0mg　食物繊維2.2g　塩分0.4g

材料（1人分）
ほうれんそう2株（60g）　焼きのり $\frac{1}{2}$ 枚
A［だし汁小さじ2　しょうゆ小さじ $\frac{1}{2}$ ］

作り方
1　ほうれんそうは鍋に沸かした熱湯でしんなりするまで強火でゆで、水にとって冷ます。水けをしぼって2～3cm長さに切る。
2　ボウルにAを入れてまぜ、これで1をあえる。焼きのりもちぎって加え、全体をまぜる。　　　　（伊藤）

ほうれんそうのレンジ煮

20kcal　コレステロール0mg　食物繊維1.2g　塩分0.5g

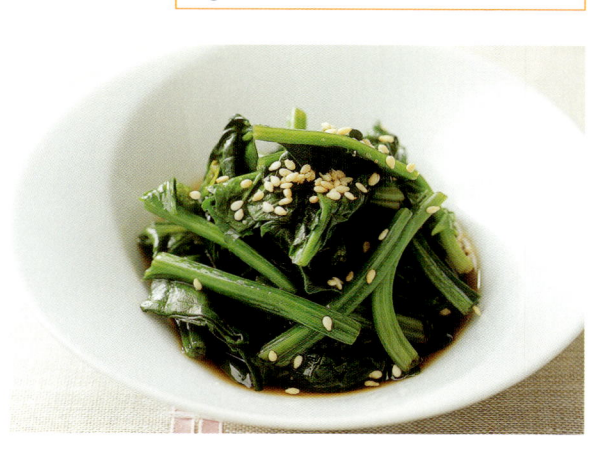

材料（1人分）
ほうれんそう40g　いり白ごま小さじ $\frac{1}{6}$ 　めんつゆ（市販品・2倍濃縮タイプ）大さじ $\frac{1}{2}$

作り方
1　ほうれんそうは4～5cm長さに切って耐熱性のボウルに入れ、めんつゆを加え、ラップをかけて電子レンジで30秒加熱する。
2　1のボウルを電子レンジからいったんとり出してまぜ、再びラップをかけて電子レンジでさらに1分加熱する。
3　2を器に盛り、白ごまを散らす。　　　　　　　（伊藤）

もう一品　緑黄色野菜を使って

水菜と海藻のサラダ

20kcal　コレステロール0mg　食物繊維1.9g　塩分0.6g

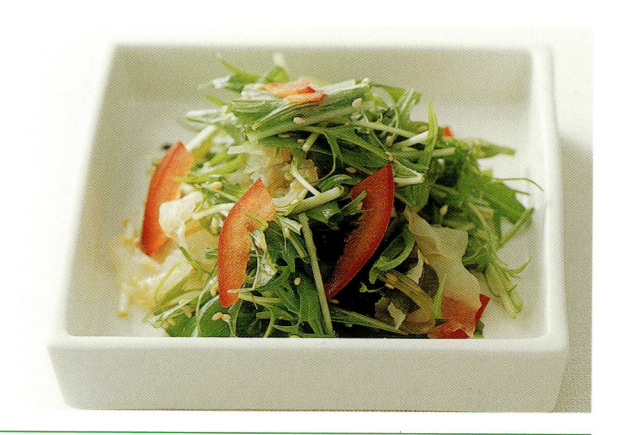

材料（1人分）
水菜20g　海藻サラダミックス（乾燥）2g　パプリカ（赤）5g　いり白ごま小さじ$\frac{1}{4}$　A[黒酢小さじ1　しょうゆ小さじ$\frac{1}{3}$　塩、こしょう各少々　オリーブ油小さじ$\frac{1}{6}$]

作り方
1. 水菜は3cm長さに切り、冷水につけてシャキッとさせる。海藻サラダミックスはもどす。パプリカは薄切りにする。
2. ボウルにAを合わせてまぜ、水けをきった1をあえる。
3. 2を器に盛り、あらく刻んだ白ごまを振りかける。（伊藤）

三つ葉のおひたし

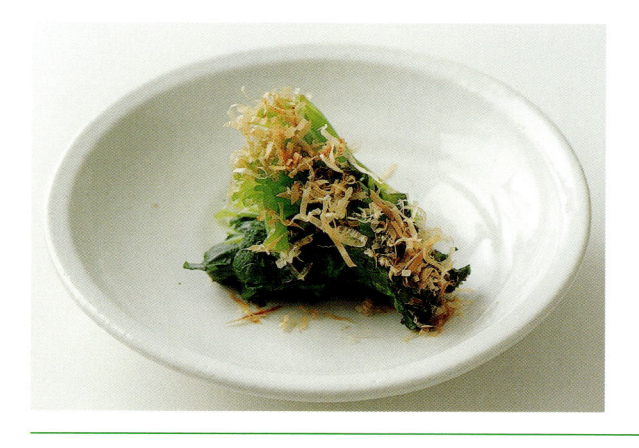

10kcal　コレステロール1mg　食物繊維0.7g　塩分0.3g

材料（1人分）
三つ葉30g　削りがつお少々　しょうゆ小さじ$\frac{1}{4}$

作り方
1. 三つ葉は塩少々（分量外）を加えた熱湯で強火でゆで、しんなりしたら水にとる。水けをしぼって、4〜5cm長さに切る。
2. 1を器に盛り、しょうゆをかけて削りがつおをのせる。
（伊藤）

モロヘイヤのからしじょうゆあえ

20kcal　コレステロール0mg　食物繊維3.0g　塩分0.4g

材料（1人分）
モロヘイヤ50g
A[だし汁、しょうゆ各小さじ$\frac{1}{2}$　練りがらし少々]

作り方
1. モロヘイヤは鍋に沸かした熱湯で強火でゆで、しんなりしたら水にとる。水けをしぼって、3cm長さに切る。
2. ボウルにAを合わせてまぜ、これで1をあえる。（貴堂）

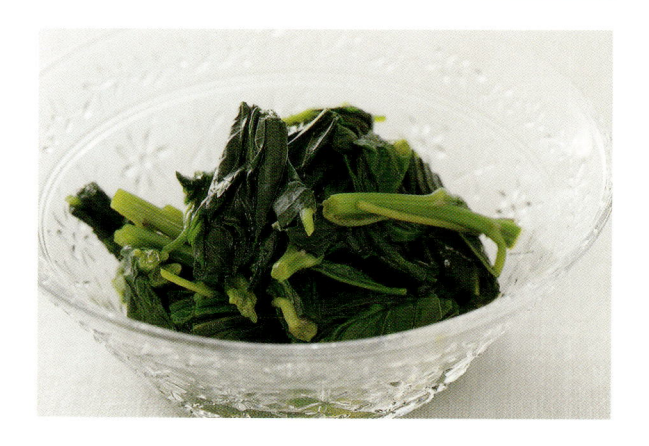

焼きエリンギ

10kcal　コレステロール0mg　食物繊維1.7g　塩分0.1g

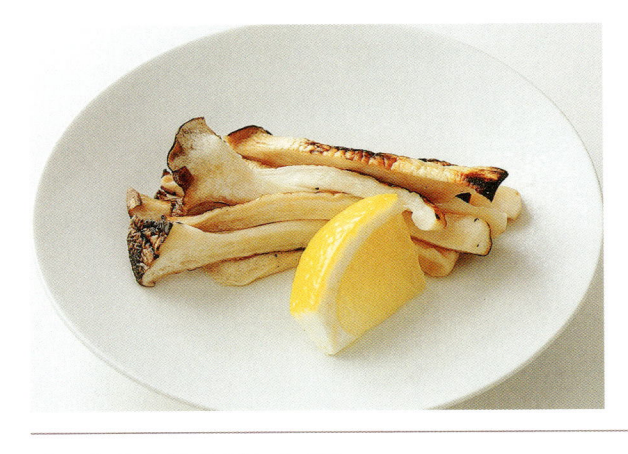

材料(1人分)

エリンギ1本(40g)　レモン(くし形切り)$\frac{1}{2}$切れ　しょうゆ2～3滴

作り方

1. エリンギは焼き網にのせて中火でこんがりと焼き、食べやすく縦に裂いて器に盛る。
2. エリンギが熱いうちにレモン汁をしぼりかけ、しょうゆをたらす。　　　　　　　　　　　　　　　(伊藤)

きくらげの当座煮

30kcal　コレステロール14mg　食物繊維3.6g　塩分0.6g

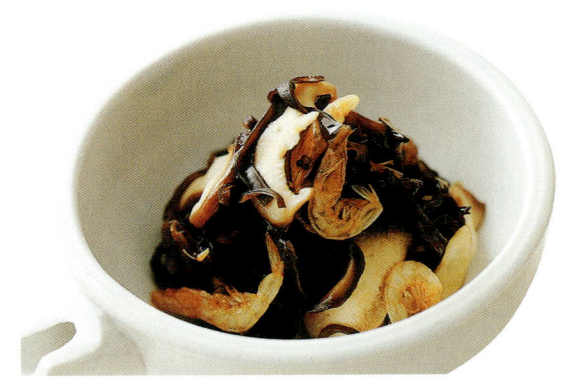

材料(1人分)

きくらげ(乾燥)5個(5g)　生しいたけ2個　桜えび(乾燥)2g
A[だし汁$\frac{1}{4}$カップ　日本酒小さじ1　しょうゆ小さじ$\frac{1}{2}$]

作り方

1. きくらげはもどして石づきを切り落とし、細切りにする。生しいたけは石づきを切り落として薄切りにする。
2. 鍋にAと1、桜えびを入れて強火にかけ、煮立ったら弱火にして煮汁がほぼなくなるまで煮含める。　(伊藤)

焼きしいたけのおろしあえ

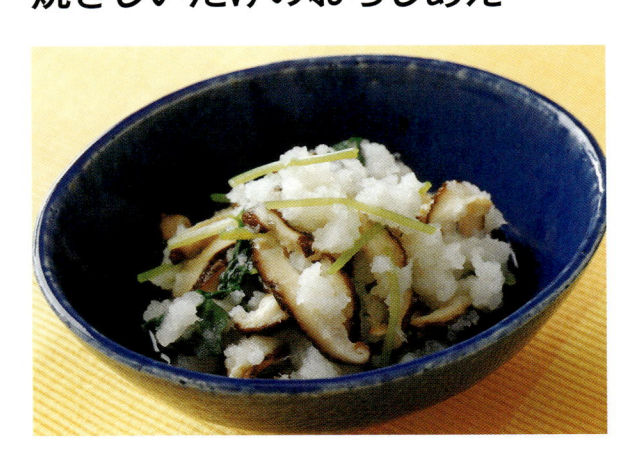

30kcal　コレステロール0mg　食物繊維2.1g　塩分0.2g

材料(1人分)

生しいたけ2個　三つ葉6本　大根3cm(100g)
A[酢小さじ2　砂糖小さじ$\frac{1}{2}$　塩少々]

作り方

1. 生しいたけは軸を切り落とし、熱した焼き網か魚グリルにのせて中火で両面をこんがりと焼き、薄切りにする。
2. 三つ葉は鍋に沸かした熱湯でしんなりするまで強火でゆでて水にとり、水けをしぼって2cm長さに切る。大根はすりおろして目のこまかいざるにのせ、水けをきる。
3. ボウルにAを合わせてまぜ、1と2を入れてあえる。

(佐伯)

もう一品　きのこを使って

焼きしいたけのたたき風

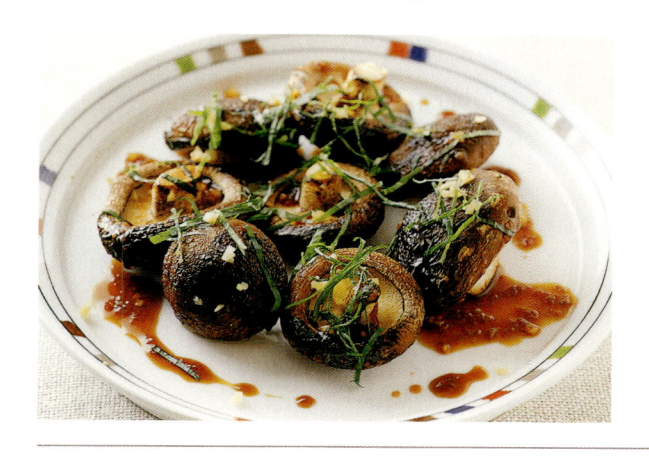

10kcal　コレステロール0mg　食物繊維1.5g　塩分0.4g

材料（1人分）

生しいたけ4個　しょうが（みじん切り）小さじ$\frac{1}{2}$
青じそ（せん切り）2枚分
A［しょうゆ小さじ$\frac{1}{2}$　おろしにんにく少々］

作り方

1　生しいたけは軸を切り落とし、熱した焼き網か魚グリルにのせて中火で両面をこんがりと焼く。
2　器に1を盛ってしょうがと青じそを散らし、まぜ合わせたAを回しかける。　　　　　　　　　　　　　（吉田）

レンジ蒸しきのこの梅肉あえ

10kcal　コレステロール0mg　食物繊維1.8g　塩分1.1g

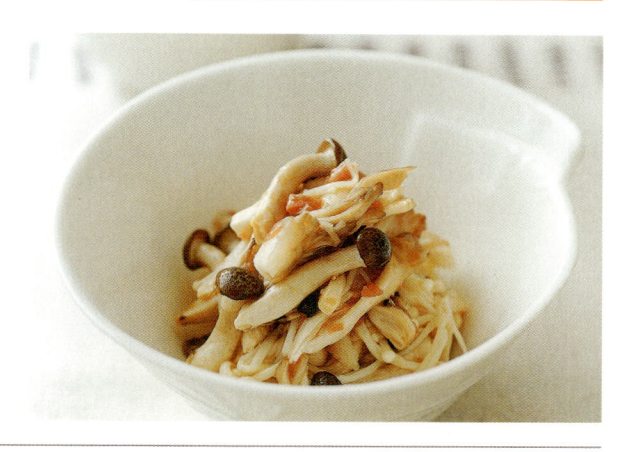

材料（1人分）

えのきだけ、しめじ、まいたけ各15g　梅干し$\frac{1}{2}$個　みりん小さじ$\frac{1}{6}$

作り方

1　きのこはそれぞれ根元を切り落とし、えのきだけは長さを半分に切り、しめじとまいたけは小分けにする。
2　梅干しは種をとり除き、果肉を包丁でこまかくたたく。
3　耐熱皿に1をのせ、ラップをかけて電子レンジで1分加熱する。
4　2にみりんをまぜ合わせ、3の蒸し汁を少し加えてときのばし、きのこをあえる。　　　　　　　　　（大越）

いろいろきのこのさっと煮

30kcal　コレステロール0mg　食物繊維2.3g　塩分0.4g

材料（1人分）

生しいたけ2個　えのきだけ$\frac{1}{5}$袋（20g）
しめじ$\frac{1}{5}$パック（20g）　万能ねぎ（小口切り）1本分
A［日本酒大さじ1　水大さじ1　しょうゆ小さじ$\frac{1}{2}$］

作り方

1　きのこはそれぞれ石づきや根元を切り落とし、生しいたけは薄切りに、えのきだけは長さを半分に切って数本ずつにし、しめじは1本ずつに分ける。
2　鍋に1とAを入れて火にかけ、煮立ったら強めの火かげんで煮汁がなくなるまでいり煮にする。
3　2を器に盛り、万能ねぎをのせる。　　　　　　　（伊藤）

糸寒天とゴーヤーの昆布茶あえ

10kcal　コレステロール1mg　食物繊維3.0g　塩分0.4g

材料(1人分)
糸寒天(乾燥)3g　ゴーヤー30g　昆布茶小さじ$\frac{1}{6}$
削りがつお少々　塩少々

作り方
1 糸寒天はもどし、水けをきって4〜5cm長さに切る。
2 ゴーヤーは種とわたをとり除いて薄切りにし、塩を振る。しんなりしたら水洗いして水けをきる。
3 ボウルに1と2を入れて昆布茶であえ、器に盛って削りがつおをのせる。　　　　　　　　　　　　（伊藤）

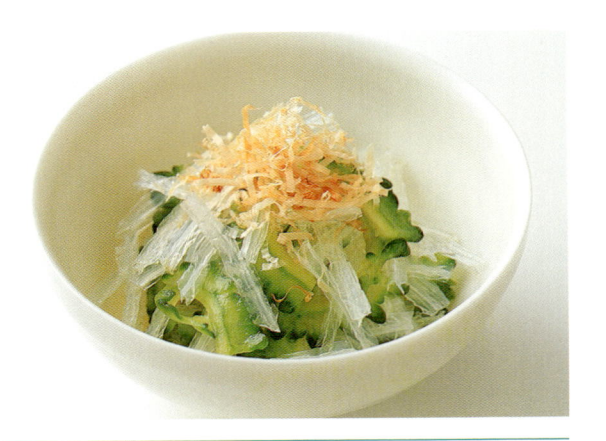

細切り昆布ときのこの含め煮

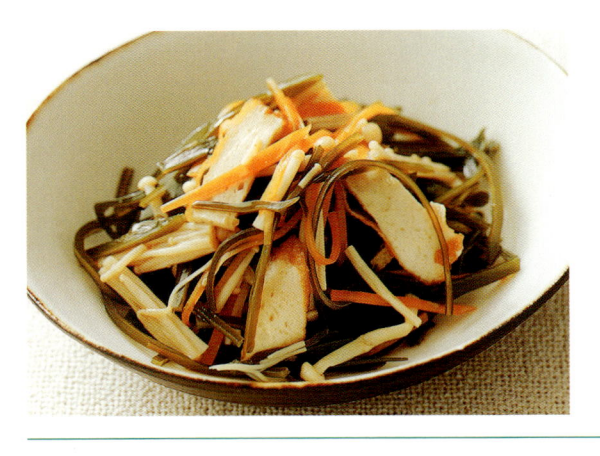

20kcal　コレステロール1mg　食物繊維3.1g　塩分0.9g

材料(1人分)
細切り昆布(乾燥)5g　えのきだけ$\frac{1}{5}$袋(20g)
にんじん1cm(10g)　さつま揚げ5g
A[めんつゆ(市販品・2倍濃縮タイプ)小さじ$\frac{2}{3}$　水$\frac{1}{2}$カップ]

作り方
1 細切り昆布はもどして食べやすい長さに切る。
2 えのきだけは根元を切り落とし、長さを半分に切る。にんじんは細切りにする。
3 さつま揚げは熱湯を回しかけて油抜きをし、薄切りにする。
4 鍋にAと1〜3を入れて強火にかけ、煮立ったら火を弱めてゆっくりと煮含める。　　　　　　　　　　　（伊藤）

ひじきともやしの煮物

30kcal　コレステロール0mg　食物繊維3.3g　塩分0.8g

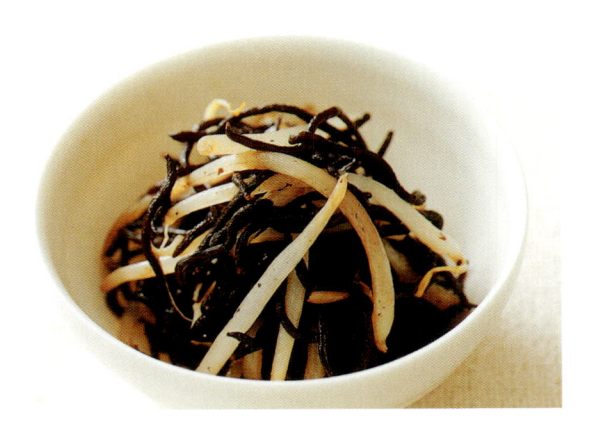

材料(1人分)
ひじき(乾燥)6g　もやし$\frac{1}{5}$袋(50g)　A[だし汁$\frac{1}{2}$カップ
しょうゆ小さじ$\frac{1}{2}$　みりん小さじ$\frac{2}{3}$　塩少々]

作り方
1 ひじきはもどして食べやすい長さに切る。
2 鍋にAと1を入れて強火にかけ、煮立ったら弱火にしてゆっくりと煮含める。
3 仕上げにもやしを入れて一煮し、火を止める。　（伊藤）

もう一品　海藻を使って

めかぶのおろしあえ

30kcal　コレステロール0mg　食物繊維2.4g　塩分0.8g

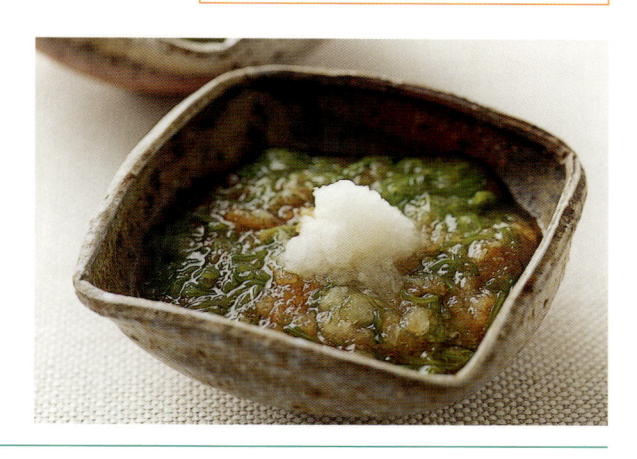

材料（1人分）
刻みめかぶ（調味していないもの）50g　大根50g
A［酢、しょうゆ各小さじ$\frac{2}{3}$　みりん小さじ$\frac{1}{2}$］

作り方
1　大根はすりおろし、目のこまかいざるに上げて軽く水けをきる。刻みめかぶもざるに上げて、水けをきる。
2　ボウルにAを合わせてまぜ、1を入れて全体にあえる。
(田口)

もずくとオクラの酢の物

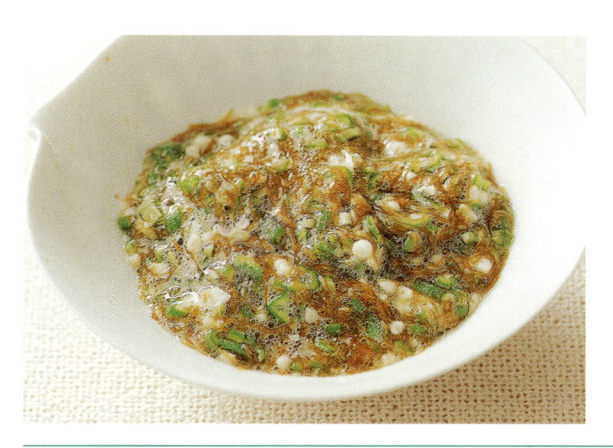

20kcal　コレステロール0mg　食物繊維1.9g　塩分0.7g

材料（1人分）
もずく30g　オクラ3本（30g）
A［酢、だし汁各小さじ1　しょうゆ小さじ$\frac{2}{3}$　砂糖小さじ$\frac{1}{2}$］

作り方
1　オクラは塩少々（分量外）をまぶし、まな板の上で転がしてうぶ毛をとり、水で洗う。これを鍋に沸かした熱湯でしんなりするまで強火でゆでて水にとり、水けをきってこまかく刻む。
2　もずくは水洗いして、よく水けをきる。
3　ボウルにAを合わせて二杯酢を作り、1と2をあえる。
(伊藤)

わかめとしめじのおろし酢あえ

20kcal　コレステロール0mg　食物繊維2.2g　塩分0.6g

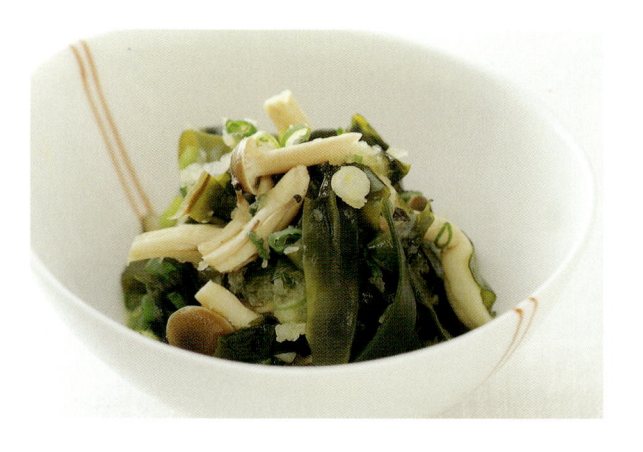

材料（1人分）
カットわかめ（乾燥）1g　しめじ$\frac{1}{5}$パック（20g）
大根70g　万能ねぎ（小口切り）2本（6g）分
A［しょうゆ小さじ$\frac{1}{2}$　酢小さじ1］

作り方
1　カットわかめはもどす。しめじは根元を切り落とし、1本ずつに分ける。
2　大根はすりおろし、目のこまかいざるにのせて軽く水けをきる。
3　ボウルにAを合わせてまぜ、1と2、万能ねぎを入れてあえる。
(貴堂)

こんにゃく刺し

10kcal　コレステロール0mg　食物繊維2.1g　塩分0.7g

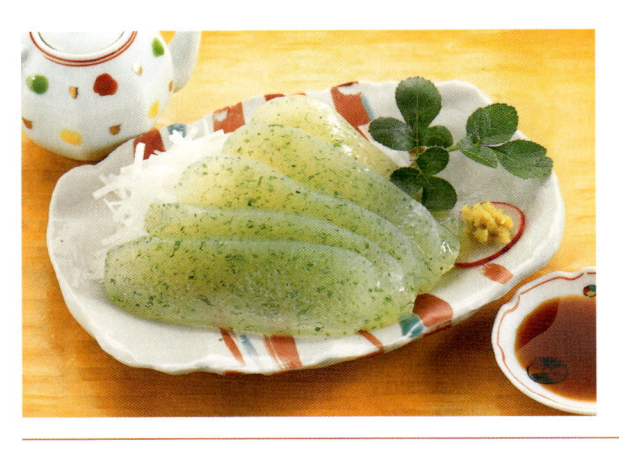

材料(1人分)
刺し身用こんにゃく80g　大根20g　練りわさび少々
しょうゆ小さじ$\frac{2}{3}$　あれば防風(つま野菜)

作り方
1. 刺し身用こんにゃくは5mm厚さくらいに切り、食べる直前まで冷蔵庫で冷やしておく。
2. 大根はせん切りにし、水にさらしてシャキッとさせ、ざるに上げて水けをきる。
3. 器に**2**をのせて**1**を盛りつけ、練りわさびと小皿に入れたしょうゆを添え、防風を飾る。　　　　　　(増井)

ピリ辛こんにゃく

20kcal　コレステロール0mg　食物繊維1.1g　塩分0.7g

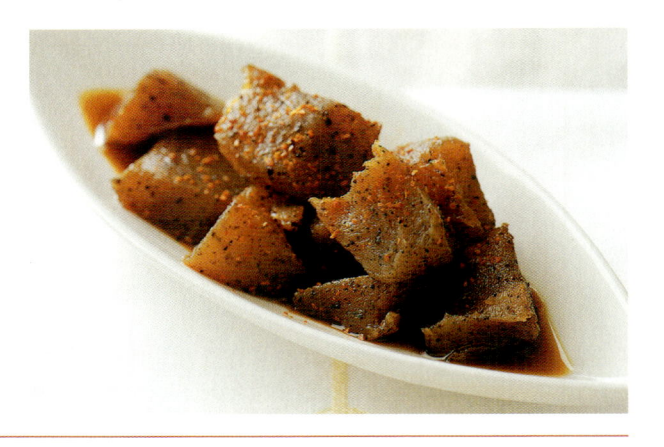

材料(1人分)
こんにゃく50g　**A**[和風だしの素(顆粒)少々　日本酒、砂糖各小さじ$\frac{1}{3}$　みりん、しょうゆ各小さじ$\frac{2}{3}$]
一味とうがらし少々

作り方
1. こんにゃくは手で一口大にちぎり、キッチンペーパーにのせて、電子レンジで1分加熱する。
2. 耐熱性のボウルに**1**と**A**を入れ、手でよくもみ込んでから、ラップをかけて電子レンジで1分加熱する。
3. **2**を電子レンジからいったんとり出してまぜ、再びラップをかけてさらに1分加熱し、一味とうがらしを振る。　　　　　　(伊藤)

こんにゃくステーキ

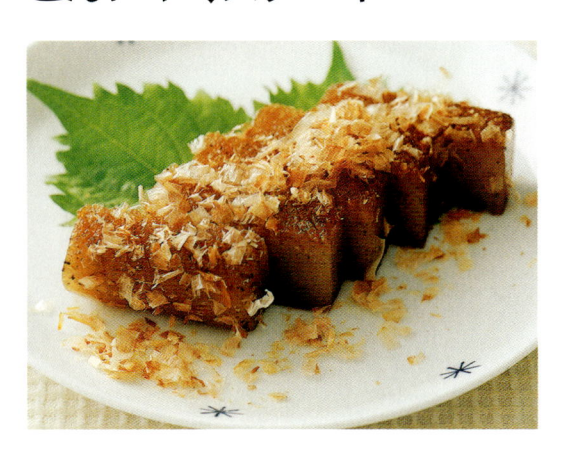

30kcal　コレステロール2mg　食物繊維1.9g　塩分0.4g

材料(1人分)
こんにゃく80g　青じそ2枚　削りがつお1g　**A**[日本酒、しょうゆ各小さじ$\frac{1}{2}$　水小さじ2　ラー油少々]　ごま油小さじ$\frac{1}{3}$

作り方
1. こんにゃくは鍋に沸かした熱湯でさっと強火で下ゆでし、水けをきる。
2. フライパンにごま油を入れて熱し、**1**を両面とも中火でこんがりと焼く。
3. **2**にまぜ合わせておいた**A**を加え、手早くからめて火を止める。
4. **3**を食べやすい大きさの長方形に切って青じそを敷いた器に盛り、削りがつおを全体に振りかける。　　　　　　(大越)

もう一品　こんにゃくを使って

ちぎりこんにゃくときのこのみそ煮

20kcal　コレステロール0mg　食物繊維2.0g　塩分0.8g

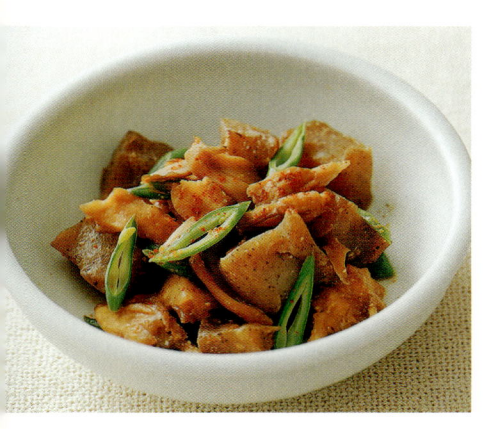

材料（1人分）
こんにゃく40g　まいたけ30g　さやいんげん1本
A［だし汁$\frac{1}{2}$カップ　みそ小さじ$\frac{1}{2}$　しょうゆ、砂糖各小さじ$\frac{1}{3}$］
一味とうがらし少々

作り方
1. こんにゃくは手で一口大にちぎり、鍋に沸かした熱湯でさっと強火で下ゆでし、水けをきる。まいたけは根元を切り落とし、小分けにする。
2. さやいんげんは筋をとり、鍋に沸かした熱湯でしんなりするまで強火でゆで、斜め切りにする。
3. 鍋にAと1を入れて強火にかけ、煮立ったら火を弱め、煮汁がほぼなくなるまでゆっくりと煮含める。
4. 3を器に盛り、2を散らして一味とうがらしを振る。　　　（伊藤）

ちぎりこんにゃくのさんしょう煮

10kcal　コレステロール0mg　食物繊維1.8g　塩分0.7g

材料（1人分）
こんにゃく80g　さんしょうの実の佃煮小さじ1
あれば木の芽1枚　A［だし汁$\frac{1}{4}$カップ　しょうゆ小さじ$\frac{1}{3}$　日本酒小さじ1］

作り方
1. こんにゃくは手で一口大にちぎり、鍋に沸かした熱湯でさっと強火で下ゆでし、水けをきる。
2. 鍋にAと1、さんしょうの実の佃煮を入れて強火にかけ、煮立ったら弱火にして汁けがなくなるまで煮る。
3. 2を器に盛り、木の芽を飾る。　　　（田川）

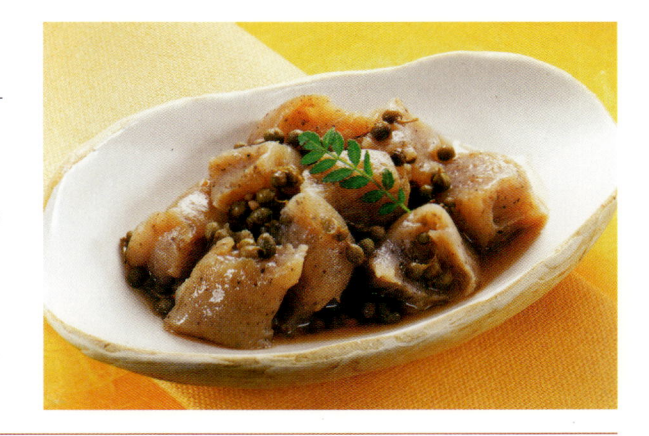

こんにゃくとしいたけの煮物

10kcal　コレステロール0mg　食物繊維1.6g　塩分0.5g

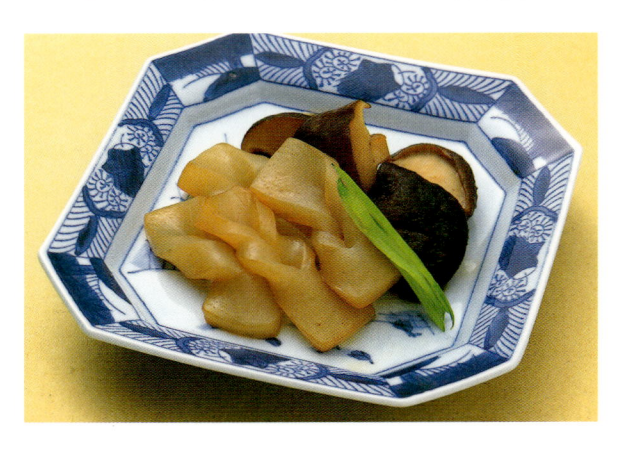

材料（1人分）
こんにゃく40g　生しいたけ2個
A［だし汁80㎖　しょうゆ小さじ$\frac{1}{2}$］

作り方
1. こんにゃくは鍋に沸かした熱湯で1〜2分強火で下ゆでし、4等分に切る。1切れの中心部に切り込みを入れてそこへ片端を通し、手綱状にする。
2. 生しいたけは石づきを切り落とし、半分に切る。
3. 鍋にAを入れて強火で煮立て、1と2を入れて弱火で煮汁がほぼなくなるまで煮含める。　　　（佐伯）

副菜で汁物をとった日は塩分のとりすぎにつながるので、これらの汁物をとるのは避けましょう。

わかめと豆腐のみそ汁

30kcal　コレステロール0mg　食物繊維1.3g　塩分1.3g

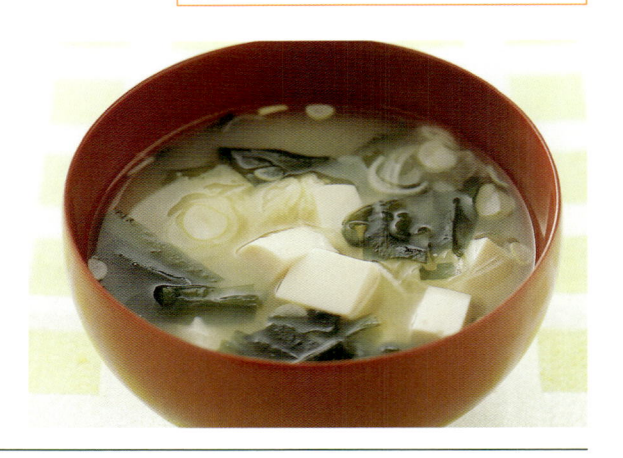

材料(1人分)
カットわかめ(乾燥)2g　絹ごし豆腐15g
長ねぎ(小口切り)$\frac{1}{6}$本(10g)分　だし汁130mℓ
白みそ、みそ(淡色辛みそ)各小さじ$\frac{2}{3}$

作り方
1 カットわかめはもどす。絹ごし豆腐はさいの目に切る。
2 鍋にだし汁を入れて火にかけ、煮立ったら豆腐を加えて中火で一煮し、わかめを加える。
3 火を弱めてみそをとかし入れ、長ねぎを入れて火を止める。
(貴堂)

かぶとわかめのみそ汁

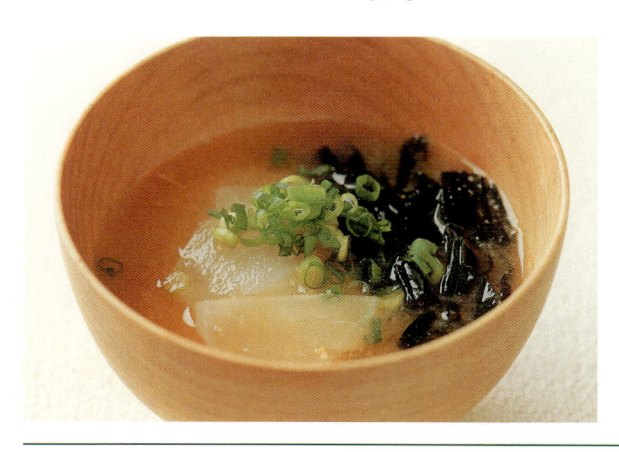

30kcal　コレステロール0mg　食物繊維1.1g　塩分1.3g

材料(1人分)
かぶ$\frac{1}{2}$個(30g)　生わかめ5g　万能ねぎ(小口切り)少々
だし汁130mℓ　みそ小さじ$1\frac{1}{2}$

作り方
1 かぶは薄切りにし、生わかめはざく切りにする。
2 鍋にだし汁とかぶを入れ、中火にかける。かぶがやわらかく煮えたらみそをとき入れ、わかめを加える。
3 一煮立ちしたら万能ねぎを入れて火を止める。　(伊藤)

はまぐりのうしお汁

30kcal　コレステロール6mg　食物繊維0.1g　塩分1.1g

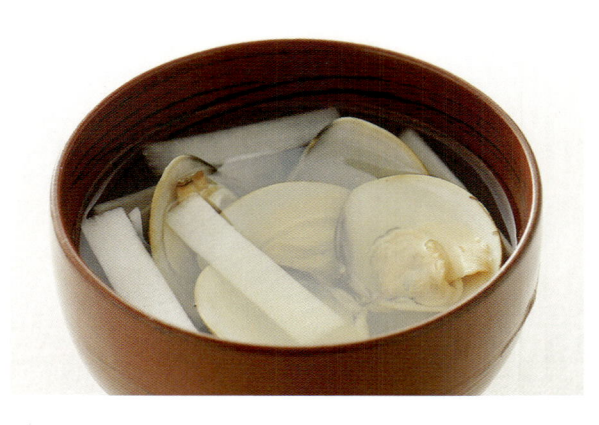

材料(1人分)
はまぐり(砂抜きしたもの)2個(60g)　うど10g　昆布のだし汁$\frac{3}{4}$カップ　塩少々　日本酒大さじ$\frac{1}{2}$　薄口しょうゆ小さじ$\frac{1}{6}$

作り方
1 はまぐりは殻をこすりながらよく洗う。うどは短冊切りにして水につける。
2 鍋にはまぐりと水けをきったうど、だし汁、塩、日本酒を入れて強火にかける。
3 貝の口が開いたらしょうゆを加えて火を止める。(貴堂)

もう一品　汁物

しいたけとねぎのスープ

10kcal　コレステロール0mg　食物繊維0.5g　塩分1.1g

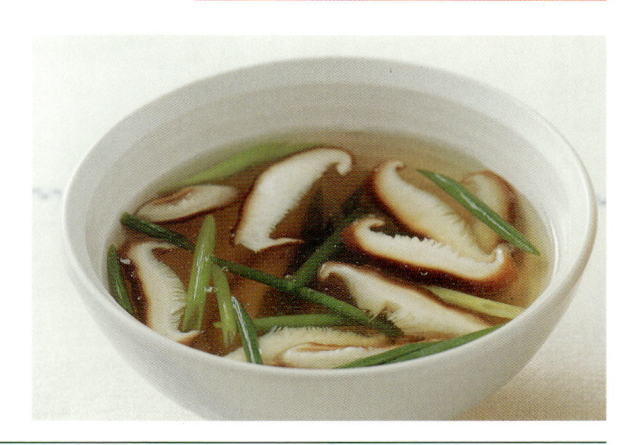

材料（1人分）

生しいたけ1個　万能ねぎ1本　A［水$\frac{3}{4}$カップ　コンソメスープの素（顆粒）小さじ$\frac{1}{2}$］　塩、こしょう各少々

作り方

1　生しいたけは薄切りにし、万能ねぎは3cm長さに切る。
2　鍋にAと生しいたけを入れて強火にかける。煮立ったら火を弱めて万能ねぎを加え、塩、こしょうで味をととのえ、火を止める。　　　　　　　　　　　（大越）

トマトのコンソメスープ

10kcal　コレステロール0mg　食物繊維0.4g　塩分1.1g

材料（1人分）

トマト$\frac{1}{4}$個（40g）　パセリ少々
A［水$\frac{2}{3}$カップ　コンソメスープの素（顆粒）小さじ$\frac{1}{2}$］
塩少々

作り方

1　トマトは皮に浅く切り目を入れ、鍋に沸かした熱湯につけて皮を湯むきし、種をとって小さめの乱切りにする。
2　鍋にAを入れて強火で煮立て、1を加えて一煮する。火を弱めて塩で味をととのえ、器に盛って、パセリを浮かす。
　　　　　　　　　　　　　　　　　　　　　　　　（増井）

ねぎとわかめのスープ

20kcal　コレステロール0mg　食物繊維2.2g　塩分1.1g

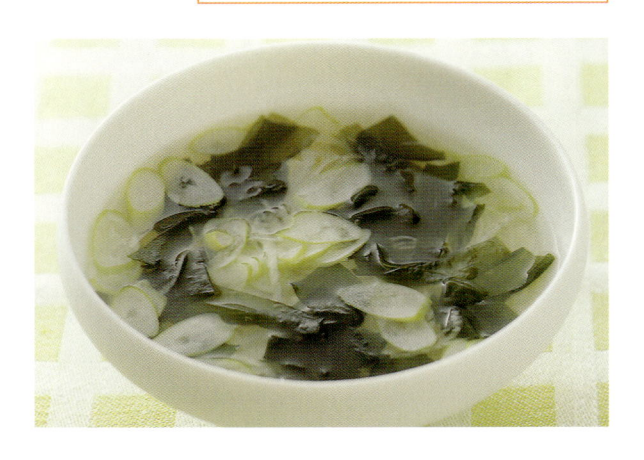

材料（1人分）

長ねぎ$\frac{1}{3}$本（20g）　カットわかめ（乾燥）5g
A［水$\frac{3}{4}$カップ　鶏ガラスープの素（顆粒）小さじ$\frac{1}{2}$］
しょうゆ小さじ$\frac{1}{6}$

作り方

1　長ねぎは斜め薄切りにし、カットわかめはもどす。
2　鍋にAを入れて強火にかけ、煮立ったら1を加えてさっと煮る。仕上げにしょうゆをたらして味をととのえ、火を止める。　　　　　　　　　　　　（貴堂）

- ●レンジ蒸しきのこの梅肉あえ………… 211
- ●ちぎりこんにゃくときのこのみそ煮… 215

まいたけ・白まいたけ
- ●さんまときのこのレンジ酒蒸し……… 61

マッシュルーム
- ●ミックスビーンズのヨーグルトサラダ……… 182
- ●二色パプリカとマッシュルームのマリネ…… 207

海藻
海藻ミックス（乾燥）
- ●ミックスビーンズのヨーグルトサラダ……… 182
- ●和風シーフードサラダ………………… 89
- ●水菜と海藻のサラダ…………………… 209
- ●かぶの刺し身………………………… 194

昆布
- ●かぶのかんたん浅漬け………………… 194
- ●キャベツの浅漬け……………………… 195
- ●白菜のゆず香漬け……………………… 200
- ●細切り昆布ときのこの含め煮………… 212

昆布・塩昆布
- ●おかひじきの塩昆布あえ……………… 203

のり
- ●レタスとのりのサラダ………………… 182
- ●三つ葉とほたてののりあえ…………… 152
- ●ほうれんそうののりあえ……………… 208

ひじき
- ●ひじきとツナのサラダ………………… 158
- ●ひじきの五目煮………………………… 164
- ●ひじきと野菜のごま油炒め…………… 179
- ●ひじきともやしの煮物………………… 212

ひじき・芽ひじき
- ●豆腐とひじきの卵焼き………………… 144

めかぶ
- ●めかぶのおろしあえ…………………… 213

もずく
- ●もずくとオクラの酢の物……………… 213

わかめ
- ●若竹煮………………………………… 185
- ●春雨ときゅうりのサラダ……………… 181
- ●きゅうりとわかめの酢の物…………… 195
- ●かぶとわかめのみそ汁………………… 216

わかめ・カットわかめ
- ●わかめのしょうが炒め………………… 177
- ●刺し身盛り合わせ……………………… 75
- ●わかめとしめじのおろし酢あえ……… 213
- ●わかめと豆腐のみそ汁………………… 216
- ●ねぎとわかめのスープ………………… 217

いも
さつまいも
- ●さつまいものオレンジ煮……………… 165

里いも
- ●里いもの田舎煮………………………… 162
- ●里いものゆずみそがけ………………… 168
- ●のっぺい汁……………………………… 170
- ●けんちん汁……………………………… 170
- ●いかと里いもの煮物…………………… 81
- ●一口つくねと里いもの煮物…………… 139

じゃがいも
- ●野菜たっぷりスープ…………………… 170
- ●韓国風肉じゃが………………………… 118
- ●簡単ミートローフ 粉ふきいも添え… 138
- ●蒸し野菜 たらこマヨネーズソース… 148
- ●ゆで鮭のゼリーソースがけ…………… 48
- ●大豆と豚ヒレのトマトシチュー……… 90

長いも
- ●長いもの梅あえ………………………… 151
- ●長いものカナッペ……………………… 192
- ●しめさばと長いものわさびあえ……… 52
- ●たらと長いものから揚げ……………… 68
- ●五色納豆………………………………… 95

やまといも
- ●とろろ汁………………………………… 168

こんにゃく
板こんにゃく
- ●こんにゃくのごまみそ煮……………… 163
- ●五目煮豆………………………………… 165
- ●のっぺい汁……………………………… 170
- ●けんちん汁……………………………… 170
- ●大豆とこんにゃくのおかか煮………… 93
- ●牛肉とごぼうの煮物…………………… 135
- ●ピリ辛こんにゃく……………………… 214
- ●こんにゃくステーキ…………………… 214
- ●ちぎりこんにゃくときのこのみそ煮… 215
- ●ちぎりこんにゃくのさんしょう煮…… 215
- ●こんにゃくとしいたけの煮物………… 215

板こんにゃく・刺し身用
- ●こんにゃく刺し………………………… 214

糸こんにゃく
- ●ひじきの五目煮………………………… 164

しらたき
- ●しらたきとじゃこのつくだ煮………… 165
- ●豆乳キムチ鍋…………………………… 121

漬け物
白菜キムチ
- ●豚しゃぶとねぎのキムチあえ………… 117
- ●豆乳キムチ鍋…………………………… 121
- ●たことゴーヤーのキムチ炒め………… 85

梅干し・梅肉
- ●長いもの梅あえ………………………… 151
- ●さんまのさっぱり梅煮………………… 63
- ●たいのカルパッチョ 梅肉ソース…… 64
- ●まぐろの梅みそ串焼き………………… 76
- ●豚しゃぶとたたききゅうりの梅あえ… 116
- ●とうがんの梅肉あん…………………… 198
- ●なすのかんたん浅漬け………………… 198
- ●ブロッコリーの梅あえ………………… 208
- ●レンジ蒸しきのこの梅肉あえ………… 211

ザーサイ
- ●ほうれんそうのザーサイ炒め………… 177
- ●中華風冷ややっこ……………………… 99
- ●スプラウトとザーサイのあえ物……… 196

牛乳・乳製品
低脂肪牛乳
- ●簡単ミートローフ 粉ふきいも添え… 138
- ●ミニトマトとレタスのスクランブルエッグ… 143

チーズ
- ●鮭と野菜のホイル焼き………………… 51

チーズ・カテージチーズ
- ●クレソンとりんごのカテージチーズあえ…… 203

チーズ・粉チーズ
- ●スタッフド・パプリカ………………… 167
- ●エリンギとレタスのソテー…………… 178
- ●ミニトマトとレタスのスクランブルエッグ… 143

プレーンヨーグルト
- ●ミックスビーンズのヨーグルトサラダ……… 182
- ●豆腐のトロピカルサラダ……………… 98

果物
アボカド
- ●トマトとアボカドのわさびじょうゆあえ…… 151
- ●豆腐のトロピカルサラダ……………… 98

りんご
- ●白菜とりんごのサラダ………………… 159
- ●かつおとセロリ、スナップえんどうの中華風… 42
- ●クレソンとりんごのカテージチーズあえ…… 203

ハーブ
香菜（シャンツァイ）
- ●あじのエスニックサラダ……………… 37
- ●いわしのソテー 野菜ソースがけ…… 39
- ●かつおとセロリ、スナップえんどうの中華風… 42
- ●ぷっくりえびのチリソース…………… 79
- ●中華風冷ややっこ……………………… 99

タイムの生葉
- ●ミニトマトのハーブマリネ…………… 188
- ●鮭のパプリカレモン焼き……………… 51
- ●ブイヤベース…………………………… 88
- ●魚介と野菜のハーブグリル…………… 89
- ●豚ヒレ肉のハーブソテー……………… 122

その他
寒天・糸寒天
- ●小松菜と寒天のサラダ………………… 183
- ●糸寒天とゴーヤーの昆布茶あえ……… 212

ケーパー
- ●ゆで鮭のゼリーソースがけ…………… 48
- ●玉ねぎのサラダ………………………… 198

麩
- ●麩と玉ねぎの卵とじ…………………… 143
- ●豆腐と豆乳の茶碗蒸し………………… 104

豆乳
- ●豆腐と豆乳の茶碗蒸し………………… 104
- ●豆乳野菜鍋……………………………… 105
- ●豆乳キムチ鍋…………………………… 121

春雨
- ●春雨ときゅうりのサラダ……………… 181

調味料
オイスターソース
- ●にんにくの芽とエリンギの炒め物…… 154
- ●レタスのオイスターソース炒め……… 155
- ●チンゲン菜のさっと炒め……………… 156
- ●カキのオイスターソース炒め………… 83
- ●中華風チキンビーンズ………………… 91
- ●がんもどきと鶏肉のオイスターソース煮込み… 107
- ●家常（ジャーチャン）豆腐…………… 110
- ●鶏肉とたけのこのごま煮……………… 130

XO醤
- ●中華風冷ややっこ……………………… 99

コチュジャン
- ●韓国風肉じゃが………………………… 118
- ●鶏ささ身のおかずサラダ……………… 124
- ●牛ヒレ肉と大根の韓国風煮込み……… 136

白ワインビネガー
- ●トマトのハーブサラダ………………… 183
- ●セロリとキャベツのレモン酢………… 196
- ●玉ねぎのサラダ………………………… 198
- ●二色パプリカとマッシュルームのマリネ…… 207

芝麻醤（チーマージャン）
- ●かつおとセロリ、スナップえんどうの中華風… 42

甜麺醤（テンメンジャン）
- ●あじのエスニックサラダ……………… 37

豆板醤（トウバンジャン）
- ●そら豆ときゅうりの豆板醤炒め……… 176
- ●ひじきと野菜のごま油炒め…………… 179
- ●さんまのピリ辛みそ煮込み…………… 62
- ●ぶりとわけぎの中華風炒め…………… 71
- ●春菊とちくわのサラダ………………… 205
- ●チンゲン菜のピリ辛あえ……………… 205

ナンプラー
- ●いわしのソテー 野菜ソースがけ…… 39
- ●えびときゅうり、セロリのエスニック炒め… 79

バルサミコ酢
- ●あじのムニエル 焼きトマト添え…… 37
- ●たらのムニエル カラフル野菜ソース… 67
- ●たらのソテー キャベツ添え………… 67

●…主菜の主材料	●…副菜の主材料	●…もう一品の主材料
●…主菜の副材料や調味料	●…副菜の副材料や調味料	●…もう一品の副材料や調味料

- 焼きあじと野菜の和風マリネ …… 36
- 野菜のロースト …… 146
- いわしのソテー 野菜ソースがけ …… 39
- いわしのマリネ …… 41
- たらのムニエル カラフル野菜ソース …… 67
- まぐろのロール揚げ …… 77
- 厚揚げとひき肉のピリ辛炒め …… 111
- ゆで鶏ときゅうりの辛みごまだれ …… 128
- 牛肉とごぼうの煮もの …… 135
- 二色パプリカとマッシュルームのマリネ …… 207
- 水菜と海藻のサラダ …… 209

パプリカ・黄
- スタッフド・パプリカ …… 167
- パプリカのトマトマリネ …… 188
- ラタトゥイユ …… 147
- いわしのソテー 野菜ソースがけ …… 39
- いわしのマリネ …… 41
- たらのムニエル カラフル野菜ソース …… 67
- 二色パプリカとマッシュルームのマリネ …… 207

万能ねぎ
- のっぺい汁 …… 170
- きんめだいのねぎ蒸し …… 47
- 鮭缶とキャベツのさっと煮 …… 49
- さわらのカレー焼き …… 58
- たらと野菜のスープ煮 …… 69
- 大豆とあじのみそ味ハンバーグ …… 92
- 野菜チャンプルー …… 103
- 鶏ささ身のソテー きのこソース …… 126
- 鶏ささ身ともやしの塩炒め …… 127
- しいたけとねぎのスープ …… 217
- 冷やしトマト …… 206
- いろいろきのこのさっと煮 …… 211
- わかめとしめじのおろし酢あえ …… 213
- かぶとわかめのみそ汁 …… 216

ピーマン
- ピーマンともやしのナムル …… 152
- なすとトマトの甘みぞ炒め …… 157
- れんこんのレンジきんぴら …… 179
- 焼きあじと野菜の和風マリネ …… 36
- 豚ヒレ肉と野菜の南蛮漬け …… 123
- ラタトゥイユ …… 147
- 豚ヒレ肉と野菜の南蛮漬け …… 123
- 鶏肉とたけのこのごま煮 …… 130
- 牛ヒレ肉と野菜のドライカレー …… 137

ピーマン・赤ピーマン
- 鶏肉と彩り野菜の炒め物 …… 129

ふき
- 厚揚げとふきの煮物 …… 108
- ふきのおひたし …… 200

ブロッコリー
- ブロッコリーのアーモンドあえ …… 150
- 鮭のパプリカレモン焼き …… 51
- ぶりの鍋照り焼き …… 72
- 中華うま煮 …… 78
- ブロッコリーの梅あえ …… 208

ほうれんそう
- ほうれんそうの簡単白あえ …… 153
- ほうれんそうのザーサイ炒め …… 177
- 鮭と野菜のホイル焼き …… 51
- ほたてのソテー パン粉ソース …… 86
- 高野豆腐のみぞれ煮 …… 112
- ほうれんそうののりあえ …… 208
- ほうれんそうのレンジ煮 …… 208

水菜
- 水菜と油揚げのコンソメあえ …… 175
- きのこのワイン蒸し …… 189
- 焼き肉と水菜のサラダ …… 133
- たいのわさび漬け焼き …… 65
- まぐろの湯引き サラダ仕立て …… 74
- 豆乳キムチ鍋 …… 121
- 水菜と海藻のサラダ …… 209

ミックスベジタブル
- 大豆と豚ヒレのトマトシチュー …… 90

- きのことごぼうのいり豆腐 …… 99

三つ葉
- 三つ葉とほたてののりあえ …… 152
- 三つ葉と高野豆腐のさんしょうあえ …… 174
- たたきごぼうのごま酢あえ …… 172
- 豆腐と豆乳の茶碗蒸し …… 104
- 鶏ささ身のおかずサラダ …… 124
- 麸と玉ねぎの卵とじ …… 143
- 豆腐とほたての茶碗蒸し …… 145
- 三つ葉のおひたし …… 209
- もやしのごま酢あえ …… 201
- 焼きしいたけのおろしあえ …… 210

もやし
- ピーマンともやしのナムル …… 152
- もやしとツナのカレーあえ …… 153
- もやしとごぼうのサラダ …… 159
- 野菜チャンプルー …… 103
- 鶏ささ身ともやしの塩炒め …… 127
- ぷっくりえびのチリソース …… 79
- 納豆と野菜の袋詰めグリル …… 94
- もやしのごま酢あえ …… 201
- ひじきともやしの煮物 …… 212

もやし・大豆もやし
- えのきともやしのピリ辛炒め …… 156

モロヘイヤ
- モロヘイヤ納豆 …… 169
- モロヘイヤのねぎだれかけ …… 192
- 五色納豆 …… 95
- モロヘイヤのからしじょうゆあえ …… 209

ラディッシュ
- 大豆とあじのみそ味ハンバーグ …… 92
- 野菜のレンジピクルス …… 201

レタス
- レタスのオイスターソース炒め …… 155
- レタスのごまサラダ …… 160
- レタスとほたて缶の炒め物 …… 177
- エリンギとレタスのソテー …… 178
- レタスとのりのサラダ …… 182
- 紫玉ねぎとサーモンのサラダ …… 181
- レタスとチンゲン菜の豆腐あんかけ …… 100
- ミニトマトとレタスのスクランブルエッグ …… 143
- さばのから揚げ 黒酢あんかけ …… 54
- 納豆のピリ辛炒め …… 95
- 鶏ささ身のおかずサラダ …… 124
- 蒸し野菜 たらこマヨネーズソース …… 148
- レタスのごまびたし …… 201

レタス・サニーレタス
- 和風シーフードサラダ …… 89

れんこん
- れんこんのレンジきんぴら …… 179
- 五目煮豆 …… 165
- いわしの焼きたたき …… 38
- 和風シーフードサラダ …… 89
- がんもどきと鶏肉のオイスターソース煮込み …… 107

わけぎ
- ぶりとわけぎの中華風炒め …… 71
- さばの煮つけ …… 53
- さんまのピリ辛みそ煮込み …… 62
- 豆腐たっぷりのすき焼き風煮 …… 96
- パリパリ厚揚げの野菜あん …… 111

きのこ

えのきだけ
- えのきともやしのピリ辛炒め …… 156
- きのこのしぐれ煮 …… 187
- きのこのワイン蒸し …… 189
- ねぎのスープ煮 …… 184
- チンゲン菜の煮びたし …… 185
- いわしの焼きたたき …… 38
- 鮭と野菜のホイル焼き …… 51
- さんまときのこのレンジ酒蒸し …… 61
- 豆腐たっぷりのすき焼き風煮 …… 96

- 豆腐と豆乳の茶碗蒸し …… 104
- 鶏ささ身のソテー きのこソース …… 126
- レンジ蒸しきのこの梅肉あえ …… 211
- いろいろきのこのさっと煮 …… 211
- 細切り昆布ときのこの含め煮 …… 212

エリンギ
- にんにくの芽とエリンギの炒め物 …… 154
- エリンギのマヨじょうゆ炒め …… 156
- たけのことエリンギのにんにくソテー …… 157
- エリンギとレタスのソテー …… 178
- きのこのワイン蒸し …… 189
- 野菜のロースト …… 146
- カキのオイスターソース炒め …… 83
- パリパリ厚揚げの野菜あん …… 111
- なすとエリンギのわさびあえ …… 199
- 焼きエリンギ …… 210

きくらげ（乾燥）
- 中華うま煮 …… 78
- カキのオイスターソース炒め …… 83
- トマト入りえび玉 …… 140
- きくらげの当座煮 …… 210

しいたけ・生しいたけ
- 焼きしいたけとアスパラのピーナッツあえ …… 174
- きのこのしぐれ煮 …… 187
- うのはなのいり煮 …… 162
- 五目煮豆 …… 165
- 大豆と打ち豆の五目煮 …… 186
- きのことごぼうのいり豆腐 …… 99
- 豆乳野菜鍋 …… 105
- 鮭の焼きづけ …… 49
- 鮭と野菜のホイル焼き …… 51
- さばの五色蒸し …… 55
- さわらの焼き漬け おろしポン酢がけ …… 56
- さんまときのこのレンジ酒蒸し …… 61
- きのことごぼうのいり豆腐 …… 99
- 豚ヒレ肉と野菜の南蛮漬け …… 123
- 鶏ささ身のおかずサラダ …… 124
- 鶏ささ身のソテー きのこソース …… 126
- 豆腐とほたての茶碗蒸し …… 145
- 焼きしいたけのおろしあえ …… 210
- 焼きしいたけのたたき風 …… 211
- いろいろきのこのさっと煮 …… 211
- こんにゃくとしいたけの煮物 …… 215
- しいたけとねぎのスープ …… 217
- きくらげの当座煮 …… 210

しいたけ・干ししいたけ
- チンゲン菜といたけの干しえびあん …… 187
- 切り干し大根と油揚げの煮物 …… 163
- かれいの五目あんかけ …… 45
- 中華風チキンビーンズ …… 91
- みそ味マーボー …… 101
- がんもどきと鶏肉のオイスターソース煮込み …… 107
- 家常（ジャーチャン）豆腐 …… 110
- 高野豆腐のみぞれ煮 …… 112
- 高野豆腐の炊き合わせ …… 113

しめじ
- きのこのワイン蒸し …… 189
- のっぺい汁 …… 170
- 高野豆腐と白菜のさっと煮 …… 186
- 鶏肉としめじのじぶ煮 …… 129
- 鮭と野菜のホイル焼き …… 51
- えびときゅうり、セロリのエスニック炒め …… 79
- ほたてのソテー パン粉ソース …… 86
- 豆腐ステーキ …… 102
- 豆乳キムチ鍋 …… 121
- 鶏ささ身のソテー きのこソース …… 126
- 春菊としめじのさっと煮 …… 205
- レンジ蒸しきのこの梅肉あえ …… 211
- いろいろきのこのさっと煮 …… 211
- わかめとしめじのおろし酢あえ …… 213

まいたけ
- きのこのワイン蒸し …… 189
- たらと野菜のスープ煮 …… 69

- 牛肉と夏野菜のカレー炒め……………… 134
- 牛ヒレ肉と野菜のドライカレー ……… 137
- 麩と玉ねぎの卵とじ ……………………… 143
- ラタトゥイユ ……………………………… 147
- いわしのソテー 野菜ソースがけ ……… 39
- いわしの酢じめ からし酢みそ添え …… 40
- いわしのマリネ …………………………… 41
- かつおのたたきカルパッチョ風 ………… 43
- かれいの五目あんかけ …………………… 45
- ゆで鮭のゼリーソースがけ ……………… 48
- 鮭と野菜のホイル焼き …………………… 51
- さばのトマト煮 …………………………… 53
- さばのから揚げ 黒酢あんかけ ………… 54
- さわらとアスパラのこしょう炒め ……… 57
- たらのムニエル カラフル野菜ソース … 67
- いかと夏野菜の煮物 ……………………… 80
- ブイヤベース ……………………………… 88
- 大豆と豚ヒレのトマトシチュー ………… 90
- チリコンカン ……………………………… 93
- 納豆のピリ辛炒め ………………………… 95
- 豆腐のトロピカルサラダ ………………… 98
- 高野豆腐の卵とじ ………………………… 115
- レンジポークチャップ …………………… 119
- 豚ヒレ肉と白いんげん豆のトマトシチュー … 123
- 牛肉のフレッシュトマトソース ………… 133
- 簡単ミートローフ 粉ふきいも添え …… 138
- 玉ねぎのサラダ …………………………… 198

玉ねぎ・小玉ねぎ
- パプリカのトマトマリネ ………………… 188
- 魚介と野菜のハーブグリル ……………… 89

玉ねぎ・紫玉ねぎ
- 紫玉ねぎとサーモンのサラダ …………… 181
- かつおのたたきカルパッチョ風 ………… 43
- さんま缶とトマトのおかずサラダ ……… 63
- たいのわさび漬け焼き …………………… 65
- まぐろの湯引き サラダ仕立て ………… 74
- 五色納豆 …………………………………… 95
- 玉ねぎのサラダ …………………………… 198

チンゲン菜
- チンゲン菜のさっと炒め ………………… 156
- チンゲン菜の煮びたし …………………… 185
- チンゲン菜としいたけの干しえびあん … 187
- レタスとチンゲン菜の豆腐あんかけ …… 100
- チンゲン菜のピリ辛あえ ………………… 205

とうがん
- ほたて缶ととうがんの薄味煮 …………… 87
- とうがんの梅肉あん ……………………… 198

トマト
- トマトとアボカドのわさびじょうゆあえ … 151
- なすとトマトの甘みそ炒め ……………… 157
- トマトと青じその和風サラダ …………… 161
- トマトのハーブサラダ …………………… 183
- パプリカのトマトマリネ ………………… 188
- さやいんげんのサラダ …………………… 158
- スタッフド・パプリカ …………………… 167
- さばのトマト煮 …………………………… 53
- さんま缶とトマトのおかずサラダ ……… 63
- 牛肉のフレッシュトマトソース ………… 133
- 牛肉と夏野菜のカレー炒め ……………… 134
- トマト入りえび玉 ………………………… 140
- ラタトゥイユ ……………………………… 147
- いわしのマリネ …………………………… 41
- かつおの一口しょうが焼き ……………… 43
- いかと夏野菜の煮物 ……………………… 80
- ほたてのソテー パン粉ソース ………… 86
- ブイヤベース ……………………………… 88
- 豆腐とひじきの卵焼き …………………… 144
- 冷やしトマト ……………………………… 206
- トマトのコンソメスープ ………………… 217

トマト・ミニトマト
- ミニトマトのゆずこしょうサラダ ……… 180
- ミニトマトのハーブマリネ ……………… 188
- ミニトマトとアスパラの串焼き ………… 191

- ミックスビーンズのヨーグルトサラダ … 182
- あじのムニエル 焼きトマト添え ……… 37
- ミニトマトとレタスのスクランブルエッグ … 143
- 鮭のパプリカレモン焼き ………………… 51
- さばのから揚げ 黒酢あんかけ ………… 54
- さわらのみそマヨネーズ焼き …………… 59
- たらのソテー キャベツ添え …………… 67
- 魚介と野菜のハーブグリル ……………… 89
- レンジポークチャップ …………………… 119
- 豚もも肉の黒酢ソテー …………………… 120

トマト・水煮缶詰
- 大豆と豚ヒレのトマトシチュー ………… 90
- チリコンカン ……………………………… 93
- 牛ヒレ肉と野菜のドライカレー ………… 137

長ねぎ
- ねぎのスープ煮 …………………………… 184
- チンゲン菜のさっと炒め ………………… 156
- 大根ステーキのねぎみそ ………………… 166
- モロヘイヤ納豆 …………………………… 169
- なすの涼拌(リャンバン) ………………… 169
- けんちん汁 ………………………………… 170
- ほうれんそうのザーサイ炒め …………… 177
- 蒸しなすの中華風ソースがけ …………… 189
- モロヘイヤのねぎだれかけ ……………… 192
- 焼きあじと野菜の和風マリネ …………… 36
- きんめだいのねぎ蒸し …………………… 47
- 豚しゃぶとねぎのキムチあえ …………… 117
- いわしの焼きたたき ……………………… 38
- 鮭の焼きづけ ……………………………… 49
- 鮭のさらさ蒸し …………………………… 50
- さんまときのこのレンジ酒蒸し ………… 61
- ぶりのさっと煮 …………………………… 70
- まぐろの梅みそ串焼き …………………… 76
- まぐろのロール揚げ ……………………… 77
- ぷっくりえびのチリソース ……………… 79
- いかとえびの香り酢炒め ………………… 81
- カキとかにの昆布蒸し …………………… 82
- カキのオイスターソース炒め …………… 83
- ほたてとスナップえんどうの香味酢じょうゆがけ … 87
- 中華風チキンビーンズ …………………… 91
- 納豆の袋詰めグリル ……………………… 94
- 納豆のピリ辛炒め ………………………… 95
- 豆腐とかにの中華風煮 …………………… 97
- 中華風冷ややっこ ………………………… 99
- レタスとチンゲン菜の豆腐あんかけ …… 100
- みそ味マーボー …………………………… 101
- 豆乳野菜鍋 ………………………………… 105
- 厚揚げとひき肉のピリ辛炒め …………… 111
- 豚しゃぶとたたききゅうりの梅あえ …… 116
- 韓国風肉じゃが …………………………… 118
- あっさりロール白菜 ……………………… 119
- 豆乳キムチ鍋 ……………………………… 121
- 鶏ささ身のしそみそ焼き ………………… 127
- ゆで鶏ときゅうりの辛みごまだれ ……… 128
- 鶏肉としめじのじぶ煮 …………………… 129
- 長ねぎのあっさり煮 ……………………… 199
- ねぎとわかめのスープ …………………… 217
- にらの香味あえ …………………………… 207
- わかめと豆腐のみそ汁 …………………… 216

なす
- なすとトマトの甘みそ炒め ……………… 157
- なすの涼拌(リャンバン) ………………… 169
- 蒸しなすの中華風ソースがけ …………… 189
- 焼きなす …………………………………… 191
- ラタトゥイユ ……………………………… 147
- 蒸し野菜 たらこマヨネーズソース …… 148
- いかと夏野菜の煮物 ……………………… 80
- 野菜のひき肉炒め煮 ……………………… 139
- なすのかんたん浅漬け …………………… 198
- 蒸しなすの薬味あえ ……………………… 199
- なすとエリンギのわさびあえ …………… 199

菜の花
- 菜の花のからしあえ ……………………… 206

にら
- 野菜と鶏ささ身のからしじょうゆあえ … 175
- にらのみそ炒め …………………………… 178
- 油揚げのにら焼き ………………………… 106
- あさりとにらの韓国風卵焼き …………… 141
- みそ味マーボー …………………………… 101
- 豆腐の香り焼き …………………………… 103
- 高野豆腐と卵の炒め物 …………………… 114
- 豆乳キムチ鍋 ……………………………… 121
- にらのからしあえ ………………………… 207
- にらの香味あえ …………………………… 207

にんじん
- セロリとにんじんのきんぴら …………… 155
- ごぼうとにんじんのサラダ ……………… 161
- 野菜たっぷりスープ ……………………… 170
- のっぺい汁 ………………………………… 170
- けんちん汁 ………………………………… 170
- ひじきと野菜のごま油炒め ……………… 179
- せん切りにんじんとパセリのサラダ …… 180
- うのはなのいり煮 ………………………… 162
- こんにゃくのごまみそ煮 ………………… 163
- 切り干し大根と油揚げの煮物 …………… 163
- ひじきの五目煮 …………………………… 164
- 五目煮豆 …………………………………… 165
- コールスロー ……………………………… 180
- 小松菜と寒天のサラダ …………………… 183
- 大豆と打ち豆の五目煮 …………………… 186
- 鶏ささ身の三色野菜巻き ………………… 125
- 牛ヒレ肉と野菜のドライカレー ………… 137
- 野菜のひき肉炒め煮 ……………………… 139
- 蒸し野菜 たらこマヨネーズソース …… 148
- かれいの五目あんかけ …………………… 45
- ゆで鮭のゼリーソースがけ ……………… 48
- 鮭の焼きづけ ……………………………… 49
- 鮭のさらさ蒸し …………………………… 50
- 鮭と野菜のホイル焼き …………………… 51
- さばの五色煮 ……………………………… 55
- さんまのピリ辛みそ煮込み ……………… 62
- たいのカルパッチョ 梅肉ソース ……… 64
- ぶりのさっと煮 …………………………… 70
- 刺し身盛り合わせ ………………………… 75
- 中華うま煮 ………………………………… 78
- 五色納豆 …………………………………… 95
- 豆乳野菜鍋 ………………………………… 105
- パリパリ厚揚げの野菜あん ……………… 111
- 高野豆腐のみぞれ煮 ……………………… 112
- 高野豆腐の炊き合わせ …………………… 113
- 韓国風肉じゃが …………………………… 118
- あっさりロール白菜 ……………………… 119
- 焼き肉と水菜のサラダ …………………… 133
- 豆腐とひじきの卵焼き …………………… 144
- 紅白なます ………………………………… 197
- にんじんのピーラーサラダ ……………… 206
- キャベツの浅漬け ………………………… 195
- 細切り昆布ときのこの含め煮 …………… 212

にんにくの芽
- にんにくの芽とエリンギの炒め物 ……… 154
- カキのオイスターソース炒め …………… 83

白菜
- 白菜とりんごのサラダ …………………… 159
- 白菜と油揚げの煮物 ……………………… 162
- 高野豆腐と白菜のさっと煮 ……………… 186
- 白菜とほたての煮物 ……………………… 187
- 豆乳野菜鍋 ………………………………… 105
- あっさりロール白菜 ……………………… 119
- たらと野菜のスープ煮 …………………… 69
- 豆乳キムチ鍋 ……………………………… 121
- 白菜のさんしょう煮 ……………………… 200
- 白菜のゆず香漬け ………………………… 200

パプリカ・赤
- スタッフド・パプリカ …………………… 167
- 野菜と鶏ささ身のからしじょうゆあえ … 175
- パプリカのトマトマリネ ………………… 188

●…主菜の主材料　　●…副菜の主材料　　●…もう一品の主材料
…主菜の副材料や調味料　　…副菜の副材料や調味料　　…もう一品の副材料や調味料

220

- 大豆とこんにゃくのおかか煮……93
- 豆腐とかにの中華風煮……97
- 高野豆腐の炊き合わせ……113
- レンジポークチャップ……119
- 一口つくねと里いもの煮物……139

キャベツ
- 野菜たっぷりスープ……170
- キャベツのソース炒め……178
- コールスロー……180
- 焼きキャベツ……190
- 鮭缶とキャベツのさっと煮……49
- 牛ヒレ肉と野菜のドライカレー……137
- かつおの一口しょうが焼き……43
- たらのソテー キャベツ添え……67
- たらと長いものから揚げ……68
- まぐろのロール揚げ……77
- キャベツの浅漬け……195
- セロリとキャベツのレモン酢……196

キャベツ・紫キャベツ
- 紫キャベツのツナマヨサラダ……160

きゅうり
- きゅうりと甘塩鮭のおろしあえ……150
- そら豆ときゅうりの豆板醤(トウバンジャン)炒め……176
- 春雨ときゅうりのすのもの……181
- 大根ときゅうりの納豆ドレッシング……183
- ひじきとツナのサラダ……158
- 紫キャベツのツナマヨサラダ……160
- ごぼうとにんじんのサラダ……161
- えびときゅうり、セロリのエスニック炒め……79
- 豚しゃぶとたたききゅうりの梅あえ……116
- ゆで鶏ときゅうりの辛みごまだれ……128
- あじのエスニックサラダ……37
- いわしのソテー 野菜ソースがけ……39
- いわしの酢じめ からし酢みそ添え……40
- 和風シーフードサラダ……89
- 納豆と野菜の袋詰めグリル……94
- 五色納豆……95
- 焼き肉と水菜のサラダ……133
- きゅうりとわかめの酢の物……195
- たたききゅうりのしょうが酢あえ……195

グリーンアスパラガス
- アスパラのごま酢あえ……150
- 焼きしいたけとアスパラのピーナッツあえ……174
- ミニトマトとアスパラの串焼き……191
- さわらとアスパラのこしょう炒め……57
- 鶏肉と彩り野菜の炒め物……129
- アスパラガスのソテー 卵ソース……142
- 野菜のロースト……146
- さわらのみそマヨネーズ焼き……59
- さんまのにんにく焼き……60
- アスパラのからしじょうゆあえ……202
- アスパラの焼きびたし……202

クレソン
- ぶりのさっと煮……70
- 鶏肉と彩り野菜の炒め物……129
- 簡単ミートローフ 粉ふきいも添え……138
- クレソンとりんごのカテージチーズあえ……203

ゴーヤー(にがうり)
- ミックスビーンズとゴーヤーのじゃこサラダ……159
- ゴーヤーとじゃこの煮物……173
- たことゴーヤーのキムチ炒め……85
- 野菜チャンプルー……103
- ゆで鶏ときゅうりの辛みごまだれ……128
- ゴーヤーの黒酢あえ……196
- 糸寒天とゴーヤーの昆布茶あえ……212

コーン
- 野菜たっぷりスープ……170

コーン・ヤングコーン
- 魚介と野菜のハーブグリル……89

ごぼう
- きんぴらごぼう……154
- もやしとごぼうのサラダ……159
- ごぼうとにんじんのサラダ……161

- 根菜の炒め煮……164
- のっぺい汁……170
- けんちん汁……170
- たたきごぼうのごま酢あえ……172
- ごぼうのレンジペペロンチーノ……176
- 五目煮豆……165
- きんめだいとごぼうの煮物……46
- きのことごぼうのいり豆腐……99
- 牛肉とごぼうの煮物……135
- いわしの焼きたたき……38
- かれいの煮つけ……44
- さんまのさっぱり梅煮……63
- ぶり大根……71
- たこと大根の含め煮……84

小松菜
- 小松菜と寒天のサラダ……183
- 小松菜とちくわの煮びたし……184
- 厚揚げと小松菜の煮びたし……109
- 高野豆腐の豚肉巻き……115
- 小松菜のラー油あえ……204
- 小松菜のおひたし……204

さやいんげん
- さやいんげんのサラダ……158
- うのはなのいり煮……162
- 鶏ささ身の三色野菜巻き……125
- 高野豆腐の卵とじ……115
- 鶏ささ身のおかずサラダ……124
- 野菜の肉炒め煮……139
- 豆腐とひじきの卵焼き……144
- さやいんげんのしょうが風味……204
- ちぎりこんにゃくときのこのみそ煮……215

さやいんげん・モロッコいんげん
- たこと大根の含め煮……84

サラダ菜
- たけのこの焼きびたし……166
- ミックスビーンズのヨーグルトサラダ……182
- レンジポークチャップ……119
- 牛ヒレ肉と野菜のドライカレー……137

サラダ用リーフ
- 大根ステーキのねぎみそ……166
- ゆで鮭のゼリーソースがけ……48
- さんま缶とトマトのおかずサラダ……63
- 豆腐のトロピカルサラダ……98
- 豚もも肉の黒酢ソテー……120

ししとうがらし
- 根菜の炒め煮……164
- さわらの焼き漬け おろしポン酢がけ……56
- まぐろの梅みそ串焼き……76

春菊
- 豆腐たっぷりのすき焼き風煮……96
- 豆乳野菜鍋……105
- 豆乳キムチ鍋……121
- 春菊としめじのさっと煮……205
- 春菊とちくわのサラダ……205

ズッキーニ
- ズッキーニの黒こしょう焼き……190
- 野菜のロースト……146
- ラタトゥイユ……147
- たらのムニエル カラフル野菜ソース……67
- いかと夏野菜の煮物……80
- 魚介と野菜のハーブグリル……89

スナップえんどう
- かつおとセロリ、スナップえんどうの中華風……42
- ほたてとスナップえんどうの香味酢じょうゆがけ……87

スプラウト
- スプラウトとザーサイのあえ物……196

セロリ
- セロリとにんじんのきんぴら……155
- ひじきと野菜のごま油炒め……179
- 焼きあじと野菜の和風マリネ……36
- かつおとセロリ、スナップえんどうの中華風……42
- えびきゅうり、セロリのエスニック炒め……79
- 鶏ささ身の三色野菜巻き……125

- いわしの焼きたたき……38
- いわしのマリネ……41
- いかと夏野菜の煮物……80
- 大豆と豚肉のトマトシチュー……90
- 牛肉のたたき……132
- 野菜のひき肉炒め煮……139
- セロリとキャベツのレモン酢……196
- セロリのおかかあえ……197

そら豆
- そら豆ときゅうりの豆板醤(トウバンジャン)炒め……176

ターサイ
- たらと豆腐と青菜のにんにく炒め……66

大根
- 根菜の炒め煮……164
- 大根ステーキのねぎみそ……166
- のっぺい汁……170
- けんちん汁……170
- 大根葉のおろしあえ……174
- 大根ときゅうりの納豆ドレッシング……183
- きゅうりと甘塩鮭のおろしあえ……150
- こんにゃくのごまみそ煮……163
- 焼きキャベツ……190
- ぶり大根……71
- たこと大根の含め煮……84
- 牛ヒレ肉と大根の韓国風煮込み……136
- あじのエスニックサラダ……37
- 鮭缶とキャベツのさっと煮……49
- さわらの焼き漬け おろしポン酢がけ……56
- さわらの幽庵(ゆうあん)焼き……59
- たいのカルパッチョ 梅肉ソース……64
- たらと長いものから揚げ……68
- ぶりのソテー黒酢風味……73
- 刺し身盛り合わせ……75
- まぐろのづけ 香味野菜添え……75
- カキとかにの昆布蒸し……82
- 大豆とあじのみそ味ハンバーグ……92
- 納豆と野菜の袋詰めグリル……94
- 豆腐ステーキ……102
- 高野豆腐のみぞれ煮……112
- 紅白なます……197
- 大根のゆず風味即席漬け……197
- 焼きしいたけのおろしあえ……210
- めかぶのおろしあえ……213
- わかめとしめじのおろし酢あえ……213
- こんにゃく刺し……214

大根・切り干し大根
- 切り干し大根と油揚げの煮物……163

大根の葉
- 大根の葉とじゃこの炒め煮……155
- 大根葉のおろしあえ……174

たけのこ
- たけのことエリンギのにんにくソテー……157
- たけのこの焼きびたし……166
- 若竹煮……185
- 野菜チャンプルー……103
- 豚ヒレ肉と野菜の南蛮漬け……123
- 鶏肉とたけのこのごま煮……130
- 野菜のひき肉炒め煮……139
- かれいの五目あんかけ……45
- さばの五色煮……55
- 豆腐とかにの中華風煮……97
- 家常(ジャーチャン)豆腐……110
- 高野豆腐の炊き合わせ……113
- 一口つくねと里いもの煮物……139

玉ねぎ
- 玉ねぎとハムのサラダ……160
- 玉ねぎのみそ焼き……167
- さやいんげんのサラダ……158
- ひじきとツナのサラダ……158
- もやしとごぼうのサラダ……159
- トマトと青じその和風サラダ……161
- 野菜たっぷりスープ……170
- 鶏肉と彩り野菜の炒め物……129

さんま・かば焼き缶詰
- さんま缶とトマトのおかずサラダ……… 63

ツナ・油漬け缶詰
- もやしとツナのカレーあえ……… 153
- ひじきとツナのサラダ……… 158

ツナ・水煮缶詰
- 紫キャベツのツナマヨサラダ……… 160
- スタッフド・パプリカ……… 167
- エリンギとレタスのソテー……… 178

ほたて貝柱・水煮缶詰
- ほたて缶ととうがんの薄味煮……… 87
- レタスとほたて缶の炒め物……… 177
- 白菜とほたての煮物……… 187
- カリフラワーのレモンあえ……… 173
- 紅白なます……… 197

その他
かにかまぼこ
- トマトと青じその和風サラダ……… 161

桜えび（乾燥）
- レタスとのりのサラダ……… 182
- きくらげの当座煮……… 210

さつま揚げ
- 根菜の炒め煮……… 164
- 細切り昆布ときのこの含め煮……… 212

スモークサーモン
- 紫玉ねぎとサーモンのサラダ……… 181

たらこ
- 蒸し野菜 たらこマヨネーズソース… 148

ちくわ
- 小松菜とちくわの煮びたし……… 184
- うのはなのいり煮……… 162
- ひじきの五目煮……… 164
- 春菊とちくわのサラダ……… 205

ちりめんじゃこ
- 大根の葉とじゃこの炒め煮……… 155
- ミックスビーンズとゴーヤーのじゃこサラダ・159
- しらたきとじゃこのつくだ煮……… 165
- ゴーヤーとじゃこのあえ物……… 173

干しえび
- チンゲン菜としいたけの干しえびあん… 187

卵
鶏卵
- きのことごぼうのいり豆腐……… 99
- 豆腐と豆乳の茶碗蒸し……… 104
- 高野豆腐と卵の炒め物……… 114
- 高野豆腐の卵とじ……… 115
- トマト入りえび玉……… 140
- あさりとにらの韓国風卵焼き……… 141
- アスパラガスのソテー 卵ソース……… 142
- 麩と玉ねぎの卵とじ……… 143
- ミニトマトとレタスのスクランブルエッグ… 143
- 豆腐とひじきの卵焼き……… 144
- 豆腐とほたての茶碗蒸し……… 145
- さんま缶とトマトのおかずサラダ……… 63
- 鶏ささ身の三色野菜巻き……… 125

うずらの卵
- とろろ汁……… 168

豆腐・大豆製品
厚揚げ
- 厚揚げとふきの煮物……… 108
- 厚揚げと小松菜の煮びたし……… 109
- 家常（ジャーチャン）豆腐……… 110
- 厚揚げとひき肉のピリ辛炒め……… 111
- パリパリ厚揚げの野菜あん……… 111

油揚げ
- 納豆と野菜の袋詰めグリル……… 94
- 油揚げのにら焼き……… 106
- 油揚げとかぶの煮物……… 107

- 白菜と油揚げの煮物……… 162
- 切り干し大根と油揚げの煮物……… 163
- 水菜と油揚げのコンソメあえ……… 175
- うのはなのいり煮……… 162
- ひじきの五目煮……… 164
- チンゲン菜の煮びたし……… 185

おから
- うのはなのいり煮……… 162

がんもどき
- がんもどきと鶏肉のオイスターソース煮込み… 107

高野豆腐
- 高野豆腐のみぞれ煮……… 112
- 高野豆腐の炊き合わせ……… 113
- 高野豆腐と卵の炒め物……… 114
- 高野豆腐の豚肉巻き……… 115
- 高野豆腐の卵とじ……… 115
- 三つ葉と高野豆腐のさんしょう煮……… 174
- 高野豆腐と白菜のさっと煮……… 186

豆腐・絹ごし豆腐
- 豆腐とかにの中華風煮……… 97
- 中華風冷ややっこ……… 99
- レタスとチンゲン菜の豆腐あんかけ……… 100
- 豆腐と豆乳の茶碗蒸し……… 104
- カキとかにの昆布蒸し……… 82
- わかめと豆腐のみそ汁……… 216

豆腐・木綿豆腐
- たらと豆腐と青菜のにんにく炒め……… 66
- 豆腐たっぷりのすき焼き風煮……… 96
- 豆腐のトロピカルサラダ……… 98
- きのことごぼうのいり豆腐……… 99
- みそ味マーボー……… 101
- 豆腐ステーキ……… 102
- 豆腐の香り焼き……… 103
- 野菜チャンプルー……… 103
- 豆乳野菜鍋……… 105
- 豆腐とひじきの卵焼き……… 144
- 豆腐とほたての茶碗蒸し……… 145
- たことゴーヤーのキムチ炒め……… 85
- ほうれんそうの簡単白あえ……… 153
- けんちん汁……… 170

豆
打ち豆
- 大豆と打ち豆の五目煮……… 186

大豆・水煮缶詰
- 大豆と豚ヒレのトマトシチュー……… 90
- 中華風チキンビーンズ……… 91
- 大豆とあじのみそ味ハンバーグ……… 92
- 大豆とこんにゃくのおかか煮……… 93
- チリコンカン……… 93
- 五目煮豆……… 165
- 大豆と打ち豆の五目煮……… 186

納豆
- 納豆と野菜の袋詰めグリル……… 94
- 五色納豆……… 95
- 納豆のピリ辛炒め……… 95
- オクラと納豆のあえ物……… 153
- モロヘイヤ納豆……… 169
- 大根ときゅうりの納豆ドレッシング……… 183

白いんげん豆・水煮缶詰
- 豚ヒレ肉と白いんげん豆のトマトシチュー… 123

ミックスビーンズ・水煮缶詰
- ミックスビーンズとゴーヤーのじゃこサラダ… 159
- ミックスビーンズのヨーグルトサラダ……… 182

野菜
青じそ
- トマトと青じその和風サラダ……… 161
- 大根ときゅうりの納豆ドレッシング……… 183
- 焼きなす……… 191
- かつおの一口しょうが焼き……… 43

- しめさばと長いものわさびあえ……… 52
- さわらの焼き漬け おろしポン酢がけ……… 56
- 刺し身盛り合わせ……… 75
- まぐろのづけ 香味野菜添え……… 75
- まぐろのロール揚げ……… 77
- 鶏ささ身のしそみそ焼き……… 127
- キャベツの浅漬け……… 195
- なすのかんたん浅漬け……… 198
- 蒸しなすの薬味あえ……… 199
- なすとエリンギのわさびあえ……… 199
- 焼きしいたけのたたき風……… 211
- こんにゃくステーキ……… 214

あしたば
- あしたばのおかかあえ……… 202

うど
- はまぐりのうしお汁……… 216

枝豆
- たことゴーヤーのキムチ炒め……… 85
- 納豆のピリ辛炒め……… 95

おかひじき
- おかひじきのごまあえ……… 203

オクラ
- オクラと納豆のあえ物……… 153
- モロヘイヤのねぎだれかけ……… 192
- 牛肉と夏野菜のカレー炒め……… 134
- しめさばと長いものわさびあえ……… 52
- たいのカルパッチョ 梅肉ソース……… 64
- オクラの塩昆布あえ……… 203
- もずくとオクラの酢の物……… 213

貝割れ菜
- 長いもの梅あえ……… 151
- いわしの酢じめ からし酢みそ添え……… 40
- いわしの酢じめ……… 41
- しめさばと長いものわさびあえ……… 52
- さんまのさっぱり梅煮……… 63
- たいのカルパッチョ 梅肉ソース……… 64
- 豆腐ステーキ……… 102
- 牛肉のたたき……… 132
- にんじんのピーラーサラダ……… 206

かぶ
- かぶの黒こしょうあえ……… 172
- 油揚げとかぶの煮物……… 107
- パリパリ厚揚げの野菜あん……… 111
- 蒸し野菜 たらこマヨネーズソース… 148
- さばの柚香（ゆこう）焼き……… 55
- かぶの刺し身……… 194
- かぶのかんたん浅漬け……… 194
- 野菜のレンジピクルス……… 201
- かぶとわかめのみそ汁……… 216

かぶの葉
- さばの柚香（ゆこう）焼き……… 55
- 油揚げとかぶの煮物……… 107
- かぶのかんたん浅漬け……… 194
- 野菜のレンジピクルス……… 201

かぼちゃ
- 蒸しかぼちゃのマスタードあえ……… 172
- かぼちゃのスープ煮 カレー風味……… 184
- 野菜のロースト……… 146

カリフラワー
- カリフラワーのレモンあえ……… 173
- カリフラワーのガーリックパン粉炒め… 148
- 中華うま煮……… 78
- 豚ヒレ肉のハーブソテー……… 122
- カリフラワーのピクルス……… 194
- 野菜のレンジピクルス……… 201

菊・黄菊
- さわらの幽庵（ゆうあん）焼き……… 59

絹さや
- こんにゃくのごまみそ煮……… 163
- 大豆と打ち豆の五目煮……… 186
- かれいの五目あんかけ……… 45
- 鮭のさらさ蒸し……… 50
- さばの五色蒸し……… 55

材料別料理索引

● …主菜の主材料　　● …副菜の主材料　　● …もう一品の主材料
○ …主菜の副材料や調味料　○ …副菜の副材料や調味料　○ …もう一品の副材料や調味料

主材料からだけでなく、副材料や調味料からも引けます。食材の使いまわしや使いきりのために、お役立てください。

肉

牛肉

牛もも薄切り肉（赤身）
- ● 豆腐たっぷりのすき焼き風煮 ……… 96
- ● 牛肉のフレッシュトマトソース ……… 133
- ● 焼き肉と水菜のサラダ ……… 133
- ● 牛肉と夏野菜のカレー炒め ……… 134
- ● 牛肉とごぼうの煮物 ……… 135

牛ももかたまり肉（赤身）
- ● 牛肉のたたき ……… 132

牛ヒレ肉
- ● 牛ヒレ肉と大根の韓国風煮込み ……… 136
- ● 牛ヒレ肉と野菜のドライカレー ……… 137

牛ひき肉
- ● 簡単ミートローフ 粉ふきいも添え ……… 138

豚肉

豚もも薄切り肉（赤身）
- ● 豆乳野菜鍋 ……… 105
- ● 家常（ジャーチャン）豆腐 ……… 110
- ● 高野豆腐の豚肉巻き ……… 115
- ● 韓国風肉じゃが ……… 118
- ● レンジポークチャップ ……… 119
- ● あっさりロール白菜 ……… 119
- ● 豆乳キムチ鍋 ……… 121

豚もも薄切り肉（しゃぶしゃぶ用）
- ● 豚しゃぶとねぎのキムチあえ ……… 117
- ● ミニトマトとアスパラの串焼き ……… 191

豚もも肉（ソテー用）
- ● 豚もも肉の黒酢ソテー ……… 120

豚ヒレ肉
- ● 大豆と豚ヒレのトマトシチュー ……… 90

豚ヒレかたまり肉
- ● 豚ヒレ肉のハーブソテー ……… 122
- ● 豚ヒレ肉と野菜の南蛮漬け ……… 123
- ● 豚ヒレ肉と白いんげん豆のトマトシチュー ……… 123

豚ロース肉（しゃぶしゃぶ用）
- ● 豚しゃぶとたたききゅうりの梅あえ ……… 116

豚ひき肉
- ● チリコンカン ……… 93
- ● みそ味マーボー ……… 101
- ● 厚揚げとひき肉のピリ辛炒め ……… 111
- ● 野菜のひき肉炒め煮 ……… 139

鶏肉

鶏ささ身
- ● 中華風冷ややっこ ……… 99
- ● 鶏ささ身のおかずサラダ ……… 124
- ● 鶏ささ身の三色野菜巻き ……… 125
- ● 鶏ささ身のソテー きのこソース ……… 126
- ● 鶏ささ身ともやしの塩炒め ……… 127
- ● 鶏ささ身のしそみそ焼き ……… 127
- ● 野菜と鶏ささ身のからしじょうゆあえ ……… 175

鶏もも肉（皮なし）
- ● 中華風チキンビーンズ ……… 91
- ● がんもどきと鶏肉のオイスターソース煮込み ……… 107
- ● 鶏肉とたけのこのごま煮 ……… 130
- ● 鶏肉のみそ＆マーマレード焼き ……… 131

鶏胸肉（皮なし）
- ● ゆで鶏ときゅうりの辛みごまだれ ……… 128
- ● 鶏肉としめじのじぶ煮 ……… 129
- ● 鶏肉と彩り野菜の炒め物 ……… 129

鶏ひき肉
- ● 一口つくねと里いもの煮物 ……… 139
- ○ 豆腐とひじきの卵焼き ……… 144
- ● かぼちゃのスープ煮 カレー風味 ……… 184

肉の加工品

ハム
- ● 玉ねぎとハムのサラダ ……… 160

魚介

あさり
- ● 和風シーフードサラダ ……… 89

あじ
- ● 焼きあじと野菜の和風マリネ ……… 36
- ● あじのエスニックサラダ ……… 37
- ● あじのムニエル 焼きトマト添え ……… 37
- ● 大豆とあじのみそ味ハンバーグ ……… 92

いか
- ● 刺し身盛り合わせ ……… 75
- ● いかと夏野菜の煮物 ……… 80
- ● いかとえびの香り酢炒め ……… 81
- ● いかと里いもの煮物 ……… 81
- ● ブイヤベース ……… 88
- ● 魚介と野菜のハーブグリル ……… 89

いわし
- ● いわしの焼きたたき ……… 38
- ● いわしのソテー 野菜ソースがけ ……… 39
- ● いわしの酢じめ からし酢み添え ……… 40
- ● いわしのマリネ ……… 41
- ● いわしの酢煮 ……… 41

えび
- ● 中華うま煮 ……… 78
- ● ぷっくりえびのチリソース ……… 79
- ● えびときゅうり、セロリのエスニック炒め ……… 79
- ● いかとえびの香り酢炒め ……… 81
- ● ブイヤベース ……… 88
- ● 和風シーフードサラダ ……… 89
- ● 魚介と野菜のハーブグリル ……… 89
- ● 豆腐のトロピカルサラダ ……… 98
- ● 豆腐と豆乳の茶碗蒸し ……… 104
- ● トマト入りえび玉 ……… 140

えび・甘えび
- ● 刺し身盛り合わせ ……… 75

えび・桜えび
- ● 高野豆腐と卵の炒め物 ……… 114

カキ
- ● カキとかにの昆布蒸し ……… 82
- ● カキのオイスターソース炒め ……… 83

かつお
- ● かつおとセロリ、スナップえんどうの中華風 ……… 42
- ● かつおのたたき カルパッチョ風 ……… 43
- ● かつおの一口しょうが焼き ……… 43

かに
- ● カキとかにの昆布蒸し ……… 82

かれい
- ● かれいの煮つけ ……… 44
- ● かれいの五目あんかけ ……… 45

きんめだい
- ● きんめだいとごぼうの煮物 ……… 46
- ● きんめだいのねぎ蒸し ……… 47

鮭・甘塩鮭
- ○ きゅうりと甘塩鮭のおろしあえ ……… 150

鮭・生鮭
- ● ゆで鮭のゼリーソースがけ ……… 48
- ● 鮭の焼きづけ ……… 49
- ● 鮭のさらさ蒸し ……… 50
- ● 鮭のパプリカレモン焼き ……… 51

- ● 鮭と野菜のホイル焼き ……… 51

さば
- ● しめさばと長いものわさびあえ ……… 52
- ● さばのみそ煮 ……… 53
- ● さばのトマト煮 ……… 53
- ● さばのから揚げ 黒酢あんかけ ……… 54
- ● さばの五色蒸し ……… 55
- ● さばの柚香（ゆこう）焼き ……… 55

さわら
- ● さわらの焼き漬け おろしポン酢がけ ……… 56
- ● さわらとアスパラのこしょう炒め ……… 57
- ● さわらのカレー焼き ……… 58
- ● さわらの幽庵（ゆうあん）焼き ……… 59
- ● さわらのみそマヨネーズ焼き ……… 59

さんま
- ● さんまのにんにく焼き ……… 60
- ● さんまときのこのレンジ酒蒸し ……… 61
- ● さんまのピリ辛みそ煮込み ……… 62
- ● さんまのさっぱり梅煮 ……… 63

たい
- ● たいのカルパッチョ 梅肉ソース ……… 64
- ● たいのわさび漬け焼き ……… 65

たこ（ゆで）
- ● たこと大根の含め煮 ……… 84
- ● たことゴーヤーのキムチ炒め ……… 85
- ● 和風シーフードサラダ ……… 89

たら・生だら
- ● たらと豆腐と青菜のにんにく炒め ……… 66
- ● たらのムニエル カラフル野菜ソース ……… 67
- ● たらのソテー キャベツ添え ……… 67
- ● たらと長いものから揚げ ……… 68
- ● たらと野菜のスープ煮 ……… 69

はまぐり
- ● ブイヤベース ……… 88
- ● はまぐりのうしお汁 ……… 216

ぶり
- ● ぶりのさっと煮 ……… 70
- ● ぶり大根 ……… 71
- ● ぶりとわけぎの中華風炒め ……… 71
- ● ぶりの鍋照り焼き ……… 72
- ● ぶりのソテー黒酢風味 ……… 73

ほたて貝
- ● ほたてとスナップえんどうの香味酢じょうゆがけ ……… 87

ほたて貝柱
- ● 中華うま煮 ……… 78
- ● ほたてのソテー パン粉ソース ……… 86
- ● 魚介と野菜のハーブグリル ……… 89
- ● 豆腐とほたての茶碗蒸し ……… 145
- ● 三つ葉とほたてののりあえ ……… 152

まぐろ（赤身）
- ● まぐろの湯引き サラダ仕立て ……… 74
- ● 刺し身盛り合わせ ……… 75
- ● まぐろのづけ 香味野菜添え ……… 75
- ● まぐろの梅みそ串焼き ……… 76
- ● まぐろのロール揚げ ……… 77

魚介の加工品

缶詰

あさり・缶詰
- ● あさりとにらの韓国風卵焼き ……… 141

アンチョビー・缶詰
- ○ たけことエリンギのにんにくソテー ……… 157

かに・水煮缶詰
- ● 豆腐とかにの中華風煮 ……… 97
- ● レタスとチンゲン菜の豆腐あんかけ ……… 100

鮭・水煮缶詰
- ● 鮭缶とキャベツのさっと煮 ……… 49

■ 指導・監修者紹介

吉田美香（よしだ みか）

管理栄養士。日本糖尿病療養指導士。1996年、服部栄養専門学校卒業後、食材の宅配会社に勤務し、メニュー開発や糖尿病食の献立作成に従事。その後、医療・健康情報の提供や医療施設での栄養指導に携わるなど多方面で活躍中。

料理指導（五十音順・敬称略）

赤堀永子　伊藤玲子　井上八重子　今泉久美　岩崎啓子　大越郷子　大庭英子
貴堂明世　検見崎聡美　佐伯知美　重信初江　瀬尾幸子　田川朝恵　田口成子
竹内冨貴子　夏梅美智子　本城美智子　増井洋子　宮本千華子　村上祥子
森野真由美　森 洋子　吉田瑞子　脇 雅世

撮影

赤坂光雄　宇都木 章　梅沢 仁　貝塚 隆　工藤雅夫　高松 弘　山田洋二
主婦の友社写真課

スタッフ

栄養計算／吉田美香　　　　　　　　イラスト／荒井孝昌　深川行敏
表紙デザイン／大藪胤美（フレーズ）　編集協力／金野しづえ
本文デザイン／HBスタジオ　　　　　編集デスク／南條耕介（主婦の友社）

主婦の友新実用BOOKS

最新決定版（さいしんけっていばん）
コレステロール・中性脂肪（ちゅうせいしぼう）を下（さ）げる
おいしい食事自由自在（しょくじじゆうじざい）

2012年5月10日　第1刷発行
2014年8月10日　第4刷発行

編　者　主婦の友社
発行者　荻野善之
発行所　株式会社主婦の友社
　　　　郵便番号 101-8911　東京都千代田区神田駿河台2-9
　　　　電話（編集）03-5280-7537
　　　　　　（販売）03-5280-7551
印刷所　大日本印刷株式会社

●乱丁本、落丁本はおとりかえします。お買い求めの書店か、主婦の友社資材刊行課（☎03-5280-7590）にご連絡ください。
●記事内容に関するお問い合わせは、主婦の友社（☎03-5280-7537）まで。
●主婦の友社発行の書籍・ムックのご注文、雑誌の定期購読のお申し込みは、お近くの書店か主婦の友社コールセンター（☎0120-916-892）まで。
＊お問い合わせ受付時間　土・日・祝日を除く　月～金　9:30～17:30
●主婦の友社ホームページ
　http://www.shufunotomo.co.jp/

Ⓒ SHUFUNOTOMO CO.,LTD. 2012 Printed in Japan
ISBN978-4-07-282174-9

Ⓡ本書を無断で複写複製（電子化を含む）することは、著作権法上の例外を除き、禁じられています。本書をコピーされる場合は、事前に公益社団法人日本複製権センター（JRRC）の許諾を受けてください。また本書を代行業者等の第三者に依頼してスキャンやデジタル化することは、たとえ個人や家庭内での利用であっても一切認められておりません。
JRRC〈http://www.jrrc.or.jp　eメール:jrrc_info@jrrc.or.jp　電話:03-3401-2382〉